Estimulação Cerebral Profunda
Técnicas e Práticas

Thieme Revinter

Estimulação Cerebral Profunda
Técnicas e Práticas

William S. Anderson, MA, MD, PhD
Associate Professor of Neurosurgery and Biomedical Engineering
Department of Neurosurgery
Johns Hopkins School of Medicine
Baltimore, Maryland

The Society for Innovative Neuroscience in Neurosurgery
An educational nonprofit organization founded by a group of functional neurosurgeons dedicated to promoting technological advances and research in the field

Com 98 figuras

Thieme
Rio de Janeiro • Stuttgart • New York • Delhi

Dados Internacionais de Catalogação na Publicação (CIP)

AN545e

Anderson, William S.
　Estimulação Cerebral Profunda: Técnicas e Práticas / William S. Anderson; tradução de Edianez Chimello et al. – 1. Ed. – Rio de Janeiro – RJ: Thieme Revinter Publicações, 2021.

　192 p.: il; 21 x 28 cm.
　Título Original: *Deep brain stimulation: techniques and practices*
　Inclui Índice Remissivo e Bibliografia
　ISBN 978-65-5572-008-2
　eISBN 978-65-5572-009-9

　1. Estimulação Cerebral Profunda. I. Título.

　　　　　　　　　　　　　　　　　　CDD: 616.8
　　　　　　　　　　　　　　　　　　CDU: 616.8-089

Tradução:
EDIANEZ CHIMELLO (Caps. 0 a 8)
Tradutora Especializada na Área da Saúde, SP
ELISEANNE NOPPER (Caps. 9 a 12)
Tradutora Especializada na Área da Saúde, SP
VILMA RIBEIRO DE SOUZA VARGA (Caps. 13 a 18)
Médica e Tradutora Especializada na Área da Saúde, SP

Revisão Técnica:
CARLOS ZICARELLI
Membro Titular da Sociedade Brasileira de Neurocirurgia
Membro Titular da Academia Brasileira de Neurocirurgia
Membro Titular da International Neuromodulation Society
Supervisor do Internato Médico de Neurocirurgia da PUC-PR
Mestre em Tecnologia da Saúde pela Pontifícia Universidade Católica do Paraná (PUC-PR)
Supervisor do Programa de Residência Médica em Neurocirurgia do Hospital Evangélico de Londrina, PR

Título original:
Deep brain stimulation: techniques and practices
Copyright © 2019 Thieme Medical Publishers, Inc.
ISBN 978-1-62623-797-1

© 2021 Thieme
Todos os direitos reservados.
Rua do Matoso, 170, Tijuca
20270-135, Rio de Janeiro – RJ, Brasil
http://www.ThiemeRevinter.com.br

Thieme Medical Publishers
http://www.thieme.com

Impresso no Brasil por Forma Certa Gráfica Digital Ltda.
5 4 3 2 1
ISBN 978-65-5572-008-2

Também disponível como eBook:
eISBN 978-65-5572-009-9

Nota: O conhecimento médico está em constante evolução. À medida que a pesquisa e a experiência clínica ampliam o nosso saber, pode ser necessário alterar os métodos de tratamento e medicação. Os autores e editores deste material consultaram fontes tidas como confiáveis, a fim de fornecer informações completas e de acordo com os padrões aceitos no momento da publicação. No entanto, em vista da possibilidade de erro humano por parte dos autores, dos editores ou da casa editorial que traz à luz este trabalho, ou ainda de alterações no conhecimento médico, nem os autores, nem os editores, nem a casa editorial, nem qualquer outra parte que se tenha envolvido na elaboração deste material garantem que as informações aqui contidas sejam totalmente precisas ou completas; tampouco se responsabilizam por quaisquer erros ou omissões ou pelos resultados obtidos em consequência do uso de tais informações. É aconselhável que os leitores confirmem em outras fontes as informações aqui contidas. Sugere-se, por exemplo, que verifiquem a bula de cada medicamento que pretendam administrar, a fim de certificar-se de que as informações contidas nesta publicação são precisas e de que não houve mudanças na dose recomendada ou nas contraindicações. Esta recomendação é especialmente importante no caso de medicamentos novos ou pouco utilizados. Alguns dos nomes de produtos, patentes e design a que nos referimos neste livro são, na verdade, marcas registradas ou nomes protegidos pela legislação referente à propriedade intelectual, ainda que nem sempre o texto faça menção específica a esse fato. Portanto, a ocorrência de um nome sem a designação de sua propriedade não deve ser interpretada como uma indicação, por parte da editora, de que ele se encontra em domínio público.

Todos os direitos reservados. Nenhuma parte desta publicação poderá ser reproduzida ou transmitida por nenhum meio, impresso, eletrônico ou mecânico, incluindo fotocópia, gravação ou qualquer outro tipo de sistema de armazenamento e transmissão de informação, sem prévia autorização por escrito.

Sumário

Prefácio xi

Colaboradores xii

1 Introdução à Estimulação Profunda do Cérebro: História, Técnicas e Considerações Éticas 1
Teresa Wojtasiewicz ▪ Nir Lipsman ▪ Jason Gerrard ▪ Travis S. Tierney

1.1	**Introdução** 1	**1.4.3**	Descrição de Procedimento Cirúrgico 4
1.2	**História da Estimulação Cerebral Profunda** 1	**1.5**	**Comitês Multidisciplinares** 7
1.3	**Procedimentos Ablativos** 3	**1.6**	**Ética** 7
1.4	**Técnicas Cirúrgicas** 4	**1.7**	**Conclusão** 8
1.4.1	Abordagens com e sem Halo 4		Referências Bibliográficas 8
1.4.2	Registro de Microeletrodos e Monitoramento Intraoperatório 4		

2 Técnica Estereotáctica de Inserção de Eletrodo de DBS com Base em Plataforma Personalizada (STarFix, FHC; Nexframe, Medtronic e Inserção de Sistema Robótico) 11
Ahmad Alhourani ▪ Margot Samson ▪ Joseph S. Neimat

2.1	**Histórico** 11	2.2.2	Nexframe 13
2.2	**Sistemas de Coordenadas com Base em Halo *versus* em Imagens** 11	2.2.3	Inserção Assistida por Robótica 14
		2.3	**Comparação entre Sistemas** 14
2.2.1	Plataforma de Fixação de Segmentação Cirúrgica (STarFix) 11		Referências Bibliográficas 15

3 Métodos de Registro de Microeletrodos 17
Michael D. Staudt ▪ Jonathan P. Miller

3.1	**Introdução** 17	3.3.3	Núcleo Subtalâmico 20
3.2	**Base Lógica para o Mapeamento** 17	**3.4**	**Controvérsias e Complicações** 21
3.3	**Tecnologia e Técnica de Microeletrodos** 18	**3.5**	**Resumo** 21
3.3.1	Tálamo Ventral 19		Referências Bibliográficas 21
3.3.2	Globo Pálido 19		

4 Implante de Eletrodo Orientado por Investigação Intraoperatória por Imagens 24
R. Mark Richardson

4.1	**Introdução** 24	4.4.2	Sequências de MRI para Segmentação Anatômica 26
4.2	**Evolução do Implante de Derivação no Paciente Adormecido** 24	4.4.3	Fluxo de Trabalho do Sistema ClearPoint 26
4.3	**DBS Intraoperatória Verificada por CT** 24	**4.5**	**Seleção de Pacientes para DBS Mediante Anestesia Geral** 27
4.4	**DBS Orientada por MRI Intraoperatória ou MRI Intervencionista** 25	**4.6**	**Direções Futuras** 28
4.4.1	Cenário de iMRI 25		Referências Bibliográficas 29

5   Métodos de Colocação de Lesão para Transtornos de Movimento 31
Shayan Moosa ▪ Travis S. Tierney ▪ Fred A. Lenz ▪ William S. Anderson ▪ W. Jeffrey Elias

5.1	Introdução 31	5.6	Terapia Térmica Intersticial a *Laser* com Termografia por MR 33
5.2	Palidotomia 31	5.7	Ultrassom Focado Orientado por MR 33
5.3	Talamotomia Ventral 32	5.8	Conclusão 35
5.4	Técnica Cirúrgica Estereotática 32		Referências Bibliográficas 35
5.5	Procedimentos Radiocirúrgicos de Colocação de Lesão 32		

6   Modelação Computacional e Tractografia para Segmentação de DBS 37
Michael D. Staudt ▪ Sarah Ridge ▪ Jennifer A. Sweet

6.1	Introdução 37	6.3.1	Investigação por Imagens Ponderada em Difusão e Tractografia 39
6.2	Técnicas de Modelação Computacional 37	6.3.2	Avanços em Investigação Anatômica por Imagens 40
6.2.1	Volume de Tecido Ativado 37	6.4	Aplicações Futuras de Modelagem Computacional e Investigação Avançada por Imagens 41
6.2.2	Modelos de Rede de Trabalho de Cérebro Total 38		
6.2.3	Além da Estimulação Convencional 39		Referências Blibliográficas 41
6.3	Técnicas Avançadas de Investigação por Imagens .. 39		

7   Métodos de Estimulação em Circuito Fechado: Prática Corrente e Promessa Futura 43
Vivek P. Buch ▪ Andrew I. Yang ▪ Timothy H. Lucas ▪ H. Isaac Chen

7.1	Introdução 43	7.3.3	Estimulação de Nervo Vago em Circuito Fechado 49
7.2	Abordagens à Neuromodulação em Circuito Fechado 44	7.3.4	Estimulação da Medula Espinal em Circuito Fechado .. 49
7.2.1	Considerações para Projeto de um Sistema Ideal 44	7.4	Perguntas Pendentes e Novos Horizontes 49
7.2.2	Fontes de Sinais de Resposta 45	7.4.1	Efeitos da Estimulação em Circuito Fechado no Mecanismo Subjacente da DBS 49
7.2.3	Sistemas de Controle e Paradigmas de Estimulação ... 47	7.4.2	Aceleração de Aperfeiçoamentos em Algoritmos de Controle Usando a Técnica de *Machine-Learning* 50
7.3	Plataformas de Tecnologia e Dados Clínicos Existentes 47	7.4.3	Uso de Múltiplos Sinais de Resposta 50
7.3.1	Estimulação Adaptativa Profunda do Cérebro 47	7.5	Conclusão 51
7.3.2	Estimulação em Circuito Fechado para Epilepsia 48		Referências Bibliográficas 51

8   Aplicação em Doença de Parkinson 54
Charles B. Mikell ▪ Bradley Ashcroft

8.1	Introdução 54	8.6	Riscos da DBS 57
8.2	Seleção de Pacientes 54	8.7	Técnicas 57
8.3	Metas do Tratamento 55	8.7.1	Implante Baseado em Estrutura 57
8.4	Seleção de Alvos 55	8.7.2	Implante sem Estrutura 57
8.4.1	Alvos Usados com Menor Frequência 56	8.7.3	Segmentação Estereotática: Núcleo Subtalâmico 57
8.5	Benefícios da DBS 56		

8.7.4	Segmentação Estereotática: Globo Pálido na Parte Interna 59	8.8	Após a Cirurgia 60
8.7.5	Confirmação de Alvo 59	8.9	Resumo e Conclusão 61
			Referências Bibliográficas 61

9 Aplicação em Tremor Essencial 63
June Y. Guillet ▪ Abhijeet Gummadavelli ▪ Dwaine Cooke ▪ Jason Gerrard

9.1	**Apresentação** 63	**9.7**	**Intervenções Cirúrgicas** 69
9.1.1	Classificação do Tremor Essencial 63	9.7.1	Estimulação Cerebral Profunda — Halo Estereotáxico ...69
9.1.2	Gravidade do Tremor 63	9.7.2	Planejamento do Alvo e da Trajetória 69
9.2	**Genética** 64	9.7.3	Registros e Mapeamento Intraoperatório 71
9.3	**Fisiopatologia e Circuitos do Tremor** 64	9.7.4	Conduta Pós-Operatória e Complicações 73
9.4	**Exames Diagnósticos** 64	9.7.5	Complicações 74
9.4.1	Testes e Escalas de Classificação para Tremor Essencial 64	9.7.6	Estimulação Cerebral Profunda — Técnicas *Frameless* ..75
9.5	**Tratamento Clínico do Tremor Essencial** 65	**9.8**	**Técnicas Minimamente Invasivas** 75
9.6	**Tratamento Cirúrgico do Tremor Essencial** 68	9.8.1	Talamotomia com *Gamma Knife* 75
9.6.1	Seleção de Pacientes Cirúrgicos 68	9.8.2	Ultrassonografia Focal de Alta Frequência 76
9.6.2	Avaliação do Tremor 68	**9.9**	**Direções Futuras** 76
9.6.3	Qualidade de Vida 68	9.9.1	DBS Orientada por Imagem com Base em DTI *versus* DBS Orientada por MER em Vigília 76
9.6.4	Comorbidades 68		Referências Bibliográficas 77
9.6.5	Solidez do Sistema de Suporte 69		

10 Estimulação Cerebral Profunda para Distonia — Revisão Clínica e Considerações Cirúrgicas 79
Ankur Butala ▪ Teresa Wojtasiewicz ▪ Kelly Mills ▪ Taylor E. Purvis ▪ William S. Anderson

10.1	**Introdução** 79	10.4.2	Complicações Pós-Operatórias 83
10.2	**Classificação e Exame das Distonias** 79	10.4.3	Efeitos Colaterais da Estimulação 85
10.2.1	Eixo I — Considerações Clínicas 79	**10.5**	**Resultados e Programação da DBS** 85
10.2.2	Eixo II — Considerações Etiológicas 80	10.5.1	Distonia Generalizada Primária 85
10.2.3	Escalas de Classificação 80	10.5.2	Distonia Focal/Distonia Cervical 86
10.3	**Tratamento Clínico** 80	10.5.3	Distonia Secundária 86
10.3.1	Fisioterapia e Tratamento de Suporte 81	10.5.4	Postulados sobre o Mecanismo de Ação 86
10.3.2	Considerações Farmacológicas 81	10.5.5	Parâmetros de Programação e Estimulação na DBS 87
10.3.3	Injeções de Toxina Botulínica 81	**10.6**	**Conclusão** 88
10.4	**Tratamento Cirúrgico** 81		Referências Bibliográficas 88
10.4.1	Estimulação Cerebral Profunda 82		

11 Estimulação Cerebral Profunda para Transtorno Obsessivo-Compulsivo ... 93
Garrett P. Banks ▪ Pranav Nanda ▪ Ruchit V. Patel ▪ Sameer A. Sheth

11.1 Introdução ... 93
11.2 Desenvolvimento da Neurocirurgia Estereotática para OCD ... 93
11.3 Fisiopatologia do OCD ... 94
11.4 Desenvolvimento de Alvos para DBS no OCD ... 94
11.5 Critérios para Candidatos ... 95
11.6 Eficácia de DBS para OCD ... 95
11.7 Eventos Adversos ... 99
11.8 Resumo dos Estudos ... 99
11.9 Considerações para o Desenho de Estudos ... 99
11.10 Direções Futuras ... 100
11.11 Conclusão ... 100
Referências Bibliográficas ... 101

12 Estimulação Cerebral Profunda na Epilepsia ... 103
Alexander Ksendzovsky ▪ Kareem A. Zaghloul

12.1 Introdução ... 103
12.2 Cerebelo ... 103
12.2.1 Estimulação do Córtex Cerebelar ... 103
12.2.2 Núcleos Cerebelares Profundos ... 104
12.3 Tálamo ... 104
12.3.1 Núcleo Centro-Mediano ... 105
12.3.2 Núcleo Anterior do Tálamo ... 106
12.4 Gânglios da Base ... 107
12.4.1 Núcleo Subtalâmico ... 108
12.4.2 Núcleo Caudado ... 108
12.5 Hipocampo ... 108
12.6 Neuroestimulação Responsiva ... 109
12.7 Conclusão ... 110
Referências Bibliográficas ... 110

13 Estimulação Cerebral Profunda no Transtorno Depressivo Maior ... 113
Ian H. Kratter ▪ R. Mark Richardson ▪ Jordan F. Karp

13.1 Introdução ... 113
13.2 Atual Posição da DBS para Transtorno Depressivo Maior ... 113
13.2.1 Aplicação Inicial do DBS em Depressão: Tendo como Destino o Córtex Cingulado Subcaloso ... 114
13.2.2 Núcleo *Accumbens* como Alvo ... 118
13.2.3 Cápsula Ventral/Estriado Ventral como Alvos ... 119
13.2.4 Feixe Prosencefálico Medial como Alvo ... 119
13.2.5 DBS para Depressão Bipolar ... 120
13.2.6 Ensaios Clínicos com DBS em Andamento ... 120
13.3 O Futuro da DBS para Transtorno Depressivo Maior ... 120
13.3.1 A Depressão é Heterogênea e Seu Tratamento é Suscetível à Resposta ao Placebo ... 124
13.3.2 Lições Tiradas do Desenho Randomizado Controlado dos Ensaios Clínicos ... 124
13.3.3 Confirmação do Envolvimento com um Alvo Funcional – Etapa Seguinte Necessária? ... 125
13.3.4 Neuroética da DBS para TRD ... 126
13.4 Conclusão ... 126
Referências Bibliográficas ... 126

14 Estimulação Cerebral Profunda na Síndrome de Tourette ... 129
Fatu S. Conteh ▪ Ankur Butala ▪ Kelly Mills ▪ Christina Jackson ▪ William S. Anderson ▪ Shenandoah Robinson

14.1 Introdução ... 129
14.2 Epidemiologia da Síndrome de Tourette ... 129
14.3 Características da Síndrome de Tourette ... 129
14.3.1 Comorbidades ... 129
14.3.2 Escalas de Medida dos Tiques ... 130
14.4 Fisiopatologia da Síndrome de Tourette ... 130

14.5	Tratamento para a Síndrome de Tourette 130	14.6	Fluxo Cirúrgico e Colocação do Eletrodo da DBS .. 135
14.5.1	Historia do Uso de Lesões 132	14.7	Programação Pós-Operatória do Gerador de Pulsos para o Sistema de DBS 136
14.5.2	Estimulação Cerebral Profunda para a Síndrome de Tourette 132	14.8	Rumos Futuros 137
14.5.3	Critérios de Seleção 134		Referências Bibliográficas 137

15 Estimulação Cerebral Profunda para Indicações Psiquiátricas Emergentes 140
Brett E. Youngerman ▪ Smit Shah ▪ Sameer A. Sheth

15.1	Introdução 140	15.5	Transtorno do Estresse Pós-Traumático 143
15.2	Anorexia Nervosa 140	15.6	Esquizofrenia 144
15.3	Transtornos por Adição e Uso de Substâncias Psicoativas 141	15.7	Conclusão 144
15.4	Comportamento Agressivo e Autoprejudicial 143		Referências Bibliográficas 145

16 Pesquisa Intraoperatória Durante Cirurgia de Estimulação Cerebral Profunda 147
Shane Lee ▪ Meghal Shah ▪ Peter M. Lauro ▪ Wael F. Asaad

16.1	Introdução 147	16.7.1	Considerações sobre Aquisição de Imagens 152
16.2	Formulando Hipóteses 147	16.7.2	Reconstruindo as Localizações do Registro 152
16.3	Seleção de Pacientes e Aprovação do IRB 148	16.7.3	Análises Adicionais com Base em Imagens 153
16.4	Equipamento e Configuração 148	16.7.4	Análise de Imagens Ponderadas em Difusão 153
16.5	Controle de Tarefas Comportamentais 149	16.8	Limitações 154
16.6	Análise de Dados 150	16.9	Conclusão 154
16.7	Reconstrução de Pontos de Registro com Base em Imagens 151		Referências Bibliográficas 154

17 Estimulação Cerebral Profunda: Técnicas e Prática para Indicações Pediátricas 156
Travis S. Tierney ▪ William S. Anderson ▪ H. Isaac Chen ▪ Shenandoah Robinson

17.1	Introdução 156	17.6	Considerações Cirúrgicas 162
17.2	Transtornos do Movimento Pediátricos – Emergências Neurocirúrgicas 156	17.7	Caso Ilustrativo de Inserção de DBS 162
		17.8	Rumos Futuros 163
17.3	Distonia 158	17.9	Algumas Dicas em Neurocirurgia Funcional Pediátrica 164
17.4	Espasticidade 159		
17.5	Síndrome de Tourette 161		Referências Bibliográficas 164

18 Estabelecimento de um Serviço de Estimulação Cerebral Profunda 166
Charles B. Mikell ▪ Joseph Adachi ▪ Jennifer Cheng ▪ Joseph S. Neimat

18.1	Introdução 166	18.2.2	O que Quero: Ensino, Pesquisa, Cirurgia? 167
18.2	O que Realmente Quero? 166	18.2.3	O que Quero: Minha Programação? 168
18.2.1	O que Quero: Associar-me a um Programa ou Iniciar um Programa? 166	18.3	Tipos de Serviços 168
		18.3.1	Tipos de Serviços: Prática Privada 168

18.3.2 Tipos de Serviços: Emprego Hospitalar 168

18.3.3 Tipos de Serviços: Acadêmico 168

18.4 Como Iniciar? 168

18.4.1 Como Iniciar: Montagem da Equipe 168

18.4.2 Como Iniciar: Outros Membros na Equipe? 169

18.4.3 Como Iniciar: Parceria com Hospital? 169

18.4.4 Como Iniciar: Papel da Indústria? 170

18.4.5 Como Iniciar: Extensão à Comunidade? 170

18.4.6 Como Iniciar: Construindo Sua Reputação 170

18.5 Resumo e Conclusão 171

Referências Bibliográficas 171

Índice Remissivo 172

Prefácio

Este livro representa a tentativa de um pequeno e apaixonado grupo de neurocirurgiões funcionais em descrever a prática, em constante e rápida mudança, de estimulação cerebral profunda (DBS) associada a transtornos de movimento e a outros quadros emergentes. A Society for Innovative Neuroscience in Neurosurgery (SINN) foi fundada em 2014, em Baltimore, por membros desse grupo visando aperfeiçoar a comunicação e a colaboração no campo da neurocirurgia funcional. Esse grupo cresceu com o tempo e hoje adotou um papel educacional junto à ênfase em pesquisa e prática clínica.

No contexto desse campo que cresce rapidamente e dependente da tecnologia, apresentamos tópicos de capítulos cobrindo a aplicação básica de técnicas de DBS para transtornos de movimento. Nos últimos 5 anos, nosso campo foi transformado pela introdução de técnicas intraoperatórias de inserção de eletrodos orientados por imagens (usando investigação intraoperatória por imagens de tomografia computadorizada [CT] ou ressonância magnética ([MR]) em pacientes mediante anestesia geral; a discussão dessas técnicas está incluída neste texto complementando as discussões de técnicas com base em estruturas padronizadas. Além disso, a ressurgência de técnicas de lesão assumiu papel proeminente no tratamento de tremor essencial em adultos e de distonia em crianças; e incluímos também discussões complementares de tratamento com ultrassom focado e orientado por ressonância magnética (MR). E o mais importante, são incluídos vários capítulos que descrevem o papel emergente da DBS para vários quadros psiquiátricos e neurológicos. Por fim, concluímos com discussões práticas de introdução de pesquisa intraoperatória, o uso de DBS em pediatria e algumas pérolas sobre o estabelecimento de uma prática de DBS para os novos cirurgiões.

Esperamos que este texto seja útil para residentes de neurocirurgia, para colegas de neurocirurgia funcional e para os médicos novos na prática da DBS.

Membros Fundadores da The Society for
Innovative Neuroscience in Neurosurgery:
William S. Anderson, MA, MD, PhD
Wael F. Asaad, MD, PhD
Jason Gerrard, MD, PhD
Timothy H. Lucas, MD, PhD
R. Mark Richardson, MD, PhD, FAANS
Sameer A. Sheth, MD, PhD
Travis S. Tierney, MD, PHD

Colaboradores

Joseph Adachi, BS
Medical Student
Department of Neurosurgery
Stony Brook University Hospital
Stony Brook, New York

Ahmad Alhourani, MD
Neurosurgery Resident
Department of Neurological Surgery
University of Louisville
Louisville, Kentucky

William S. Anderson, MA, MD, PhD
Associate Professor of Neurosurgery and Biomedical Engineering
Department of Neurosurgery
Johns Hopkins School of Medicine
Baltimore, Maryland

Wael F. Asaad, MD, PhD
Associate Professor
Department of Neurosurgery and Neuroscience
Director of Functional and Epilepsy Neurosurgery
Brown University Alpert Medical School and Rhode Island Hospital
Providence, Rhode Island

Bradley Ashcroft, BS
Medical Student
Department of Neurosurgery
Stony Brook University Hospital
Stony Brook, New York

Garrett P. Banks, MD
Neurosurgical Resident
Department of Neurosurgery
Columbia University
New York, New York

Vivek P. Buch, MD
Resident
Department of Neurosurgery
Perelman School of Medicine
University of Pennsylvania
Philadelphia, Pennsylvania

Ankur Butala, MD
Assistant Professor
Department of Neurology
Johns Hopkins University School of Medicine
Baltimore, Maryland

H. Isaac Chen, MD
Assistant Professor
Department of Neurosurgery
Perelman School of Medicine
University of Pennsylvania
Philadelphia, Pennsylvania

Jennifer Cheng, MD, MS
Assistant Professor
Department of Neurosurgery
The University of Kansas Medical Center
Kansas City, Kansas

Fatu S. Conteh, BS
Research Assistant
Department of Neurosurgery
Johns Hopkins University School of Medicine
Baltimore, Maryland

Dwaine Cooke MBBS, DM
Consultant Neurosurgeon
Department of Neurosurgery
University of the West Indies–Mona
Kingston, Jamaica, West Indies

W. Jeffrey Elias, MD
Professor of Neurosurgery
Department of Neurological Surgery
University of Virginia School of Medicine
Charlottesville, Virginia

Jason Gerrard, MD, PhD
Assistant Professor of Neurosurgery and Neuroscience
Director, Stereotactic and Functional Neurosurgery
Department of Neurosurgery
Yale School of Medicine
New Haven, Connecticut

June Y. Guillet, MD, PhD
Assistant Professor
Department of Neurosurgery
University of Texas Medical Branch
Galveston, Texas

Abhijeet Gummadavelli, MD
Neurosurgery Resident
Department of Neurosurgery
Yale University School of Medicine
New Haven, Connecticut

Christina Jackson, MD
Resident in Neurosurgery
Department of Neurosurgery
Johns Hopkins University School of Medicine
Baltimore, Maryland

Jordan F. Karp, MD
Associate Professor of Psychiatry, Anesthesiology, and Clinical and Translational Science
Department of Psychiatry
University of Pittsburgh School of Medicine
Pittsburgh, Pennsylvania

Ian H. Kratter, MD, PhD
Psychiatry Resident
Western Psychiatric Hospital
University of Pittsburgh Medical Center
Pittsburgh, Pennsylvania

Colaboradores

Alexander Ksendzovsky, MD
Resident Physician
Surgical Neurology Branch
National Institute of Neurologic Disorders and Stroke
National Institutes of Health
Bethesda, Maryland;
Department of Neurosurgery
University of Virginia Health System
Charlottesville, Virginia

Peter M. Lauro, BA
MD/PhD Student
Department of Neuroscience
Warren Alpert Medical School
Brown University Carney Institute for Brain Science
Providence, Rhode Island

Shane Lee, PhD
Post-doctoral Fellow
Department of Neuroscience
Warren Alpert Medical School
Brown University Carney Institute for Brain Science
Providence, Rhode Island

Fred A. Lenz, MD, PhD
Professor of Neurosurgery
Department of Neurosurgery
Johns Hopkins University School of Medicine
Baltimore, Maryland

Nir Lipsman, MD, PhD, FRCSC
Neurosurgeon, Sunnybrook Health Sciences Centre
Scientist, Sunnybrook Research Institute
Assistant Professor, Department of Surgery
Associate Member, Institute of Medical Science
University of Toronto
Toronto, Ontario, Canada

Timothy H. Lucas, MD, PhD
Assistant Professor
Co-Director, Penn Center for Neuro-Engineering and Therapeutics
Director, Translational Neuromodulation Laboratory
Department of Neurosurgery
Perelman School of Medicine
University of Pennsylvania
Philadelphia, Pennsylvania

Charles B. Mikell, MD
Clinical Assistant Professor
Department of Neurosurgery
Stony Brook University Hospital
Stony Brook, New York

Jonathan P. Miller, MD, FAANS, FACS
George R. and Constance P. Lincoln Professor and Vice Chairman
Director, Functional and Restorative Neurosurgery Center
Department of Neurological Surgery
University Hospitals Cleveland Medical Center
Case Western Reserve University School of Medicine
Cleveland, Ohio

Kelly Mills, MD, MHS
Assistant Professor
Department of Neurology
Johns Hopkins University School of Medicine
Baltimore, Maryland

Shayan Moosa, MD
Neurosurgery Resident
Department of Neurological Surgery
University of Virginia School of Medicine
Charlottesville, Virginia

Pranav Nanda, MD
Neurosurgical Resident
Department of Neurosurgery
Massachusetts General Hospital
Boston, Massachusetts

Joseph S. Neimat, MD, MS
Professor and Chairman
Department of Neurological Surgery
University of Louisville
Louisville, Kentucky

Ruchit V. Patel, BS
Undergraduate Student
Department of Neuroscience
Johns Hopkins University
Baltimore, Maryland

Taylor E. Purvis, BA
Medical Student
Johns Hopkins University School of Medicine
Baltimore, Maryland

R. Mark Richardson, MD, PhD, FAANS
Director of Epilepsy and Movement Disorders Surgery
Department of Neurological Surgery
University of Pittsburgh School of Medicine
Pittsburgh, Pennsylvania

Sarah Ridge, BA
Medical Student
University of Cincinnati College of Medicine
Cincinnati, Ohio

Shenandoah Robinson, MD
Professor of Neurosurgery, Neurology and Pediatrics
Division of Pediatric Neurosurgery
Johns Hopkins University School of Medicine
Baltimore, Maryland

Margot Samson, BS
Medical Student
University of Central Florida College of Medicine
Orlando, Florida

Meghal Shah, MD
Medical Student
Department of Neuroscience
Warren Alpert Medical School
Brown University Carney Institute for Brain Science
Providence, Rhode Island

Smit Shah, BA
Medical Student
Rutgers, Robert Wood Johnson Medical School
Piscataway, New Jersey

Sameer A. Sheth MD, PhD
Associate Professor and Vice-Chair of Clinical Research
Director, Psychiatric Neurosurgery
Department of Neurosurgery
McNair Scholar
Baylor College of Medicine
Houston, Texas

Michael D. Staudt, MD, MSc
Neurosurgery Resident
Department of Clinical Neurological Sciences
London Health Sciences Centre
London, Ontario, Canada

Jennifer A. Sweet, MD
Stereotactic and Functional Neurosurgeon
University Hospitals Cleveland Medical Center;
Assistant Professor
Department of Neurosurgery
Case Western Reserve University School of Medicine
University Hospitals
Cleveland, Ohio

Travis S. Tierney, MD, PHD
Senior Lecturer
Department of Brain Sciences, Imperial College London
Department of Neurosurgery, Nicklaus Children's Hospital
Miami, Florida

Teresa Wojtasiewicz, MD
Neurosurgery Resident
Department of Neurosurgery
Johns Hopkins University School of Medicine
Baltimore, Maryland

Andrew I. Yang, MD
Resident
Department of Neurosurgery
Perelman School of Medicine
University of Pennsylvania
Philadelphia, Pennsylvania

Brett E. Youngerman, MD, MS
Chief Resident
Department of Neurosurgery
Columbia University Medical Center
New York, New York

Kareem A. Zaghloul, MD, PhD
Surgical Neurology Branch
National Institute of Neurologic Disorders and Stroke
National Institutes of Health
Functional and Restorative Neurosurgery Unit
Bethesda, Maryland

Estimulação Cerebral Profunda
Técnicas e Práticas

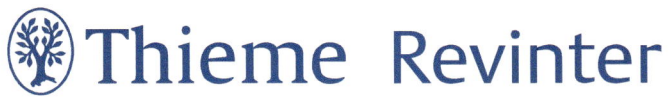

1 Introdução à Estimulação Profunda do Cérebro: História, Técnicas e Considerações Éticas

Teresa Wojtasiewicz ▪ Nir Lipsman ▪ Jason Gerrard ▪ Travis S. Tierney

Sumário

A estimulação cerebral profunda (DBS) é um procedimento que se desenvolveu como resultado de décadas de trabalho em orientação estereotáctica, neurofisiologia e neuroanatomia. Atualmente, a DBS é um tratamento validado e aprovado pela Food and Drug Administration (FDA) para vários transtornos neurológicos e psiquiátricos, incluindo: doença de Parkinson, tremor essencial, distonia, transtorno obsessivo compulsivo e epilepsia. Aplicações complementares permanecem como área de investigação em andamento. Mais uma vez, a lesão ganha interesse, especialmente com o desenvolvimento de técnicas minimamente invasivas como a terapia térmica intersticial a *laser* e a ultrassonografia transcraniana focada. Há vários métodos para inserção de derivações e as técnicas procedurais continuarão a evoluir com o tempo. Uma equipe multidisciplinar é essencial para melhor avaliação possível do paciente, seleção de alvo e acompanhamento pós-operatório. A ética médica é parte essencial do tratamento multidisciplinar, particularmente no caso de crianças, pacientes com transtornos psiquiátricos e pacientes gravemente debilitados por causa de seus transtornos de movimento.

Palavras-chave: estimulação profunda do cérebro, neurocirurgia funcional, ética.

1.1 Introdução

Nas três últimas décadas, a estimulação cerebral profunda (DBS) tornou-se um tratamento amplamente usado para vários problemas, desde que Benabid *et al.* popularizaram, pela primeira vez, a técnica para tratamento de tremor.[1] Mesmo antes disso, estudos iniciais de neuromodulação visaram o hipotálamo e o tálamo somatossensorial para tratamento de transtornos de dor.[2-4] A estimulação de alta frequência no tálamo levou à descoberta de que a estimulação do tálamo podia reduzir o tremor.[5-7] Estudos complementares mostraram que modulação ou ablação por lesão tinham o potencial de tratar pacientes com transtornos de movimento.[8-11] A DBS é hoje um tratamento validado e aprovado pela Food and Drug Administration (FDA) para transtornos neurológicos incluindo: doença de Parkinson, tremor essencial, distonia, transtorno obsessivo compulsivo e epilepsia. Aplicações complementares em outras situações permanecem como área de investigação ativa. A lesão estereotáctica vem ganhando interesse adicional, especialmente com o desenvolvimento de técnicas minimamente invasivas como *Gamma Knife* e ultrassonografia focada orientada por MRI.[12,13] Sistemas de DBS podem, hoje, ser introduzidos usando vários e diferentes métodos com uma faixa de opções de armações estereotácticas, visualização de alvo orientada por imagens e registros intraoperatórios e verificação de microeletrodos (MERs) e testes. Já existem hoje múltiplas opções de *hardware* e *software* disponíveis para uso em DBS incluindo eletrodos diferentes e geradores implantados. Uma equipe multidisciplinar é essencial para decidir quem é um ótimo candidato cirúrgico e qual estratégia de tratamento será mais adequada para o paciente individual. A colaboração multidisciplinar maximiza a chance de DBS bem-sucedida por meio de avaliação pré-operatória apropriada de candidatos cirúrgicos potenciais e cuidados pós-operatórios continuados após a inserção de *hardware* de DBS. A ética médica é parte importante do tratamento multidisciplinar, particularmente em casos de crianças, pacientes com transtornos psiquiátricos e pacientes gravemente debilitados em virtude de seus transtornos de movimento.

1.2 História da Estimulação Cerebral Profunda

A eletricidade foi uma possibilidade cativante no tratamento de transtornos humanos durante séculos, começando com as descrições mais antigas de tratamento da dor com peixe torpedo na medicina grega e egípcia, e investigações sobre contrações em músculos de rã por Galvani.[14-16] Por milhares de anos, muitas civilizações acreditaram que alvejar o cérebro poderia tratar padecimentos espirituais e mentais. Os exemplos variam desde as tentativas mais antigas em trepanação até as entregas artísticas do século XV de extrair "cálculos mentais" de pessoas instáveis.[17] E o mais interessante, tentativas em lesões do cérebro precederam a compreensão de organização funcional do cérebro, mas a estimulação elétrica foi essencial para esse conhecimento. Estudos anedóticos de patologia, como a desconexão do lobo frontal e mudanças de comportamento observadas no caso de Phineas Gage, sugeriram que comportamentos complexos poderiam ser atribuídos a áreas específicas do cérebro.[17,18] Médicos como Jean Bouillaud, Simon Aubertin e Paul Broca observaram, a partir de casos de pacientes com afasia, que a fala poderia ser localizada a regiões específicas do cérebro.[19,20] Esses desenvolvimentos inspiraram os pesquisadores Gustav Fritsch e Eduard Hitzig, que provaram a teoria de localização ao estimularem a superfície cortical exposta em cães e localizarem funções motoras e não motoras do cérebro.[21] David Ferrier conduziu experiências adicionais em macacos localizando áreas de audição, atenção visual e motoras secundárias.[20,22] O primeiro uso da neuroestimulação em um paciente humano é atribuído a Roberts Barthelow, que estimulou os lobos parietais em um paciente acordado com câncer erosivo de células basais em 1874, produzindo movimentos contralaterais e, subsequentemente, convulsões.[23] Logo depois disso, *Sir* Victor Horsley, um pioneiro em muitos aspectos da neurocirurgia, publicou um caso de estimulação elétrica de uma encefalocele occipital em 1884 e ele e outros neurocirurgiões começaram a usar a estimulação cortical para mapeamento funcional.[16,24,25] Posteriormente, Horsley também realizaria a primeira cirurgia para transtorno de movimento em 1908, tratando com sucesso um paciente com hemiatetose com ressecamento do giro pré-central, o que curou o transtorno de movimento, mas causou hemiplegia.[26]

Nas décadas seguintes, após a ressecção de Horsley do giro pré-central, tentativas para tratar transtornos de movimento visaram interromper os tratos motores piramidais, mas com alto grau de morbidade e de mortalidade.[15,16] Anormalidades em estruturas profundas do cérebro, incluindo atrofia de gânglios basais, foram identificadas em estudos anatômicos de pacientes com transtornos de movimento, mas acreditava-se que os gânglios basais fossem um alvo perigoso e a fisiologia dos circuitos desses gânglios ainda não era compreendida satisfatoriamente.[27] Doutor Meyers informou várias abordagens aos gânglios basais, incluindo o corte da *pars lenticularis*, mas essas abordagens foram acompanhadas por mortalidade de 12%, que ele considerou inaceitável.[28] Apesar das complicações que acompanham uma abordagem cirúrgica aberta, as contribuições do Doutor Meyers demonstraram, definitivamente, que lesões dos gânglios basais poderiam tratar efetivamente o tremor *sem* causar paralisia ou coma. Essas noções desafiaram o dogma prevalecente de Dandy, que acreditava que a invasão dos gânglios basais sempre resultava em coma, e ideias anteriores de que somente lesões do trato piramidal poderiam aliviar o tremor. As importantes observações de Meyer definiram o estágio para métodos cirúrgicos estereotácticos no futuro para visar estruturas subcorticais extrapiramidais para o tratamento de transtornos de movimento refratários. Ainda trabalhando com abordagem aberta aos tratos descendentes, Irving Cooper, em 1952, encontrou por acaso e foi forçado a ligar a artéria coroideia anterior enquanto tentava pedunculotomia.[29] Acidentalmente, o infarto da coroideia resultante aliviou o tremor sem causar hemiparesia.[29] Ele foi capaz de reproduzir seus resultados com ligadura da artéria coroideia anterior, atribuindo o benefício desse procedimento à interrupção de vias eferentes do globo pálido.[30] Apesar da introdução bem conhecida da estereotaxia com base em armações por Spiegel e Wycis, em 1947, Cooper continuou a criar lesões nos gânglios basais e no tálamo com um método essencialmente de mão livre.[31,32] As abordagens de Cooper foram intermitentemente bem-sucedidas e podem ter apresentado risco menor de complicações que outras abordagens abertas anteriores. Embora esse trabalho tenha sido pequeno para avançar em refinamentos técnicos no campo da cirurgia para transtornos de movimento, seus achados, por fim, reduziram mais ataques nos tratos espinais corticais descendentes como tratamento para tremor.

As lesões por quadros psiquiátricos também floresceram do início para a metade do século XX. Os desenvolvimentos em neuroanatomia mostraram que a função poderia estar localizada em certas áreas e a evidência anedótica de pacientes com dano ao lobo frontal e alterações de comportamento levaram à percepção de que a psicopatologia poderia ser localizada nos lobos frontais.[17] Poucas tentativas precoces na ressecção do lobo frontal, como o relatório de Gottlieb Burckhardt de 6 pacientes, publicado em 1891, e o relatório de Lodovicus Puusepp de 3 pacientes que ele operou em 1910, apresentaram altos índices de mortalidade e baixos índices de sucesso no alívio de sintomas e não inspiraram entusiasmo para a psicocirurgia.[17,33,34] A era da psicocirurgia começaria a sério quando, no Segundo Congresso Neurológico Internacional em Londres, em 1935, John Fulton e Carlyle Jacobsen apresentaram resultados de experimentos com chimpanzés mostrando que a ressecção do lobo frontal reduzia o "comportamento de frustração" associado ao não recebimento de uma recompensa antecipada.[35] A audiência para essa reunião incluía Walter Freeman e Antonio Egas Moniz, que estavam interessados em traduzir clinicamente esses resultados. Moniz, em colaboração com Almeida Lima, realizou com sucesso as primeiras lobotomias frontais para tratar pacientes com psicose, primeiro com injeções de álcool e, a seguir, com um novo instrumento – o leucotomo.[36] Logo depois, Walter Freeman e James Watts repetiriam a técnica de lobotomia de Moniz, descobrindo que ela era bem-sucedida no tratamento de psicose e de outros transtornos incluindo a depressão.[37,38] Freeman e Watts refinaram a técnica de Moniz e produziram um instrumento calibrado – o leucotomo de precisão – e resultados iniciais positivos; embora 14% dos pacientes apresentassem resultado ruim, com altos índices de sangramento não controlado, convulsões e a "síndrome do lobo frontal" apática.[38] Freeman, entusiasmado com esses resultados, modificou uma técnica transorbitária desenvolvida por Amarro Fiamberti, que podia executar sem a assistência de um neurocirurgião ou anestesiologista em pacientes mantidos inconscientes em razão de um tratamento de eletrochoque.[39] Essas técnicas foram advertidas pela fundação clínica acadêmica, incluindo Watts, seu antigo colaborador, mas Freeman ignorou essa crítica e começou a executar suas leucotomias transorbitárias com máquinas portáteis pelos EUA em vários cenários, incluindo consultórios, asilos e motéis.[40] As complicações do procedimento, seleção aparentemente indiscriminada de pacientes, falta de esterilização e incapacidade de reconhecer suas próprias limitações começaram a atrair atenção negativa significativa da comunidade médica e da população geral.[17,41] Por fim, o desenvolvimento da clorpromazina e de outros antipsicóticos levou ao fim as leucotomias transorbitárias.[17] Embora o legado da lobotomia frontal viesse marcar permanentemente a psicocirurgia, muitos dos contemporâneos de Freeman reconheceram que a ressecção mais precisa do lobo frontal poderia aliviar sintomas psiquiátricos, incluindo John Fulton que destacou "Por que não usar uma espingarda?" ao descrever a lobotomia bruta de Freeman, e William Scoville, que desenvolveu um método de escavação cortical pela base.[42,43] A estereotaxia permitirá nível muito mais alto de precisão no tratamento de alvos para cirurgia psiquiátrica.

O desenvolvimento de armações estereotácticas permitiu procedimentos neurocirúrgicos mais precisos e seguros que tinham o potencial de tratar doenças neurológicas. *Sir* Victor Horsley colaborou com Robert Clarke para desenvolverem a primeira armação estereotáctica (▶ Fig. 1.1a). Essa armação foi usada em experimentos com animais para a inserção bem-sucedida de uma sonda.[44,45] A armação se baseou em um sistema de coordenadas cartesianas tridimensional (3D) e incluía um porta-agulhas para inserção em uma estrutura específica que permitiria penetrar em um alvo especificado com lesão mínima aos tecidos ao redor.[44,45] Entretanto, a armação de Horsley-Clarke se baseava em marcos cerebrais externos, o que não era confiável e não foi usada em humanos.[44,45] Spiegel e Wycis trataram este problema criando uma armação similar no Thomas Jefferson Hospital em Filadélfia (▶ Fig. 1.1b). Junto com métodos estereoencefalográficos, eles usaram essa armação para executar abordagens estereotácticas reais à talamotomia, palidotomia, ablação do gânglio gasseriano e ablação do trato espinotalâmico.[46] Depois de visualizar a armação de Spiegel-Wycis, Lars Leksell criou uma nova armação com um alvo central em arco e publicou seus resultados em 1951 (▶ Fig. 1.1c).[44,47] A armação de Leksell tinha um anel e um ângulo em arco que podiam ser usados para criar trajetórias com facilidade até um alvo a partir de quase qualquer ponto no crânio.[44,47] Leksell, da mesma forma que o grupo de Wycis e Spiegel, usou seus métodos estereotácticos para executar capsulotomias anteriores e tratou pacientes com transtorno obsessivo compulsivo.[48] O advento da estereotaxia permitiu aos neurocirurgiões visarem com segurança regiões profundas do cérebro para estimulação e outras modalidades de tratamento incluindo capsulotomias, cingulotomias, tractotomias subcaudadas e leucotomias límbicas.[49] Nas décadas de 1960 e 1970, como a lobotomia começava a se tornar impopular, vários outros grupos tentaram executar procedimentos de lesão estereotáctica para tratar doenças psiquiátricas. A cápsula anterior, inicialmente visada por Talairach *et al.* e, mais tarde, refinada por Leksell e outros, podia sofrer ablação com eficácia aproximada de 50 a 70% no tratamento de transtorno obsessivo compulsivo.[50,51] A cingulotomia anterior também podia ser usada para interromper projeções límbicas com eficácia razoável em várias condições, incluindo o transtorno obsessivo compulsivo, ansiedade, depressão e transtorno bipolar.[49] Estudos sugerem eficácia razoável, ou seja, 33 a 60% e baixo risco de complicações em pacientes com doença clinicamente refratária e capsulotomia anterior.[49] A tractotomia subcaudada, introduzida pela primeira vez por Geoffrey Knight em 1964, visava tratos de substância branca anterior ligando as regiões orbitofrontal e límbica. O procedimento foi usado para transtorno obsessivo

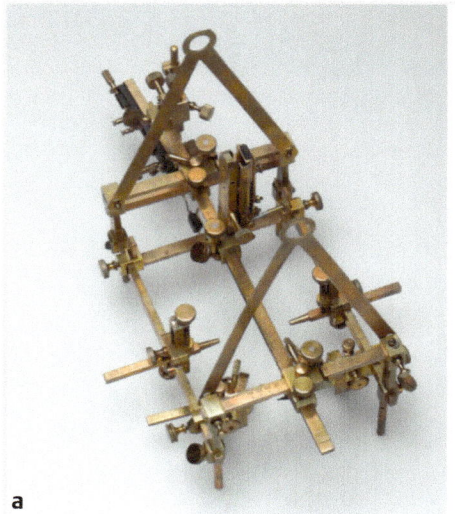
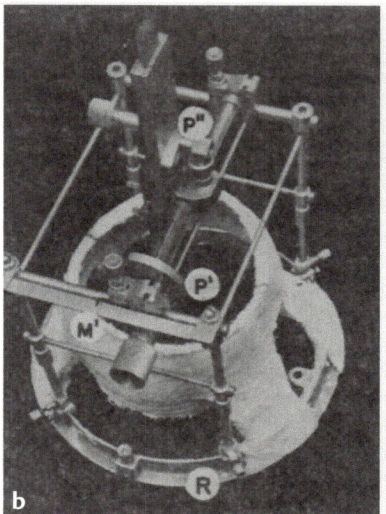
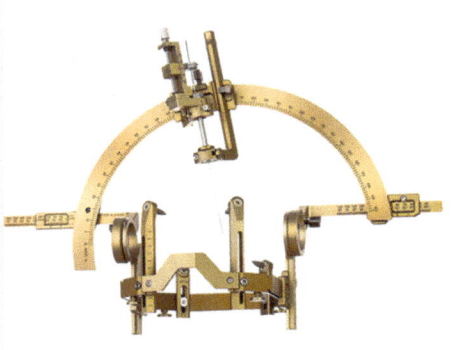
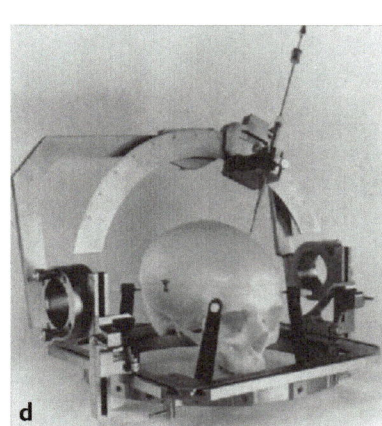

Fig. 1.1 Halos estereotácticos. **(a)** Halo de Horsley-Clarke (do Museu de Ciências, Londres). **(b)** Halo de Spiegel-Wycis (de Spiegel et al.[46]). **(c)** Leksell® Coordinate Frame e Leksell® Multipurpose Stereotactic Arc (Elekta, Inc). **(d)** Halo de Cosman-Roberts-Wells (de Couldwell e Apuzzo[55]).

compulsivo, ansiedade, depressão e transtorno bipolar com eficácia de 40 a 60%, comparável à cingulotomia, com índice similarmente baixo de complicações.[52,53] Uma combinação de lesões de cingulotomia anterior e tractotomia subcaudada, chamada de leucotomia límbica, também foi usada para transtorno obsessivo compulsivo e depressão com eficácia razoável e baixa incidência de efeitos colaterais.[54] Os procedimentos de ablação permitidos pela cirurgia estereotáctica estabeleceriam uma fundação para executar DBS para o tratamento de doença psiquiátrica. Tanto a cirurgia para transtorno de movimento quanto a psicocirurgia levaram ao desenvolvimento da DBS.

Embora o nascimento da moderna DBS seja tipicamente atribuído à tese de Benabid de 1987 sobre estimulação talâmica, os neurocirurgiões já vinham aplicando a estimulação aguda muito antes dessa época.[1,15] A DBS ganhou aceitação na década de 1950, após o aparecimento da estereotaxia. Na década de 1940 e início da década de 1950, muitos cirurgiões, incluindo Spiegel e Wycis, estimulariam trajetórias estereotácticas antes da ablação como método de garantir a segurança.[15] Logo depois, a estimulação por eletrodos começou a ser usada para indicações psiquiátricas, começando com os estudos do Doutor Pool, de estimulação hipotalâmica e continuando com a estimulação cerebelar para psicose de Robert Heath.[2,56,57] Embora o entusiasmo pelo transtorno do movimento e a cirurgia psiquiátrica tenham diminuído nos anos de 1970 após a introdução da levodopa[58] e da clorpromazina, respectivamente, a investigação sobre ablação e neuroestimulação para esses transtornos neurológicos continuou em centros de seleção. A DBS também foi investigada para aplicação em outros quadros, como os transtornos de dor crônica.[2-4] Tentativas na estimulação para dor no tálamo somatossensorial levaram, então, à descoberta de que a estimulação do tálamo podia reduzir o tremor.[5-7] Em 1987, o Doutor Benebid e sua equipe mostraram que a DBS talâmica podia aliviar os sintomas de tremor refratários aos medicamentos em pacientes com doença de Parkinson. A investigação subsequente comprovou a segurança e a eficácia da DBS talâmica para tremor e levou a FDA a aprovar esse tratamento para tremor essencial, em 1997.[8-10] Estudos clínicos prospectivos de grande porte e de controle randomizado confirmaram a eficácia da DBS talâmica em tremor essencial.[59-61] Nos anos seguintes, outras metas para DBS seriam estabelecidas para transtornos de movimento, incluindo o *globus pallidus* interna (GPi)[11,62] e o núcleo subtalâmico (STN).[9,63] A FDA aprovou tanto o GPi quanto o DBS para STN na doença de Parkinson em 2002. Posteriormente, estudos clínicos de controle randomizado verificaram que a DBS no GPi e no STN eram eficazes no tratamento da doença de Parkinson.[64-67]

1.3 Procedimentos Ablativos

Os procedimentos ablativos começaram a se tornar impopulares quando a DBS foi introduzida, mas a criação de lesões permaneceu como opção para certos pacientes. A aplicação inicial de Lars Leksell do uso da armação de Leksell incluía palidotomias e talamotomias radiocirúrgicas,[68,69] e a radiocirurgia estereotáctica continua a ser usada para essas finalidades.[70-72] A criação de lesões voltou a ganhar interesse no tratamento psiquiátrico, apesar de sua associação negativa a procedimentos ablativos psiquiátricos mais antigos.[73] A radiocirurgia estereotáctica pode ser usada para ablação focada de estruturas, incluindo o cíngulo anterior, a substância inominada e o braço anterior da cápsula interna, além de poder aliviar sintomas do transtorno obsessivo compulsivo, ansiedade e depressão.[74] A terapia intersticial a *laser* (LITT), em que uma fibra de *laser* é passada pelo orifício de trepanação e a trajetória da ablação pode ser definida, também já foi usada anedoticamente para palidotomia.[75] Por fim, o ultrassom focado orientado por MRI para talamotomia unilateral demonstrou ser eficaz no tratamento de tremor essencial[12] e na doença de Parkinson com tremor dominante,[13] com poucas complicações.[76] Embora não haja procedimento atual que possa suplantar a DBS, essas novas aplicações e métodos para DBS continuarão a ser uma área ativa de investigação.

1.4 Técnicas Cirúrgicas

A DBS pode ser executada com sucesso de várias maneiras, com várias opções de segmentação e de *hardware*. A heterogeneidade entre os centros é significativa quanto à maneira em que o procedimento é executado, com diferenças em vários elementos da cirurgia, incluindo meta pré-operatória e planejamento da trajetória, uso de armação, incisão e planejamento de orifício de trepanação, verificação clínica intraoperatória e estimulação e investigação pós-operatória por imagens para confirmação.[77] A maioria dos cirurgiões realiza a DBS como um procedimento estadiado, com inserção de eletrodos e implante de gerador de pulso/cabeamento de extensão como procedimentos separados.[77] A base lógica para o estadiamento pode estar relacionada com a duração do procedimento, com a necessidade de técnicas diferentes de anestesia e com o posicionamento do paciente, além da preocupação com o risco aumentado de infecção. No momento, a DBS tanto estadiada quanto em procedimento único é uma técnica apropriada.[77,78] À medida que as empresas que fornecem dispositivos para DBS competem entre elas, mais opções de *hardware* ficam disponíveis e continuarão a se desenvolver. Eletrodos direcionais com contatos segmentados podem ser programados para "dirigir" a corrente e evitar o envio dessa corrente para estruturas não desejadas, como a cápsula interna, enquanto mantém o envio de corrente para alvos terapêuticos.[79,80] Geradores de pulso implantados e recarregáveis hoje estão disponíveis, que duram mais antes de precisarem de substituição e podem ser uma boa opção para pacientes dispostos a recarregar seus dispositivos.[81,82]

1.4.1 Abordagens com e sem Halo

A segmentação precisa de alvos é essencial à DBS bem-sucedida. A DBS pode ser executada com abordagens usando armações e existem várias delas disponíveis incluindo a de Leksell (▶ Fig. 1.1c) e a de Cosman-Roberts-Wells (CRW) (▶ Fig. 1.1d). Já foi demonstrado que a DBS também pode ser executada com segurança e precisão com a tecnologia sem halo, havendo várias opções disponíveis como a NexFrame e a STarFix. Os procedimentos e a tecnologia para DBS sem armação serão discutidos mais extensivamente em outras seções deste texto. Estudos experimentais com modelos de crânio sugeriram que a tecnologia sem armação poderia exceder a precisão das abordagens com base em halos (com a média de 1,25 mm de erro de localização para técnicas sem armação, comparados aos 1,8 mm para CRW e 1,7 mm de erro para as armações de Leksell).[83-85] Entretanto, alguns estudos de tecnologia sem halo em pacientes mostraram que essa tecnologia pode não ser tão precisa quanto as abordagens com armação, embora os resultados para pacientes pareçam comparáveis.[86,87] Atualmente, a assistência cirúrgica dos robôs pode oferecer outra técnica precisa em procedimentos cranianos estereotácticos e pode ser útil para a colocação de eletrodos em DBS.[88,89]

1.4.2 Registro de Microeletrodos e Monitoramento Intraoperatório

Outro tópico de debate gira em torno de a DBS ser realizada com MER e verificação intraoperatória ("paciente acordado") ou DBS conduzida unicamente com colocação de alvo anatômica/orientada por imagens ("paciente adormecido") é mais precisa e eficaz. Existe alguma controvérsia sobre MER ser uma ferramenta indispensável para colocação precisa de um eletrodo ou se as técnicas atuais guiadas por imagens são suficientemente precisas.[90-92] Estudos mostraram que o registro de microeletrodos (MER) fornece, com frequência, dados que levam a uma revisão na localização final do eletrodo, sugerindo que as informações reunidas por MER são vitais para a inserção precisa de eletrodos.[93-95] Não há consenso sobre se as revisões na localização de eletrodos sugerida por MER levaram a resultados melhorados e estudos de DBS sem MER indicam bons resultados.[96,97] Além disso, os proponentes de técnicas diretas de orientação por imagens sugerem que as correções feitas com registros intraoperatórios são feitas no momento da seleção de alvos com base em imagens, o que frequentemente varia um pouco das coordenadas indiretas. Uma metanálise recente mostrou que MER e cirurgia com paciente acordado estão associadas a mais passagens de eletrodos e índice mais alto de complicações, mas um índice mais baixo de efeitos colaterais induzidos por estimulação.[98] Os resultados motores gerais parecem comparáveis com procedimentos com paciente tanto "acordado" quanto "adormecido", embora se observe a sugestão de que pacientes possam melhorar mais rapidamente após procedimentos com o paciente "acordado".[98] Os pacientes parecem ter preferência pela DBS conduzida mediante anestesia geral.[99] Alguns pacientes são ou dispostos ou incapazes de tolerar ficarem acordados e participarem da verificação durante um procedimento longo, de modo que a melhoria na precisão de procedimentos com o paciente "adormecido", como a orientação por robôs, será muito benéfica.[100]

1.4.3 Descrição de Procedimento Cirúrgico

Conforme descrito anteriormente, há vários métodos de execução de DBS, com a nova tecnologia proporcionando opções adicionais que podem tornar a cirurgia mais confortável, conveniente, segura e mais precisa. Vamos descrever o procedimento cirúrgico para DBS com armação, usando MER e estimulação intraoperatória. Para outras excelentes revisões de técnicas cirúrgicas, consultar (Kramer *et al*)[101] e (Machado *et al*).[102] Outras seções neste livro detalharão alternativas, incluindo estereotaxia sem armação e localização por tomografia computadorizada/investigação por imagens de ressonância magnética (CT/MRI) sem registro ou estimulação intraoperatórios.

Planejamento Pré-Operatório

Os pacientes são designados para uma MRI pré-operatória com imagens axiais de corte fino ponderadas em T1 e T2, assim como imagens 3D volumétricas ponderadas em T1 após contraste de gadolínio. Logo antes do procedimento cirúrgico, obtém-se uma varredura de CT com cortes axiais de 1,5 mm em ângulo de portal zero. No dia do procedimento, uma estação computadorizada comercial de planejamento estereotáctico (p. ex., FrameLink, Medtronic, Minneapolis, MD ou iPlan Stereotaxy, Brainlab Inc., Westchester, IL) pode ser usada para registro conjunto da CT e da MRI e planejar a trajetória para o alvo. A fusão de MRI e CT ajuda a melhorar a precisão espacial de acertar o alvo.[103] A comissura anterior (AC) e a comissura posterior (PC) são identificadas e comparadas com coordenadas baseadas no atlas para estimar os locais de alvo para DBS.[104,105] Uma vez planejados o alvo, o ponto de entrada e a trajetória, a estação de planejamento estereotáctico poderá ser usada para se obter X, Y e Z e as coordenadas de ângulo do arco e do anel.

Inserção do Halo

Na manhã do procedimento, o halo estereotáxico é montado. Para o halo de Leksell usada em nossa instituição, a configuração é a seguinte: a placa de face é fixada no aspecto anterior da armação com a curva direcionada para cima. Dois postes longos e angulados são fixados nos dois cantos anteriores da estrutura, com a base fixada na marca de 6 cm. Dois postes curtos são fixados nos cantos posteriores da estrutura, com a base fixada na marca de 2 cm (▶ Fig. 1.2 e ▶ Fig. 1.3). Ajustes podem ser feitos a essas medições conforme o necessário, de modo que o halo esteja alinhado ao zigoma do paciente e paralelo à linha cantomeatal. Uma vez montada a armação, o paciente é preparado para a colocação da mesma. Medicamentos ansiolíticos podem ser administrados antes do posicionamento e da colocação do halo, se solicitados. O paciente deverá ser posicionado na posição vertical (90 graus) em uma cadeira de rodas ou maca. O halo é posicionado sobre a cabeça do paciente, efetuando-se marcas com um marcador de pele nos pontos-alvo preliminares, onde os parafusos serão colocados. Os sítios são preparados com iodo ou clorexidina e o anestésico local é administrado. Na instituição dos autores, usam-se cerca de 15 a 30 mL de uma mistura de 1:1 de anestesia local de ação rápida e de ação prolongada (ou seja, lidocaína e bupivacaína) injetada por via subcutânea. Após administração do anestésico local, o halo é alinhado (▶ Fig. 1.4) novamente com o objetivo de posicionamento paralelo à linha cantomeatal, que também deverá ficar idealmente paralela à linha AC-PC. O halo também deverá ser posicionado de modo que seu centro corresponda à linha média do paciente. Uma vez que a posição do halo pareça satisfatória, parafusos de comprimento são escolhidos, posicionados e inseridos com chave de fenda no conjunto do halo. Parafusos contralaterais anteriores e posteriores são aplicados juntos (ou seja, anterior direito e posterior esquerdo aplicados simultaneamente (▶ Fig. 1.5)) até a aquisição apropriada de osso, com resistência apropriada da chave de fenda. Se os pacientes informarem desconforto continuado quando os parafusos forem

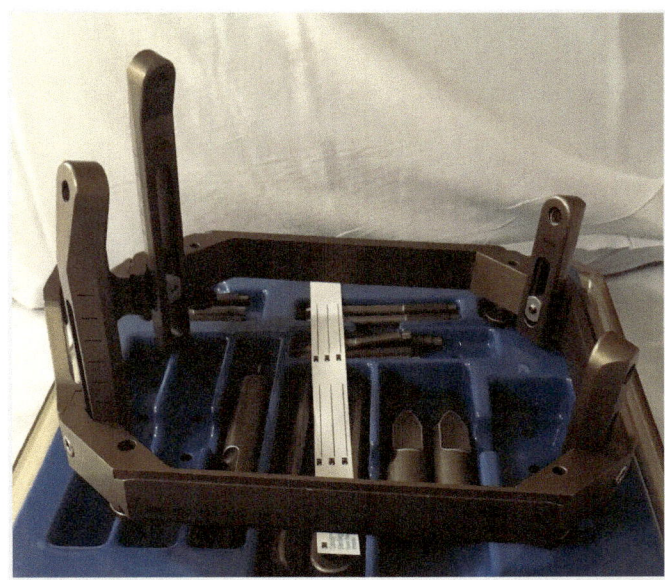

Fig. 1.3 Configuração do halo, vista lateral.

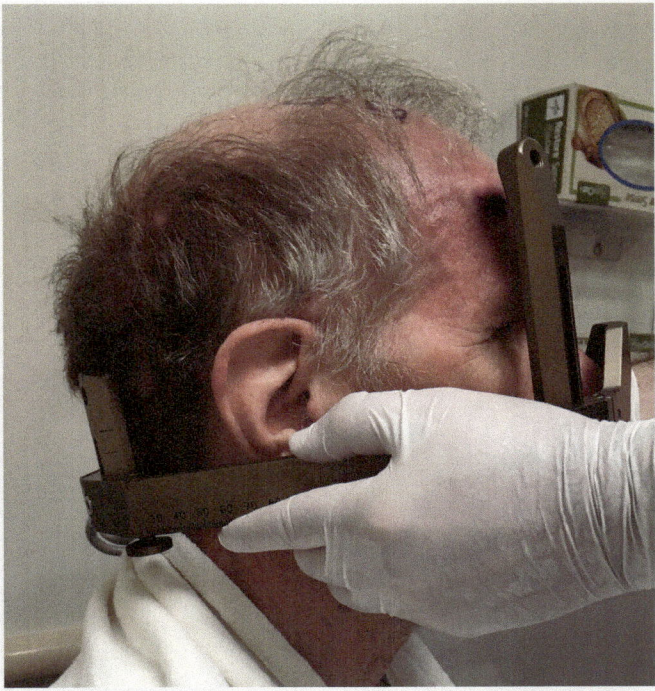

Fig. 1.4 Halo posicionado no paciente.

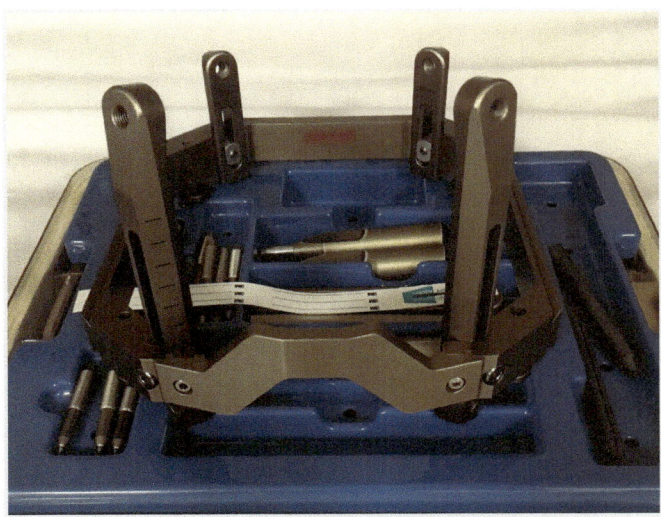

Fig. 1.2 Colocação e configuração do halo, vista anterior.

aplicados, administra-se anestésico local adicional. Todo cuidado deverá ser tomado para monitorar as respostas vasovagais que podem ocorrer após administração de anestésico local ou após a colocação de parafusos. Uma vez posicionado o halo (▶ Fig. 1.6, visão anterior, e ▶ Fig. 1.7, visão lateral), a caixa do localizador fiducial é colocada sobre ela e realiza-se uma varredura por CT de alta resolução. Como alternativa, o paciente pode ser levado à sala de cirurgia e essa varredura poderá ser obtida com braço-O intraoperatório, se disponível.

Preparação para Localização

A varredura por tomografia computadorizada com o paciente na armação é mesclada com as imagens pré-operatórias e as coordenadas para um alvo e trajetória são refinadas. Após a varredura por tomografia computadorizada, o paciente é levado à sala de cirurgia e o halo é fixado à mesa por meio de um fixador de Mayfield. Coxins são aplicados conforme o necessário para assegurar o conforto do paciente. O escalpo é tricotomizado, preparado e o campo cirúrgico é definido com a marcação preliminar das incisões. Na instituição dos autores, duas incisões paralelas são marcadas cerca de 3 a 3,5 cm laterais à linha média, ao longo da sutura coronal. O arco estereotáctico é preparado com orifícios criados em um campo cirúrgico amplo e claro para anexar o arco ao halo de Leksell. O halo é fixado ao anel de base e movido para as coordenadas apropriadas para o alvo e a trajetória, começando pelo lado mais afetado ou mais dominante do paciente para a colocação do eletrodo inicial. A incisão de cada lado é feita para facilitar o orifício de trepanação no ponto de entrada calculado. Após a criação do orifício de trepanação, a área ao redor desse orifício poderá ser perfurada ainda mais, de modo que os anéis plásticos de fixação sejam recuados e enxaguados com o crânio ao redor. A dura é incisada e a pia subjacente é suavemente coagulada para facilitar a inserção de uma cânula de introdução para cada microeletrodo. Cada microeletrodo de platina-irídio de alta impedância é rosqueado em uma trajetória paralela e conectado ao *microdrive* montado nessa etapa. Nesse ponto, pode-se iniciar o registro de microeletrodo (MER) (▶ Fig. 1.8).

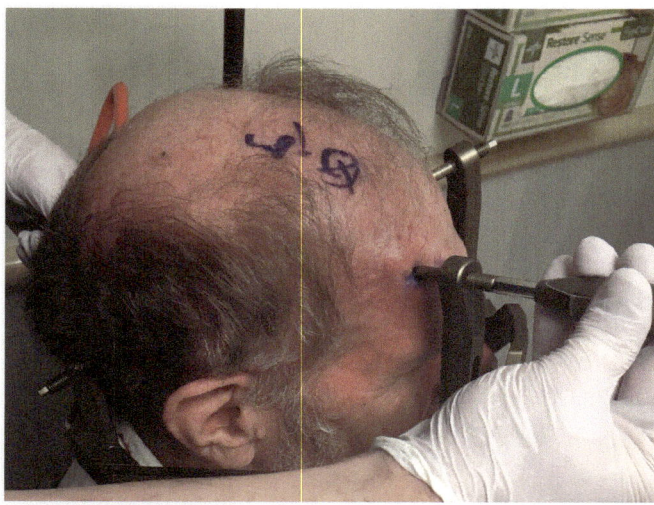

Fig. 1.5 Técnica apropriada para colocação de pino.

Localização Fisiológica – Registro de Microeletrodos

Após verificação da impedância do eletrodo, o microeletrodo é avançado lentamente, enquanto um fisiologista clínico monitora o MER. As estruturas profundas da substância cinzenta exibem

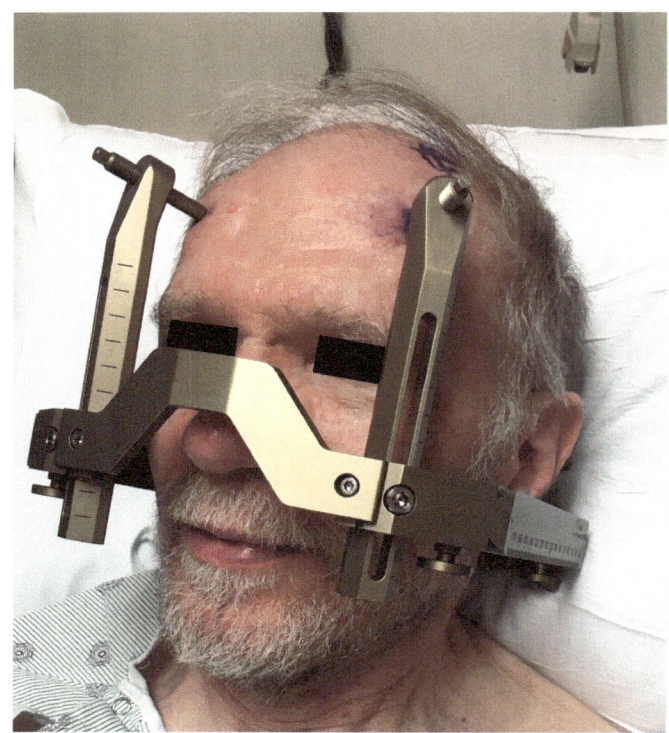

Fig. 1.6 Halo colocado no paciente, vista anterior.

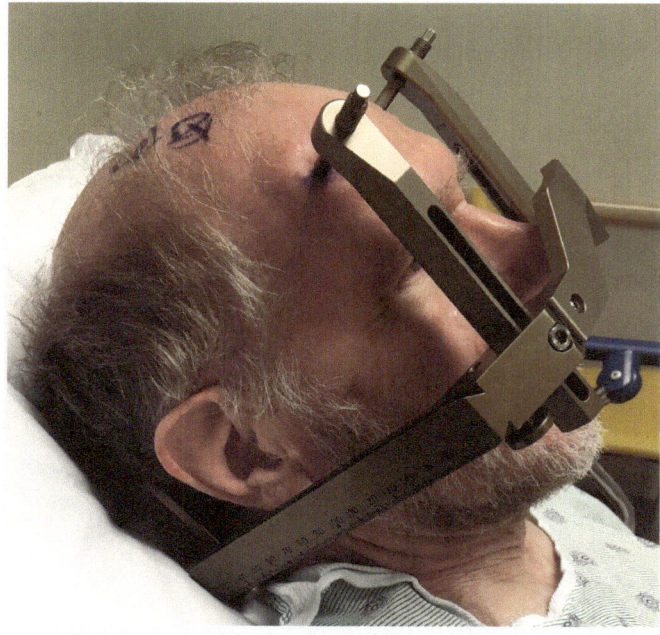

Fig. 1.7 Halo colocado no paciente, vista lateral.

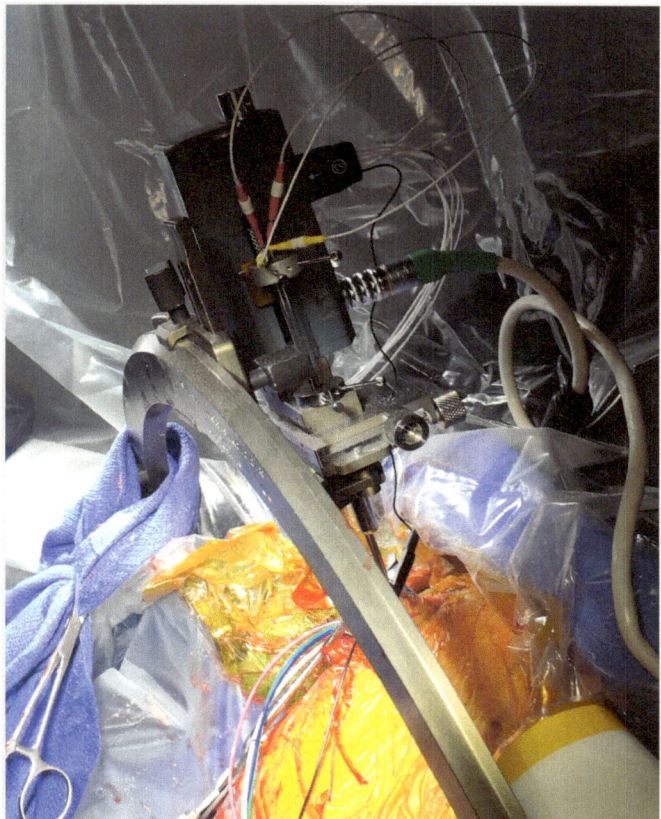

Fig. 1.8 Registro de microeletrodo, *microdrive* e estágio montado.

padrões de disparo neuronal característicos que são usados para seguir a via. Respostas neuronais como a resposta cinestésica ao movimento, a resposta sensorial ao estímulo ou as oscilações do tremor são usadas para confirmar que o eletrodo está prosseguindo na trajetória adequada.[106] O microeletrodo avança pelos núcleos visados ou 3 a 5 mm inferiores ao alvo. Após MERs, um mapeamento subcortical é feito com micro ou macroestimulação. A microestimulação é realizada enquanto um examinador avalia o paciente, monitorando o benefício terapêutico e, o mais importante, os efeitos colaterais induzidos pela estimulação que podem ser úteis para identificar as posições relativas do trato óptico, cápsula interna, núcleos talâmicos sensoriais e lemnisco medial em referência às trajetórias. Dados de trajetórias diferentes podem ser comparados e a localização inicial planejada para a colocação de eletrodos pode ser refinada com base nessas informações.

Colocação de Eletrodos

Os microeletrodos são removidos e a derivação é colocada na trajetória final determinada por MER. A fluoroscopia intraoperatória é usada para verificar a localização do eletrodo e a estimulação deste eletrodo pode ser feita em vários cenários para assegurar o alívio dos sintomas e quaisquer reações adversas de estruturas adjacentes. Uma vez verificada a posição do eletrodo, esta é protegida. Uma vez colocados ambos os eletrodos, coberturas temporárias são colocadas e elas são tunelizadas ao longo do couro cabeludo em direção ao sítio planejado do gerador de pulso.

Implante de Gerador de Pulso

O gerador de pulso implantável (IPG) pode ser inserido imediatamente após a colocação dos eletrodos ou de maneira retardada nas semanas seguintes. O paciente recebe anestesia geral com a cabeça voltada para o lado oposto do conector do eletrodo distal e da colocação planejada do IPG. Uma incisão é feita sobre as derivações tunelizadas, os conectores do eletrodo distal são suavemente retraídos para fora da incisão e um sítio é preparado para a ancoragem da conexão ao cabeamento de extensão da derivação. Executa-se uma incisão infraclavicular e uma bolsa é preparada superior à fáscia peitoral para acomodar o gerador de pulso. Pode-se perfurar uma calha no crânio para tornar a ancoragem de conexão menos proeminente e reduzir a tensão na pele de cobertura. O cabeamento de extensão da derivação é tunelizado no espaço subcutâneo entre as duas incisões e conectado ao eletrodo na extremidade craniana e ao gerador de pulso no tórax. O gerador de pulso é colocado na bolsa infraclavicular com laços de fio com folgas colocados atrás dele. A ancoragem de fixação e o gerador de pulso são protegidos com suturas para prevenir a migração e as incisões são fechadas.

1.5 Comitês Multidisciplinares

A DBS demonstrou ser uma terapia efetiva e segura e tem sido cada vez mais aplicada no tratamento de transtornos de movimento e de outras doenças neurológicas. A avaliação e a discussão pré-operatória interdisciplinar se tornou essencial. A maioria dos pacientes é encaminhada para DBS pelo neurologista, que estará avaliando o paciente para a cirurgia com uma avaliação abrangente de neurologia, visando garantir que o paciente seja apropriadamente diagnosticado e receba o melhor tratamento clínico possível. O candidato em potencial para DBS deve ser encaminhado a um neurocirurgião para avaliação e discussão do procedimento, riscos da operação e benefício esperado. A avaliação de comorbidades médicas e a segurança da cirurgia são importantes e podem pedir colaboração de outros especialistas clínicos. A avaliação cognitiva, de memória e psicológica com um neuropsicólogo e, se apropriado, com um psiquiatra, é essencial para identificar qualquer comorbidade de prejuízo cognitivo e quaisquer questões psiquiátricas ou de comportamento (como participação compulsiva em jogos de azar ou ansiedade grave) que possam reduzir a habilidade do paciente em se beneficiar da DBS. Uma análise de avaliação multidisciplinar em camadas indica que aproximadamente 27% dos pacientes com doença de Parkinson encaminhados para DBS são considerados como candidatos não adequados com base nessa avaliação pré-operatória, o prejuízo cognitivo sendo o fator de exclusão mais comum.[107] Embora a metanálise e os estudos clínicos randomizados pareçam indicar que a suicidalidade geralmente permanece não alterada ou até melhorada após a DBS,[108,109] os pacientes em risco iminente de comportamentos suicidas deverão ser estabilizados antes da consideração de implante de DBS. Em pacientes psiquiátricos, a avaliação pré-operatória envolve o uso apropriado de todos os recursos anteriores de tratamento, incluindo cuidados psiquiátricos apropriados e consideração cuidadosa de fatores psicossociais que podem ser tensos no período perioperatório.[110]

1.6 Ética

O uso de DBS, particularmente em indicações emergentes, levanta várias questões éticas importantes[111] que incluem consentimento em fases iniciais de estudos clínicos, envolvendo, especialmente, a aplicação de nova tecnologia a populações potencialmente vulneráveis e refratárias ao tratamento.[112] Com o crescimento do interesse em tratar transtornos psiquiátricos com DBS, vale lembrar as violações éticas por gerações anteriores e a busca por diretrizes éticas rigorosas para procedimentos futuros. Observaram-se avanços significativos na ética médica não muito depois da era de Walter Freeman. Em 1966, Henry Beecher, um anestesiologista, notou falha amplamente disseminada dos pesquisadores clínicos em obter consentimento apropriado e proteger seus indivíduos do perigo de procedimentos experimentais.[113,114] Isso, em conjunto com o escândalo do Estudo de Sífilis de Tuskegee, gerou esforços organizacionais amplamente disseminados para proteção dos pacientes.[115] O National Research Act, em 1974, e a National Commission for the Protection of Human Subjects geraram o Relatório Belmont, de 1979, que delineou os três princípios de ética que continuam a guiar a ética clínica atual: respeito pelas pessoas, beneficência e justiça. Desde a publicação desse Relatório, tem havido muitas armações propostas para proteger os pacientes que possam precisar se submeter a procedimentos cirúrgicos psiquiátricos.[116-118] Essas diretrizes enfatizam coerentemente que os pacientes devem estar aptos a consentir totalmente com os procedimentos, que a segurança e a eficácia esperadas de um tratamento deverão ser cuidadosamente estudadas antes de o tratamento ser introduzido e que os pesquisadores devem colaborar para garantir que os pacientes sejam cuidados apropriadamente antes, durante e após o procedimento.[116-118] O uso de comitês multidisciplinares pode fornecer supervisão ética para pacientes considerados para cirurgia e terapia com DBS, especialmente quando usados para quadros neuropsiquiátricos. Além disso, o melhor desenho possível de estudos clínicos com DBS permanece obscuro, pois a ética da cirurgia simulada ou a estimulação cega do cérebro em casos psiquiátricos e outros é uma área de investigação ativa. Projetar estudos clínicos que equilibram ao máximo o benefício em potencial com não somente riscos cirúrgicos, mas o risco de estimulação cega é crítico para determinar a colocação da DBS em indicações emergentes. Registros de pacientes foram sugeridos para capturar a experiência global com DBS, especialmente em estudos raros ou de investigação, em que grandes estudos de centro único podem não ser possíveis.[119] Administrar relações entre investigadores e patrocinadores da indústria, selecionar os melhores pacientes para estudos clínicos pivôs de DBS em quadros emergentes e as implicações dos estudos clínicos de DBS para alocação de recursos, especialmente em países em desenvolvimento são questões éticas e práticas essenciais exigindo estudo cuidadoso e rigoroso nos próximos anos.

1.7 Conclusão

A história da neuromodulação de DBS evoluiu do reconhecimento precoce da utilidade da estimulação elétrica e da consideração de lesões ablativas para tratar vários transtornos psiquiátricos e de movimento. As indicações atualmente aprovadas para DBS incluem: tremor essencial, distonia primária, doença de Parkinson, transtorno obsessivo compulsivo e convulsões parciais com estudos clínicos em andamento em vários outros quadros incluindo depressão grave, dor crônica e síndrome de Tourette. As técnicas para implante de eletrodos também evoluíram com o tempo desde a inserção clássica fisiologicamente guiada até as abordagens puramente guiadas por anatomia. Alterações incrementais em tecnologia com DBS também continuam com melhorias em desenho de derivação e de IPG à medida que empresas competidoras entram no mercado. O futuro da terapia por DBS é certamente uma das indicações em expansão nas quais a colaboração multidisciplinar e a atenção cuidadosa a princípios éticos assegurarão ótimos resultados para o paciente individual.

Referências Bibliográficas

[1] Benabid AL, Pollak P, Louveau A, Henry S, de Rougemont J. Combined (thalamotomy and stimulation) stereotactic surgery of the VIM thalamic nucleus for bilateral Parkinson disease. Appl Neurophysiol. 1987; 50(1-6):344-346
[2] Pool JL, Clark WK, Hudson P, Lombardo M. Hypothalamic-hypophysial dysfunction in man. Laboratory and clinical assessment. In: Guillemin R, Guillemin R, Carton CA, eds. Hypothalamic-hypophysial interrelationships. Springfield: Thomas; 1956:114-124
[3] Mazars G, Mérienne L, Ciolocca C. [Intermittent analgesic thalamic stimulation. Preliminary note]. Rev Neurol (Paris). 1973; 128(4):273-279
[4] Hosobuchi Y, Adams JE, Rutkin B. Chronic thalamic and internal capsule stimulation for the control of central pain. Surg Neurol. 1975; 4(1):91-92
[5] Jasper HH, Bertrand G. Thalamic units involved in somatic sensation and voluntary and involuntary movements in man. In: Purpura DP, Yahr MD, eds. The Thalamus. New York: Columbia University Press; 1966:365-390
[6] Merienne L, Mazars G. [Treatment of various dyskinesias by intermittent thalamic stimulation]. Neurochirurgie. 1982; 28(3):201-206
[7] Tasker RR, Organ LW, Hawrylyshyn P. The thalamus and midbrain in man: a physiologic atlas using electrical stimulation. Springfield, IL: Thomas; 1982
[8] Benabid AL, Pollak P, Gervason C, et al. Long-term suppression of tremor by chronic stimulation of the ventral intermediate thalamic nucleus. Lancet. 1991; 337(8738):403-406
[9] Benabid AL, Pollak P, Gross C, et al. Acute and long-term effects of subthalamic nucleus stimulation in Parkinson's disease. Stereotact Funct Neurosurg. 1994; 62(1-4):76-84
[10] Siegfried J, Lippitz B. Chronic electrical stimulation of the VL-VPL complex and of the pallidum in the treatment of movement disorders: personal experience since 1982. Stereotact Funct Neurosurg. 1994; 62(1-4):71-75
[11] Siegfried J, Lippitz B. Bilateral chronic electrostimulation of ventroposterolateral pallidum: a new therapeutic approach for alleviating all parkinsonian symptoms. Neurosurgery. 1994; 35(6):1126-1129, discussion 1129-1130
[12] Elias WJ, Lipsman N, Ondo WG, et al. A randomized trial of focused ultrasound thalamotomy for essential tremor. N Engl J Med. 2016; 375(8):730-739
[13] Bond AE, Shah BB, Huss DS, et al. Safety and efficacy of focused ultrasound thalamotomy for patients with medication-refractory, tremor-dominant Parkinson disease: a randomized clinical trial. JAMA Neurol. 2017; 74(12):1412-1418
[14] Bresadola M. Animal electricity at the end of the eighteenth century: the many facets of a great scientific controversy. J Hist Neurosci. 2008; 17(1):8-32
[15] Gildenberg PL. Evolution of neuromodulation. Stereotact Funct Neurosurg. 2005; 83(2-3):71-79
[16] Schwalb JM, Hamani C. The history and future of deep brain stimulation. Neurotherapeutics. 2008; 5(1):3-13.
[17] Robison RA, Taghva A, Liu CY, Apuzzo ML. Surgery of the mind, mood, and conscious state: an idea in evolution. World Neurosurg. 2013; 80(3-4):S2-S26
[18] Harlow JM. Recovery from the passage of an iron bar through the head. Boston Med Surg J. 1848; 39:389-393.
[19] Broca PB. Perte de la parole, ramollissement chronique et destruction partielle du lobe antérieur gauche du cerveau. Bull Soc Anthropol. 1861; 2:235-238
[20] Finger S. Chapter 10 The birth of localization theory. In: Aminoff MJ, Boller F, Swaab DF, eds. Handbook of clinical neurology. Elsevier; 2009:117-128
[21] Kerr PB, Caputy AJ, Horwitz NH. A history of cerebral localization. Neurosurg Focus. 2005; 18(4):e1
[22] Ferrier D. The localisation of function in the brain. Proc R Soc Lond. 1874;22:229-232
[23] Morgan JP. The first reported case of electrical stimulation of the human brain. J Hist Med Allied Sci. 1982; 37(1):51-64
[24] Vilensky JA, Gilman S. Horsley was the first to use electrical stimulation of the human cerebral cortex intraoperatively. Surg Neurol. 2002; 58(6):425-426

[25] Horsley V. Case of occipital encephalocele in which a correct diagnosis was obtained by means of the induced current. Brain. 1884; 7:228-243

[26] Horsley V. The linacre lecture on the function of the so called motor area of the brain: delivered to the Master and Fellows of St. John's College, Cambridge, May 6th, 1909. BMJ. 1909; 2(2533):121-132

[27] Lanska DJ. Chapter 33: the history of movement disorders. Handb Clin Neurol. 2010; 95:501-546

[28] Meyers R. The modification of alternating tremors, rigidity and festination by surgery of the basal ganglia. In: Putnam TJ, ed. The Diseases of the Basal Ganglia. New York: Hafner Publishing; 1966:602-665

[29] Cooper IS. Ligation of the anterior choroidal artery for involuntary movements; parkinsonism. Psychiatr Q. 1953; 27(2):317-319

[30] Cooper IS. Anterior choroidal artery ligation for involuntary movements. Science. 1953; 118(3059):193

[31] Cooper IS, Bravo G. Chemopallidectomy and chemothalamectomy. J Neurosurg. 1958; 15(3):244-250

[32] Cooper IS, Bravo GJ, Riklan M, Davidson NW, Gorek EA. Chemopallidectomy and chemothalamectomy for parkinsonism. Geriatrics. 1958; 13(3):127-147

[33] Burckhardt G. Ueber Rindenexcisionen, als Beitrag zur operativen Therapie der Psychosen. Allg Zeschr f Psychiatr. 1891; 47:463-548

[34] Puusepp L. Alcune considerazioni sugli interventi chirurgici nelle malattie mentali. Giorn Accad Med Torino. 1937; 100:3-16

[35] Fulton JF, Jacobsen CF. The functions of the frontal lobes: a comparative study in monkeys, chimpanzees, and man. Abstracts of the Second International Neurological Congress; 1935:70-71

[36] Moniz E. Essai d'un traitement chirurgical de certaines psychoses. Bull Acad Med. 1936; 115:385-392

[37] Freeman W, Watts J. Psychosurgery. In: Thomas C, ed. the Treatment of Mental Disorders and Intractable Pain. 2nd ed. Springfield; 1950

[38] Freeman W. Psychosurgery; retrospects and prospects based on 12 years' experience. Am J Psychiatry. 1949; 105(8):581-584

[39] Freeman W. Transorbital leucotomy. Lancet. 1948; 2(6523):371-373

[40] Caruso JP, Sheehan JP. Psychosurgery, ethics, and media: a history of Walter Freeman and the lobotomy. Neurosurg Focus. 2017; 43(3):E6

[41] Hoffman JL. Clinical observations concerning schizophrenic patients treated by prefrontal leukotomy. N Engl J Med. 1949; 241(6):233-236

[42] Fulton JF. Frontal lobotomy and affective behaviour: a neurophysiological analysis. New York: W. W. Norton; 1951.

[43] Scoville WB. Selective cortical undercutting as a means of modifying and studying frontal lobe function in man; preliminary report of 43 operative cases. J Neurosurg. 1949; 6(1):65-73

[44] Rahman M, Murad GJ, Mocco J. Early history of the stereotactic apparatus in neurosurgery. Neurosurg Focus. 2009; 27(3):E12

[45] Horsley V, Clarke RH. The structure and functions of the cerebellum examined by a new method. Brain. 1908; 31:45-124

[46] Spiegel EA, Wycis HT, Marks M, Lee AJ. Stereotaxic apparatus for operations on the human brain. Science. 1947; 106(2754):349-350

[47] Leksell L. The stereotaxic method and radiosurgery of the brain. Acta Chir Scand. 1951; 102(4):316-319

[48] Leksell L, Backlund EO. [Radiosurgical capsulotomy—a closed surgical method for psychiatric surgery]. Lakartidningen. 1978; 75(7):546-547

[49] Ballantine HT, Jr, Cassidy WL, Flanagan NB, Marino R, Jr. Stereotaxic anterior cingulotomy for neuropsychiatric illness and intractable pain. J Neurosurg. 1967; 26(5):488-495

[50] Herner T. Treatment of mental disorders with frontal stereotaxic thermolesions: a follow-up study of 116 cases. Acta Psychiatr Scand. 1961; 36(Suppl 158):1-140

[51] Leiphart JW, Valone FH, III. Stereotactic lesions for the treatment of psychiatric disorders. J Neurosurg. 2010; 113(6):1204-1211

[52] Göktepe EO, Young LB, Bridges PK. A further review of the results of sterotactic subcaudate tractotomy. Br J Psychiatry. 1975; 126:270-280

[53] Knight G. Stereotactic tractotomy in the surgical treatment of mental illness. J Neurology, Neurosurgery Psychiatry. 1965; 28:304-310

[54] Sweet WH. Treatment of medically intractable mental disease by limited frontal leucotomy–justifiable? N Engl J Med. 1973; 289(21):1117-1125

[55] Couldwell WT, Apuzzo ML. Initial experience related to the use of the Cosman-Roberts-Wells stereotactic instrument. Technical note. J Neurosurg. 1990; 72(1):145-148

[56] Delgado JM, Hamlin H, Chapman WP. Technique of intracranial electrode implacement for recording and stimulation and its possible therapeutic value in psychotic patients. Confin Neurol. 1952; 12(5-6):315-319

[57] Heath RG. Depth recording and stimulation studies in patients. In: Winter A, ed. The Surgical Control of Behavior. 1971:21-37

[58] Cotzias GC, Papavasiliou PS, Gellene R. Modification of parkinsonism-chronic treatment with L-dopa. N Engl J Med. 1969; 280(7):337-345

[59] Koller WC, Lyons KE, Wilkinson SB, Troster AI, Pahwa R. Long-term safety and efficacy of unilateral deep brain stimulation of the thalamus in essential tremor. Mov Disord. 2001; 16(3):464-468

[60] Sydow O, Thobois S, Alesch F, Speelman JD. Multicentre European study of thalamic stimulation in essential tremor: a six year follow-up. J Neurol Neurosurg Psychiatry. 2003; 74(10):1387-1391

[61] Schuurman PR, Bosch DA, Bossuyt PM, et al. A comparison of continuous thalamic stimulation and thalamotomy for suppression of severe tremor. N Engl J Med. 2000; 342(7):461-468

[62] Ghika J, Villemure JG, Fankhauser H, Favre J, Assal G, Ghika-Schmid F. Efficiency and safety of bilateral contemporaneous pallidal stimulation (dee brain stimulation) in levodopa-responsive patients with Parkinson's disease with severe motor fluctuations: a 2-year follow-up review. J Neurosurg. 1998; 89(5):713-718

[63] Hamani C, Richter E, Schwalb JM, Lozano AM. Bilateral subthalamic nucleus stimulation for Parkinson's disease: a systematic review of the clinical literature. Neurosurgery. 2008; 62 Suppl 2:863-874

[64] Deuschl G, Schade-Brittinger C, Krack P, et al. German Parkinson Study Group, Neurostimulation Section. A randomized trial of deep-brain stimulation for Parkinson's disease. N Engl J Med. 2006; 355(9):896-908

[65] Follett KA, Weaver FM, Stern M, et al. CSP 468 Study Group. Pallidal versus subthalamic deep-brain stimulation for Parkinson's disease. N Engl J Med. 2010; 362(22):2077-2091

[66] Weaver FM, Follett K, Stern M, et al. CSP 468 Study Group. Bilateral deep brain stimulation vs best medical therapy for patients with advanced Parkinson disease: a randomized controlled trial. JAMA. 2009; 301(1):63-73

[67] Williams A, Gill S, Varma T, et al. PD SURG Collaborative Group. Deep brain stimulation plus best medical therapy versus best medical therapy alone for advanced Parkinson's disease (PD SURG trial): a randomised, open-label trial. Lancet Neurol. 2010; 9(6):581-591

[68] Laitinen LV. Leksell's unpublished pallidotomies of 1958-1962. Stereotact Funct Neurosurg. 2000; 74(1):1-10

[69] Steiner L, Forster D, Leksell L, Meyerson BA, Boëthius J. Gammathalamotomy in intractable pain. Acta Neurochir (Wien). 1980; 52(3-4):173-184

[70] Frighetto L, Bizzi J, Annes RD, Silva RdosS, Oppitz P. Stereotactic radiosurgery for movement disorders. Surg Neurol Int. 2012; 3 Suppl 1:S10-S16

[71] Kondziolka D, Flickinger JC, Lunsford LD. Stereotactic radiosurgery for epilepsy and functional disorders. Neurosurg Clin N Am. 2013; 24(4):623-632

[72] Niranjan A, Raju SS, Kooshkabadi A, Monaco E, III, Flickinger JC, Lunsford LD. Stereotactic radiosurgery for essential tremor: retrospective analysis of a 19-year experience. Mov Disord. 2017; 32(5):769-777

[73] Cleary DR, Ozpinar A, Raslan AM, Ko AL. Deep brain stimulation for psychiatric disorders: where we are now. Neurosurg Focus. 2015; 38(6):E2

[74] Patel SR, Aronson JP, Sheth SA, Eskandar EN. Lesion procedures in psychiatric neurosurgery. World Neurosurg. 2013; 80(3-4):31.e9-31.e16

[75] Gross RE, Stern MA. Magnetic resonance-guided stereotactic laser pallidotomy for dystonia. Mov Disord. 2018

[76] Fishman PS, Elias WJ, Ghanouni P, et al. Neurological adverse event profile of magnetic resonance imaging-guided focused ultrasound thalamotomy for essential tremor. Mov Disord. 2018; 33(5):843-847

[77] Abosch A, Timmermann L, Bartley S, et al. An international survey of deep brain stimulation procedural steps. Stereotact Funct Neurosurg. 2013; 91(1):1-11

[78] Rezai AR, Kopell BH, Gross RE, et al. Deep brain stimulation for Parkinson's disease: surgical issues. Mov Disord. 2006; 21 Suppl 14:S197-S218

[79] Alonso F, Latorre MA, Göransson N, Zsigmond P, Wårdell K. Investigation into deep brain stimulation lead designs: a patient-specific simulation study. Brain Sci. 2016; 6(3):6

[80] Steigerwald F, Müller L, Johannes S, Matthies C, Volkmann J. Directional deep brain stimulation of the subthalamic nucleus: a pilot study using a novel neurostimulation device. Mov Disord. 2016; 31(8):1240-1243

[81] Rizzi M, Messina G, Penner F, D'Ammando A, Muratorio F, Franzini A. Internal pulse generators in deep brain stimulation: rechargeable or not? World Neurosurg. 2015; 84(4):1020–1029

[82] Niemann M, Schneider GH, Kuhn A, Vajkoczy P, Faust K. Longevity of implantable pulse generators in bilateral deep brain stimulation for movement disorders. Neuromodulation. 2018; 21(6):597–603

[83] Henderson JM, Holloway KL, Gaede SE, Rosenow JM. The application accuracy of a skull-mounted trajectory guide system for image-guided functional neurosurgery. Comput Aided Surg. 2004; 9(4):155–160

[84] Cheng CY, Hsing MT, Chen YH, et al. Deep brain stimulation for Parkinson's disease using frameless technology. Br J Neurosurg. 2014; 28(3):383–386

[85] Maciunas RJ, Galloway RL, Jr, Latimer J, et al. An independent application accuracy evaluation of stereotactic frame systems. Stereotact Funct Neurosurg. 1992; 58(1–4):103–107

[86] Bjartmarz H, Rehncrona S. Comparison of accuracy and precision between frame-based and frameless stereotactic navigation for deep brain stimulation electrode implantation. Stereotact Funct Neurosurg. 2007; 85(5):235–242

[87] Bot M, van den Munckhof P, Bakay R, Sierens D, Stebbins G, Verhagen Metman L. Analysis of stereotactic accuracy in patients undergoing deep brain stimulation using nexframe and the leksell frame. Stereotact Funct Neurosurg. 2015; 93(5):316–325

[88] Mazzone P, Arena P, Cantelli L, et al. Experimental new automatic tools for robotic stereotactic neurosurgery: towards "no hands" procedure of leads implantation into a brain target. J Neural Transm. 2016; 123(7):737–750

[89] Vadera S, Chan A, Lo T, et al. Frameless stereotactic robot-assisted subthalamic nucleus deep brain stimulation: case report. World Neurosurg. 2017;97:762.e11–762.e14

[90] Hariz MI. Safety and risk of microelectrode recording in surgery for movement disorders. Stereotact Funct Neurosurg. 2002; 78(3–4):146–157

[91] Kocabicak E, Alptekin O, Ackermans L, et al. Is there still need for microelectrode recording now the subthalamic nucleus can be well visualized with high field and ultrahigh MR imaging? Front Integr Nuerosci. 2015; 9:46

[92] Chen T, Mirzadeh Z, Ponce FA. "Asleep" deep brain stimulation surgery: a critical review of the literature. World Neurosurg. 2017; 105:191–198

[93] Zonenshayn M, Rezai AR, Mogilner AY, Beric A, Sterio D, Kelly PJ. Comparison of anatomic and neurophysiological methods for subthalamic nucleus targeting. Neurosurgery. 2000; 47(2):282–292, discussion 292–294

[94] Guridi J, Rodriguez-Oroz MC, Lozano AM, et al. Targeting the basal ganglia for deep brain stimulation in Parkinson's disease. Neurology. 2000; 55(12)Suppl 6:S21–S28

[95] Starr PA, Christine CW, Theodosopoulos PV, et al. Implantation of deep brain stimulators into the subthalamic nucleus: technical approach and magnetic resonance imaging-verified lead locations. J Neurosurg. 2002; 97(2):370–387

[96] Kochanski RB, Sani S. Awake versus asleep deep brain stimulation surgery: technical considerations and critical review of the literature. Brain Sci. 2018;8(1):8

[97] Chen T, Mirzadeh Z, Chapple KM, et al. Clinical outcomes following awake and asleep deep brain stimulation for Parkinson disease. J Neurosurg. 2018:1–12

[98] Ho AL, Ali R, Connolly ID, et al. Awake versus asleep deep brain stimulation for Parkinson's disease: a critical comparison and meta-analysis. J Neurol Neurosurg Psychiatry. 2018; 89(7):687–691

[99] LaHue SC, Ostrem JL, Galifianakis NB, et al. Parkinson's disease patient preference and experience with various methods of DBS lead placement. Parkinsonism Relat Disord. 2017; 41:25–30

[100] Lefranc M, Zouitina Y, Tir M, et al. Asleep robot-assisted surgery for the implantation of subthalamic electrodes provides the same clinical improvement and therapeutic window as awake surgery. World Neurosurg. 2017;106:602–608

[101] Kramer DR, Halpern CH, Buonacore DL, et al. Best surgical practices: a stepwise approach to the University of Pennsylvania deep brain stimulation protocol. Neurosurg Focus. 2010; 29(2):E3

[102] Machado A, Rezai AR, Kopell BH, Gross RE, Sharan AD, Benabid AL. Deep brain stimulation for Parkinson's disease: surgical technique and perioperative management. Mov Disord. 2006; 21 Suppl 14:S247–S258

[103] Alexander E, III, Kooy HM, van Herk M, et al. Magnetic resonance imagedirected stereotactic neurosurgery: use of image fusion with computerized tomography to enhance spatial accuracy. J Neurosurg. 1995; 83(2):271–276

[104] Schaltenbrand G, Walker AE. Stereotaxy of the human brain. New York: Thieme-Stratton; 1982

[105] Talairach J, Tournoux P. Co-planar stereotaxic atlas for the human brain: 3-D proportional system: an approach to cerebral imaging. New York: Thieme;1988

[106] Anderson WS, Winberry J, Liu CC, Shi C, Lenz FA. Applying Microelectrode Recordings in Neurosurgery. Contemp Neurosurg. 2010; 32(3):1–7

[107] Abboud H, Mehanna R, Machado AG, et al. Comprehensive, multidisciplinary deep brain stimulation screening for Parkinson patients: no room for "short cuts". Mov Disord Clin Pract. 2014; 1(4):336–341

[108] Weintraub D, Duda JE, Carlson K, et al. CSP 468 Study Group. Suicide ideation and behaviours after STN and GPi DBS surgery for Parkinson's disease: results from a randomised, controlled trial. J Neurol Neurosurg Psychiatry. 2013; 84(10):1113–1118

[109] Combs HL, Folley BS, Berry DT, et al. Cognition and depression following deep brain stimulation of the subthalamic nucleus and globus pallidus pars internus in Parkinson's disease: a meta-analysis. Neuropsychol Rev. 2015;25(4):439–454

[110] Schrock LE, Mink JW, Woods DW, et al. Tourette Syndrome Association International Deep Brain Stimulation (DBS) Database and Registry Study Group. Tourette syndrome deep brain stimulation: a review and updated recommendations. Mov Disord. 2015; 30(4):448–471

[111] Lozano AM, Lipsman N. Probing and regulating dysfunctional circuits using deep brain stimulation. Neuron. 2013; 77(3):406–424

[112] Lipsman N, Giacobbe P, Bernstein M, Lozano AM. Informed consent for clinical trials of deep brain stimulation in psychiatric disease: challenges and implications for trial design. J Med Ethics. 2012; 38(2):107–111

[113] Beecher HK. Consent in clinical experimentation: myth and reality. JAMA. 1966; 195(1):34–35

[114] Beecher HK. Ethics and clinical research. N Engl J Med. 1966; 274(24):1354–1360

[115] Jones DS, Grady C, Lederer SE. "Ethics and Clinical Research"—The 50th Anniversary of Beecher's Bombshell. N Engl J Med. 2016; 374(24):2393–2398

[116] Gostin LO. Ethical considerations of psychosurgery: the unhappy legacy of the pre-frontal lobotomy. J Med Ethics. 1980; 6(3):149–154

[117] Nuttin B, Wu H, Mayberg H, et al. Consensus on guidelines for stereotactic neurosurgery for psychiatric disorders. J Neurol Neurosurg Psychiatry. 2014;85(9):1003–1008

[118] Park RJ, Singh I, Pike AC, Tan JO. Deep brain stimulation in anorexia nervosa: hope for the hopeless or exploitation of the vulnerable? The Oxford Neuroethics Gold Standard Framework. Front Psychiatry. 2017; 8:44

[119] Synofzik M, Fins JJ, Schlaepfer TE. A neuromodulation experience registry for deep brain stimulation studies in psychiatric research: rationale and recommendations for implementation. Brain Stimul. 2012; 5(4):653–655

2 Técnica Estereotáctica de Inserção de Eletrodo de DBS com Base em Plataforma Personalizada (STarFix, FHC, Nexframe, Medtronic e Inserção de Sistema Robótico)

Ahmad Alhourani ▪ Margot Samson ▪ Joseph S. Neimat

Sumário

Os sistemas tradicionais com base em halos rígidos foram o padrão ouro na cirurgia estereotáctica por décadas. Vários sistemas estereotácticos com base em plataformas customizadas foram desenvolvidos recentemente para superar algumas das limitações das armações tradicionais. Esses novos sistemas oferecem exatidão e precisão além de mais conforto para o paciente. Neste capítulo, é descrita a base teórica atrás de cada sistema e seu fluxo de trabalho para inserção de eletrodos para estimulação cerebral profunda (DBS). As vantagens e desvantagens entre esses sistemas e os halos tradicionais também são comparadas.

Palavras-chave: sem halo, estimulação cerebral profunda, Nexframe, robótica, STarFix, estereotaxia.

2.1 Histórico

O advento da estereotaxia em neurocirurgia marcou um salto enorme ao oferecer corredores minimamente invasivos para acesso ao cérebro. O trabalho pioneiro de Zernov,[1] em 1889, e Clarke e Horsley,[2] em 1906, pavimentaram o caminho para o primeiro sistema estereotáctico aplicado rotineiramente por Spiegel e Wycis[3] em 1947. Desenhos aperfeiçoados de halos, como o halo de Leksell, que integrava a segmentação cartesiana e a seleção de trajetória polar[4] e as investigações por imagens realçadas de tomografia computadorizada (CT) e de ressonância magnética (MR) tornaram possível atingir com exatidão as estruturas subcorticais. Tradicionalmente, a neurocirurgia estereotáctica se baseava em um sistema coordenado contido na própria armação e em um método que relaciona essas coordenadas com aquelas do paciente e de suas investigações por imagens. Essa relação é calculada adquirindo-se as imagens do paciente enquanto ele está no halo. Embora essas abordagens com base em armações ainda permaneçam exatas e confiáveis, as desvantagens são muitas. A principal desvantagem é a necessidade de o paciente ficar rigidamente fixado ao halo durante todo o procedimento para manter essa relação. Isso pode ser incômodo para pacientes acordados com transtorno de movimento, pois o próprio peso do halo precisa que o mesmo e o paciente sejam parafusados à mesa de cirurgia. Por essa razão, vários sistemas estereotácticos foram desenvolvidos para permitir mais conforto ao paciente com exatidão e precisão equivalentes. Neste capítulo descrevemos os três sistemas mais usados, a base teórica para seu desenho e seu fluxo de trabalho prático. Descrevemos também os resultados clínicos da experiência informada com cada sistema. Além disso, destacamos as vantagens e desvantagens para comparação pelos sistemas.

2.2 Sistemas de Coordenadas com Base em Halo *versus* em Imagens

A principal inovação que permitiu novas tecnologias de halos foi o avanço das modalidades de investigação por imagens para aquisição tridimensional (3D) que incorpora um espaço inerente de coordenadas. Quase todas as varreduras de CT e de MRI atualmente adquiridas incorporam um sistema preciso de coordenadas paramétricas, de modo que cada ponto na varredura tem designação X, Y, Z distinta. Com essa inovação, os halos não precisam mais fornecer um sistema independente de coordenadas cartesianas que era tão crítico quando se usava a ventriculografia por raios X ou aquisições de cortes de CT em 2D (▶ Fig. 2.1a). Novos sistemas de armação foram desenvolvidos que, essencialmente, elegem o espaço de CT em 3D como seu próprio sistema inerente de coordenadas (▶ Fig. 2.1b). Todas as plataformas e trajetórias nesse sistema são pontos de relação de transformações matemáticas simples de anexo e de registro a alvos e trajetórias no mesmo espaço 3D. Essa é a mesma inovação que tornou viável os sistemas de orientação estereotáctica sem armação comumente usados. Todos os sistemas descritos a seguir compartilham e se beneficiam dessa inovação simples. A aplicação dessa estratégia assumiu formas diferentes, cada uma com suas próprias vantagens peculiares.

2.2.1 Plataforma de Fixação de Segmentação Cirúrgica (STarFix)

O sistema STarFix (FHC Inc., Bowdoin, ME) é um método alternativo de estereotaxia que se baseia em plataformas personalizadas de microssegmentação (MTP) (▶ Fig. 2.2). Em vez de se fornecer as coordenadas da trajetória como dado de entrada na armação padrão, uma MTP é gerada, que incorpora uma ou mais trajetórias em uma fixação de peso leve que é diretamente anexa ao crânio. Esse processo se torna viável no cenário clínico com a emergência da tecnologia rápida de protótipos para permitir a fabricação e a oferta de uma MTP em um período relativamente curto, de até 3 dias. O sistema completo inclui *software* de planejamento e

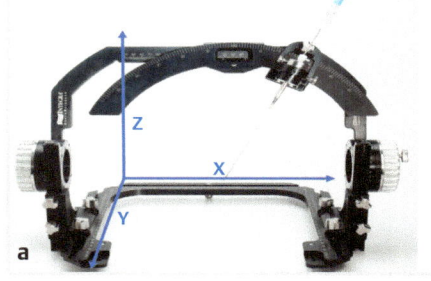
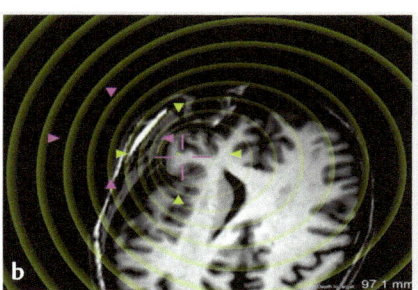

Fig. 2.1 Sistemas de coordenadas com base em halo versus em imagens. Os halos tradicionais se baseiam em um sistema coordenado inerente de coordenadas cartesianas contido na armação **(a)**. Por outro lado, novos sistemas sem halo usam o sistema de coordenadas inerente nos volumes de imagem em 3D **(b)**.

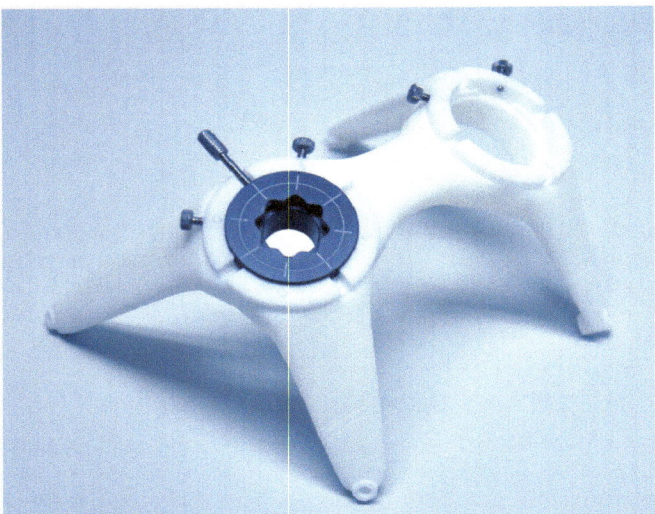

Fig. 2.2 Plataforma de fixação de segmentação cirúrgica. Um halo bilateral STarFix (FHC Inc., Bowdoin, ME) é mostrado com o tubo de orientação associado.

marcadores de referência ósseos. Os marcadores de referência ósseos inicialmente usados para registro se tornaram âncoras para acoplar a MTP durante a cirurgia, enquanto o *software* de planejamento gera o arquivo de instrução para a fabricação de uma MTP.

O sistema STarFix retém os princípios básicos de armações estereotácticas tradicionais naquilo que (1) os pontos de referência são incorporados na própria plataforma e (2) existe relação rígida entre pontos de registro e o dispositivo de trajetória. Ele se baseia em três dados essenciais: localizações das âncoras de referência ósseas (tornadas mais precisas, registrando-se a orientação da âncora de referência óssea), a localização do alvo e a trajetória até esse alvo. Com base nesses pontos de dados, uma transformação é gerada para traduzir o espaço de investigação por imagens para o espaço físico do paciente. Além disso, a orientação da trajetória com respeito à linha da comissura anterior-comissura posterior e a linha média são consideradas para permitir a translação da trajetória.

Ao contrário das armações tradicionais, o fluxo geral de trabalho do sistema STarFix é dividido em duas etapas discretas durante um período de 1 a 2 semanas. No Estágio I (denominado de Passo 0 em alguns centros), os marcadores de referência ósseos são implantados em um procedimento cirúrgico separado, que pode ser conduzido mediante anestesia local ou geral. São necessários 3 para casos unilaterais e 4 geralmente usados para armações bilaterais. (O implante de 6 ou mais âncoras pode ser realizado para aplicações especializadas, como a eletroencefalografia estereotáctica, SEEG). Eles servem como ponto de referência rígido para registro de imagem e anexação rígida para MTP mais tarde. Por necessidade, os marcadores de referência devem permanecer fixos no mesmo local entre os procedimentos. As âncoras ósseas passaram por várias transformações desde os postes e capas externos detectáveis por MRI até os postes ósseos atuais internalizados que ficam completamente enterrados sob o couro cabeludo. As âncoras são colocadas na mesa externa do crânio por meio de incisões simples e fechadas com uma sutura simples ou grampos. A varredura por CT é obtida imediatamente após o procedimento, enquanto o paciente ainda está com anestesia geral ou após o procedimento. A CT é então registrada para qualquer investigação adicional por imagens que tenha sido adquirida. Uma MRI de alta resolução geralmente é usada e pode ser obtida com a mesma anestesia geral (se usada) para imagens excepcionais sem movimento. Isso permite a aquisição de imagens de alta qualidade e livres do artefato de movimento. Em geral, os pacientes são enviados para casa com instruções para manter limpos os sítios de ancoragem.

O planejamento cirúrgico segue passos similares àqueles para armações tradicionais em que as imagens de CT e de MRI são registradas em conjunto, identificando os locais-alvo e selecionando os melhores pontos de entrada. Entretanto, em vez de gerar coordenadas, o *software* de planejamento cria um projeto da MTP personalizado. O arquivo do projeto é enviado ao fabricante e a MTP é enviada ao hospital em alguns dias. Vários *softwares* compatíveis de planejamento estão disponíveis para gerar os arquivos do projeto, como Voxim, o planejador WayPoint e StimPilot.

O Estágio II geralmente é executado cerca de uma semana após o Estágio I. Mais frequentemente, esse estágio é feito mediante anestesia local, com sedação intravenosa. As incisões para os marcadores ósseos são abertas e a MTP é rigidamente conectada às âncoras do osso usando acopladores com tolerância submilimétrica. Isso reduz a necessidade de travar a cabeça do paciente à mesa de operação. Um guia é usado para marcar o ponto de entrada no couro cabeludo e no crânio através da abertura em anel da MTP. Os passos posteriores desde a criação do orifício de trepanação, mapeamento de microeletrodos, implante de eletrodos e macroestimulação são feitos em modo padronizado.

O sistema STarFix oferece algumas vantagens e desvantagens distintas. Primeiro, ambas as trajetórias podem ser montadas e mapeadas simultaneamente por meio de *microdrives* separados. Isso tem o potencial de economizar tempo significativo, pois ambos os lados são explorados e registrados imediatamente. Segundo, embora a armação não sofra deformação ao redor da trajetória planejada, essa trajetória pode ser ajustada usando vários adaptadores de compensação para a montagem do *drive*, permitindo a compensação máxima de 11 mm desde o alvo central em todas as direções, o que geralmente é suficiente para qualquer procedimento do tipo de estimulação cerebral profunda (DBS). Imagens finais de confirmação fluoroscópica não são usadas em razão da falta de investigação por imagens de referência estável com a cabeça do paciente não estando travada à mesa de cirurgia. Além disso, o sistema STarFix é compatível com a maioria dos sistemas de *microdrives* e cânulas, embora a altura da armação desde o crânio seja diferente da armação de Leksell e que a diferença precisa ser considerada quando os microeletrodos e as cânulas são montados para calcular a distância correta até o alvo.

O sistema STarFix foi aprovado pela Food and Drug Administration (FDA) em 2001 e a maior experiência informada vem de Vanderbilt, onde ele foi adotado desde 2002. A maior série de casos de 265 pacientes cobriu casos conduzidos de 2002 a 2008 usando várias interações do sistema, incluindo sua forma atual madura.[5] O sistema mostrou alta precisão com erro de alvo de 1,99 ± 0,9 mm em 75 pacientes. Esse erro foi reduzido ainda mais para 1,24 ± 0,4 mm quando se considera o desvio do cérebro. A série de casos demonstrou a segurança do sistema com índice de complicações inferior a 0,2% por toda a coorte. Especificamente, 0,1% dos pacientes apresentava desalojamento do marcador de referência óssea. Entretanto, isso ocorreu em versões mais antigas do sistema que tinha postes e capas externos em pacientes com discinesia intensa. Essa complicação não é vista na versão atual internalizada dos marcadores de referência ósseos. Houve um caso de infecção do marcador ósseo (0,004%) que foi tratado simplesmente pela remoção dos marcadores de referência e um curso rápido de antimicrobianos. Além disso, a MTP personalizada para um paciente (0,004%) não conseguiu ser acoplada às âncoras do osso. Isso foi rastreado de volta para erro de localização de âncora durante o planejamento, em vez de para um erro de fabricação.

O benefício evidente do sistema STarFix é o conforto superior ao paciente, pois permite a movimentação livre especialmente em casos de pacientes com tremores intensos ou discinesias. Isso pode ajudar muitos pacientes a superarem a ansiedade de estarem em uma armação rígida por longos períodos de tempo. Não há limitação de tamanho para a cabeça se encaixar dentro da armação. Por fim, o dispositivo permite mapeamento simultâneo de microeletrodos de células bilaterais, o que aumenta a velocidade e a eficiência da operação e pode abrir muitas oportunidades para pesquisa científica. Uma inovação recente na plataforma STarFix é o advento da Microtable. Esse dispositivo emprega a mesma estratégia básica de inserção de marcador ósseo e aplicação subsequente da fixação. Essa fixação é uma placa Lexan com orifícios de várias profundidades perfurados para manter pernas de diferentes comprimentos (▶ Fig. 2.3). A geometria resultante pode reproduzir qualquer trajetória estereotáctica isolada com exatidão equivalente à da plataforma STarFix. A vantagem da Microtable é a conexão que pode ser criada em alguns minutos e, portanto, estar disponível para cirurgias no mesmo dia. Até o momento, ela já foi usada em mais de 20 cirurgias e esperam-se as publicações sobre segurança e exatidão no próximo ano. (M Fitzpastrick, comunicações pessoais.)

2.2.2 Nexframe

O sistema Nexframe (Medtronic Inc., Minneapolis, MN), embora classificado na mesma categoria do sistema STarFix, é o único sistema verdadeiro sem halo, disponível atualmente (no sentido de não haver anexo rígido entre os pontos de referência e a trajetória) (▶ Fig. 2.4). Ele também usa marcadores de referência ósseos para registro de imagem, mas eles são usados como marcadores para rastreamento óptico para registrar manualmente e alinhar a trajetória durante a cirurgia[6] e não estão incorporados no próprio dispositivo. Ele usa princípios similares aos das sondas de biópsia orientadas por raios infravermelhos. Entretanto, ele se baseia em marcadores rígidos de registro e em torre de orientação mais estritamente controlada permitindo a precisão exigida para implante de derivações para DBS. A torre do Nexframe é uma armação padronizada que é ajustada durante a segmentação, de modo que ela não exige a sobrecarga no tempo exigida para a fabricação da armação STarFix. Além disso, ela também é composta de componentes descartáveis, eliminando a necessidade de ser recalibrada após o uso repetido, como os halos tradicionais.

O fluxo de trabalho segue um prazo similar, embora mais curto que o do sistema STarFix, pois é dividido em dois estágios. No Estágio I o paciente recebe o implante de 4 a 6 marcadores de referência ósseos usados para registro rígido. Isso pode ser feito no dia da cirurgia ou 1 ou 2 dias antes. Imagens de CT com marcadores de referência instalados são obtidas e misturadas às imagens pré-operatórias de MRI no StealthStation. A seleção de alvos é executada em modo padrão. Os centros dos marcadores de referência são então marcados e o ponto de entrada é selecionado. Um orifício de trepanação padronizado é criado cobrindo o

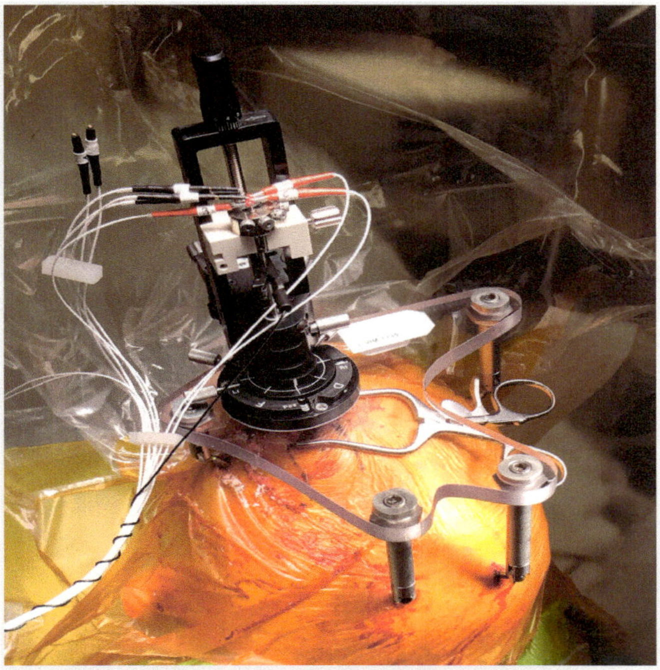

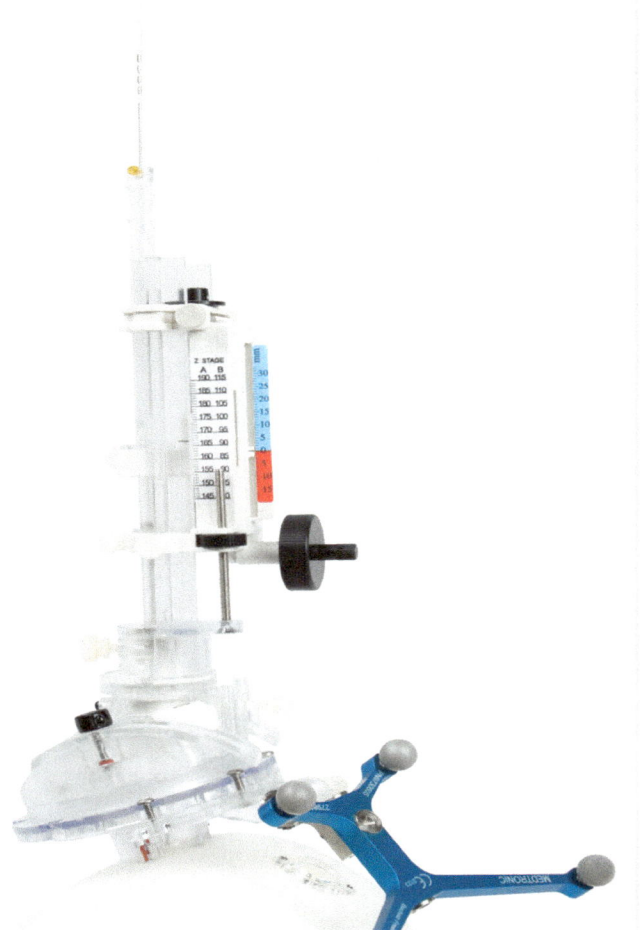

Fig. 2.3 Sistema Microtable. A Microtable (FHC Inc., Bowdoing, ME) é uma placa de Lexan que reproduz uma única trajetória usando pernas variadamente escalonadas que seguram a plataforma.

Fig. 2.4 Plataforma Nexframe. Nexframe montada (Medtronic Inc., Minneapolis, MN) com a referência de rastreamento óptico mostrada na parte inferior.

ponto de entrada e a base Stimloc é fixa ao crânio para atuar como base para o Nexframe e o arco de referência. Os marcadores de referência são então usados para registrar o espaço do paciente usando rastreamento óptico. A torre é montada e conectada com diodos emissores de luz para rastrear a localização dos eletrodos. O trato final ainda pode ser ajustado, mas é limitado pela excursão da torre. A base permite dois movimentos possíveis: 360 graus de rotação e 25 graus de angulação em quaisquer duas direções.

A maior série de casos usando Nexframe incluiu 60 pacientes com 119 implantes de eletrodos durante um período de 18 meses.[7] Nessa série, ambos os estágios foram conduzidos na mesma configuração e mediante anestesia geral. O erro médio de segmentação foi de 1,24 ± 0,87 mm por todos os alvos (núcleo subtalâmico, globo pálido, *pars* interna e núcleo ventral intermediário) tendo sido correlacionado com a distância a partir do ventrículo. Não foram informadas complicações relacionadas com a armação.

A Nexframe tem vantagens similares às do sistema STarFix em termos de conforto ao paciente e trajetórias bilaterais simultâneas. Além disso, ela não exige o tempo de fabricação exigido para o sistema STarFix, com fluxo de trabalho significativamente mais curto, que pode ser concluído no mesmo dia. Embora a exatidão em mãos experientes seja comparável à de outros sistemas com e sem armação, existe uma curva de aprendizado para apontar e fortalecer a armação e garantir a trajetória. Isso pode levar à falta de precisão reprodutível em mãos menos experientes.

2.2.3 Inserção Assistida por Robótica

Outra abordagem à estereotaxia foi marcada pelo advento de sistemas robóticos em neurocirurgia.[8] Eles oferecem exatidão submilimétrica *in vivo* de maneira reprodutível. Os sistemas robóticos têm sido mais amplamente adotados para a estereoeletroencefalografia,[9] mas há somente alguns relatórios sobre sua aplicação para DBS.[10-12] Vários sistemas robóticos estão atualmente disponíveis e confirmados por terem sido aplicados em introdução de DBS, como: The Robotic Stereotactic Assistance (ROSA) (Medtech Surgical/Zimmer Biomet, New York, NY) e Neuromate (Renishaw-Mayfield, Renishaw plc, Wotton-Under-Edge, Gloucestershire, UK). Outro sistema, Renaissance (Mazor Robotics Ltd.) foi usado para estereotaxia,[13] mas não para DBS. Entretanto, ele está aprovado pela FDA somente para aplicações na coluna vertebral.

Ambos os sistemas consistem em um manipulador robótico e um *software* proprietário de planejamento cirúrgico. O manipulador é um braço robótico, com graus variáveis de liberdade de movimento (6 para ROSA e 5 para NeuroMate), que se move automaticamente para dentro da trajetória planejada. Os dois sistemas compartilham fluxo de trabalho similar. O sistema robótico está registrado para MRI de planejamento cirúrgico pré-operatório por meio de registro ou sem halo ou rígido com base em halo. Embora ambos os sistemas sejam aplicáveis, somente o registro rígido com base em armação foi informado para DBS usando imagens de CT e marcadores ósseos de referência. Mesmo usando registro sem halo, a cabeça do paciente deve permanecer em fixação rígida com um grampo de cabeça para conexão com o braço robótico. As trajetórias são calculadas automaticamente por meio do *software* de planejamento e o braço robótico se movimenta para a trajetória. O ponto de entrada é marcado com feixe a *laser*. Depois da incisão na pele e do orifício de trepanação, o *microdrive* é montado no braço robótico. A porção de mapeamento é realizada em modelo padrão e pode ser controlada manual ou automaticamente por esse braço. A formação automática de alvos e a colocação dos eletrodos eliminam quaisquer erros da entrada manual de coordenadas por meio de um aplicador rígido e isento de tremor.

A experiência informada para DBS permanece limitada para ambos os sistemas. Só existem dois relatórios de caso sobre o uso do sistema ROSA. Por outro lado, uma pequena série de casos de 17 pacientes (30 eletrodos) usando NeuroMate demonstrou exatidão *in vivo* de 0,86 ± 0,32 mm. Essa adoção limitada se deve, provavelmente, ao custo atual elevado de cada sistema.

2.3 Comparação entre Sistemas

O objetivo da estereotaxia é atingir o alvo intencionado com erro mínimo, que geralmente é medido por exatidão e precisão. A exatidão mede a distância da trajetória em relação ao alvo pretendido, enquanto a precisão mede a amplitude da variação nas trajetórias. A exatidão pode ser medida por meio do erro de alvo, enquanto a precisão diz respeito ao desvio padrão desse erro. Todos os três sistemas mostram exatidão comparável entre eles e aos halos tradicionais, com a exatidão máxima observada com sistemas robóticos (▶ Tabela 2.1). Existe variação ampla na exatidão informada para cada sistema, mas há uma tendência clara em

Tabela 2.1 Comparação de recursos entre sistemas DBS com armação tradicional e sem halo

Categoria	Halos tradicionais (Leksell e CRW)	Nexframe	Halo STarFix	Assistida por robótica
Erro de segmentação em modelos fantasma (mm)	1,7 ± 1, 1,8 ± 1,1[15]	1,25 ± 0,6[15]	0,42 ± 0,15	0,44 ± 0,23[11]
Erro de segmentação em séries de casos (mm)	1,4,[16] 1,03 ± 0,76[17]	1,24 ± 0,87[7]	1,24 ± 0,4[5]	0,87 ± 0,32[11]
Método de registro	Fixo	Fixo ou deformável	Fixo	Fixo ou deformável
Método de segmentação	Estrutural	Virtual	Estrutural	Estrutural
Limitação de segmentação	Ilimitado	Ajuste limitado por excursão da torre	Ajustes limitados	Ilimitado
Trajetórias múltiplas	Só uma	Duas possíveis	Ilimitadas	Só uma
Sistema de coordenadas	Inerente à armação	Emprestado de imagens	Emprestado de imagens	Emprestado de imagens

Abreviação: CRW, Cosman-Roberts-Wells.

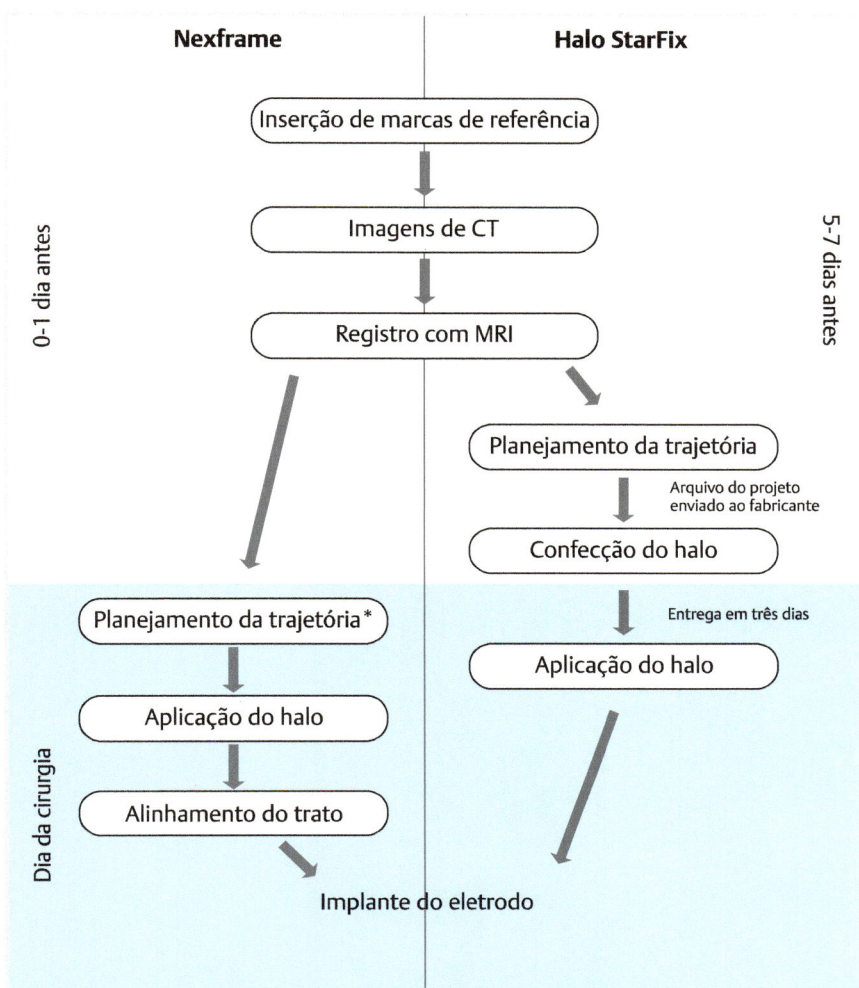

Fig. 2.5 Resumo de fluxo de trabalho e comparação entre os sistemas STarFix e Nexframe. Os sistemas Nexframe (à esquerda) e STarFix (à direita) compartilham fluxos de trabalho semelhantes com poucos pontos divergentes. Deve-se notar que o fluxo de trabalho do Nexframe pode ser realizado por inteiro no mesmo dia. *Pode ser executado no mesmo dia ou antes da cirurgia.

exatidão melhorada com o tempo, à medida que os grupos se tornam mais familiarizados e se adaptam ao uso desses sistemas.[14]

Em termos conceituais, todos os três sistemas usam o sistema de coordenadas na investigação por imagens do paciente em vez de um sistema de coordenadas internas, como observado em halos tradicionais, permitindo mais flexibilidade. Tanto o STarFix quanto o Nexframe oferecem mais conforto ao paciente ao reduzir a necessidade de fixação rígida à mesa de cirurgia. Entretanto, o sistema robótico ainda exige que o paciente permaneça em posição rígida da cabeça com grampo, mesmo se o registro usado for aquele sem halo. Todos os sistemas usam marcadores de referência montados no crânio para registro, mas o Nexframe e o sistema robótico oferecem a opção de registro deformável com base na superfície. Por fim, todos os sistemas, exceto o STarFix, podem ser implantados no mesmo dia. Aqui resumimos a comparação do fluxo de trabalho do STarFix e do Nexframe (▶ Fig. 2.5).

De modo geral, o advento desses novos sistemas forneceu várias soluções para melhorar o conforto do paciente e a eficiência cirúrgica, enquanto mantendo a exatidão e a precisão. Eles se desenvolveram para envolver uma proporção substancial de cirurgias de DBS realizadas nacionalmente e sua aplicação para outras cirurgias estereotácticas, como a terapia intersticial termal a *laser* e a SEEG, pode expandir sua utilização no futuro.

Referências Bibliográficas

[1] Kandel' EI, Shchavinskii YV. First stereotaxic apparatus created by Russian scientists in the 19th century. Biomed Eng (NY). 1973; 7(2):121–124
[2] Clarke R, Horsley V. On a method of investigating the deep ganglia and tracts of the central nervous system (cerebellum). Br Med J. 1906; 2:1799–1800
[3] Spiegel EA, Wycis HT, Marks M, Lee AJ. Stereotaxic apparatus for operations on the human brain. Science. 1947; 106(2754):349–350
[4] Leksell L, Leksell D, Schwebel J. Stereotaxis and nuclear magnetic resonance. J Neurol Neurosurg Psychiatry. 1985; 48(1):14–18
[5] Konrad PE, Neimat JS, Yu H, et al. Customized, miniature rapid-prototype stereotactic frames for use in deep brain stimulator surgery: initial clinical methodology and experience from 263 patients from 2002 to 2008. Stereotact Funct Neurosurg. 2011; 89(1):34–41
[6] Holloway KL, Gaede SE, Starr PA, Rosenow JM, Ramakrishnan V, Henderson JM. Frameless stereotaxy using bone fiducial markers for deep brain stimulation. J Neurosurg. 2005; 103(3):404–413
[7] Burchiel KJ, McCartney S, Lee A, Raslan AM. Accuracy of deep brain stimulation electrode placement using intraoperative computed tomography without microelectrode recording. J Neurosurg. 2013; 119(2):301–306
[8] McBeth PB, Louw DF, Rizun PR, Sutherland GR. Robotics in neurosurgery. Am J Surg. 2004; 188(4A) Suppl:68S–75S
[9] Serletis D, Bulacio J, Bingaman W, Najm I, González-Martínez J. The stereotactic approach for mapping epileptic networks: a prospective study of 200 patients. J Neurosurg. 2014; 121(5):1239–1246

[10] Vadera S, Chan A, Lo T, et al. Frameless stereotactic robot-assisted subthalamic nucleus deep brain stimulation: case report. World Neurosurg. 2017; 97:762.e11–762.e14

[11] von Langsdorff D, Paquis P, Fontaine D. In vivo measurement of the framebased application accuracy of the NeuroMate neurosurgical robot. J Neurosurg. 2015; 122(1):191–194

[12] Lefranc M, Le Gars D. Robotic implantation of deep brain stimulation leads, assisted by intra-operative, flat-panel CT. Acta Neurochir (Wien). 2012; 154(11):2069–2074

[13] Grimm F, Naros G, Gutenberg A, Keric N, Giese A, Gharabaghi A. Blurring the boundaries between frame-based and frameless stereotaxy: feasibility study for brain biopsies performed with the use of a head-mounted robot. J Neurosurg. 2015; 123(3):737–742

[14] Li Z, Zhang J-G, Ye Y, Li X. Review on factors affecting targeting accuracy of deep brain stimulation electrode implantation between 2001 and 2015. Stereotact Funct Neurosurg. 2016; 94(6):351–362

[15] Henderson JM, Holloway KL, Gaede SE, Rosenow JM. The application accuracy of a skull-mounted trajectory guide system for image-guided functional neurosurgery. Comput Aided Surg. 2004; 9(4):155–160

[16] Starr P, Christine C, Theodosopoulos P, et al. Implantation of deep brain stimulators into the subthalamic nucleus: technical approach and magnetic resonance imaging-verified electrode locations. J Neurosurg. 2002; 97(2):370–387

[17] Pollo C, Vingerhoets F, Pralong E, et al. Localization of electrodes in the subthalamic nucleus on magnetic resonance imaging. J Neurosurg. 2007; 106(1):36–44

3 Métodos de Registro de Microeletrodos

Michael D. Staudt ▪ Jonathan P. Miller

Sumário

O registro de microeletrodos (MER) envolve o uso de dispositivos de alta impedância que permitem a identificação precisa de estruturas subcorticais. Esse registro é empregado rotineiramente para reconciliar segmentação estereotáctica com base em métodos indiretos e diretos de investigação por imagens antes da criação da lesão ou implantação de eletrodos de estimuladores cerebrais profundos. A segmentação com base em pontos de referência anatômicos ou em visualização direta de investigação por imagens é passível de erro por causa da variabilidade anatômica individual e à distorção da investigação por imagens. Os dados eletrofisiológicos gerados por MER permitem a correção do erro estereotáctico de segmentação e o desvio do cérebro. Cada um dos alvos comuns usados para neuromodulação para transtornos de movimento demonstra uma assinatura única de atividade eletrofisiológica que pode permitir o mapeamento detalhado com precisão sem paralelo. O MER também desempenha papel valioso como ferramenta de pesquisa, tal como para delinear a fisiologia de estruturas cerebrais profundas em quadros de doença e identificar novos alvos para estimulação profunda do cérebro. Avanços recentes na tecnologia de investigação por imagens e na técnica estereotáctica permitiram melhor visualização e segmentação de alvos subcorticais; entretanto, resultados excelentes foram informados com e sem MER e a comparação direta dessas técnicas jamais foi realizada. O papel desse registro em cirurgia de neuromodulação evoluirá sem dúvida alguma, à medida que a tecnologia para segmentação intraoperatória continuar se aperfeiçoando. Entretanto, o uso de MER continua a ser disseminado e ele permanece como o método de confirmação de alvo mais utilizado na cirurgia para transtorno de movimento.

Palavras-chave: registro de microeletrodos, mapeamento intraoperatório, segmentação estereotáctica, estimulação cerebral profunda, neuromodulação, transtornos de movimento, neurocirurgia funcional.

3.1 Introdução

O registro de microeletrodos (ME) é uma ferramenta importante de segmentação para cirurgia estereotáctica e desempenhou papel crítico no desenvolvimento do tratamento cirúrgico de transtornos de movimento, no qual a eficácia clínica depende criticamente da segmentação intraoperatória exata. A era moderna para MER pode ser rastreada até o início da década de 1960, quando Albe-Fessard *et al.* descreveram o uso de eletrodos bipolares de baixa impedância para distinguir entre núcleos talâmicos e a cápsula interna.[12] Isso foi um avanço significativo que ligou o registro de potenciais de ação de células isoladas do laboratório ao cenário clínico: MER não só foi capaz de diferenciar matéria branca de matéria cinza, mas também pôde discriminar as bordas dos diferentes núcleos subcorticais ao resolver o padrão de disparo neural característico de cada estrutura.[1] Subsequentemente, a tecnologia dos microeletrodos foi refinada para permitir a localização fisiológica precisa pela análise da relação aos potenciais de campo locais, sincronia com movimento ou atividade de tremor e resposta à microestimulação.[3-6]

Após poucos anos de seu desenvolvimento, o uso desse registro para segmentação de lesões terapêuticas tornou-se disseminado, mas a introdução do levodopa em 1967 levou ao afastamento da cirurgia em direção ao tratamento clínico, que perdurou por quase duas décadas.[7-9] Apesar disso, estudos experimentais e clínicos usando MER continuaram a facilitar o interesse na cirurgia como componente importante do tratamento do transtorno de movimento[10] e na descoberta de novos alvos terapêuticos como o núcleo subtalâmico (STN).[11] Além disso, o desenvolvimento da estimulação cerebral profunda (DBS) como aplicação terapêutica titulável e reversível revigorou MER como adjunto para a localização de segmentação na colocação de eletrodos para DBS.[12] Embora a investigação por imagens e as técnicas intraoperatórias tenham se aperfeiçoado e hoje permitem a segmentação anatômica direta, MER e a estimulação intraoperatória continuam a ser amplamente usados em neurocirurgia funcional.

A localização de alvos intracranianos via meios radiográficos e anatômicos é o primeiro passo crítico no planejamento de procedimentos estereotácticos e os avanços na tecnologia de investigação por imagens permite a visualização e a identificação cada vez maiores de segmentos terapêuticos. Entretanto, mesmo as modalidades modernas de investigação por imagens às vezes não mostra claramente a estrutura do segmento por causa de limitações como distorção. MER, como adjunto intraoperatório, permite a localização precisa do alvo com base nos critérios fisiológicos e na correção de erros de segmentação. Além disso, MER permite a definição precisa do alvo fisiológico ideal que, em alguns casos, pode ser diferente do alvo anatômico.[13] As desvantagens potenciais do MER incluem um risco elevado de complicações (hemorragia, em particular) e o aumento no custo, tempo e complexidade que o processo adiciona ao caso cirúrgico. O objetivo deste capítulo é descrever a utilidade do MER para a localização de alvos intracranianos em neurocirurgia estereotáctica e delinear os princípios de sua aplicação para alvos específicos.

3.2 Base Lógica para o Mapeamento

A localização precisa de um alvo subcortical pode ser obtida por meio de planejamento cuidadoso e interpretação especializada de dados anatômicos e/ou eletrofisiológicos. A visualização anatômica indireta e direta via pontos de referência, atlas estereotácticos e a investigação por imagens permanecem como o primeiro passo essencial no planejamento para a cirurgia de transtorno de movimento. Entretanto, há múltiplas fontes potenciais de erro que podem ser introduzidas durante o planejamento e a localização, tais como distorção da investigação por imagens e a variabilidade na anatomia do paciente individual. Além disso, erros humanos e mecânicos devem sempre ser considerados. MER tem o potencial de tratar essas fontes de erro para melhorar a localização do alvo.

A estereotaxia é passível de pequenos erros, mesmo mediante as melhores condições possíveis, o que pode acrescentar vários milímetros. Essas causas de erro podem incluir a distorção e a imprecisão espacial da investigação por ressonância magnética (MRI) e o desvio do cérebro em decorrência de pneumocefalia resultante da perda de líquido cefalorraquidiano.[14,15] A passagem de uma cânula rígida ou eletrodo pelo parênquima mole do cérebro também pode causar deflexão do alvo intencionado. O uso de pontos de referência de rotina para fins de segmentação indireta pode variar significativamente em razão das diferenças sutis na localização de núcleos subcorticais.[16,17] Diferenças críticas também foram observadas em atlas estereotácticos padronizados e comumente usados como coberturas durante o planejamento.[18] MER também tem o potencial de corrigir as fontes de erro atribuíveis à imprecisão espacial, desvio do cérebro ou distorção, com *feedback* em tempo real e alto grau de exatidão. Quando a segmentação é refinada usando-se dados do MER, às vezes a investigação pós-operatória por imagens indica que a posição corrigida do eletrodo está dentro do alvo pretendido, sugerindo que dados fisiológicos permitiram a compensação para um erro de segmentação que, caso contrário, não seria reconhecido.

Estrutura e função nem sempre correspondem e pode haver uma diferença entre alvos fisiológicos e anatômicos. MER tem a habilidade de identificar estruturas fisiológicas diretamente, incluindo bordas estruturais e organização somatotópica. Esse registro também pode identificar diferenças em índices de disparo espontâneo, padrões e respostas ao movimento entre núcleos individuais e faz isso com resolução espacial e exatidão melhores que muitas sequências de MRI. Apesar dos avanços na tecnologia de MRI, os alvos intracranianos continuam um desafio para fins de identificação. Na intensidade de um campo clínico padrão, o globo pálido é mais bem visualizado, o STN às vezes menos e o tálamo ventral menos ainda porque as bordas radiográficas dos núcleos talâmicos individuais são indistintas.

O mapeamento preciso em três dimensões é possível com MER, incluindo a identificação dos contornos dos núcleos.[19] Por exemplo, os dois terços dorsolaterais do STN correspondem à região sensitivo-motora e sua segmentação é melhorada com MER e técnicas de estimulação.[20] O mapeamento preciso de bordas nucleares pode facilitar a otimização dos efeitos fisiológicos da estimulação e a prevenção de reações adversas ou de lesão acidental de estruturas eloquentes.[21,22] MER e a microestimulação são muito úteis na identificação de alvos menores e criam tratos menores de lesão, comparados com a macroestimulação, caso uma nova trajetória seja necessária. Além disso, a micro- ou macroestimulação por si mesmas podem produzir efeitos variáveis ou tardios, mesmo no alvo. A localização via MER é essencial quando essas discrepâncias surgem e exige interpretação especializada de padrões de disparo neuronal.[18,23,24]

Além de seu uso clínico, MER exerce papel valioso em pesquisa. Tanto a pesquisa histórica quanto a contemporânea tem-se baseado em MER para ajudar a delinear a fisiopatologia de transtornos de movimento, a fisiologia de estruturas profundas do cérebro e os efeitos da DBS em neurônios a jusante. Novos alvos para DBS estão sendo identificados com o uso de MER, incluindo o congelamento da marcha[25,28] associado à doença de Parkinson (PD) e epilepsia.[27]

3.3 Tecnologia e Técnica de Microeletrodos

A metodologia para a localização de alvo e uso de MER varia substancialmente entre centros neurocirúrgicos; entretanto, a configuração geral e os aspectos técnicos da inserção e registro desse processo são padrão. Em geral, os componentes essenciais incluem o microeletrodo, ou semimicroeletrodo, monitores de áudio/vídeo e um amplificador/osciloscópio. Um microguia (*microdrive*) motorizado para avanço do eletrodo é usado com frequência e precisa ser compatível com o sistema de segmentação estereotáctica disponível. Sistemas de *microdriver* podem ser hidráulicos ou motorizados, este último permitindo o avanço de eletrodos via um controle eletrônico. A estimulação intraoperatória pode ser executada usando um estimulador de isolamento de corrente e a estimulação passada ou por meio de contato de registro (microestimulação) ou contato referencial (macroestimulação).

O microeletrodo consiste, geralmente, em um eletrodo bipolar de tungstênio ou de platina-irídio com ponta cônica de isolamento de vidro com diâmetro de 5 μm (ou menor) e comprimento de 10 a 15 μm para registro. Os microeletrodos possuem impedâncias elevadas (superiores a 500 kΩ) que permitem o isolamento de uma só unidade em regiões com alta densidade de neurônios e, por isso, a melhor diferenciação do segmento durante o registro.[28,29] Os semimicroeletrodos possuem ponta com diâmetro maior (25 μm ou mais) com impedância mais baixa resultando em maior sensibilidade à atividade neural às custas da inabilidade de discriminar registros de células únicas e fornecendo assim informações menos específicas.[30] As propriedades físicas dos eletrodos asseguram durabilidade à microestimulação, embora a passagem de corrente diminua o isolamento de vidro e reduza a impedância, resultando em menos ruído, mas dificuldade aumentada em isolamento de unidades únicas.

O microeletrodo é inserido dentro de uma cânula protetora de aço inoxidável que permita estabilidade e retração da ponta do eletrodo durante o avanço através do parênquima cerebral. O aparato do MER é posicionado primeiro a uma distância predeterminada superior ao segmento intracraniano (tipicamente 15-25 mm) e o eletrodo avança levemente até o alvo e à curta distância mais além enquanto o registro é executado. Durante o avanço do microeletrodo, o sinal é filtrado e amplificado via pré-amplificadores isolados e processado através de filtros passa alta e passa baixa para eliminar o excesso de ruído. Um osciloscópio exibe esse sinal filtrado que é, com frequência, realçado por meio de processamento digital. O som também é transmitido por meio de alto-falantes e o sinal é ouvido como descargas múltiplas. A atividade de disparo neuronal individual pode ser isolada usando-se discriminadores de janela.

Há muitas filosofias diferentes sobre como MER deverá ser usado e quantos detalhes eletrofisiológicos são necessários. Por exemplo, a passagem de eletrodo por uma trajetória única pode verificar a presença da estrutura alvo e definir sua profundidade ao longo dessa trajetória específica. É empregar múltiplos passos paralelos para criar mapas tridimensionais detalhados que definem as bordas de múltiplas estruturas subcorticais. Múltiplos eletrodos podem ser simultaneamente inseridos e registrados durante uma única passagem usando um microarranjo de multicanais. Um exemplo disso, o "Ben gun" tem um canal central e quatro canais laterais posicionados há 2 mm do canal central. Esse dispositivo permite o avanço de até cinco microeletrodos paralelos simultaneamente.[31] Essa técnica permite ao usuário comparar diretamente os registros entre os eletrodos e o delineamento de um volume teórico de tecido, dada a distância fixa entre esses eletrodos.[32]

O MER pode ser usado sozinho ou em conjunto com micro- ou macroestimulação enviada via um estimulador de corrente isolado. Os registros do MER são exatos em até 0,1 mm, enquanto a corrente de estimulação se espalha por uma área muito mais ampla de até alguns poucos milímetros. Por isso, o mapeamento por estimulação é um pouco menos preciso. A estimulação é feita com trens de pulso monopolares ou bipolares bifásicos de onda quadrada e carga equilibrada de 0,06 a 0,3 milissegundos em 130 a 300 Hz. Dependendo da posição do eletrodo, várias manifestações sensoriais, piramidais ou extrapiramidais podem ajudar no mapeamento fisiológico. A presença de um médico treinado para interpretar essas manifestações é obrigatória, pois as manifestações fisiológicas de estimulação podem variar com base na localização. Embora alterações de documentação em casos de tremor possam ser simples de quantificar, a parada do tremor também pode ser observada em áreas fora do alvo, como o trato corticospinal e a zona incerta. A estimulação também tende a ser exata até aproximadamente 5 mm de tecido visado,[32] e isso pode produzir falso-negativos.

3.3.1 Tálamo Ventral

O tálamo foi um alvo estereotáctico inicial importante no tratamento da doença de Parkinson (PD), pois a talamotomia fornece alívio significativo do tremor e os núcleos talâmicos ventrais são comumente segmentados com DBS para tratar transtornos de movimento. Esses núcleos incluem: o núcleo de retransmissão ventral oral (Vo) ou pálido visado para doença de Parkinson ou distonia; o núcleo intermediário ventral (Vim) de retransmissão ou cerebelar visado para tremor, e o núcleo sensorial ventral caudal (Vc) ou somático visado para ajudar na localização do Vim e também tratar certas síndromes de dor neuropática.[33,34] Esses alvos não são claramente visualizados na MRI: por isso, a determinação radiológica das comissuras anterior e posterior (linha AC-PC) é feita primeiro, o que permite a segmentação "indireta" com base em coordenadas padrão. A segmentação pode ser auxiliada usando mapas de atlas pré-programados, os quais aproximam a localização dos núcleos com base na linha AC-PC ou em outras estruturas ao redor. A localização fisiológica pode então ser realizada com registro e/ou estimulação com um micro ou macroeletrodo para identificar os núcleos talâmicos com base em suas respostas eletrofisiológicas peculiares.

O núcleo intermediário ventral (Vim) de retransmissão é organizado de maneira somatotópica, com a face medial e a perna lateral e também contém "células cinestésicas" que respondem a movimentos articulares passivos e demonstram disparo síncrono com a atividade do tremor.[35-37] Essas células cinestésicas demonstram índices variáveis de disparo, dependendo da patologia da doença: células de tremor disparam em surtos rítmicos com atividade clínica do tremor e no tremor essencial elas disparam em frequência mais alta, comparado com PD ou dor.[34,38] As células do tremor foram teorizadas para se agruparem cerca de 2 mm anteriores à borda anterior de Vc e 3 mm superiores à linha AC-PC.[39] O núcleo Vo anterior (Voa) foi proposto como um alvo superior para controle de rigidez, enquanto o Vo posterior (Vop) é preferido para tremor.[40,41] O Registro de Microeletrodos do Vop também demonstrou atividade rítmica de estouros mediante frequências de tremor.

Mapeamento de Voa/Vop, Vim e Vc por Microeletrodos

Vc é, às vezes, escolhido para localização inicial com MER, pois ele é o mais facilmente identificável de todos os núcleos talâmicos ventrais, e a trajetória final do eletrodo pode ser ajustada com base nos achados eletrofisiológicos. Em razão do ângulo frontal de entrada, provavelmente o eletrodo entre primeiro em Vop, depois Vim antes de entrar em Vc.

A atividade neuronal no interior de Vop e Voa se correlaciona com movimento em resposta a comandos, a fase ativa de movimento e um estado de contração muscular máxima.[36,42,43] Como tal, a atividade de disparo espontâneo é mais baixa, comparada com outros alvos. As chamadas células voluntárias produzem a maior alteração proporcional em índices de disparo em resposta a movimento ativo, e células de tremor podem ser encontradas que disparam em sincronia com o tremor do paciente. A execução de movimentos particulares se relaciona quase sempre de modo preferencial a um padrão de disparo específico, e a somatotopia é paralela ao núcleo cutâneo de Vc.[42] Vim e Vop são prontamente identificados pela resposta à estimulação de estruturas profundas, tais como os tendões, ou movimentos de articulações e frequência física de tremor. Certas células também respondem tanto à estimulação somatossensorial quanto ao movimento ativo. Além disso, Vop é identificável por atividade de fuso de EEG com ritmo de 7 a 10 Hz e aumenta e diminui em amplitude.[34]

Posterior a Voa e Vop e anterior ao núcleo cutâneo na capa dorsal anterior de Vc é o Vim, que contém "células cinestésicas" que respondem primariamente a movimentos articulares passivos, pressão profunda e compressão de músculos e tendões, mas não manipulação de pele deformada por esses movimentos. Embora ocorra leve ativação com movimento voluntário, a amplitude é, com frequência, igual ou menor que aquela produzida por movimento passivo. As células cinestésicas podem disparar junto com o tremor se houver sobreposição de campos receptores.[44] Vim e Vc compartilham somatotopia similar, com células sensoriais profundas do punho anterior até a representação cutânea de dedos.[45,46] Pode ser difícil identificar a borda entre Vim e Vc, pois a macroestimulação produz parestesias em partes similares do corpo. Entretanto, o limiar para ativação tende a ser mais alto em Vim.

A entrada inicial a partir de Vim fica na concha dorsal de Vc, onde campos de recepção proprioceptivos estão localizados. Mais progressão em sentido caudal revela "células tácteis" que demonstram prontamente alterações de frequência em resposta à estimulação sensorial em campos receptivos bem definidos com somatotopia mediolateral,[45] e essa somatotopia pode fornecer informações para a escolha de uma trajetória apropriada de Vim. A estimulação de células tácteis produz parestesias na região do campo receptivo correspondente. À medida que o microelétrodo passa pelo fundo do tálamo, tende a ocorrer uma redução distinta em ruído de fundo e registros de unidades. A estimulação dessa região pode continuar a produzir parestesias em decorrência da ativação do lemnisco medial, embora exigindo limiares mais altos que aqueles em Vc, e as contrações musculares podem ser descobertas se o eletrodo estiver muito próximo à capsula interna.

3.3.2 Globo Pálido

O globo pálido é dividido em dois segmentos: o segmento medial interno (GPi) e o segmento lateral externo (GPe). A distribuição das células do tremor nessa estrutura está principalmente na porção ventral do GPi[47] que corresponde ao componente sensitivo-motor localizado lateral, ventral e posteriormente.[10] A localização do alvo para DBS fica cerca de 1 a 2 mm do segmento externo de GPe e 3 a 5 mm da borda palidocapsular.[48] De modo ideal, esse alvo fica posterior e ventral no GPi, embora não posicionado demasiadamente posterior para evitar a indução de contrações do músculo com a estimulação.[49] Comparado com o tálamo, o GPi é relativamente fácil de se visualizar na MRI.

O GPi é o alvo preferido para o tratamento de distonia primária[50,51] e para certas formas de distonia secundária incluindo a discinesia tardia.[52,53] Ele é também o alvo para o tratamento efetivo dos sintomas parkinsonianos.[54,55] Padrões diferentes de disparo estão presentes dependendo da patologia do transtorno de movimento. Em pacientes com PD, o índice de disparo de GPi está significativamente ampliado por conta da depleção de dopamina.[56] As respostas a movimentos cinestésicos são exageradas e perdem por especificidade, e existe maior disseminação de reposta pelas várias articulações. Pode-se observar ativação contralateral e ipsilateral. O padrão de disparo também pode ser sincronizado com o tremor.[55,57] Ao contrário da PD na qual o disparo de GPi é dramaticamente aumentado em comparação ao GPe, a distonia está associada ao aumento menos pronunciado em disparo de GPi comparado a GPe, o que pode tornar desafiadora a discriminação dos núcleos.[58] Além disso, a distonia está associada à tendência aumentada de descargas em grupo por causa das alterações em especificidade dos campos receptivos.[59]

Alguns desses efeitos podem, na verdade, ser artefatos de anestesia, uma vez que muitos pacientes com distonia exigem anestesia mais profunda para facilitar o implante.[60]

Mapeamento de GPi com Microeletrodos

O eletrodo precisa inicialmente atravessar o putâmen e o GPe antes de penetrar no GPi. Observa-se atividade mínima durante a passagem pelo estriado, com raras descargas relacionadas com a lesão e, às vezes, células tonicamente ativas em 4 a 6 Hz.[55] O GPe tem padrões de disparo distintos quando comparados ao GPi e se caracteriza por unidades grandes espontaneamente ativas. Há unidades que demonstram descargas de frequência intermediária (60 Hz) com pausas ocasionais ("células *pauser*") e aquelas demonstrando descargas de baixa frequência (10-20 Hz) pontilhadas por estouros rápidos ("células *burster*"). Ao sair do GPe em sentido ventral, a lâmina pálida medial é penetrada, o que é uma área com atividade mínima em razão de uma faixa de 1 a 2 mm de fibras de substância branca. ("células *border*") colinérgicas são, às vezes, encontradas na borda dos núcleos. Essas são células com entradas corticais difusas que produzem uma descarga tônica estável, lenta e regular (20-40 Hz) de potenciais de ampla ação em um intervalo *interspike* quase constante. Essas células irão ocasionalmente disparar em resposta ao movimento ou em padrão de estouro espontâneo.

Os segmentos interno e externo do GPi são separados por uma lâmina pálida incompleta. Quando o GPi é penetrado, descargas se tornam mais rápidas e regulares, quando comparadas ao GPe; a frequência pode atingir 80 a 90 Hz em pacientes com PD. Aproximadamente 25% das células no interior do GPi respondem a movimentos cinestésicos, com representação da face, músculos extraoculares e membros superiores e inferiores.[55] Essa resposta é variável e o índice de disparo pode aumentar, diminuir ou aumentar/diminuir reciprocamente. Respostas sensitivo-motoras apropriadas e a identificação tanto do trato óptico quanto da cápsula interna são essenciais para a colocação apropriada de eletrodos.

Uma vez que o GPi tenha sido retirado, ocorre redução no ruído de fundo quando a substância branca é encontrada, com os tratos óptico e corticospinal muito próximos. A microestimulação no trato óptico inferior a 1 μA a 300 Hz permitirá ao paciente perceber fosfenos de luz no campo visual contralateral.[18] Flashes de luz nos olhos do paciente também produzirão potenciais evocados que podem ser registrados a partir do trato óptico. O trato corticospinal é identificado por tétano muscular contralateral com estimulação. O limiar de contrações musculares em relação à estimulação pode identificar indiretamente a posição de eletrodos relativa à cápsula interna. A somatotopia correspondente também pode fornecer informações sobre lateralidade (a face representada medialmente, a seguir as extremidades superiores e então as extremidades inferiores mais laterais).[55]

3.3.3 Núcleo Subtalâmico

O STN tem conexões corticais e talâmicas extensas, desempenhando assim papel importante na fisiopatologia do transtorno de movimento. Como parte da via indireta que inibe o movimento, o STN recebe dados estriatais via GPe, e projeta para o GPi e *pars reticulata* da substância negra (SNr).[61] Ele também recebe dados corticais excitatórios diretos extensos via a via hiperdireta.[62] Existem dados pré-clínicos extensos dando ênfase à importância do STN em circuito motor e a fisiopatologia da PD. A segmentação seletiva em macacos Rhesus demonstrou causar hemibalismo,[63] mas os sintomas parkinsonianos também melhoraram e modelos de PD em primatas[11,64] Daí em diante, a estimulação de alta-frequência mostrou melhorar o tremor, acinesia e a rigidez em modelos primatas[65,66] e seres humanos com PD.[31,67] O STN é organizado em regiões sensitivo-motoras, límbicas e associativas.[68] A região sensitivo-motora está localizada dorsalmente dentro da região posterolateral do STN[69,70] e é o alvo mais comum para o tratamento cirúrgico de PD.[71]

Por conta da depleção negroestriatal da dopamina em PD, o STN sofre uma mudança em padrão de disparo e aumento no índice desse disparo.[72,73] As células do STN disparam tipicamente a 20 Hz em situações não patológicas, mas em pacientes com PD elas disparam a índices superiores a 40 Hz. Além disso, até 20% das células demonstram atividade oscilatória em caso de PD, o que é raro em casos opostos.[74,75] Tanto a sincronia aumentada quanto a perda de inibição ao redor do centro são observadas. Como resultado, campos receptivos são menos específicos e a disseminação pode ser observada por meio de várias articulações. Observa-se também aumento na atividade de estouro e mudança no disparo em resposta à ativação ativa ou passiva da articulação contralateral, com resposta ipsilateral observada em até 25% das células.

Mapeamento de STN por Microelétrodos

A atividade inicial de MER depende da lateralidade da entrada. Uma trajetória mais medial passa pelo estriado e o tálamo, enquanto a trajetória lateral pode atravessar exclusivamente a coroa irradiada e a cápsula interna.[71] O estriado é relativamente tranquilo com descargas ocasionais de lesão e células tonicamente ativas aos 4 a 6 Hz. A concha reticular do tálamo demonstra descargas regulares, relativamente lentas.[23] Mais profundamente no tálamo, as células são mais ativas tonicamente e podem ser distinguidas do STN com base em índice mais baixo de disparo e fundo mais tranquilo. A zona incerta pobre em células é então encontrada mediante saída do tálamo, o que se caracteriza por atividade não frequente.

Ao se penetrar a borda dorsal do STN, observa-se aumento dramático em celularidade e número de potenciais de ação. Em geral, os espigões têm uma onda negativa seguida de deflexão positiva menor e mais estreita. Há duas formações diferentes de onda de espigão extracelular que demonstram comportamento tanto monofásico quanto bifásico. O primeiro padrão de formação de onda é um padrão misto caracterizado por atividade tônica e padrão irregular de descarga com estouros ocasionais, enquanto o segundo é um padrão de estouro com estouros oscilatórios periódicos que são síncronos com o tremor em repouso.[76] A inserção de eletrodos dentro do STN dorsolateral é confirmada por atividade relacionada com o movimento, com a atividade associada ao braço predominantemente na região lateral. Aproximadamente 40 a 50% das células responderão ao movimento passivo. A estimulação por microeletrodos nessas regiões ajuda na localização, pois as respostas bulbares indicam proximidade lateral ao trato corticobulbar, enquanto o desvio ipsilateral do olho pode indicar proximidade ao nervo oculomotor ou núcleo localizado medialmente.[77] Com a macroestimulação, a contração facial ou disartria podem ser observadas com ativação corticobulbar e parestesias contralaterais com ativação do lemnisco.[77]

A SNr é encontrada ventral ao STN. A celularidade e a atividade em SNR é menos rica e mais esparsa, comparada à do STN, mas o disparo irregular produz um murmúrio melódico contínuo que é prontamente apreciado através de um autofalante. Nessa região os espigões são simétricos e bifásicos, com grandes amplitudes e índices de aproximadamente 30 Hz (faixa ampla de 8-80 Hz),[76] embora índices de disparo mais altos também já tenham sido descritos.[23] Uma distinção importante entre essas células de

STN e de SNr é a de que neurônios em SNr são sempre irregularmente tônicos e nunca estouram.

3.4 Controvérsias e Complicações

Já foi sugerido que a segmentação exclusivamente anatômica pode conferir os mesmos benefícios clínicos que a segmentação fisiológica com MER e estimulação. Existe precedência para essa abordagem, pois uma pesquisa de neurocirurgiões funcionais publicada em 1985 informou resultados similarmente excelentes, apesar da variabilidade entre seu alvo cirúrgico talâmico preferido para PD.[78] Dois estudos anteriores sobre palidotomia sem MER também descreveram resultados clínicos excelentes sem mortalidade e baixa morbidade.[79,80] Entretanto, esses resultados deverão ser interpretados com cautela, pois GP é um alvo maior que o STN e, portanto, a margem de erro para complicações pode ser maior.

Os avanços na ressonância magnética permitiram visualização pré-operatória melhorada de alvos subcorticais e tratos de substância branca.[81] Modalidades de investigação por imagens também foram desenvolvidas que permitem a DBS intraoperatória guiada por imagens, que integram planejamento, segmentação e confirmação de colocação de derivação de DBS. Estudos recentes informaram eficácia clínica, com exatidão comparável de inserção de derivação à do MER,[82-85] e tempo de procedimento reduzido com poucas ou nenhuma complicação.[86-88] MER também aumenta significativamente o custo e a complexidade de casos estereotácticos exigindo interpretação especializada de registros fisiológicos, além da necessidade de equipamento e pessoal especializado. O uso do MER aumenta o tempo total de operação e está associado a aumento de custos.[89] Em comparação, a realização de cirurgias de DBS orientadas por imagens com pacientes adormecidos foi informada como reduzindo os custos em relação às cirurgias nas quais o paciente permanecia acordado.[90]

Existem, também, evidências sugerindo que MER está associado a risco aumentado de complicações, especialmente hemorragia,[91-95] que está relacionada com um número de passagens de microeletrodos.[96-98] Estudos recentes de DBS orientada por imagens informaram risco menor de hemorragia comparado com MER.[99,100] Entretanto, a confirmação de que MER seja ou menos seguro ou mais eficaz que outras técnicas exigirá um estudo clínico controlado, que ainda não foi conduzido.

3.5 Resumo

Desde sua primeira aplicação clínica, há mais de meio século, MER tem sido um marco no estudo experimental e no tratamento clínico de transtornos de movimento. Apesar do avanço continuado da tecnologia por imagens permitindo melhor visualização de alvos subcorticais, o uso do MER continua a ser disseminado. O procedimento oferece grau inigualável de precisão, com a habilidade de delinear as relações anatômicas e eletrofisiológicas de núcleos alvos. Além disso, MER permite confirmação de alvo e correção de erro estereotáctico. Embora resultados clínicos excelentes tenham sido informados com e sem MER, um estudo clínico controlado e abrangente para tratar essa comparação direta ainda não foi conduzido. O papel de MER no implante estereotáctico de eletrodos de DBS continuará, sem dúvida, a evoluir na prática clínica com o advento de novos desenvolvimentos tecnológicos para segmentação intraoperatória.

Referências Bibliográficas

[1] Albe-Fessard D, Arfel G, Guiot G, et al. [Identification and precide delimitation of certain subcortical structures in man by electrophysiology. Its importance in stereotaxic surgery of dyskinesia]. C R Hebd Seances Acad Sci. 1961;253:2412-2414

[2] Albe Fessard D, Arfel G, Guiot G, et al. [Characteristic electric activities of some cerebral structures in man]. Ann Chir. 1963; 17:1185-1214

[3] Albe-Fessard D, Arfel G, Guiot G, et al. Electrophysiological studies of some deep cerebral structures in man. J Neurol Sci. 1966; 3(1):37-51

[4] Albe-Fessard D, Arfel G, Guiot G, Derome P, Guilbaud G. Thalamic unit activity in man. Electroencephalogr Clin Neurophysiol. 1967; (suppl 25):132

[5] Gaze RM, Gillingham FJ, Kalyanaraman S, Porter RW, Donaldson AA, Donaldson IM. Microelectrode recordings from the human thalamus. Brain. 1964; 87:691-706

[6] Hardy J. Electrophysiological localization and identification of subcortical structures as an aid to stereotaxic surgery: a preliminary report. Can Med Assoc J. 1962; 86:498-499

[7] Rascol O, Lozano A, Stern M, Poewe W. Milestones in Parkinson's disease therapeutics. Mov Disord. 2011; 26(6):1072-1082

[8] Tasker RR, Siqueira J, Hawrylyshyn P, Organ LW. What happened to VIM thalamotomy for Parkinson's disease? Appl Neurophysiol. 1983; 46(1-4):68-83

[9] Narabayashi H, Maeda T, Yokochi F. Long-term follow-up study of nucleus ventralis intermedius and ventrolateralis thalamotomy using a microelectrode technique in parkinsonism. Appl Neurophysiol. 1987; 50(1-6):330-337

[10] Laitinen LV, Bergenheim AT, Hariz MI. Leksell's posteroventral pallidotomy in the treatment of Parkinson's disease. J Neurosurg. 1992; 76(1):53-61

[11] Bergman H, Wichmann T, DeLong MR. Reversal of experimental parkinsonism by lesions of the subthalamic nucleus. Science. 1990; 249(4975):1436-1438

[12] Hariz MI, Blomstedt P, Zrinzo L. Deep brain stimulation between 1947 and 1987: the untold story. Neurosurg Focus. 2010; 29(2):E1

[13] Schlaier JR, Habermeyer C, Warnat J, et al. Discrepancies between the MRIand the electrophysiologically defined subthalamic nucleus. Acta Neurochir(Wien). 2011; 153(12):2307-2318

[14] Kondziolka D, Dempsey PK, Lunsford LD, et al. A comparison between magnetic resonance imaging and computed tomography for stereotactic coordinate determination. Neurosurgery. 1992; 30(3):402-406, discussion 406-407

[15] Sumanaweera TS, Adler JR, Jr, Napel S, Glover GH. Characterization of spatial distortion in magnetic resonance imaging and its implications for stereotactic surgery. Neurosurgery. 1994; 35(4):696-703, discussion 703-704

[16] Kelly PJ, Derome P, Guiot G. Thalamic spatial variability and the surgical results of lesions placed with neurophysiologic control. Surg Neurol. 1978; 9(5):307-315

[17] Brierley JB, Beck E. The significance in human stereotactic brain surgery of individual variation in the diencephalon and globus pallidus. J Neurol Neurosurg Psychiatry. 1959; 22:287-298

[18] Lozano A, Hutchison W, Kiss Z, Tasker R, Davis K, Dostrovsky J. Methods for microelectrode-guided posteroventral pallidotomy. J Neurosurg. 1996; 84(2):194-202

[19] Bejjani BP, Dormont D, Pidoux B, et al. Bilateral subthalamic stimulation for Parkinson's disease by using three-dimensional stereotactic magnetic resonance imaging and electrophysiological guidance. J Neurosurg. 2000; 92(4):615-625

[20] Rodriguez-Oroz MC, Rodriguez M, Guridi J, et al. The subthalamic nucleus in Parkinson's disease: somatotopic organization and physiological characteristics. Brain. 2001; 124(Pt 9):1777-1790

[21] Lozano AM, Hutchison WD, Tasker RR, Lang AE, Junn F, Dostrovsky JO. Microelectrode recordings define the ventral posteromedial pallidotomy target. Stereotact Funct Neurosurg. 1998; 71(4):153-163

[22] Giller CA, Dewey RB, Ginsburg MI, Mendelsohn DB, Berk AM. Stereotactic pallidotomy and thalamotomy using individual variations of anatomic landmarks for localization. Neurosurgery. 1998; 42(1):56-62, discussion 62-65

[23] Hutchison WD, Allan RJ, Opitz H, et al. Neurophysiological identification of the subthalamic nucleus in surgery for Parkinson's disease. Ann Neurol. 1998; 44(4):622-628

[24] Reck C, Maarouf M, Wojtecki L, et al. Clinical outcome of subthalamic stimulation in Parkinson's disease is improved by intraoperative multiple trajectories microelectrode recording. J Neurol Surg A Cent Eur Neurosurg. 2012; 73(6):377–386

[25] Stefani A, Lozano AM, Peppe A, et al. Bilateral deep brain stimulation of the pedunculopontine and subthalamic nuclei in severe Parkinson's disease. Brain. 2007; 130(Pt 6):1596–1607

[26] Morita H, Hass CJ, Moro E, Sudhyadhom A, Kumar R, Okun MS. Pedunculopontine nucleus stimulation: where are we now and what needs to be done to move the field forward? Front Neurol. 2014; 5:243

[27] Möttönen T, Katisko J, Haapasalo J, et al. Defining the anterior nucleus of the thalamus (ANT) as a deep brain stimulation target in refractory epilepsy: delineation using 3 T MRI and intraoperative microelectrode recording. Neuroimage Clin. 2015; 7:823–829

[28] Lenz FA, Dostrovsky JO, Kwan HC, Tasker RR, Yamashiro K, Murphy JT. Methods for microstimulation and recording of single neurons and evoked potentials in the human central nervous system. J Neurosurg. 1988; 68(4):630–634

[29] Bertrand G, Jasper H, Wong A, Mathews G. Microelectrode recording during stereotactic surgery. Clin Neurosurg. 1969; 16:328–355

[30] Favre J, Taha JM, Nguyen TT, Gildenberg PL, Burchiel KJ. Pallidotomy: a survey of current practice in North America. Neurosurgery. 1996; 39(4):883–890, discussion 890–892

[31] Limousin P, Krack P, Pollak P, et al. Electrical stimulation of the subthalamic nucleus in advanced Parkinson's disease. N Engl J Med. 1998; 339(16):1105–1111

[32] Pollak P, Krack P, Fraix V, et al. Intraoperative micro- and macrostimulation of the subthalamic nucleus in Parkinson's disease. Mov Disord. 2002; 17Suppl 3:S155–S161

[33] Hassler R. Architectonic organization of the thalamic nuclei. In: Schaltenbrand G, Walker AE, eds. Stereotaxy of the human brain. Stuttgart: Thieme; 1982:140–180

[34] Garonzik IM, Hua SE, Ohara S, Lenz FA. Intraoperative microelectrode and semi-microelectrode recording during the physiological localization of the thalamic nucleus ventral intermediate. Mov Disord. 2002; 17 Suppl 3:S135–S144

[35] Narabayashi H, Ohye C. Nucleus ventralis intermedius of human thalamus. Trans Am Neurol Assoc. 1974; 99:232–233

[36] Crowell RM, Perret E, Siegfried J, Villoz JP. 'Movement units' and 'tremor phasic units' in the human thalamus. Brain Res. 1968; 11(3):481–488

[37] Ohye C, Shibazaki T, Hirai T, Wada H, Hirato M, Kawashima Y. Further physiological observations on the ventralis intermedius neurons in the human thalamus. J Neurophysiol. 1989; 61(3):488–500

[38] Tasker RR, Kiss ZH. The role of the thalamus in functional neurosurgery. Neurosurg Clin N Am. 1995; 6(1):73–104

[39] Lenz FA, Normand SL, Kwan HC, et al. Statistical prediction of the optimal site for thalamotomy in parkinsonian tremor. Mov Disord. 1995; 10(3):318–328

[40] Ohye C, Fukamachi A, Miyazaki M, Isobe I, Nakajima H, Shibazaki T. Physiologically controlled selective thalamotomy for the treatment of abnormal movement by Leksell's open system. Acta Neurochir (Wien). 1977; 37(1–2):93–104

[41] Hassler R, Schmidt K, Riechert T, Mundinger F. Stereotactic treatment of action myoclonus in a case of combined status marmoratus and multiple sclerosis. A contribution to the pathophysiology of basal ganglia with multiple lesions in both the striatum and the substantia nigra. Confin Neurol. 1975;37(4):329–356

[42] Lenz FA, Kwan HC, Dostrovsky JO, Tasker RR, Murphy JT, Lenz YE. Single unit analysis of the human ventral thalamic nuclear group. Activity correlated with movement. Brain. 1990; 113(Pt 6):1795–1821

[43] Raeva SN, Vainberg NA, Dubynin VA, Tsetlin IM, Tikhonov YN, Lashin AP. Changes in the spike activity of neurons in the ventrolateral nucleus of the thalamus in humans during performance of a voluntary movement. Neurosci Behav Physiol. 1999; 29(5):505–513

[44] Lenz FA, Tasker RR, Kwan HC, et al. Single unit analysis of the human ventral thalamic nuclear group: correlation of thalamic "tremor cells" with the 3–6 Hz component of parkinsonian tremor. J Neurosci. 1988; 8(3):754–764

[45] Lenz FA, Dostrovsky JO, Tasker RR, Yamashiro K, Kwan HC, Murphy JT. Single-unit analysis of the human ventral thalamic nuclear group: somatosensory responses. J Neurophysiol. 1988; 59(2):299–316

[46] McClean MD, Dostrovsky JO, Lee L, Tasker RR. Somatosensory neurons in human thalamus respond to speech-induced orofacial movements. Brain Res. 1990; 513(2):343–347

[47] Hutchison WD, Lozano AM, Tasker RR, Lang AE, Dostrovsky JO. Identification and characterization of neurons with tremor-frequency activity in human globus pallidus. Exp Brain Res. 1997; 113(3):557–563

[48] Starr PA, Turner RS, Rau G, et al. Microelectrode-guided implantation of deep brain stimulators into the globus pallidus internus for dystonia: techniques, electrode locations, and outcomes. J Neurosurg. 2006; 104(4):488–501

[49] Tisch S, Zrinzo L, Limousin P, et al. Effect of electrode contact location on clinical efficacy of pallidal deep brain stimulation in primary generalized dystonia. J Neurol Neurosurg Psychiatry. 2007; 78(12):1314–1319

[50] Kupsch A, Benecke R, Müller J, et al. Deep-Brain Stimulation for Dystonia Study Group. Pallidal deep-brain stimulation in primary generalized or segmental dystonia. N Engl J Med. 2006; 355(19):1978–1990

[51] Vidailhet M, Vercueil L, Houeto JL, et al. French Stimulation du Pallidum Interne dans la Dystonie (SPIDY) Study Group. Bilateral deep-brain stimulation of the globus pallidus in primary generalized dystonia. N Engl J Med. 2005;352(5):459–467

[52] Vitek JL, Delong MR, Starr PA, Hariz MI, Metman LV. Intraoperative neurophysiology in DBS for dystonia. Mov Disord. 2011; 26 Suppl 1:S31–S36

[53] Trottenberg T, Paul G, Meissner W, Maier-Hauff K, Taschner C, Kupsch A. Pallidal and thalamic neurostimulation in severe tardive dystonia. J Neurol Neurosurg Psychiatry. 2001; 70(4):557–559

[54] Gross RE, Lombardi WJ, Lang AE, et al. Relationship of lesion location to clinical outcome following microelectrode-guided pallidotomy for Parkinson's disease. Brain. 1999; 122(Pt 3):405–416

[55] Lozano AM, Hutchison WD. Microelectrode recordings in the pallidum. Mov Disord. 2002; 17 Suppl 3:S150–S154

[56] Hutchison WD, Levy R, Dostrovsky JO, Lozano AM, Lang AE. Effects of apomorphine on globus pallidus neurons in parkinsonian patients. Ann Neurol. 1997; 42(5):767–775

[57] Hutchison WD, Lozano AM, Davis KD, Saint-Cyr JA, Lang AE, Dostrovsky JO. Differential neuronal activity in segments of globus pallidus in Parkinson's disease patients. Neuroreport. 1994; 5(12):1533–1537

[58] Vitek JL. Pathophysiology of dystonia: a neuronal model. Mov Disord. 2002;17 Suppl 3:S49–S62

[59] Vitek JL, Chockkan V, Zhang JY, et al. Neuronal activity in the basal ganglia in patients with generalized dystonia and hemiballismus. Ann Neurol. 1999;46(1):22–35

[60] Lozano AM, Kumar R, Gross RE, et al. Globus pallidus internus pallidotomy for generalized dystonia. Mov Disord. 1997; 12(6):865–870

[61] DeLong MR. Primate models of movement disorders of basal ganglia origin. Trends Neurosci. 1990; 13(7):281–285

[62] Smith Y, Bevan MD, Shink E, Bolam JP. Microcircuitry of the direct and indirect pathways of the basal ganglia. Neuroscience. 1998; 86(2):353–387

[63] Carpenter MB, Whittier JR, Mettler FA. Analysis of choreoid hyperkinesia in the Rhesus monkey; surgical and pharmacological analysis of hyperkinesia resulting from lesions in the subthalamic nucleus of Luys. J Comp Neurol. 1950; 92(3):293–331

[64] Aziz TZ, Peggs D, Sambrook MA, Crossman AR. Lesion of the subthalamic nucleus for the alleviation of 1-methyl-4-phenyl-1,2,3,6-tetrahydropyridine (MPTP)-induced parkinsonism in the primate. Mov Disord. 1991; 6(4):288–292

[65] Benazzouz A, Boraud T, Féger J, Burbaud P, Bioulac B, Gross C. Alleviation of experimental hemiparkinsonism by high-frequency stimulation of the subthalamic nucleus in primates: a comparison with L-Dopa treatment. Mov Disord. 1996; 11(6):627–632

[66] Gao DM, Benazzouz A, Piallat B, et al. High-frequency stimulation of the subthalamic nucleus suppresses experimental resting tremor in the monkey. Neuroscience. 1999; 88(1):201–212

[67] Limousin P, Pollak P, Benazzouz A, et al. Effect of parkinsonian signs and symptoms of bilateral subthalamic nucleus stimulation. Lancet. 1995; 345(8942):91–95

[68] Alexander GE, Crutcher MD, DeLong MR. Basal ganglia-thalamocortical circuits: parallel substrates for motor, oculomotor, "prefrontal" and "limbic" functions. Prog Brain Res. 1990; 85:119–146

[69] Parent A, Hazrati LN. Functional anatomy of the basal ganglia. II. The place of subthalamic nucleus and external pallidum in basal ganglia circuitry. Brain Res Brain Res Rev. 1995; 20(1):128–154

[70] Monakow KH, Akert K, Künzle H. Projections of the precentral motor cortex and other cortical areas of the frontal lobe to the subthalamic nucleus in the monkey. Exp Brain Res. 1978; 33(3–4):395–403

[71] Gross RE, Krack P, Rodriguez-Oroz MC, Rezai AR, Benabid AL. Electrophysiological mapping for the implantation of deep brain stimulators for Parkinson's disease and tremor. Mov Disord. 2006; 21 Suppl 14:S259–S283

[72] Bergman H, Wichmann T, Karmon B, DeLong MR. The primate subthalamic nucleus. II. Neuronal activity in the MPTP model of parkinsonism. J Neurophysiol. 1994; 72(2):507–520

[73] Bezard E, Boraud T, Bioulac B, Gross CE. Involvement of the subthalamic nucleus in glutamatergic compensatory mechanisms. Eur J Neurosci. 1999; 11(6):2167–2170

[74] Wichmann T, Bergman H, DeLong MR. The primate subthalamic nucleus. I. Functional properties in intact animals. J Neurophysiol. 1994; 72(2):494–506

[75] Levy R, Hutchison WD, Lozano AM, Dostrovsky JO. High-frequency synchronization of neuronal activity in the subthalamic nucleus of parkinsonian patients with limb tremor. J Neurosci. 2000; 20(20):7766–7775

[76] Benazzouz A, Breit S, Koudsie A, Pollak P, Krack P, Benabid AL. Intraoperative microrecordings of the subthalamic nucleus in Parkinson's disease. Mov Disord. 2002; 17 Suppl 3:S145–S149

[77] Starr PA, Christine CW, Theodosopoulos PV, et al. Implantation of deep brain stimulators into the subthalamic nucleus: technical approach and magnetic resonance imaging-verified lead locations. J Neurosurg. 2002; 97(2):370–387

[78] Laitinen LV. Brain targets in surgery for Parkinson's disease. Results of a survey of neurosurgeons. J Neurosurg. 1985; 62(3):349–351

[79] Svennilson E, Torvik A, Lowe R, Leksell L. Treatment of parkinsonism by stereotatic thermolesions in the pallidal region. A clinical evaluation of 81 cases. Acta Psychiatr Scand. 1960; 35(3):358–377

[80] Laitinen LV. Pallidotomy for Parkinson's disease. Neurosurg Clin N Am. 1995;6(1):105–112

[81] Maiti TK, Konar S, Bir S, Kalakoti P, Nanda A. Intra-operative micro-electrode recording in functional neurosurgery: Past, present, future. J Clin Neurosci. 2016; 32:166–172

[82] Larson PS, Starr PA, Bates G, Tansey L, Richardson RM, Martin AJ. An optimized system for interventional magnetic resonance imaging-guided stereotactic surgery: preliminary evaluation of targeting accuracy. Neurosurgery. 2012; 70(1) Suppl Operative:95–103, discussion 103

[83] Burchiel KJ, McCartney S, Lee A, Raslan AM. Accuracy of deep brain stimulation electrode placement using intraoperative computed tomography without microelectrode recording. J Neurosurg. 2013; 119(2):301–306

[84] Starr PA, Markun LC, Larson PS, Volz MM, Martin AJ, Ostrem JL. Interventional MRI-guided deep brain stimulation in pediatric dystonia: first experience with the ClearPoint system. J Neurosurg Pediatr. 2014; 14(4):400–408

[85] Mirzadeh Z, Chapple K, Lambert M, et al. Parkinson's disease outcomes after intraoperative CT-guided "asleep" deep brain stimulation in the globus pallidus internus. J Neurosurg. 2016; 124(4):902–907

[86] Starr PA, Martin AJ, Ostrem JL, Talke P, Levesque N, Larson PS. Subthalamic nucleus deep brain stimulator placement using high-field interventional magnetic resonance imaging and a skull-mounted aiming device: technique and application accuracy. J Neurosurg. 2010; 112(3):479–490

[87] Ostrem JL, Galifianakis NB, Markun LC, et al. Clinical outcomes of PD patients having bilateral STN DBS using high-field interventional MR-imaging for lead placement. Clin Neurol Neurosurg. 2013; 115(6):708–712

[88] Ostrem JL, Ziman N, Galifianakis NB, et al. Clinical outcomes using ClearPoint interventional MRI for deep brain stimulation lead placement in Parkinson's disease. J Neurosurg. 2016; 124(4):908–916

[89] McClelland S, III. A cost analysis of intraoperative microelectrode recording during subthalamic stimulation for Parkinson's disease. Mov Disord. 2011;26(8):1422–1427

[90] Jacob RL, Geddes J, McCartney S, Burchiel KJ. Cost analysis of awake versus asleep deep brain stimulation: a single academic health center experience. J Neurosurg. 2016; 124(5):1517–1523

[91] Alkhani A, Lozano AM. Pallidotomy for parkinson disease: a review of contemporary literature. J Neurosurg. 2001; 94(1):43–49

[92] Palur RS, Berk C, Schulzer M, Honey CR. A meta-analysis comparing the results of pallidotomy performed using microelectrode recording or macroelectrode stimulation. J Neurosurg. 2002; 96(6):1058–1062

[93] de Bie RM, de Haan RJ, Schuurman PR, Esselink RA, Bosch DA, Speelman JD. Morbidity and mortality following pallidotomy in Parkinson's disease: a systematic review. Neurology. 2002; 58(7):1008–1012

[94] Higuchi Y, Iacono RP. Surgical complications in patients with Parkinson's disease after posteroventral pallidotomy. Neurosurgery. 2003; 52(3):558–571,discussion 568–571

[95] Zrinzo L, Foltynie T, Limousin P, Hariz MI. Reducing hemorrhagic complications in functional neurosurgery: a large case series and systematic literature review. J Neurosurg. 2012; 116(1):84–94

[96] Gorgulho A, De Salles AA, Frighetto L, Behnke E. Incidence of hemorrhage associated with electrophysiological studies performed using macroelectrodes and microelectrodes in functional neurosurgery. J Neurosurg. 2005; 102(5):888–896

[97] Obeso JA, Olanow CW, Rodriguez-Oroz MC, Krack P, Kumar R, Lang AE, Deep-Brain Stimulation for Parkinson's Disease Study Group. Deep-brain stimulation of the subthalamic nucleus or the pars interna of the globus pallidus in Parkinson's disease. N Engl J Med. 2001; 345(13):956–963

[98] Binder DK, Rau GM, Starr PA. Risk factors for hemorrhage during microelectrode-guided deep brain stimulator implantation for movement disorders. Neurosurgery. 2005; 56(4):722–732, discussion 722–732

[99] Saleh S, Swanson KI, Lake WB, Sillay KA. Awake neurophysiologically guided versus asleep MRI-guided STN DBS for Parkinson disease: a comparison of outcomes using levodopa equivalents. Stereotact Funct Neurosurg. 2015; 93(6):419–426

[100] Jimenez-Shahed J, York M, Smith-Gloyd EM, Jankovic J, Viswanathan A. MER vs. MRI guidance in placement of DBS electrodes for Parkinson's disease. Mov Disord. 2014; 29 Suppl 1:68:1–687

4 Implante de Eletrodo Orientado por Investigação Intraoperatória por Imagens

R. Mark Richardson

Sumário

Este capítulo apresenta um esboço da evolução do implante de eletrodo para estimulação cerebral profunda (DBS) com base em investigação intraoperatória por imagens. São revisados os dados atuais dos resultados após esse implante via tomografia computadorizada intraoperatória ou por imagens de ressonância magnética intervencionista (iMRI). Uma descrição prática do fluxo de trabalho para DBS-iMRI está incluída junto a observações sobre a evolução futura em potencial dessa técnica.

Palavras-chave: estimulação cerebral profunda, transtornos de movimento, MRI de intervenção, MRI intraoperatória, CT intraoperatória, neurocirurgia estereotáctica.

4.1 Introdução

Muitos estudos randomizados e controlados estabeleceram a estimulação profunda do cérebro (DBS) como o padrão atual de cuidados para a doença de Parkinson (PD) com flutuações motoras causadas pelo aumento no tempo de folga, melhora na qualidade de vida e redução em medicamentos, em comparação apenas com o tratamento clínico.[1-3] Por isso, a DBS para PD forneceu uma indicação modelo para o desenvolvimento do implante de eletrodo baseado em investigação intraoperatória por imagens em pacientes mediante anestesia geral como alternativa para o implante baseado em neurofisiologia. A questão principal não é mais saber se a DBS ajuda pacientes com PD, mas até onde o método de implante de eletrodo afeta a eficácia da DBS. O uso da investigação intraoperatória por imagens para implante de eletrodo de DBS em distonia e tremor essencial está evoluindo de maneira similar. Este capítulo discute a evolução do subcampo do implante de eletrodo para DBS com base na investigação intraoperatória por imagens.

4.2 Evolução do Implante de Derivação no Paciente Adormecido

A base fundamental para a recente mudança para DBS "adormecida", ou seja, DBS mediante anestesia geral na ausência de registro de microeletrodos (MER) é a experiência acumulada do campo na verificação das localizações efetivas de derivações para DBS usando a investigação intraoperatória por imagens de ressonância magnética (MRI). Outros fatores importantes incluem o desejo de alguns pacientes de evitarem um procedimento de mapeamento cerebral enquanto acordados e o desejo de pacientes com sintomas intensos de evitarem o desconforto potencial que ocorreria com a cirurgia enquanto acordados. Atualmente, dois métodos gerais predominam para o implante de derivações para DBS em pacientes mediante anestesia geral: a DBS com base na MRI intraoperatória (iMRI) com captação de imagens em tempo real e a DBS com base em tomografia computadorizada intraoperatória (iCT) com aquisição imediata de imagens após o implante. Antes do advento dessas técnicas, porém, alguns centros já tinham adotado a DBS sem MER regularmente, geralmente mediante anestesia geral usando MRI imediata após a operação para confirmar a localização dos eletrodos.

No início dos anos 2000, Gill *et al.* desenvolveram um método para implante de tubos-guia e estiletes radiopacos no STN e verificação da exatidão do alvo com MRI, antes do implante do eletrodo.[4] Esse método pode ser conduzido com o paciente sob anestesia geral, embora esse grupo tenha usado inicialmente a macroestimulação por meio do eletrodo para DBS para avaliar a necessidade de ajuste da trajetória,[5] informando melhora de 61% nos escores sem medicamentos da *Unified Parkinson's Disease Rating Scale* (UPDRS) III após um ano.

Por muitos anos, Hariz *et al.* defenderam que MER não era necessário para implante bem sucedido para DBS em PD, baseando-se, em vez disso, no monitoramento dinâmico de impedância, incluindo pacientes sob anestesia geral.[6] Nesse método, um eletrodo de radiofrequência com ponta lisa avança até o alvo antes da inserção do eletrodo para DBS. Imediatamente após o implante desses eletrodos, todos os pacientes são submetidos a uma varredura estereotáctica por MRI para confirmar as posições dos eletrodos antes do implante do gerador de pulso. A cirurgia não será considerada concluída até que a confirmação aceitável do eletrodo seja confirmada. Essa abordagem mostrou ser segura e eficaz com melhora de 52% nos escores do UPDRS III sem medicação após 1 ano.

Deve-se mencionar que Machado *et al.* informaram uma abordagem à DBS verificada por MRI que é específica para iMRI. Esse grupo estudou 33 pacientes com transtornos de movimento (64 derivações totais, 27 pacientes com PD). Todos os pacientes foram submetidos ao implante com técnicas baseadas em estruturas padronizadas mediante anestesia geral e sem MER.[7] As imagens de ressonância magnética foram adquiridas imediatamente após o implante do eletrodo e fundidas ao plano pré-operatório para verificar a exatidão. Os autores informaram 27 implantes de globo pálido interno (GPi) com iMRI para PD com redução média de 46% nos escores do UPDRS III.

4.3 DBS Intraoperatória verificada por CT

Ponce e colaboradores[8-10] foram pioneiros no uso da iCT para verificação imediata de locais para eletrodos para DBS (iCT-DBS) em pacientes sob anestesia geral. Por esse método, a DBS-Vim com paciente acordado para tratar tremor essencial sem estimulação de teste intraoperatório foi informada como segura e eficaz como o implante de eletrodo com paciente acordado (N = 17).[9] Em um estudo de acompanhamento prospectivo, os resultados também não foram diferentes entre sujeitos implantados enquanto acordados (16) *versus* adormecidos (40).[10] Isso é muito digno de nota, dado que Vim não pode ser visualizado em 1,5 T ou 3 T, exigindo um tipo de segmentação direta com base somente em outros pontos de referência.

Para DBS em pacientes com PD, dados de resultados de 6 meses foram informados de um estudo de 78 sujeitos com GPi (16 acordados, 62 adormecidos) e 55 STN (14 acordados, 41 adormecidos).[8] A melhora no escore do UPDRS-III com estimulação não foi diferente entre grupos acordados e adormecidos para segmentos: GPi (acordados 38,5%; adormecidos 37,5%) ou STN (acordados 40,3%; adormecidos 48,8%). Um estudo separado de Burchiel *et al.*[11] mostrou, de modo similar, não haver diferença na melhora dos escores de UPDRS II ou III entre sujeitos submetidos à DBS adormecidos (N = 30) *versus* acordados (N = 39), embora a coorte acordada representasse um controle mais histórico em vez de prospectivo. E o mais interessante, os resultados da DBS com pacientes adormecidos nesse estudo foram superiores em relação à fluência da fala e à qualidade de vida.

Ao se comparar o implante de eletrodos para DBS em pacientes acordados *versus* iCT-DBS, não foram identificadas diferenças significativas em complicações, período de internação e readmissões após 30 dias,[12] enquanto a iCT-DBS realizada com pacientes adormecidos pode estar associada à variação mais baixa de custo em relação a procedimentos com pacientes acordados.[13]

4.4 DBS Orientada por MRI Intraoperatória ou MRI Intervencionista

O implante de eletrodo para DBS orientado por iMRI (iMRI-DBS) se baseia na confirmação em tempo real do alinhamento correto da trajetória e colocação da derivação. O benefício da iMRI sobre outras abordagens de verificação anatômica está no fato de a iMRI permitir ao cirurgião corrigir a falta de exatidão no planejamento da trajetória antes da colocação do eletrodo, quase sempre resultando em uma única penetração cerebral para essa inserção. A precisão obtida por verificação funcional de localização de eletrodo com MER permitiu o campo da iMRI-DBS. Localizações de eletrodos por imagens após inserção orientada por MER demonstraram que o território sensitivo-motor fica na porção dorsolateral do STN,[14,15] e na porção lateral posterior ventral do GPi,[16] permitindo a identificação do território funcional desses núcleos por visualização direta na MRI.

Atualmente, o sistema ClearPoint é a única plataforma aprovada pela Food and Drug Administration (FDA) para procedimentos estereológicos baseados em iMRI. Essa plataforma, cujos pioneiros são um grupo da University of California San Francisco (UCSF), se baseia no conceito da estereotaxia prospectiva, o alinhamento de um guia de trajetória montado no crânio em um sistema de MRI.[17] Essa abordagem fornece detecção imediata de complicações, elimina a necessidade de mapeamento por microeletrodos e reduz as penetrações cerebrais. Os aspectos principais dessa estratégia são: (1) posição do paciente em supino no portal da MRI com anestesia geral; (2) integração de planejamento, inserção e confirmação simultânea por MRI da colocação do eletrodo para DBS durante um único procedimento; (3) alinhamento da trajetória e inserção do eletrodo para DBS via um guia de trajetória montado em um orifício de trepanação em lugar de uma estrutura estereotáctica tradicional e sistema de arco; (4) definição de coordenadas de segmento com relação ao isocentro da MRI em vez de a um espaço estereotáctico separado usando marcadores de referência. Dependendo da preferência pela maneira em que a dura é aberta, a aquisição de imagens segmentares também pode ocorrer após a criação do orifício de trepanação e entrada de ar intracraniano, para considerar o desvio do cérebro.

A primeira validação da exatidão do sistema ClearPoint ocorreu em primatas animais,[18] seguida pela simulação do fluxo de trabalho no cérebro humano *post-mortem*,[19] e ambas demonstraram erro médio de segmentação inferior a 1 mm.

Subsequentemente à aprovação pela FDA em 2012, o grupo UCSF informou resultados de 1 ano após iMRI-DBS para PD em melhora de 40% no escore do UPDRS III. Outros grupos informaram várias medidas de resultados de iMRI-DBS para PD, todas elas similares àquelas dos estudos de resultados de DBS com base em MER para PD (▶ Tabela 4.1), com índices similares de baixas complicações. Um argumento clássico contra a inserção de eletrodo de DBS em pacientes adormecidos é o fato de que a falta de verificação funcional de localização de eletrodo aumenta o risco de efeitos colaterais resultantes da estimulação. Por outro lado, nosso estudo retrospectivo de uma coorte contemporânea de 45 pacientes consecutivos submetidos ao implante de eletrodo para DBS orientado ou por iMRI ou por MER mostrou que os limiares de reações adversas durante a programação inicial foram levemente inferiores no grupo orientado por MER, com limiares similares quanto a benefício clínico e sem diferença significativa na redução de sintomas ou de doses equivalentes de levodopa.[21] Esses achados reforçaram o trabalho anterior indicando que o implante de eletrodo para DBS orientado por iMRI ocorre com maior exatidão anatômica, em locais que demonstraram ser a região funcional apropriada do STN pela produção de resultados clínicos equivalentes.[7,20,22,23]

E o mais importante, em um período de estudos de 10 anos, o grupo UCSF informou implantes de 272 eletrodos em 164 procedimentos cirúrgicos guiados por iMRI, com índice geral de infecção de 3,6%.[24] Uma modificação da prática esterilizada ocorreu após os 10 primeiros pacientes, reduzindo esse índice para 2,6%, que ocorreu no sítio do gerador de pulso interno (IPG). O autor observou uma infecção do couro cabeludo em 70 casos de iMRI-DBS, que foi tratada com sucesso com antibióticos intravenosos e orais sem remoção do *hardware*.

4.4.1 Cenário de iMRI

Dependendo dos recursos de uma instituição, os procedimentos de iMRI podem ser conduzidos ou em salas de iMRI ou em salas de diagnóstico padronizado de MRI. Em qualquer um dos casos, há vários outros fatores a considerar no cenário da iMRI. Primeiro, deve haver espaço adequado para que os anestesistas possam desempenhar as funções que lhes competem. Isso inclui uma área separada fora da sala de MRI em que os pacientes possam ser intubados e os acessos possam ser colocados. Nos grandes hospitais, a maioria das salas de varredura diagnóstica consegue acomodar ventiladores para manuseio de pacientes intubados (▶ Fig. 4.1a), mas nem todas possuem espaço adequado para um equipamento de anestesia, casos em que os anestesiologistas podem precisar monitorar o paciente fora da sala de varredura. Além disso, a sala de varredura deve ter espaço adequado na extremidade oposta do diâmetro da MRI para a mesa esterilizada e espaço para o

Tabela 4.1 Resultados clínicos de estudos publicados sobre iMRI

Estudo	Método	Nº de sujeitos (alvo)	Melhora sem medicamentos UPDRS	Meses após operação	Redução LED (%)
Ostrem *et al.*[25]	Nexframe	17 (STN)	49%	6	25
Sidiropoulos *et al.*[23]	ClearPoint	12; 6 (STN), 6 (GPi)	46% (STN), 41% (GPi)	14 (± 4)	0
Saleh *et al.*[22]	ClearPoint	14 (STN)	NR	6	49
Ostrem *et al.*[20]	ClearPoint	20; 16 (STN), 4 (GPi)	40%	12	21
Lee *et al.*[21]	ClearPoint	21 (STN)	a	8 (± 4)	35

Abreviações: GPI, globo pálido interno; NR, não informado; STN, núcleo subtalâmico.
a Sem medicamentos pré-cirúrgicos *versus* sem/com medicamentos pós-cirúrgicos – dados da estimulação não colhidos; com medicamentos pré-cirúrgicos *versus* com medicamentos pós-cirúrgicos – melhora em estimulação foi de 21%.

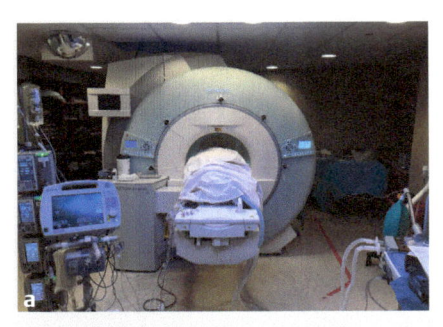

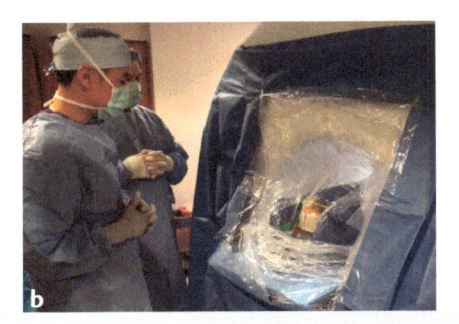

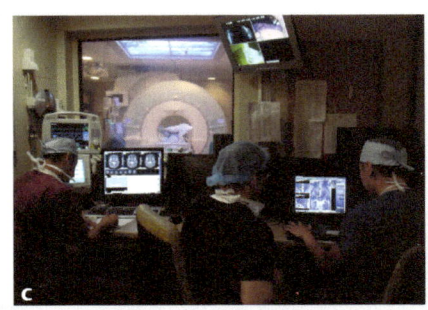

Fig. 4.1 Sala de investigação diagnóstica por imagens durante iMRI-DBS. A visualização pela janela da sala de controle da MRI mostra como a anestesia está posicionada ao pé do pórtico **(a)**. A cirurgia ocorre na extremidade oposta à do furo **(b)**. O cirurgião vai para a sala de controle da MRI para as etapas de planejamento e avaliação **(c)**.

cirurgião operar (▶ Fig. 4.1b). Essa sala também deve ser equipada com iluminação adequada e conexões apropriadas para broca elétrica pneumática e de sucção compatível para MRI. Por fim, um escâner de grandes proporções é altamente desejado para permitir a liberação adequada da estrutura estereotáctica durante o procedimento de alinhamento. Os autores usam o sistema ClearPoint em um escâner Siemens Magneton de 1,5 T para todos os procedimentos de iMRI. Embora a plataforma ClearPoint seja aprovada para uso em escâneres 3 T, nessa potência de campo o potencial para distorção da imagem deverá ser cuidadosamente avaliado. O grupo UCSF foi o primeiro a comparar diretamente a inserção de eletrodos em escâneres de 1,5 T e de 3 T, não tendo identificado diferença em erro radial, número de trajetórias adicionais ou duração do procedimento.[26] Recomenda-se a contribuição de um especialista em MR para o estabelecimento inicial de parâmetros de varredura em um escâner 3 T específico para um sítio.

4.4.2 Sequências de MRI para Segmentação Anatômica

As sequências para procedimentos de iMRI fornecem, idealmente, a visualização clara do segmento alvo de interesse. STN e GPi acumulam depósitos de ferro com o envelhecimento e isso cria um artefato visível na investigação por imagens de MR. Tradicionalmente, o GPi foi segmentado usando-se uma imagem ponderada em T1 por densidade prótons.[27] Descobrimos que as sequências mais recentes de eco de gradiente deterioradas e ponderadas em T1 (BRAVO em consoles GE, MPRAGE em consoles Siemens) também fornecem bom contraste de tecido para identificação do GPi. A sequência de recuperação de inversão em T1 de aquisição rápida de substância cinza por 3 T MRI (FGATIR) é uma escolha popular para visualizar o globo pálido, dado seu delineamento da lâmina interna.[28] Continuamos a usar uma imagem volumétrica de eco de rotação rápida ponderada em T2 visualizando o STN.[29] Essa varredura também é, frequentemente, útil para visualizar o GPi em conjunto com uma sequência de recuperação de inversão. A investigação por imagens ponderada na susceptibilidade é altamente sensível à deposição de ferro encontrada no STN e pode oferecer melhor definição desse núcleo em relação à investigação padrão por imagens baseada em T2.[30] Ela pode resultar em distorção em potências de campo mais altas, entretanto, que devem ser corrigidas com mapas de susceptibilidade para evitar erros de segmentação. Ao contrário dos alvos de STN e GPi, que são visíveis em decorrência de suas deposições de ferro, o alvo do núcleo intermediário ventral (Vim) não é distinguível das regiões talâmicas adjacentes em 1,5 T. A MRI com potência de campo mais alta[31] e/ou a adição de tractografia[32] podem permitir segmentação, com base em imagens, mais precisa de núcleos intratalâmicos no futuro.

4.4.3 Fluxo de Trabalho do Sistema ClearPoint

O sistema ClearPoint tem um *software* especialmente desenhado de guia de trajetória (SmartFrame) e de planejamento integrado que permite que a investigação por imagens oriente cada um desses passos no procedimento; (1) aquisição de um planejamento inicial volumétrico de MRI e de trajetória; (2) inserção do SmartFrame montado no crânio e criação do orifício de trepanação; (3) definição de coordenadas de alvos com relação ao isocentro da MRI; (4) alinhamento de trajetória, punção dural e inserção de eletrodo para DBS; e (5) confirmação da colocação do eletrodo para DBS.

Após a intubação e a colocação da linha arterial, o procedimento tem início com a raspagem da cabeça e a infiltração de anestésico local contendo epinefrina no couro cabeludo ao nível da sutura coronal, antes da transferência do paciente para a sala da MRI. A cabeça é fixa em um dispositivo de fixação no portal do equipamento de MRI com pinos para crânio e um suporte de cabeça que permite o posicionamento de duas espirais em alça uma em cada lado da cabeça. A cabeça do paciente é trazida através do furo de escâner e preparada e embrulhada usando lençol elástico personalizado que permite o movimento para dentro e para fora da cabeça no escâner sem contaminar o campo operatório. Destaques e atualizações nesse procedimento são fornecidos nos parágrafos a seguir. Observar que os passos detalhados desse processo já foram descritos em outro lugar,[33-35] incluindo no excelente livro eletrônico (iBook) *Interventional MR-Guided DBS* (http://itunes.apple.com/us/book/interventional-mri-guided-dbs/id554568402?mt=13)

O *software* de planejamento ClearPoint está disponível em uma estação de trabalho isolada na sala de controle da MRI e se comunica com o console de MR via um *link* de rede (▶ Fig. 4.1c). O fluxo de trabalho geral é dividido em quatro estágios diferentes no *software*: planejamento do orifício de trepanação (entrada), seleção de alvo e visualização da trajetória (alvo), alinhamento do guia de trajetória (navegação) e monitoramento da inserção (avaliação). O *software* fornece as coordenadas de grade em que os orifícios de trepanação devem ser criados para os sítios de entrada planejados. Há duas opções para a montagem do SmartFrame: (1) uma base que se monta diretamente ao crânio após retração de uma incisão maior, ou (2) uma estrutura que se monta no crânio por meio de parafusos percutâneos com parafusos adicionais escareados no couro cabeludo para maximizar a estabilidade. A prática dos autores evoluiu para preferir a base montada percutaneamente, que usa duas pequenas incisões retraídas com sutura (▶ Fig. 4.2). Em comparação com a cirurgia tradicional com base em halos, os pontos de entrada laterais podem ser limitados

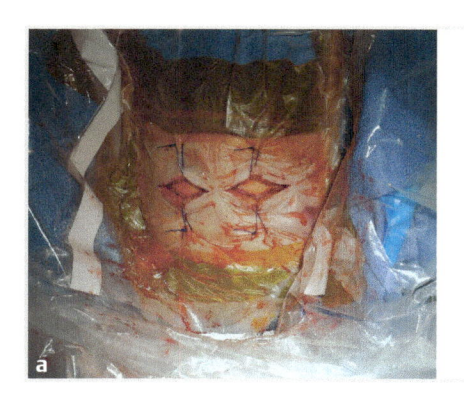

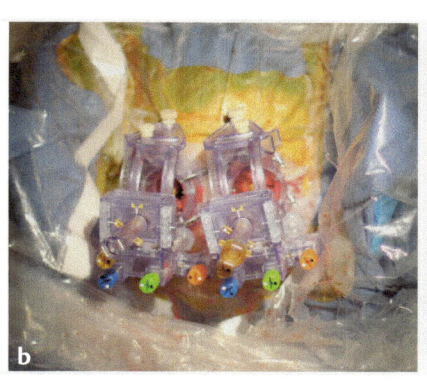

Fig. 4.2 SmartFrames montados no couro cabeludo. Incisões bilaterais são retraídas usando suturas temporárias **(a)**. Os SmartFrames são então anexos lado a lado **(b)**. Nessa imagem, orifícios de trepanação foram feitos após a fixação das bases do SmartFrame e a base de travamento do fabricante de estimulação profunda do cérebro foi anexada antes da montagem das torres do SmartFrame. Na prática atual, anexamos um osso de cão de titânio nesse estágio, mas deixamos os orifícios de trepanação para após o término do alinhamento, a ser feito com um furador manual.

pela presença de artefatos das bobinas. Da mesma forma, embora a segmentação simultânea de GPi seja possível se as trajetórias escolhidas forem planejadas de lateral para medial, as trajetórias parassagitais tradicionais geralmente exigirão implante sequencial unilateral de GPi em razão da incapacidade de se montar duas bases de SmartFrame com menos de aproximadamente 4,5 cm de distância entre os orifícios de trepanação.

Uma vez aberto o couro cabeludo, os SmartFrames são montados sobre as marcas previamente feitas pelo furador. Uma broca pneumática pode ser usada para criar orifícios de trepanação centralizados nessas marcas furadas ou, se a estrutura de montagem no couro cabeludo for usada, o orifício poderá ser retardado até o alinhamento da estrutura e efetuado com uma broca manual. Os autores suspenderam, recentemente, o uso do bloqueio e da base dos eletrodos fornecidos pelo fabricante para DBS. Em vez disso, eles usam, atualmente, uma pequena placa de titânio para fixar o eletrodo, que é fixa com um parafuso nesse momento, para estar disponível uma vez a derivação devidamente inserida. Os autores também preferem deixar a dura fechada nesta etapa e puncioná-la mais tarde com uma sonda de cerâmica afiada, logo antes da inserção do eletrodo para DBS. O fluxo de trabalho atualmente preferido dos autores é mostrado na ▶ Fig. 4.3. Alguns cirurgiões preferem visualizar a superfície cortical durante a penetração da sonda, especialmente se houver qualquer questão sobre a proximidade da vascularização cortical ao ponto de entrada da pia mater. Se for necessário abrir amplamente a dura, essas aberturas deverão ser concluídas nesta etapa para permitir a ocorrência potencial de desvio do cérebro antes de repetir as varreduras de segmentação anatômica.

Uma vez essas varreduras de segmentação obtidas e transferidas para o *software* ClearPoint, o alvo é selecionado com base na visualização anatômica direta. Nesta etapa, a trajetória final dependerá da posição montada do guia de trajetória; portanto, deve-se confirmar que a trajetória combina com aquela originalmente intencionada. Se o SmartFrame não foi montado de modo ideal com relação ao ponto de entrada cortical intencionado, o *software* permitirá ao cirurgião deslocar a ponta da cânula alvo usando o estágio X-Y, até 2,5 mm. Se essa manobra for tomada, deve-se antecipar a necessidade de se basear nos ajustes de *pitch* e *roll* nas etapas subsequentes, desde que a sala pequena possa permanecer na etapa X-Y. Após as instruções seriadas subsequentes com base em MRI para alinhar o SmartFrame, um erro de vetor prognosticado inferior a 0,5 mm deverá ser obtido.

Uma vez ambos os SmartFrames alinhados, antes da inserção dos eletrodos para DBS, insere-se uma sonda de cerâmica de ponta fina para perfurar bruscamente a dura e a pia em uma só manobra. Uma sonda separada é usada de cada lado para evitar quaisquer problemas que possam ocorrer por causa do reuso (p. ex., retração ou dano à bainha plástica) e inserida cerca de 1 a 2 cm no parênquima cerebral para assegurar a penetração suave subsequente à sonda de cerâmica cega. Usando-se esse método, o cirurgião deverá planejar a entrada de modo que a sonda não passe muito próxima aos vasos corticais. A seguir, a sonda cega de cerâmica é inserida no alvo e as varreduras são obtidas para verificar a segmentação correta e a ausência de complicações, antes do implante do eletrodo. Deve-se notar que se a dura foi aberta em etapa anterior, é fundamental que o cirurgião confirme que a pia esteja suficientemente aberta antes da inserção da sonda cega, e que a sonda seja visualizada ao entrar na pia com deflexão cortical mínima para minimizar o risco de hemorragia cortical. Ao passar a sonda de cerâmica, o cirurgião também deverá estar alerta de que não há resistência incomum que pudesse indicar deflexão potencial fora do osso na borda do orifício de trepanação. Se houver suspeita de complicação, a investigação por imagens poderá ser conduzida sem a inserção completa da sonda e a decisão sobre se continuar, modificar ou abortar o procedimento deverá ser tomada.

Depois que a sonda for colocada na profundidade do alvo, uma etapa final de avaliação é conduzida para determinar o erro de segmentação comparando-se a distância desde o artefato da sonda até o alvo intencionado (▶ Fig. 4.4). Se a exatidão dessa segmentação não for aceitável, o *software* poderá calcular o ajuste necessário na etapa X-Y e o cirurgião poderá remover a sonda e a bainha, fazer o ajuste e reinserir. Ao medir a extensão da inserção no eletrodo de DBS, os autores adicionam, tipicamente, 2 mm na segmentação do STN (plano de segmento tipicamente 4 mm inferiores à linha AC-PC) e 4 mm na segmentação do GPi (plano de segmentação geralmente na região da linha AC-PC). Essa manobra tenta considerar a intenção de deixar o fundo do contato mais profundo na borda ventral do STN ou logo superior e lateral ao trato óptico na segmentação do GPi e essas distâncias são coerentes com as profundidades de implante típicas dos autores, orientadas por MER.

4.5 Seleção de Pacientes para DBS Mediante Anestesia Geral

De maneira geral, a inserção de eletrodos para DBS com paciente adormecido é apropriada para todos os pacientes candidatos a procedimentos de DBS com paciente acordado. Entretanto, em muitas instituições a falta de disponibilidade de tempo para varredura de MRI (ou de iCT) limita a DBS para pacientes adormecidos que preferem plenamente estar adormecidos ou que não podem tolerar o procedimento acordados. Existem alguns pacientes que não são adequados para o procedimento tradicional mediante sedação por causa de um controle menos confiável das vias aéreas, como aqueles com torcicolo intenso ou outras considerações anatômicas que aumentam a probabilidade de obstrução das vias aéreas.

❑ Posicionamento do paciente e fixação da cabeça

❑ Preparação e campo cirúrgico

❑ Varredura volumétrica em T1 com contraste

❑ Segmentação indireta e planejamento de trajetória

❑ Incisões e montagem de SmartFrames montados no couro cabeludo

❑ Varreduras de segmentação volumétrica

❑ Segmentação direta e verificação de trajetória

❑ Deslocamento do ponto de entrada X-Y se necessário

❑ Varreduras de alinhamento

❑ Orifícios de trepanação com furador de torção

❑ Verificação de alinhamento

❑ Punção dural com sonda afiada

❑ Inserção de sonda lisa de cerâmica no alvo

❑ Varredura de verificação de exatidão

❑ Implante de eletrodo

❑ Varredura pós-implante

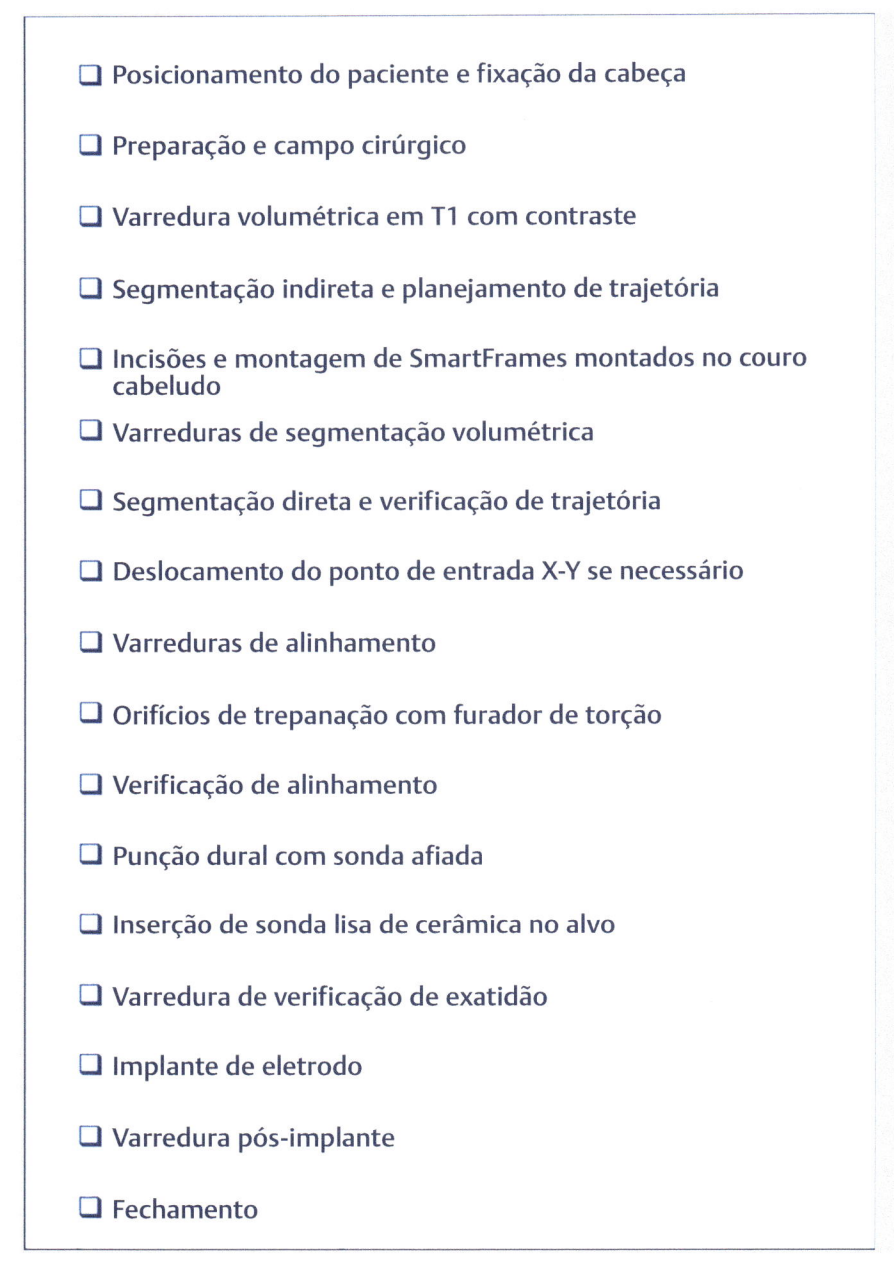

❑ Fechamento

Fig. 4.3 Fluxo de trabalho do ClearPoint. Etapas realizadas para implante bilateral simultâneo de eletrodos para estimulação profunda do cérebro, em ordem descendente. Embora não mostrado aqui, uma lista de verificação de segurança e de início do caso é revisada após o posicionamento do paciente durante o "tempo cirúrgico".

Claramente, executar o procedimento mediante anestesia geral remove as preocupações sobre ansiedade significativa que poderia comprometer a habilidade de um paciente em cooperar com um procedimento acordado. Uma vez que os pacientes não são solicitados a suspender os medicamentos para ficarem sintomáticos para verificação intraoperatória, essa fonte de desconforto também é removida. Pacientes com dificuldades de comunicação, como aqueles com disartria intensa, perda de audição ou não fluentes na linguagem nativa também são excelentes candidatos para DBS com pacientes adormecidos. No programa dos autores, alguns pacientes são direcionados principalmente para a cirurgia com iMRI quando a ansiedade significativa é a indicação mais comum, seguida do desconforto físico secundário aos sintomas de doença avançada. A iMRI e os procedimentos com paciente acordado são ambos ofertados aos pacientes remanescentes e eles podem escolher sua preferência.

4.6 Direções Futuras

Se for aceito que a DBS com paciente adormecido está atualmente retornando resultados clínicos equivalentes aos resultados históricos obtidos com o implante de eletrodo guiado por MER, surgirá a questão sobre como obter resultados melhores. Melhorar e padronizar a visualização do alvo é a etapa essencial. Métodos têm sido recentemente desenvolvidos para visualizar com exatidão o STN e o GPi em uma MRI clínica padrão transformando-se as informações disponíveis em um conjunto de dados de MRI de 7 T e identificando, ainda, o território motor de cada núcleo usando parcelamento baseado em tractografia.[36-38] Incorporar avanços como esses em fluxos de trabalho de DBS com pacientes adormecidos pode levar a resultados clínicos melhorados ao permitir um planejamento específico de alvos individualizado e altamente específico.

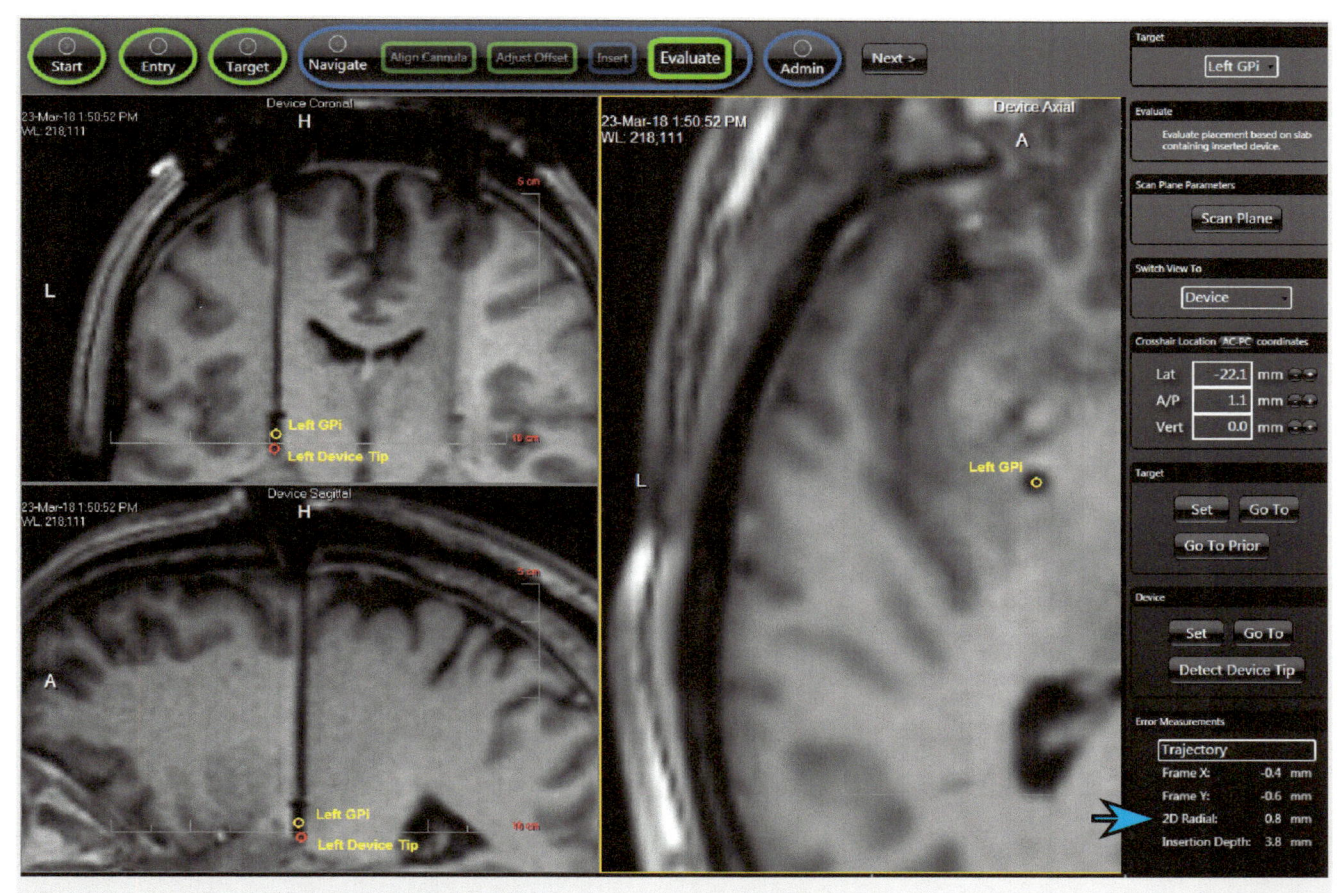

Fig. 4.4 Etapa de avaliação durante iMRI-DBS por ClearPoint. Três planos mostrando a localização final do eletrodo (ponta do dispositivo à esquerda) em relação à localização do alvo (GPi esquerdo). Um erro radial de 2D de 0,8 mm está indicado nesse exemplo (*seta azul*).

Uma vez que o campo da DBS está entrando na era da DBS em circuito fechado ou adaptativo,[39] é razoável considerar como a inserção de sensores corticais em potencial possa ser obtida em DBS com paciente adormecido. Por exemplo, a confirmação fisiológica de engajamento de um alvo de rede de trabalho será necessária? Ou essas redes de trabalho podem ser mapeadas de maneira não invasiva antes da cirurgia em cada indivíduo e segmentadas com base em um local anatômico específico do paciente? Nesse último caso, os métodos de investigação por imagens para verificação em tempo real de localizações de eletrodos corticais precisarão ser desenvolvidos.

Concluindo, o aumento recente em DBS com pacientes adormecidos provavelmente ajudou a trazer a terapia de DBS a um número grande e significativo de pacientes que, caso contrário, poderiam não ser considerados para se submeterem à cirurgia com pacientes acordados, traduzindo-se em um ganho de vários anos de qualidade de vida melhorada para esses pacientes e em benefícios à jusante para a sociedade. Uma vez que aperfeiçoamentos tecnológicos continuam a melhorar resultados da DBS com pacientes adormecidos, que já parecem ser equivalentes àqueles obtidos com a DBS tradicional com pacientes acordados, um novo desafio para o campo é identificar as indicações e as condições para as quais a cirurgia com paciente acordado será necessária no futuro.

Referências Bibliográficas

[1] Weaver FM, Follett K, Stern M, et al. CSP 468 Study Group. Bilateral deep brain stimulation vs best medical therapy for patients with advanced Parkinson disease: a randomized controlled trial. JAMA. 2009; 301(1):63–73
[2] Schuepbach WM, Rau J, Knudsen K, et al. EARLYSTIM Study Group. Neurostimulation for Parkinson's disease with early motor complications. N Engl J Med. 2013; 368(7):610–622
[3] Deuschl G, Schade-Brittinger C, Krack P, et al. German Parkinson Study Group, Neurostimulation Section. A randomized trial of deep-brain stimulation for Parkinson's disease. N Engl J Med. 2006; 355(9):896–908
[4] Patel NK, Plaha P, Gill SS. Magnetic resonance imaging-directed method for functional neurosurgery using implantable guide tubes. Neurosurgery. 2007;61(5) Suppl 2:358–365, discussion 365–366
[5] Patel NK, Heywood P, O'Sullivan K, Love S, Gill SS. MRI-directed subthalamic nucleus surgery for Parkinson's disease. Stereotact Funct Neurosurg. 2002; 78(3–4):132–145
[6] Foltynie T, Zrinzo L, Martinez-Torres I, et al. MRI-guided STN DBS in Parkinson's disease without microelectrode recording: efficacy and safety. J Neurol Neurosurg Psychiatry. 2011; 82(4):358–363
[7] Matias CM, Frizon LA, Nagel SJ, Lobel DA, Machado AG. Deep brain stimulation outcomes in patients implanted under general anesthesia with framebased stereotaxy and intraoperative MRI. J Neurosurg. 2018:1–7
[8] Chen T, Mirzadeh Z, Chapple KM, et al. Clinical outcomes following awake and asleep deep brain stimulation for Parkinson disease. J Neurosurg. 2018:1–12
[9] Chen T, Mirzadeh Z, Chapple K, Lambert M, Dhall R, Ponce FA. "Asleep" deep brain stimulation for essential tremor. J Neurosurg. 2016; 124:1842–1849

[10] Chen T, Mirzadeh Z, Chapple KM, et al. Intraoperative test stimulation versus stereotactic accuracy as a surgical end point: a comparison of essential tremor outcomes after ventral intermediate nucleus deep brain stimulation. J Neurosurg. 2018; 129:290-298

[11] Brodsky MA, Anderson S, Murchison C, et al. Clinical outcomes of asleep vs awake deep brain stimulation for Parkinson disease. Neurology. 2017; 89(19):1944-1950

[12] Chen T, Mirzadeh Z, Chapple K, Lambert M, Ponce FA. Complication rates, lengths of stay, and readmission rates in "awake" and "asleep" deep brain simulation. J Neurosurg. 2017; 127(2):360-369

[13] Jacob RL, Geddes J, McCartney S, Burchiel KJ. Cost analysis of awake versus asleep deep brain stimulation: a single academic health center experience. J Neurosurg. 2016; 124(5):1517-1523

[14] Theodosopoulos PV, Marks WJ, Jr, Christine C, Starr PA. Locations of movement-related cells in the human subthalamic nucleus in Parkinson's disease. Mov Disord. 2003; 18(7):791-798

[15] Starr PA, Christine CW, Theodosopoulos PV, et al. Implantation of deep brain stimulators into the subthalamic nucleus: technical approach and magnetic resonance imaging-verified lead locations. J Neurosurg. 2002; 97(2):370-387

[16] Schönecker T, Gruber D, Kivi A, et al. Postoperative MRI localisation of electrodes and clinical efficacy of pallidal deep brain stimulation in cervical dystonia. J Neurol Neurosurg Psychiatry. 2015; 86(8):833-839

[17] Truwit CL, Liu H. Prospective stereotaxy: a novel method of trajectory alignment using real-time image guidance. J Magn Reson Imaging. 2001; 13(3):452-457

[18] Richardson RM, Kells AP, Martin AJ, et al. Novel platform for MRI-guided convection-enhanced delivery of therapeutics: preclinical validation in nonhuman primate brain. Stereotact Funct Neurosurg. 2011; 89(3):141-151

[19] Larson PS, Starr PA, Bates G, Tansey L, Richardson RM, Martin AJ. An optimized system for interventional magnetic resonance imaging-guided stereotactic surgery: preliminary evaluation of targeting accuracy. Neurosurgery. 2012; 70(1) Suppl Operative:95-103, discussion 103

[20] Ostrem JL, Ziman N, Galifianakis NB, et al. Clinical outcomes using ClearPoint interventional MRI for deep brain stimulation lead placement in Parkinson's disease. J Neurosurg. 2016; 124(4):908-916

[21] Lee PS, Weiner GM, Corson D, et al. Outcomes of interventional-MRI versus microelectrode recording-guided subthalamic deep brain stimulation. Front Neurol. 2018; 9:241

[22] Saleh S, Swanson KI, Lake WB, Sillay KA. Awake neurophysiologically guided versus asleep MRI-guided STN DBS for Parkinson disease: a comparison of outcomes using levodopa equivalents. Stereotact Funct Neurosurg. 2015; 93(6):419-426

[23] Sidiropoulos C, Rammo R, Merker B, et al. Intraoperative MRI for deep brain stimulation lead placement in Parkinson's disease: 1 year motor and neuropsychological outcomes. J Neurol. 2016; 263(6):1226-1231

[24] Martin AJ, Larson PS, Ziman N, et al. Deep brain stimulator implantation in a diagnostic MRI suite: infection history over a 10-year period. J Neurosurg. 2017;126(1):108-113

[25] Ostrem JL, Galifianakis NB, Markun LC, et al. Clinical outcomes of PD patients having bilateral STN DBS using high-field interventional MR-imaging for lead placement. Clin Neurol Neurosurg. 2013; 115(6):708-712

[26] Southwell DG, Narvid JA, Martin AJ, Qasim SE, Starr PA, Larson PS. Comparison of deep brain stimulation lead targeting accuracy and procedure duration between 1.5- and 3-Tesla Interventional Magnetic Resonance Imaging Systems: an initial 12-month experience. Stereotact Funct Neurosurg. 2016; 94(2):102-107

[27] Hirabayashi H, Tengvar M, Hariz MI. Stereotactic imaging of the pallidal target. Mov Disord. 2002; 17 Suppl 3:S130-S134

[28] Sudhyadhom A, Haq IU, Foote KD, Okun MS, Bova FJ. A high resolution and high contrast MRI for differentiation of subcortical structures for DBS targeting: the Fast Gray Matter Acquisition T1 Inversion Recovery (FGATIR). Neuroimage. 2009; 47 Suppl 2:T44-T52

[29] Starr PA, Vitek JL, DeLong M, Bakay RA. Magnetic resonance imaging-based stereotactic localization of the globus pallidus and subthalamic nucleus. Neurosurgery. 1999; 44(2):303-313, discussion 313-314

[30] O'Gorman RL, Shmueli K, Ashkan K, et al. Optimal MRI methods for direct stereotactic targeting of the subthalamic nucleus and globus pallidus. Eur Radiol. 2011; 21(1):130-136

[31] Tourdias T, Saranathan M, Levesque IR, Su J, Rutt BK. Visualization of intrathalamic nuclei with optimized white-matter-nulled MPRAGE at 7 T. Neuroimage. 2014; 84:534-545

[32] Sammartino F, Krishna V, King NK, et al. Tractography-based ventral intermediate nucleus targeting: novel methodology and intraoperative validation. Mov Disord. 2016; 31(8):1217-1225

[33] Richardson RM, Golby AJ. Chapter 13—Functional Neurosurgery: Deep Brain Stimulation and Gene Therapy. In: Chapter 13—Functional Neurosurgery: Deep Brain Stimulation and Gene Therapy. Academic Press; 2015:297-323

[34] Lee PS, Richardson RM. Interventional MRI-guided deep brain stimulation lead implantation. Neurosurg Clin N Am. 2017; 28(4):535-544

[35] Larson PS, Starr PA, Martin AJ. Deep brain stimulation: interventional and intraoperative MRI approaches. Prog Neurol Surg. 2018; 33:187-197

[36] Plantinga BR, Temel Y, Duchin Y, et al. Individualized parcellation of the subthalamic nucleus in patients with Parkinson's disease with 7 T MRI. Neuroimage. 2018; 168:403-411

[37] Patriat R, Cooper SE, Duchin Y, et al. Individualized tractography-based parcellation of the globus pallidus pars interna using 7 T MRI in movement disorder patients prior to DBS surgery. Neuroimage. 2018; 178:198-209

[38] Shamir RR, Duchin Y, Kim J, et al. Microelectrode recordings validate the clinical visualization of subthalamic nucleus based on 7 T magnetic resonance imaging and machine learning for deep brain stimulation surgery. Neurosurgery. 2018

[39] Beudel M, Cagnan H, Little S. Adaptive brain stimulation for movement disorders. Prog Neurol Surg. 2018; 33:230-242

5 Métodos de Colocação de Lesão para Transtornos de Movimento

Shayan Moosa ▪ Travis S. Tierney ▪ Fred A. Lenz ▪ William S. Anderson ▪ W. Jeffrey Elias

Sumário

As técnicas de colocação de lesão, os procedimentos cirúrgicos primários para o tratamento de transtornos de movimento, continuam como procedimentos terapêuticos importantes para os neurocirurgiões na era da neuromodulação. A tecnologia para criar lesões cerebrais de alta precisão evoluiu das talotomias e palidotomias estereotáticas originais por radiofrequência e hoje inclui terapia intersticial a laser minimamente invasiva com termografia por ressonância magnética (MR) e criação de lesões por ultrassom focado e orientado por MRI.

Palavras-chave: lesão cerebral terapêutica, termocoagulação por radiofrequência, terapia intersticial a *laser*, ultrassom focado e orientado por MRI.

5.1 Introdução

Antes do uso disseminado das técnicas de estimulação cerebral profunda (DBS) (iniciado na segunda metade dos anos de 1990) para tratamento de transtornos de movimento, as técnicas de termocoagulação por radiofrequência (RF) estereotática eram os procedimentos cirúrgicos mais amplamente usados, com registro comprovado de acompanhamento de eficácia e segurança. O uso dessas técnicas diminuiu consideravelmente com o tempo por meio dos avanços em neuromodulação, mas a técnica de colocação de lesão ainda tem papel importante em casos de pacientes provenientes de países em desenvolvimento, com acompanhamento local insatisfatório, pacientes com sistemas anteriores de neuromodulação implantados, mas com a remoção posterior necessária em decorrência de infecções, ou pacientes com pele muito fina ou cicatrização insatisfatória de ferimentos ou, ainda, em casos de questões nutricionais. Nesses casos, a criação de lesões por RF ainda é ocasionalmente usada. Além disso, com o advento da investigação termográfica por imagens de ressonância magnética (MR), hoje já é possível oferecer métodos transcranianos de criação de lesões no cérebro via técnicas de ultrassom focado orientado por MR (MRgFUS). Da mesma forma, procedimentos de criação de lesões minimamente invasivos estão sendo conduzidos com terapia térmica intersticial a *laser* (LITT) de aplicação estereotática, novamente com termografia por MR coincidente. Neste capítulo, fornecemos breve revisão histórica da criação de lesões por RF conforme praticada para tratamento de transtornos de movimento e descrevemos os procedimentos MRgFUS e LITT menos invasivos.

Antes da redução no uso de técnicas de colocação de lesão, com o advento de medicamentos dopaminérgicos e subsequentemente a DBS, relatórios de ruptura de tecido devido a movimentos anormais datam do início dos anos de 1900. Por exemplo, Victor Horsely já executava ressecções corticais para coreia em 1906[1] e Russell Meyers começou a informar rupturas de fibras transventriculares na região dos gânglios basais nos anos de 1930.[2] Spiegel e Wycis introduziram a estrutura estereotática para procedimentos neurocirúrgicos no final dos anos de 1940[3] e outros autores desenvolveram técnicas estereotáticas para palidotomia na doença de Parkinson (Leksell)[4] e talamotomia para tremor (Hassler).[5] Após ter se tornado evidente que mesmo com terapias dopaminérgicas existem efeitos colaterais consideráveis (discinesias) e a progressão continuada da doença de Parkinson (PD) com o afunilamento de janelas terapêuticas,[6] A palidotomia cresceu novamente em importância em termos clínicos para tratamento de rigidez e bradicinesia.[7] Esses esforços cirúrgicos cresceram então ainda mais com a introdução da DBS[8] e das técnicas de lesionamento minimamente invasivas descritas a seguir.

5.2 Palidotomia

No início dos anos de 1990 a palidotomia posteroventral em uma série clínica foi descrita por Laitinen *et al*.[7] Nesse relatório, 38 pacientes com PD foram submetidos à palidotomia estereotáctica com acompanhamento médio de 28 meses. A indicação primária para a cirurgia foi a bradicinesia/acinesia. A verificação motora formal foi conduzida após a operação e foram observadas melhorias significativas em rigidez e bradicinesia em 92% dos sujeitos. Houve também melhoria significativa em pacientes com tremor (81%) e reduções em discinesias medicamentosas também foram observadas. A complicação significativa mais comum foi um defeito de campo visual (homônimo central) da lesão para o trato óptico em sentido ventral (6 sujeitos).

Vários estudos subsequentes de palidotomia para PD foram informados,[9-13] alguns deles incluindo resultados pós-operatórios cegos classificados via documentação por vídeo.[9,10,12] As duas escalas de classificação clínica amplamente usadas para PD (a Escala de Estadiamento de Hoehn e de Yahr[14] e a *Unified Parkinson's Disease Rating Scale* (UPDRS)[15] começaram a ser incorporadas com séries cirúrgicas nessa época. Os pacientes nessas séries eram tipicamente aqueles que estavam no estágio III ou pior de Hoehn e Yahr, e as melhorias da UPDRS variaram de 14 a 70% (com faixas de acompanhamento de 3 meses a 1 ano). Melhoras sintomáticas específicas foram observadas em discinesias em/de flutuações e os aspectos cardinais de PD incluindo bradicinesia, rigidez em roda dentada, tremor e desequilíbrio de marcha.

Uma série posterior foi publicada pelo grupo de Toronto apresentando 11 pacientes submetidos à palidotomia para PD com período de acompanhamento de 2 anos.[16] A melhora motora do UPDRS ao final desse período de acompanhamento ficou estável em 28%, com melhorias contínuas nos aspectos cardinais da PD. O primeiro relatório do uso da DBS para PD data de 1994,[17] no qual Siegfried e Lippitz descreveram três sujeitos submetidos à inserção no globo pálido interno (GPi). Esses três pacientes apresentavam PD avançada e todos eles mostraram melhoria significativa em flutuações e discinesias que apareciam de vez em quando.

As palidotomias estereotáticas realmente apresentam um perfil de risco inerente. Em uma pequena série de 15 pacientes submetidos ao procedimento,[11] 2 sofreram hemorragias assintomáticas, 1 demonstrou disartria identificada como transitória, 1 sofreu piora de disartria preexistente e 1 apresentou defeito no campo visual do quadrante superior que não melhorou com o tempo. Houve também relatos de confusão transitória provavelmente relacionada com edema e fraqueza facial nessa série pequena. Na série de 34 pacientes submetidos à palidotomia descrita por Ondo *et al,* 5 pacientes manifestaram efeitos colaterais transitórios que incluíram afasia e alterações cognitivas.[12]

Outra série de 26 pacientes submetidos à palidotomia estereotática informou 1 caso de hemorragia fatal, 3 hemorragias não fatais, 3 declínios em função cognitiva ou questões pós-operatórias de comportamento, 1 caso de afasia, 1 caso de hemiparesia leve, mas persistente e 1 caso de piora da disartria. Houve outros pacientes apresentando alterações neurológicas não persistentes, tais como estado mental alterado, fraqueza fácil e disartria. Uma série de 18 pacientes publicada por Dogali *et al* não demonstrou complicações significativas após um procedimento de palidotomia.[9] Em 1998, o grupo de Pittsburgh publicou uma série de 120 palidotomias estereotáticas e informou risco de 5% de disartria pós-operatória sempre transitória. Essa série não apresentou hemorragias significativas.[18] Uma grande série de 126 palidotomias foi publicada por Iacono *et al*, com 68 delas sendo procedimentos bilaterais.[19] Esses autores informaram frequência de hemorragia de 3,2% por palidotomia.

Uma grande série de 334 palidotomias unilaterais foi descrita por de Bie *et al* cobrindo período de 8 anos.[20] Esses autores descobriram risco de 13,8% para complicações significativas permanentes incluindo problemas de comportamento, disartria, defeitos de campo visual e disfagia. Hemorragias sintomáticas significativas ocorreram em 3,9% dos pacientes e houve um índice de mortalidade de 1,2%. Em geral, pacientes submetidos ao registro de microeletrodos (MER) antes da inserção da lesão para palidotomia parecem apresentar frequência mais alta de complicações.[18,20]

5.3 Talamotomia Ventral

A talamotomia ventral, ou criação de lesão do núcleo receptor cerebelar do tálamo (núcleo intermediário ventral, Vim) foi descrita como tratamento para PD com tremor predominante e tremor essencial (ET).[21,22] Por exemplo, Fox *et al* descreveram uma série de talamotomias estereotáticas realizadas para PD com tremor predominante envolvendo 36 pacientes com média pré-operatória no estádio 2 a 4 de Hoehn e Yahr.[23] Desses, 31 pacientes informaram alívio completo dos tremores com 2 deles sofrendo tremor recorrente durante o período de acompanhamento de 14 a 68 meses. Diederich *et al* conduziram um estudo cego interessante que comparou o tremor no lado contralateral ao da talamotomia com o tremor ipsilateral de 17 pacientes com tremor pré-operatório relativamente simétrico. As classificações foram realizadas a partir de avaliações por *videotape*, em um tempo médio de acompanhamento de 11 anos. A intensidade do tremor foi significativamente menor no lado contralateral.[24] MERs também foram usados para identificar a área a ser lesionada e a área posterior ao núcleo ventral oral posterior (Vop), que foi identificada como a zona de recepção cerebelar (Vim), foi posteriormente identificada como tendo atividade rítmica de estouro próxima à da frequência do tremor.[25]

Em 1995, Jankovic *et al* publicaram uma revisão retrospectiva de 60 pacientes com várias etiologias de tremor incluindo PD (42 pacientes), ET (6 pacientes), tremor cerebelar (6 pacientes) e tremor após lesão cerebral traumática (TBI) (6 pacientes).[21] Após talamotomia Vim unilateral (2 dos pacientes com PD sofreram procedimentos bilaterais) e acompanhamento médio superior a 50 meses, os pacientes com PD demonstraram melhora significativa em tremor em 86% dos casos. Pacientes com ET demonstraram melhora significativa em 83% dos com resultados positivos embora menos significativos para tremores cerebelares e pós-TBI. Uma pequena série do Johns Hopkins em 1999 mostrou resultados semelhantes para ET após talamotomia Vim com melhora significativa no tremor em 72% dos casos.[22] Duas séries descreveram complicações específicas associadas a procedimentos de talamotomia[21,23] (variando de 58 a 70% dos pacientes) incluindo fraqueza contralateral, disartria ou disfasia, alterações sensoriais, confusão transitória e a indução de movimentos distônicos. As complicações permanentes descritas nessas duas séries foram mais raras, na faixa de 14 a 23%, incluindo fraqueza e dificuldades de coordenação e disartria. As talamotomias bilaterais não são em geral recomendadas por causa da alta incidência de problemas da fala e disfagia neste contexto. Na era da neuromodulação, muitos autores não implantariam uma derivação de DBS contralateral a uma lesão anterior.[21,24,26]

5.4 Técnica Cirúrgica Estereotática

Ambas as investigações pré-operatórias por imagens de MRI e/ou de CT, assim como os MERs podem ser usados para localizar alvos de ablação para transtornos de movimento.[10,22] Os procedimentos de segmentação baseados em atlas bem conhecidos podem ser conduzidos identificando-se as comissuras anterior e posterior, como descrito em outro local deste texto, com alvos de colocação de lesão subsequente definidos em relação ao ponto médio da comissura ou o ponto médio da própria comissura posterior. Os MERs podem então ser usados com passes únicos ou múltiplos de MER para refinar ainda mais o alvo de colocação de lesão.[27] Outras abordagens descritas incluem várias técnicas de fusão de CT/MR,[28] lesão orientada por ventriculografia e semi-MERs com macroestimulação para estimar os efeitos do procedimento de colocação de lesão.[29] Nenhuma comparação sistemática dessas técnicas foi jamais realizada.

A termocoagulação por RF pode ser realizada por meio de vários sistemas comercialmente disponíveis, os quais, infelizmente, estão se tornando cada vez mais raros de se encontrar à medida que o uso dessa tecnologia diminui. Um eletrodo popular tem 1,1 mm de diâmetro externo com a ponta exposta em 3 mm (Integra Radionics, Burlington, MA). Com frequência, esses eletrodos acomodam um termistor na ponta para medições de temperatura. Durante o procedimento de colocação de lesão aplica-se potência de RF suficiente para manter constante a temperatura da ponta em 60° C para 1 minuto, tipicamente. Aumentos gradativos na temperatura até 80° C já foram descritos para 1 minuto adicional de aplicação de energia.[26] Com frequência, esses procedimentos são conduzidos em pacientes interativos e acordados de modo que a verificação neurológica pode ser realizada durante o processo de colocação de lesões.

5.5 Procedimentos Radiocirúrgicos de Colocação de Lesão

Alguns centros descreveram o uso da radiocirurgia estereotática como meio de lesionar tecidos para tratamento de transtornos de movimento.[30-32] Essa técnica (semelhante à do uso de MRgFUS) tem algumas vantagens para pacientes com história de infecções anteriores de *hardware* de estimulação, ou com quadros de saúde ou espessura da pele incompatíveis com o sistema implantado de DBS. O benefício terapêutico parece ser similar ao dos estudos de termocoagulação por RF. O grupo de Pittsburgh demonstrou que a talamotomia por Gamma Knife para ET tem índice aproximado de 69% de redução significativa em amplitude do tremor.[30] Deve-se destacar que a criação da lesão radiocirúrgica não usa MRE para refinamento do alvo, pois se trata de uma técnica completamente isenta de lesão, embora pudesse haver índices mais altos de complicações do processo de colocação de lesão devido a essa falta de habilidade de mapeamento.[33]

As complicações específicas que podem ocorrer com procedimentos radiocirúrgicos de colocação de lesão foram delineadas por Okun *et al*.[31] Esse estudo informou 8 casos de complicações em uma série de 118 pacientes submetidos ao procedimento radiocirúrgico de colocação de lesão. As complicações apresentadas incluem: fraqueza (3 pacientes), corte de campo visual (1 paciente), disartria (3 pacientes) e 1 caso de aspiração com pneumonia associada à disfagia. Como descrito nesses estudos, o procedimento radiocirúrgico de colocação de lesão é provavelmente mais bem usado em pacientes cujas comorbidades pré-operatórias impediriam o implante seguro do *hardware* de estimulação ou a termocoagulação por RF orientada por MER.

5.6 Terapia Térmica Intersticial a *Laser* com Termografia por MR

A LITT (com termografia concomitante com base em MRI) foi usada, primariamente, por via intracraniana para tratar epilepsia, tumores cerebrais de vários graus e outras lesões delimitadas incluindo hamartomas hipotalâmicos e necrose por radiação.[34,35] Por causa dos benefícios adicionais da termografia concomitante baseada em MRI (incluindo a habilidade de monitorar a temperatura térmica da colocação de lesão, assim como as alterações de temperatura em estruturas ao redor e, às vezes, eloquentes), e por causa das características de invasão relativamente mínima da colocação de um aplicador a *laser* no cérebro, alguns grupos começaram a explorar o uso da LITT para tratar transtornos de movimento. Por exemplo, Gross e Stern descreveram recentemente dois pacientes com distonia submetidos à LITT orientada por MRI para a realização de lesões para palidotomia.[36] Um paciente (um garoto de 12 anos) tinha distonia DYT1 primária e foi submetido à palidotomia bilateral por LITT. Esse paciente demonstrou melhorias do lado direito nos sintomas de distonia, mas também sofreu piora na hipertonicidade da extremidade superior esquerda e um componente de distonia de abertura da mandíbula. O segundo caso envolveu um paciente de 32 anos com distonia generalizada, o qual foi submetido à palidotomia direita por LITT e que demonstrou melhoras substanciais nos sintomas axiais e na fala. Esforços para tratar transtornos de movimento com LITT ainda estão em fase muito inicial, mas as técnicas adjuntas de termografia por MR (que não podem ser conduzidas com colocação de lesão por RF) podem se mostrar úteis para aumentar a segurança.

5.7 Ultrassom Focado Orientado por MR

A prática de usar energia acústica para criar lesões intracranianas data dos anos de 1950.[37] Avanços recentes em envio transcraniano de energia acústica, tecnologia de correção de fase e termografia por MR permitiram o procedimento de ablação preciso e sem lesão conhecido como MRgFUS.[38] Esse procedimento começa com planejamento extenso antes da chegada do paciente, usando-se uma varredura da cabeça por CT para calcular a proporção de densidade do crânio (SDR), uma medida favorável do crânio para o procedimento, e delinear as regiões que poderiam impedir a transmissão da onda acústica. A CT é mais tarde fundida a uma MRI volumétrica para segmentação exata. Quando o paciente chegar, o cabelo será preso e a cabeça tosada cuidadosamente antes da administração de uma estrutura estereotática e membrana de silicone sobre o couro cabeludo, a qual é fixa ao transdutor de ultrassom (NeuroAblate 4000; Insightec) (▶ Fig. 5.1). O espaço entre o couro cabeludo e o transdutor do ultrassom é preenchido com água gelada e desgaseificada. Após a obtenção de imagens complementares ponderadas em T2 para referenciar o paciente no espaço da MR, o transdutor é posicionado de modo que seu foco combine precisamente com o alvo pretendido. Primeiro são criadas lesões de teste usando sonicações de baixa energia, com objetivo de temperatura de 40 a 45° C, seguidas por lesões de tratamento inicial que podem produzir efeitos clínicos a 50 a 55° C. Os ajustes são feitos com base no histórico clínico, semelhante às técnicas de localização para DBS e RF. Por fim, a energia aumenta para atingir temperaturas de 55 a 60° C para efeito permanente. Essa meta de temperatura final resulta grosseiramente em limiares de temperatura de 51° C nas margens, o que se correlaciona mais proximamente com o tamanho da lesão final de 5 mm.[39] No tratamento de ET usando talamotomia por ultrassom focalizado (FUS), a lesão é então aumentada em sentido dorsal, focando uma sonicação adicional de 2 mm em sentido superior.[40] Uma MRI pós-ablação pode ser feita para confirmar a colocação exata da lesão, mas, tipicamente, uma MRI de qualidade superior é tipicamente obtida no dia seguinte, pois as dimensões da lesão são semelhantes um dia e um mês após a operação (▶ Fig. 5.2).[41]

Três estudos piloto não controlados[42-44] definiram o estágio para um estudo clínico multicêntrico, randomizado e controlado por simulação[45] para demonstrar a eficácia do MRgFUS no tratamento de ET refratário a medicamentos. Nesse estudo, Elias *et al.* analisaram escores para tremor das mãos e incapacidade para 76 pacientes com ET refratário a medicamentos e que foram submetidos ou à talamotomia unilateral por FUS ou a um procedimento controlado por simulação. A partir da avaliação cega de *videotapes* após 3 meses, foi observado que os escores médios de tremor e incapacidade melhoraram 47 e 59%, respectivamente, no grupo da talamotomia, com melhora sustentada aos 12 meses. Um estudo de acompanhamento de 2 em 67 desses pacientes demonstrou durabilidade clínica com melhora de 56% no escore médio de tremor e melhora de 60% no escore de incapacidade no grupo de talamotomia.[46]

Os estudos clínicos demonstraram que a viabilidade do uso do MRgFUS para o tratamento do tremor parkinsoniano visaram Vim[47] e o trato palidotalâmico.[48] Em um estudo clínico recente de 27 pacientes com PD com domínio de tremor refratário a medicamentos randomizados para talamotomia unilateral com FUS ou procedimento simulado, Bond *et al* demonstraram melhoria de 62% nos escores médios de tremor com medicamentos no grupo de talamotomia por FUS, o que se mostrou substancialmente diferente da melhora de 22% observada no grupo controlado por procedimentos simulados.[49] Obeso *et al* publicaram um estudo piloto de 10 pacientes submetidos à subtalamotomia unilateral por FUS e com melhora em seus sintomas motores de PD, embora 1 paciente tenha desenvolvido hemibalismo, resolvido posteriormente.[50] A palidotomia unilateral por FUS também foi executada para discinesia induzida por levodopa,[51] e existe um estudo clínico de controle, randomizado e multicêntrico atualmente em execução para avaliar a segurança e a eficácia da talamotomia unilateral por FUS para tratamento o sintomas de discinesia em PD avançada (ClinicalTrials.gov identificador: NCT03319485). Deve-se destacar que a talamotomia por MRgFUS está hoje aprovada pela Food and Drug Administration para o tratamento de ET e de PD com predomínio de tremor.

Não existem relatórios de hemorragia intracraniana ou de mortalidade de procedimentos por MRgFUS para transtornos de movimento.[52] A cavitação, ou seja, a formação de microbolhas a partir de pressão acústica, pode causar destruição não intencional de tecidos; entretanto, o controle da cavitação é usado para suspender automaticamente a sonicação nesse episódio. O movimento do paciente também é detectado automaticamente, e o sistema interrompe qualquer sonicação adicional para áreas não intencionadas. O efeito colateral mais comum é a parestesia, que é tipicamente temporária, mas já foi informada como permanente em um pequeno número de pacientes. Além disso, os sintomas

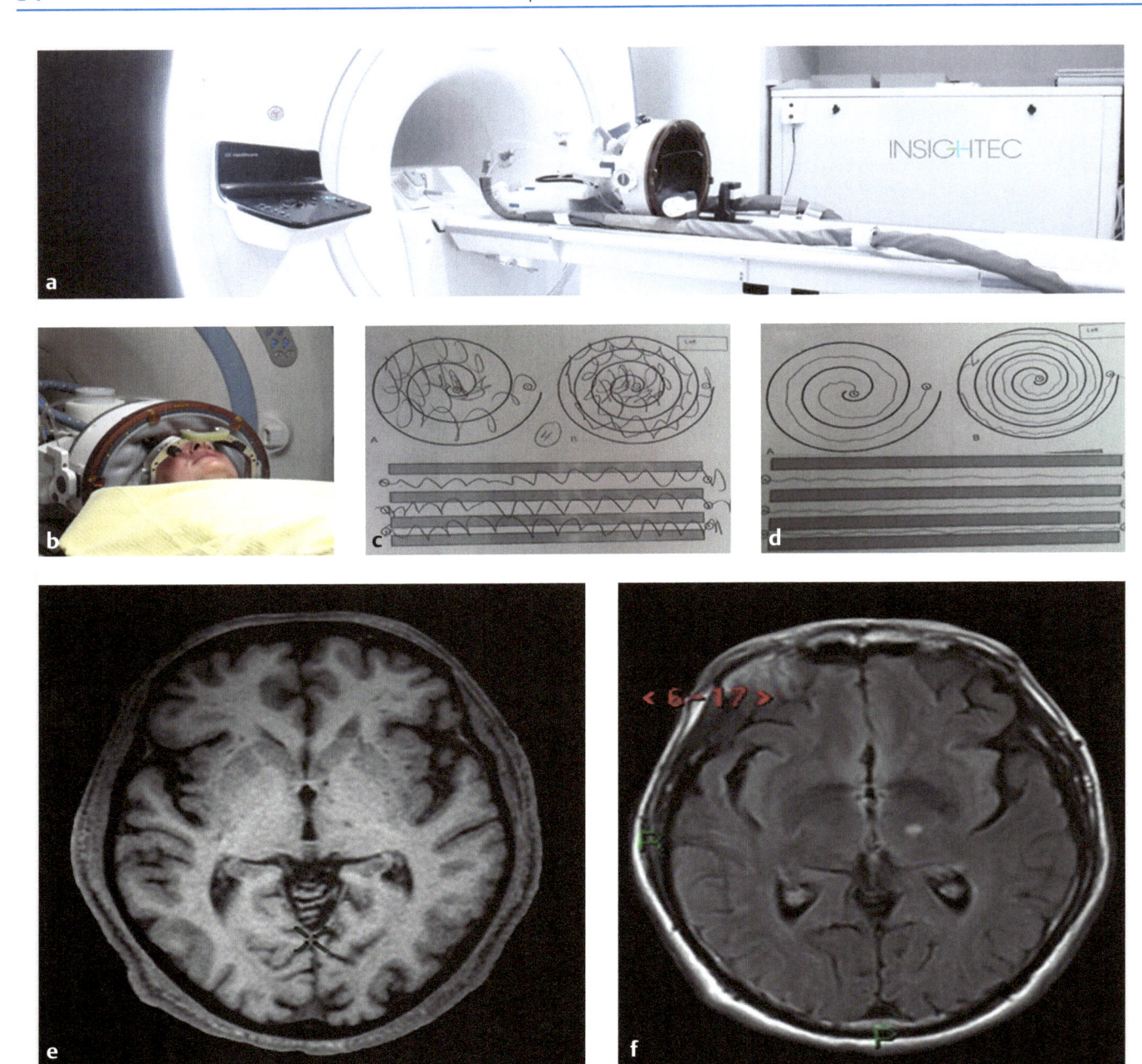

Fig. 5.1 Método para cirurgia de termoablação por ultrassom focado e orientado por imagens de ressonância magnética transcraniana. Dispositivo comercial de FUS consistindo em um capacete fixo a uma mesa modificada de MR padrão incorporando montagem de estrutura de CRW. A unidade de refrigeração mostrada no lado direito do painel envia água gelada e desgaseificada durante o procedimento de sonicação, que é conduzido dentro do diâmetro do magneto de potência de alto campo (mostrado à esquerda) para monitorar a cirurgia em tempo quase real. O capacete acomoda microfones acústicos e a matriz do transdutor contendo 1.024 condutores piezoelétricos capazes de focalizar sons de alta intensidade pelo crânio e no cérebro para atingir termocoagulação quase instantânea a temperaturas de pico como objetivo de 56 a 60° C **(a)**. Um paciente preparado para a cirurgia. O couro cabeludo foi raspado e uma estrutura CRW modificada foi aplicada e montada rigidamente à mesa, mantendo a cabeça em registro espacial com o dispositivo da matriz em fase. Observar que essa estrutura é, na verdade, uma estrutura comercial padronizada e de uso comum para cirurgia estereotática. Entretanto, ela não está sendo usada para gerar um espaço de coordenada cartesiana, mas somente para estabilizar o crânio. Uma membrana de silicone branco cerca a circunferência da cabeça do paciente e está fixa ao capacete de forma impermeável. A água desgaseificada é circulada entre os elementos de fase da matriz e o couro cabeludo para reduzir o risco de queima sônica da pele e para acoplar acusticamente o dispositivo ao paciente **(b)**. A espiral de Arquimedes e os desenhos em linha antes e após a talamotomia do núcleo intermediário ventral (Vim) **(c,d)**. Na prática, esses mesmos desenhos também são feitos durante o procedimento em paciente acordado para monitorar a progressão no sentido de captura do tremor. Imagens de FLAIR axial e ponderadas em T-1 na região do plano intercomissural horizontal demonstrando o tamanho e o local de uma lesão talâmica efetiva de Vim esquerdo 30 dias após a cirurgia **(e,f)**. As orientações para as imagens estão distribuídas em convenção radiológica padrão. As imagens do dispositivo foram gentilmente fornecidas por cortesia de Richard Schallhorn, na Insightec Ltd. E usadas com autorização.

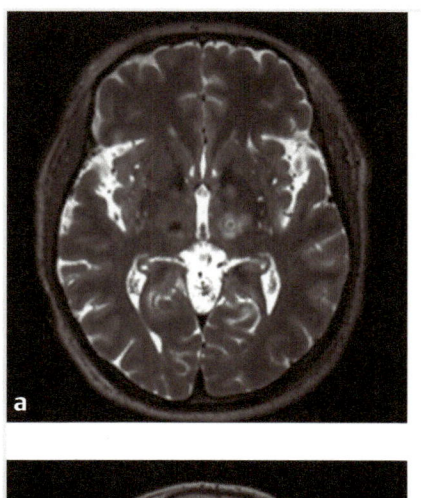

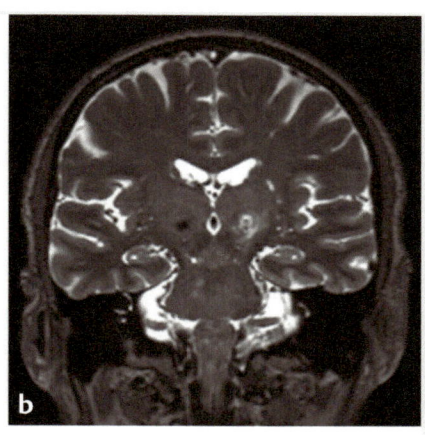

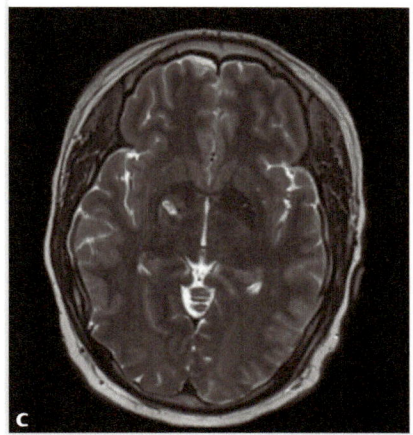

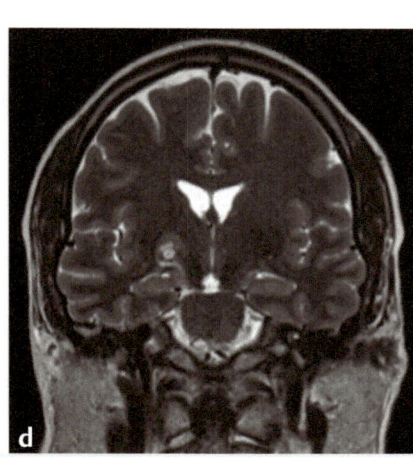

Fig. 5.2 Situação de investigação por imagens pós-operatórias após ablação transcraniana por ultrassom focado e orientado por ressonância magnética (MRgFUS). MRI axial ponderada em T2 no pós-operatório dia (POD) 1 após talamotomia do lado esquerdo por MRgFUS do núcleo ventral intermediário para tratamento de tremor da mão direita em paciente diagnosticado com tremor essencial refratário a medicamentos **(a)**. Visualização coronal **(b)**. Observar que a lesão tem núcleo hipotenso (zona I) e borda hipertensa (zona II), o que é coerente com áreas de necrose de coagulação. A área levemente hipertensa na periferia da lesão (zona III) é coerente com edema citogênico. MRI axial ponderada em T2 em POD 1 após palidotomia do lado direito por MRgFUS para tratamento de discinesia do lado esquerdo e flutuação motora associada à doença de Parkinson **(c)**. Projeção coronal **(d)**.

cerebelares como desequilíbrio ou ataxia foram observados, mas com frequência se resolvem em um mês.[43] O efeito do tratamento pode diminuir com o tempo como outras modalidades de colocação de lesão, mas a terapia de salvamento pode ser executada com DBS[53] ou ablação de repetição. O risco de uma reação adversa grave com MRgFUS é informado em 1,6%,[52] tornando-o um procedimento seguro e bem tolerado, que pode ser realizado em ambulatório. São poucos os desafios com esse novo procedimento que precisam ser abordados, tais como otimização dos parâmetros de colocação de lesão em pacientes com SDRs baixas, melhora da durabilidade das lesões, tratamento seguro de tremores bilaterais, eliminação da necessidade de raspar a cabeça e redução do tempo total do procedimento para conforto do paciente.

5.8 Conclusão

A termocoagulação estereotática por RF para colocação de lesões de alvos específicos no cérebro diminuiu consideravelmente após a introdução dos sistemas de neuromodulação. Entretanto, durante a década passada, observou-se o ressurgimento de técnicas de ablações estereotáticas baseadas em técnicas minimamente invasivas. A literatura mais antiga sobre termocoagulação por RF mostra equivalência grosseira em termos de eficácia no tratamento de transtornos de movimento, embora com falta de possibilidade de reversão e ausência de oportunidades para terapia pós-operatória ajustando-se para melhorar a eficácia relativa a quaisquer efeitos colaterais induzidos.[54] Em geral, a colocação de lesões, seja qual for a técnica, pode ser a preferida em situações nas quais os pacientes tenham tido múltiplas infecções anteriores devido ao *hardware* implantado ou a questões de cicatrização não satisfatória dos ferimentos em geral. Pacientes mais idosos com problemas de mobilidade e de viagens são, provavelmente, bons candidatos, assim como os pacientes dos países emergentes ou de países nos quais o suporte pós-operatório de dispositivos de neuromodulação possa ser difícil. Além disso, os sistemas de neuromodulação são dispendiosos para implantar e manter com possível depleção do gerador de pulso ou outras complicações de *hardware*, e por fim alguns sistemas de cuidados de saúde públicos ou provados podem considerar essas questões em sua decisão de dar suporte a qualquer método de tratamento.

Referências Bibliográficas

[1] Horsley V. The Linacre lecture on the function of the so-called motor cortex. BMJ. 1909; 2:125–132
[2] Meyers R. Surgical procedure for postencephalitic tremor, with notes on the physiology of premotor fibers. Arch Neurol Psychiatry. 1940; 44:455–459
[3] Spiegel EA, Wycis HT, Marks M, Lee AJ. Stereotaxic apparatus for operations on the human brain. Science. 1947; 106(2754):349–350
[4] Svennilson E, Torvik A, Lowe R, Leksell L. Treatment of parkinsonism by stereotatic thermolesions in the pallidal region. A clinical evaluation of 81 cases. Acta Psychiatr Scand. 1960; 35(3):358–377
[5] Hassler R, Riechert T. Indikationen und Lokalisationsmethode der gezielten Hirnoperationen. Nervenarzt. 1954; 25(11):441–447
[6] Marsden CD, Parkes JD. Success and problems of long-term levodopa therapy in Parkinson's disease. Lancet. 1977; 1(8007):345–349
[7] Laitinen LV, Bergenheim AT, Hariz MI. Leksell's posteroventral pallidotomy in the treatment of Parkinson's disease. J Neurosurg. 1992; 76(1):53–61

[8] Benabid AL, Pollak P, Gao D, et al. Chronic electrical stimulation of the ventralis intermedius nucleus of the thalamus as a treatment of movement disorders. J Neurosurg. 1996; 84(2):203–214

[9] Dogali M, Fazzini E, Kolodny E, et al. Stereotactic ventral pallidotomy for Parkinson's disease. Neurology. 1995; 45(4):753–761

[10] Lozano AM, Lang AE, Galvez-Jimenez N, et al. Effect of GPi pallidotomy on motor function in Parkinson's disease. Lancet. 1995; 346:1383–1386

[11] Baron MS, Vitek JL, Bakay RAE, et al. Treatment of advanced Parkinson's disease by posterior GPi pallidotomy: 1-year pilot study results. Ann Neurol. 1996; 40:355–366

[12] Ondo WG, Jankovic J, Lai EC, et al. Assessment of motor function after stereotactic pallidotomy. Neurology. 1998; 50(1):266–270

[13] Shannon KM, Penn RD, Kroin JS, et al. Stereotactic pallidotomy for the treatment of Parkinson's disease. Efficacy and adverse effects at 6 months in 26 patients. Neurology. 1998; 50(2):434–438

[14] Hoehn MM, Yahr MD. Parkinsonism: onset, progression and mortality. Neurology. 1967; 17(5):427–442

[15] Fahn S, Elton RL. Members of the UPDRS Development Committee. Unified Parkinson's Disease Rating S. In: Fahn S, Marsden CD, Calne DB, Goldstein M, eds. Recent Developments in Parkinson's Disease. Vol. 2. Florham Park: MacMillan Health Care Information; 1987:153–164

[16] Lang AE, Lozano AM, Montgomery E, Duff J, Tasker R, Hutchinson W. Posteroventral medial pallidotomy in advanced Parkinson's disease. N Engl J Med. 1997; 337(15):1036–1042

[17] Siegfried J. Lippitz B. Bilateral chronic electrostimulation of ventroposterolateral pallidum: a new therapeutic approach for alleviating all parkinsonian symptoms. Neurosurgery. 1994; 35(6):1126–1129, discussion 1129–1130

[18] Kondziolka D, Firlik AD, Lunsford LD. Complications of stereotactic brain surgery. Neurol Clin. 1998; 16(1):35–54

[19] Iacono RP, Shima F, Lonser RR, Kuniyoshi S, Maeda G, Yamada S. The results, indications, and physiology of posteroventral pallidotomy for patients with Parkinson's disease. Neurosurgery. 1995; 36(6):1118–1125, discussion 1125–1127

[20] de Bie RMA, de Haan RJ, Schuurman PR, Esselink RAJ, Bosch DA, Speelman JD. Morbidity and mortality following pallidotomy in Parkinson's disease: a systematic review. Neurology. 2002; 58(7):1008–1012

[21] Jankovic J, Cardoso F, Grossman RG, Hamilton WJ. Outcome after stereotactic thalamotomy for parkinsonian, essential, and other types of tremor. Neurosurgery. 1995; 37(4):680–686, discussion 686–687

[22] Zirh A, Reich SG, Dougherty PM, Lenz FA. Stereotactic thalamotomy in the treatment of essential tremor of the upper extremity: reassessment including a blinded measure of outcome. J Neurol Neurosurg Psychiatry. 1999; 66(6):772–775

[23] Fox MW, Ahlskog JE, Kelly PJ. Stereotactic ventrolateralis thalamotomy for medically refractory tremor in post-levodopa era Parkinson's disease patients. J Neurosurg. 1991; 75(5):723–730

[24] Diederich N, Goetz CG, Stebbins GT, et al. Blinded evaluation confirms longterm asymmetric effect of unilateral thalamotomy or subthalamotomy on tremor in Parkinson's disease. Neurology. 1992; 42(7):1311–1314

[25] Guiot G, Hardy J, Albe-Fessard D. [Precise delimitation of the subcortical structures and identification of thalamic nuclei in man by stereotactic electrophysiology]. Neurochirurgia (Stuttg). 1962; 5:1–18

[26] von Coelln R, Kobayashi K, Kim JH, Anderson WS, Winberry J, Lenz FA. Thalamotomy. In: Kompoliti K, Verhagen ML, eds. Encyclopedia of Movement Disorders. Vol. 3. Elsevier, Oxford: Academic Press; 2010:226–229

[27] Garonzik IM, Hua SE, Ohara S, Lenz FA. Intraoperative microelectrode and semi-microelectrode recording during the physiological localization of the thalamic nucleus ventral intermediate. Mov Disord. 2002; 17 Suppl 3:S135–S144

[28] Carlson JD, Iacono RP. Electrophysiological versus image-based targeting in the posteroventral pallidotomy. Comput Aided Surg. 1999; 4(2):93–100

[29] Burchiel KJ. Thalamotomy for movement disorders. Neurosurg Clin N Am. 1995; 6(1):55–71

[30] Kondziolka D, Ong JG, Lee JY, Moore RY, Flickinger JC, Lunsford LD. Gamma Knife thalamotomy for essential tremor. J Neurosurg. 2008; 108(1):111–117

[31] Okun MS, Stover NP, Subramanian T, et al. Complications of gamma knife surgery for Parkinson disease. Arch Neurol. 2001; 58(12):1995–2002

[32] Friedman DP, Goldman HW, Flanders AE, Gollomp SM, Curran WJ, Jr. Stereotactic radiosurgical pallidotomy and thalamotomy with the gamma knife: MR imaging findings with clinical correlation–preliminary experience. Radiology. 1999; 212(1):143–150

[33] Jankovic J. Editorial: Surgery for Parkinson disease and other movement disorders: benefits and limitations of ablation, stimulation, restoration, and radiation. Arch Neurol. 2001; 58:1970–1972

[34] Willie JT, Laxpati NG, Drane DL, et al. Real-time magnetic resonance-guided stereotactic laser amygdalohippocampectomy for mesial temporal lobe epilepsy. Neurosurgery. 2014; 74(6):569–584, discussion 584–585

[35] Barnett GH, Voigt JD, Alhuwalia MS. A systematic review and meta-analysis of studies examining the use of brain laser interstitial thermal therapy versus craniotomy for the treatment of high-grade tumors in or near areas of eloquence: An examination of the extent of resection and major complication rates associated with each type of surgery. Stereotact Funct Neurosurg. 2016;94(3):164–173

[36] Gross RE, Stern MA. Magnetic resonance-guided stereotactic laser pallidotomy for dystonia. Mov Disord. 2018; 33(9):1502–1503

[37] Fry WJ, Mosberg WH, Jr, Barnard JW, Fry FJ. Production of focal destructive lesions in the central nervous system with ultrasound. J Neurosurg. 1954; 11(5):471–478

[38] Clement GT, White PJ, King RL, McDannold N, Hynynen K. A magnetic resonance imaging-compatible, large-scale array for trans-skull ultrasound surgery and therapy. J Ultrasound Med. 2005; 24(8):1117–1125

[39] Bond AE, Elias WJ. Predicting lesion size during focused ultrasound thalamotomy: a review of 63 lesions over 3 clinical trials. Neurosurg Focus. 2018; 44(2):E5

[40] Wang TR, Bond AE, Dallapiazza RF, et al. Transcranial magnetic resonance imaging-guided focused ultrasound thalamotomy for tremor: technical note. Neurosurg Focus. 2018; 44(2):E3

[41] Wintermark M, Druzgal J, Huss DS, et al. Imaging findings in MR imagingguided focused ultrasound treatment for patients with essential tremor. AJNR Am J Neuroradiol. 2014; 35(5):891–896

[42] Chang WS, Jung HH, Kweon EJ, Zadicario E, Rachmilevitch I, Chang JW. Unilateral magnetic resonance guided focused ultrasound thalamotomy for essential tremor: practices and clinicoradiological outcomes. J Neurol Neurosurg Psychiatry. 2015; 86(3):257–264

[43] Elias WJ, Huss D, Voss T, et al. A pilot study of focused ultrasound thalamotomy for essential tremor. N Engl J Med. 2013; 369(7):640–648

[44] Lipsman N, Schwartz ML, Huang Y, et al. MR-guided focused ultrasound thalamotomy for essential tremor: a proof-of-concept study. Lancet Neurol. 2013; 12(5):462–468

[45] Elias WJ, Lipsman N, Ondo WG, et al. A randomized trial of focused ultrasound thalamotomy for essential tremor. N Engl J Med. 2016; 375(8):730–739

[46] Chang JW, Park CK, Lipsman N, et al. A prospective trial of magnetic resonance- guided focused ultrasound thalamotomy for essential tremor: Results at the 2-year follow-up. Ann Neurol. 2018; 83(1):107–114

[47] Schlesinger I, Eran A, Sinai A, et al. MRI guided focused ultrasound thalamotomy for moderate-to-severe tremor in Parkinson's disease. Parkinsons Dis. 2015; 2015:219149

[48] Magara A, Bühler R, Moser D, Kowalski M, Pourtehrani P, Jeanmonod D. First experience with MR-guided focused ultrasound in the treatment of Parkinson's disease. J Ther Ultrasound. 2014; 2:11

[49] Bond AE, Shah BB, Huss DS, et al. Safety and efficacy of focused ultrasound thalamotomy for patients with medication-refractory, tremor-dominant Parkinson's disease: a randomized clinical trial. JAMA Neurol. 2017; 74(12):1412–1418

[50] Martínez-Fernández R, Rodríguez-Rojas R, Del Álamo M, et al. Focused ultrasound subthalamotomy in patients with asymmetric Parkinson's disease: a pilot study. Lancet Neurol. 2018; 17(1):54–63

[51] Na YC, Chang WS, Jung HH, Kweon EJ, Chang JW. Unilateral magnetic resonance- guided focused ultrasound pallidotomy for Parkinson disease. Neurology. 2015; 85(6):549–551

[52] Fishman PS, Elias WJ, Ghanouni P, et al. Neurological adverse event profile of magnetic resonance imaging-guided focused ultrasound thalamotomy for essential tremor. Mov Disord. 2018; 33(5):843–847

[53] Wang TR, Dallapiazza RF, Moosa S, Huss D, Shah BB, Elias WJ. Thalamic deep brain stimulation salvages failed focused ultrasound thalamotomy for essential tremor: a case report. Stereotact Funct Neurosurg. 2018; 96(1):60–64

[54] Tasker RR, Munz M, Junn FSCK, et al. Deep brain stimulation and thalamotomy for tremor compared. Acta Neurochir Suppl (Wien). 1997; 68:49–53

6 Modelação Computacional e Tractografia para Segmentação de DBS

Michael D. Staudt ▪ *Sarah Ridge* ▪ *Jennifer A. Sweet*

Sumário

A estimulação cerebral profunda (DBS) tem papel estabelecido e eficaz no tratamento de transtornos de movimento, com novas indicações surgindo para transtornos neuropsiquiátricos e epilepsia. Entretanto, os efeitos subjacentes da estimulação elétrica sobre os mecanismos celulares e as redes de trabalho de disseminação neural permanecem não esclarecidos. Além disso, são poucos os dados sobre a correlação entre resultados clínicos e modulação de circuito neural disfuncional via a estimulação direta e indireta das vias axonais. O advento da modelação computacional para DBS tornou-se uma ferramenta poderosa para compreender melhor a DBS e o circuito neural, incluindo o desenvolvimento de alvos cirúrgicos para colocação de eletrodos e refinamento de parâmetros de estimulação. Técnicas avançadas de investigação por imagens, incluindo tractografia e MRI de campo alto, permitem a visualização específica de tratos de substância branca e núcleos individuais, levando potencialmente ao desenvolvimento de modelos de tratamento específicos para o paciente ou para os sintomas. Este capítulo faz a revisão do valor da modelação computacional e da tecnologia avançada de investigação por imagens para terapias de DBS e discute as aplicações para DBS existentes e futuras.

Palavras-chave: modelação computacional, estimulação profunda do cérebro, neuroimagem, tractografia de segmentação.

6.1 Introdução

A estimulação cerebral profunda (DBS) é o envio de impulsos elétricos para estruturas cerebrais profundas via eletrodos implantados cirurgicamente. Embora a DBS tenha comprovado sua eficácia como terapia para transtornos de movimento, tais como a doença de Parkinson (PD),[1-3] tremor essencial (ET),[4,5] e distonia,[6,7] assim como para indicações neuropsiquiátricas emergentes incluindo o transtorno obsessivo compulsivo,[8,9] o mecanismo exato de ação da DBS ainda é desconhecido. Uma vez que muitos dos alvos da DBS intracraniana atuais foram historicamente lesionados e produziram efeitos terapêuticos similares aos da DBS, acreditou-se originalmente que a estimulação atuava via a inibição desses alvos de substância cinza.[10] Entretanto, os dados sugerem que a DBS também pode resultar na estimulação de axônios de substância branca (WM),[11-13] possivelmente contribuindo para os efeitos a jusante da estimulação, observados em sítios distantes do alvo do eletrodo.[14-21] As teorias predominantes apoiam a noção de que a DBS de alta frequência acaba rompendo padrões neuronais aberrantes, produzindo a modulação da rede de trabalho global.[11,12,22]

Esse mecanismo de ação proposto envolvendo a estimulação de tratos de WM e a propagação de efeitos neuronais disseminados pode ser responsável tanto pela melhora em sintomas observados com a DBS, assim como por muitos dos efeitos colaterais não desejados. Assim sendo, a ativação seletiva dessas redes de trabalho neurais complexas e interligadas pode melhorar ainda mais os resultados para os pacientes. A segmentação para DBS pode ser ainda mais reforçada com o uso das técnicas de modelação computacional e das novas estratégias de investigação por imagens. Essas ferramentas podem melhorar nossa compreensão de DBS e redes de trabalho cerebrais e também ajudar a aumentar a exatidão e identificar alvos melhores para doenças atualmente tratadas com DBS. Essas ferramentas também podem ajudar na descoberta de novos alvos cirúrgicos para transtornos neurológicos, psiquiátricos e possivelmente até cognitivos. O objetivo deste capítulo é revisar o valor da modelação computacional e da tecnologia avançada de investigação por imagens para terapias de DBS e discutir as aplicações de DBS existentes e futuras.

6.2 Técnicas de Modelação Computacional

Essas técnicas contribuíram significativamente para nossa compreensão atual do mecanismo da DBS no tratamento de transtornos de movimento, permitindo segmentação cirúrgica mais efetiva. Em 1999, Grill usou modelos elétricos para demonstrar o impacto das propriedades do tecido neural ao redor dos eletrodos de DBS nos campos elétricos gerados por esses eletrodos.[23] Os modelos mostraram a falta de homogeneidade e a anisotropia do tecido neural estimulado por DBS, reforçando a importância da localização da derivação do eletrodo para gerar os efeitos desejados. Com base nesses princípios, McIntyre e Grill usaram técnicas de modelagem para mostrar que os axônios são os elementos neurais mais excitáveis com a estimulação.[24-26] Eles também demonstraram que o conhecimento da condutividade elétrica do tecido ao redor da derivação de DBS, assim como a familiaridade da forma do eletrodo e sua posição no cérebro podem ajudar a predizer o campo elétrico gerado pela DBS e a resposta neural subsequente.[25,26] Por isso, compreender a influência que o tecido neural ao redor exerce sobre os efeitos da DBS poderia levar, potencialmente, a prognósticos melhorados das respostas clínicas à estimulação.

6.2.1 Volume de Tecido Ativado

Os desenvolvimentos nas técnicas de modelagem computacional utilizaram esse princípio desde então, permitindo aos investigadores compreenderem melhor a relação entre colocação de derivação e envio de estímulo às estruturas anatômicas adjacentes e como essa relação impacta os resultados clínicos.[15,27-29] Um método pelo qual isso tem sido feito envolve o uso de modelos para permitir a visualização do volume de tecido ativado (VTA) por DBS. Os VTAs são criados usando modelagem de elemento finito (FEM) que combina um modelo anatômico, com base em dados de investigação por imagens de sujeitos submetidos ao implante de DBS, com um modelo elétrico usando parâmetros reais ou teóricos de estimulação de DBS para determinar a disseminação de voltagem dessa estimulação.[11,15,27] O resultado depende da composição do tecido que cerca o eletrodo, tal como substância cinza *versus* WM, pois isso afeta a capacitância e a impedância do eletrodo assim como o tipo de estimulação e os parâmetros usados.[15] O padrão de ativação axonal pode, então, ser prognosticado a partir do campo elétrico presumido criado de cada contato ativo do eletrodo de DBS e o limiar para gerar um potencial de ação por axônios adjacentes.[11,15,17] De modo ideal, uma abordagem verdadeiramente "de conexão" (*connectomic*) permitirá a identificação dos efeitos diferenciais da estimulação elétrica sobre diferentes partes do neurônio (ou seja, soma, axônios e dendritos) como parte de uma rede neural maior.[30]

Modelos de computação foram desenvolvidos que imitam os efeitos da estimulação elétrica em redes de neurônios de multicompartimentos,[31,32] embora esses paradigmas ainda não tenham sido traduzidos para a pesquisa sobre DBS.

As aplicações clínicas do VTA podem ser valiosas para determinar quais estruturas são responsáveis pela produção dos efeitos clínicos da DBS. Em 2004, McIntyre et al combinaram informações sobre condutividade de tecidos com uma FEM para mostrar a forma e o volume de estimulação com parâmetros padronizados de DBS no núcleo subtalâmico (STN) para PD, demonstrando que até desvios sutis em posições de eletrodos resultariam na estimulação de estruturas diferentes, resultando assim em efeitos clínicos variáveis.[12] Miocinovic et al usaram, da mesma forma, esse conceito para conceber um modelo computacional que integrava dados anatômicos do STN de macacos com Parkinson a uma FEM do campo elétrico da DBS, enquanto também incorporava as propriedades biofísicas de neurônios no STN, globo pálido interno (GPi) e cápsula interna.[15] Dessa maneira, eles prognosticaram os padrões de ativação axonal de DBS de STN e mostraram que embora a estimulação desse alvo resultasse em ativação de ambas as fibras de STN e de GPi, era o volume de tecido de STN ativado que resultava nos efeitos terapêuticos específicos.[15]

Butson et al também usaram o VTA para estudar os efeitos da DBS de STN em um paciente com PD fundindo os dados pré- e pós-operatórios da investigação por imagens para determinar o local exato do eletrodo.[27] Eles, então, criaram modelos de VTA de acordo com os diferentes parâmetros de programação de DBS usados e correlacionaram isso com os resultados clínicos. Os autores descobriram que sintomas do trato corticospinal se correlacionavam bem com o envolvimento desse trato no VTA e a melhora em bradicinesia e rigidez correspondia aos VTAs que envolviam a zona incerta.[27] Em 2009, Maks et al estudaram retrospectivamente 10 pacientes com PD e DBS no STN e determinaram o VTA a partir de dados de investigação por imagens e de relatórios dos contatos ativos usados para cada sujeito.[28] Eles mostraram que quando os contatos ativos estavam próximos à borda dorsal do STN, os VTAs resultantes produziam benefícios terapêuticos ótimos. De maneira similar, Mikos et al descobriram que pacientes com PD e DBS no STN cujo VTA incluía áreas não motoras do STN apresentavam piora na fluência verbal, comparado com pacientes de PD com VTA envolvendo somente STN motor.[29] Por isso, o VTA pode ser avaliado retrospectivamente em pacientes com implante prévio de eletrodos de DBS para ajudar a averiguar quais estruturas estão sendo estimuladas pelo contato ativo para produzir os efeitos observados, ajudando, consequentemente, a determinar o melhor alvo para DBS (▶ Fig. 6.1).[33]

Além disso, existe grande interesse na criação de modelos específicos ao paciente que podem definir, prospectivamente, vias anatômicas de interesse e calcular a resposta à estimulação DBS. Modelos de ativação de vias integram dados de investigação por imagens com tractografia e a biofísica da modelagem de estimulação elétrica para estimar, teoricamente, a ativação de via *a priori*.[35] Esses modelos calculam a resposta dos axônios à DBS em relação à configuração do eletrodo, às características dos estímulos aplicados, às propriedades de condução do tecido, à geometria dos axônios e à biofísica da membrana do axônio.[35] Em comparação, a modelagem convencional do VTA se baseia principalmente no volume de ativação para gerar sementes para tractografia e é principalmente conduzida de maneira retrospectiva. Como tal, os modelos de ativação de via são muito mais intensivos para se desenvolver em termos de tempo e de recursos.[35,36] Eles são ferramentas potencialmente poderosas de análise, mas falhos em sua habilidade atual de quantificar os efeitos da estimulação DBS em um nível de rede de trabalho.

6.2.2 Modelos de Rede de Trabalho de Cérebro Total

Outras técnicas de modelagem por computação ajudaram em nossa compreensão da influência da DBS sobre redes de trabalho neural complexas e disseminadas. Em 2004, Rubin e Terman criaram um modelo de rede de trabalho por computação para determinar como a DBS do STN para o tratamento de sintomas motores em PD resulta na ruptura dos ritmos talâmicos patológicos a jusante.[37] Ao estimular os neurônios moleculares ao redor do ambiente no STN, o GPi e o tálamo em condições de saúde estáveis, um estado parkinsoniano e um estado parkinsoniano com DBS no STN, os autores demonstraram que esse último quadro, DBS no STN, restaura as oscilações anormais nos gânglios basais, normalizando por fim os processos de retransmissão talâmica.[37] Em 2010, Hahn e McIntyre avaliaram o VTA de DBS em STN incorporando dados presumidos corticais e estriatais aos gânglios basais em seu modelo de computação, permitindo assim a investigação na influência de redes, em oposição a interações isoladas célula-a-célula.[38] Esses autores descobriram que o VTA do STN desempenha papel essencial na correção do estouro patológico do GPi em PD, influenciando assim as redes corticoestriatal-talâmicas. Eles concluíram que pode haver um VTA crítico exigido para produzir os resultados observados da DBS.

Humphries e Gurney conceberam um modelo de computação dos gânglios basais para mostrar que a DBS do STN resulta em uma mistura de respostas excitatórias e inibidoras dos núcleos de saída dos gânglios basais.[39] Esses autores postularam que essa

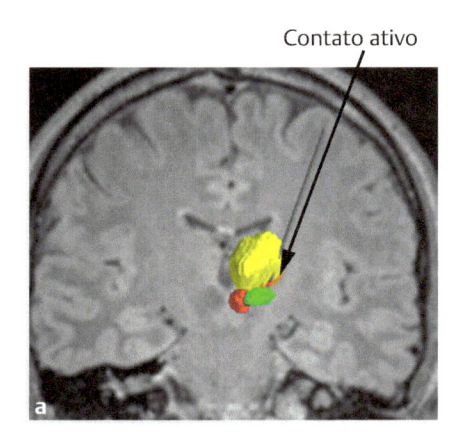

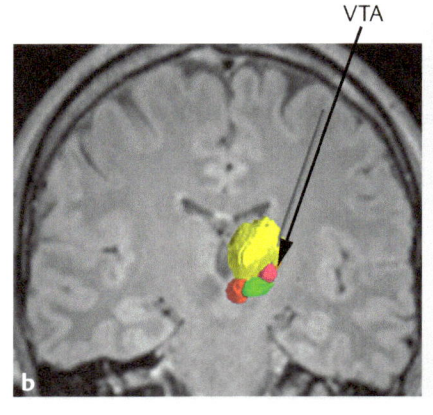

Fig. 6.1 Visualização de contato de eletrodo ativo **(a)** em modelo de estimulação profunda do cérebro núcleo subtalâmico (STN) e volume de tecido ativado (**b**; *rosa-escuro*) de contato de eletrodo ativo em relação aos núcleos circundantes. Tálamo mostrado em *amarelo*, STN em *verde*, núcleo rubro em *vermelho*. (Adaptada de Sweet et al.[34]).

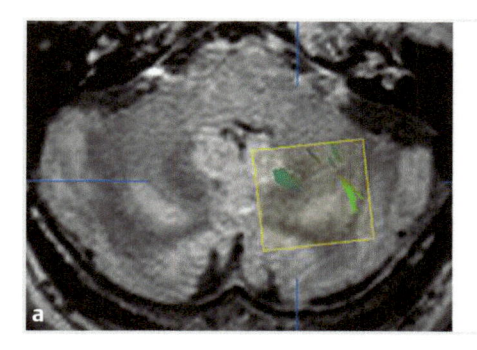

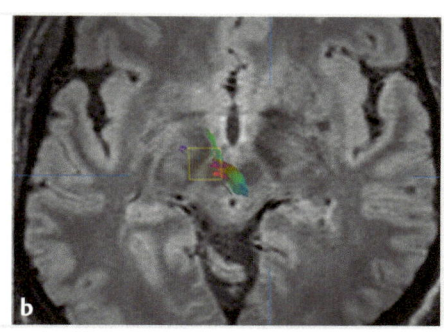

Fig. 6.2 Visualização do trato dentatorrubrotalâmico atravessando a partir do núcleo dentado **(a)**, para o núcleo vermelho contralateral **(b)**; caixas *amarelas* representam regiões de interesse.

diversificação de respostas dos gânglios basais produz, por fim, efeitos de rede de longo alcance responsáveis pelos efeitos clínicos da DBS. Por isso, esses estudos demonstram complexidade das vias de sinalização disseminadas em PD, os efeitos a jusante da DBS nessas redes e o valor da modelagem de computação na descoberta desses processos.

6.2.3 Além da Estimulação Convencional

Os modelos computacionais foram desenvolvidos também para determinar os efeitos de diferentes paradigmas de estimulação além dos parâmetros convencionais como frequência, corrente/voltagem e largura de pulso. Um paradigma novo, reconfiguração coordenada (*coordinated reset*) é uma técnica de dessincronização que visa especificamente a sincronia neuronal parkinsoniana patológica.[40] Descrita extensivamente por Tass *et al*, a função da reconfiguração coordenada atua via o envio de trens de pulso breves e de alta frequência por meio de diferentes contatos de eletrodos de DBS, resultando em um desaprendizado ou "reconfiguração" de sincronia neuronal patológica e conectividade sináptica.[40-42] Descrita pela primeira vez em estimulações baseadas em modelo computacional, a reconfiguração coordenada foi traduzida para estudos humanos precoces em pacientes com PD, demonstrando melhorias agudas e cumulativas promissoras em função motora.[43,44]

6.3 Técnicas Avançadas de Investigação por Imagens

6.3.1 Investigação por Imagens Ponderada em Difusão e Tractografia

O advento da tecnologia sofisticada para investigação por neuroimagens também melhorou nosso conhecimento de circuito neural complexo e o papel da DBS na modulação dessas vias. Como discutido anteriormente, os efeitos clínicos da DBS são, pelo menos em parte, devidos à ativação dos tratos adjacentes de fibras WM da estimulação do eletrodo. A visualização dessas vias de WM é hoje cada vez mais possível usando técnicas de investigação por imagens ponderadas em difusão (DWI) e com base em MR e de tractografia.[33] A DWI demonstra a difusão de moléculas de água no cérebro. Uma vez que a água se difunde mais prontamente ao longo da direção de uma barreira celular, tal como um axônio, em vez de através dela, pode-se assumir que a via de acompanhará as vias axonais. Por isso, a DWI aproxima o curso de fibras de WM no cérebro.[45,46] A partir da difusão de água, um modelo de tensor pode ser aplicado para revelar informações pertinentes à direcionalidade da difusão da água, permitindo a investigação por imagens de tensor de difusão (DTI).[46] Entretanto, embora a DTI possa ser suficiente para visualizar vias de WM grandes e conhecidas, ela é menos útil para visualizar tratos de fibras menores, mais complexos e/ou desconhecidos. Por isso, as técnicas de tractografia usam algoritmos orientados por dados, via várias plataformas de *software* de computador para identificar precisamente tratos de WM específicos atravessando entre regiões de interesse (ROIs) com base nos dados brutos de DWI incorporados a conjunto de dados estruturais de MRI ponderados em T1(▶ Fig. 6.2).[46,47]

A habilidade de modelar essas fibras axonais com tractografia presta-se à aplicação da DBS. A tractografia pode ser usada para melhorar a compreensão sobre redes de trabalho anatômicas afetadas pela DBS e para ajudar na segmentação cirúrgica pré-operatória, assim como em avaliações pós-operatórias de resultados. Pouratian *et al* usaram segmentação talâmica probabilística baseada em tractografia para avaliar a conectividade da região do núcleo intermediário ventral (Vim) implantado com eletrodos de DBS para controle de tremor.[48] Embora os autores esperassem que a região do Vim com contato de eletrodo ativo apresentasse maior conectividade com o córtex motor, eles descobriram, em vez disso, que havia maior conectividade com o córtex pré-motor, fornecendo assim conhecimento das redes de trabalho de conectividade envolvidas em controle de tremor. Em 2014, Rozanski *et al* avaliaram o padrão de conectividade do GPi em pacientes com implante de eletrodos de DBS para distonia, para determinar por que o GPi ventral é um alvo mais efetivo que a região dorsal.[49] Eles usaram a tractografia de fibras para visualizar as fibras de WM específicas abrangendo as regiões ventral e dorsal do GPi, assim como suas projeções eferentes. Eles descobriram somatotopia notável no GPi, como a de que a região ventral tinha conectividade maior com os córtices sensorial primário e motor posterior, enquanto a região dorsal mostrou mais conectividade com córtices motor e pré-motor. Portanto, esses estudos demonstram a utilidade da tractografia em promover a compreensão de conectividade e as redes de trabalho afetadas por DBS para transtornos de movimento.

Além disso, o conhecimento da localização de certos tratos de WM pode permitir que esses tratos sejam seletivamente escolhidos ou evitados via DBS para produzir os efeitos de estimulação desejados. Em 2014, Coenen *et al* estudaram 11 pacientes com tremor de várias etiologias e que receberam implantes de eletrodos para DBS usando registro de microeletrodos e verificação em pacientes acordados para localizar a melhor posição possível de eletrodos no Vim.[47] Os autores, então, conduziram a tractografia a partir da investigação pré-operatória por imagens para visualizar o trato dentatorrubrotalâmico (DRT) e a modelagem computacional para visualizar o campo elétrico dos contatos ativos. Eles descobriram que os alvos mais efetivos ficavam dentro do ou adjacentes ao DRT e os campos elétricos envolvidos no DRT, concluindo assim que a tractografia pode ser usada para ajudar na segmentação cirúrgica usando DBS. Da mesma forma, Sweet *et al* avaliaram resultados de tremores em 14 pacientes com PD e tremor dominante que tinham recebido eletrodos para DBS no STN.[34] Eles determinaram os contatos ativos a partir das sessões de programação e usaram

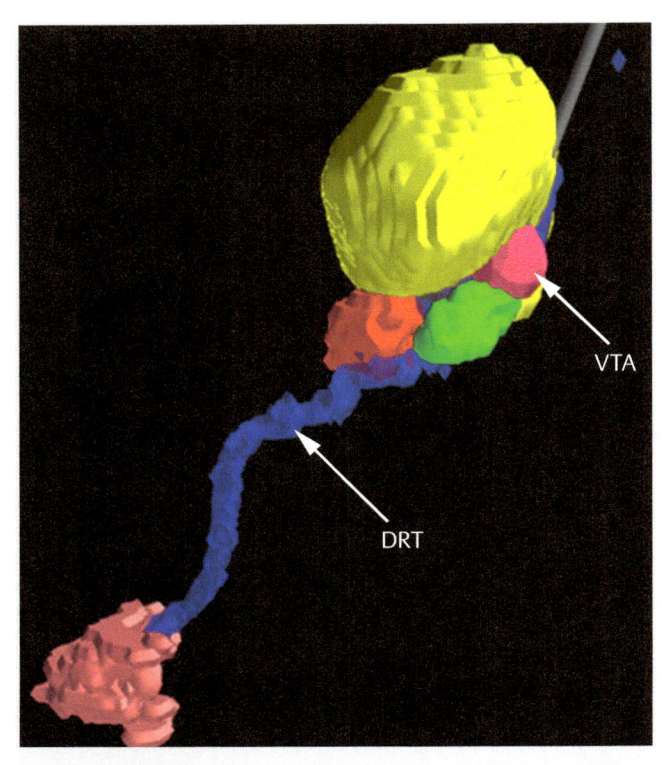

Fig. 6.3 Integração de modelagem computacional e tractografia para demonstrar a relação entre o trato dentatorrubrotalâmico (*azul-escuro*) e o volume de tecido ativado do contato do núcleo subtalâmico ativo (*rosa-escuro*) em pacientes com PD predominante em tremores. Tálamo mostrado em *amarelo*, STN em *verde*, núcleo rubro em *vermelho*, núcleo dentado em *rosa claro*. (Adaptada de Sweet et al.[33]).

a modelagem computacional para descobrir o VTA, que foi então combinado com tractografia para visualizar DRT (▶ Fig. 6.3) e descobriram que um controle maior do tremor se correlacionava com maior proximidade do eletrodo ativo de contato às fibras de WM do DRT.[34] Além disso, também é possível combinar visualização de tratos diferentes para maximizar a eficácia clínica e minimizar ou evitar efeitos colaterais. Por exemplo, Hana *et al* descreveram a determinação pré-operatória do DRT em relação ao trato corticospinal para planejamento de DBS.[50] A tractografia de combinação também foi descrita na seleção de alvos para ablação por ultrassom de alta frequência, com determinação pré- e pós-operatória do trato corticospinal, lemnisco medial e DRT.[51]

Vários estudos também usaram a tractografia para ajudar na segmentação para DBS no tratamento de transtornos psiquiátricos.[52-55] Em 2009, Gutman *et al* usaram a tractografia para buscar dois alvos para DBS em potencial, o giro cingulado subcaloso (SCC) e o membro anterior da cápsula interna para o tratamento de depressão.[52] Os autores descobriram que ambos os alvos tinham seus próprios padrões distintos de conectividade, mas também continham conexões de WM superpostas. Riva-Posse *et al* usaram a tractografia para segmentação pré-operatória do SCC em 11 pacientes depressivos resistentes ao tratamento para visualizar o ponto de convergência de quatro feixes de fibras que se acreditava estivessem implicados na fisiopatologia da doença.[53] Eles descobriram que, usando essa técnica, 81,8% dos pacientes responderam ao tratamento em 1 ano, dos quais seis pacientes entraram em remissão.

Embora a DBS tenha demonstrado eficácia em estudos menores abertos de pacientes com depressão maior e depressão bipolar resistentes ao tratamento, estudos clínicos randomizados em escala mais larga foram menos bem-sucedidos na produção de melhora clínica.[56,57] Esses resultados desencorajadores podem ser atribuíveis à determinação obscura de alvos que produziriam efetivamente os mesmos resultados observados com as técnicas de colocação de lesão. Uma vez que os transtornos psiquiátricos são patologias complexas e atribuíveis a uma disfunção de redes, em oposição a correlatos anatômicos distintos, novas abordagens são necessárias para identificar alvos mais exatos. A convergência de múltiplos métodos de segmentação, incluindo a tractografia, tem o potencial para segmentação direcionada por hipóteses para o tratamento de sintomas neuropsiquiátricos específicos.[58] Os resultados precoces informados por Riva-Posse *et al* sobre a "abordagem conectômica" deles à DBS para depressão fornecem um projeto promissor para o uso da tractografia em segmentação cirúrgica.[53]

Uma limitação inerente de modelos computacionais de tractografia de rede é o alto número de feixes falso-positivos produzidos quando se confia somente em dados de orientação.[59] Esses desafios se apresentam por si mesmos sempre que tratos de WM convergem ou possuem geometrias complexas.[60] Inovações metodológicas múltiplas estão em desenvolvimento que podem potencialmente gerar modelos computacionais melhores, incluindo o desenvolvimento de novos algoritmos de tractografia, avanços no aprendizado da máquina, a otimização de erro de prognóstico de sinal via filtragem de simplificação e modelagem adiantada de microestrutura de vetores direcionais.[59,61] Apesar dessas limitações inerentes, o uso da tractografia em neurociência continuará a se expandir, pois se trata de uma ferramenta de pesquisa não invasiva e poderosa.

6.3.2 Avanços em Investigação Anatômica por Imagens

Aperfeiçoamentos da eficácia da neuromodulação também serão realizados com os avanços na tecnologia da neuroimagem, permitindo melhor visualização de estruturas alvo. Na prática clínica, os alvos da DBS são com frequência visualizados com MRI de 1,5 ou 3 T, o que fornece localização adequada, mas indistinta, de certas estruturas tais como o STN.[62] As imagens obtidas nessa força de campo não podem distinguir totalmente o STN da substância negra (*substantia nigra*) e não têm capacidade de delinear as subdivisões do tálamo. A força de campo mais alta (a chamada MRI em campo ultra-alto) usando magnetos de 7 T melhora a identificação de estruturas alvo ao aumentar a proporção sinal-ruído e reforçando o contraste de imagem.[63,64]

A investigação por imagens ponderada em susceptibilidade (SWI) também surgiu como modalidade promissora que oferece delineamento excelente entre substância cinza e WM, especialmente em força de campo alto.[65,66] Usando a combinação de MRI de campo ultra alto e SWI, Abosch *et al* informaram a visualização direta e a diferenciação do STN e da substância negra, e globo pálido interno e externo.[66] É impressionante observar que essa tecnologia também permite o delineamento dos núcleos talâmicos internos.[66,67] A convergência dessa tecnologia aperfeiçoada de investigação anatômica por imagens e tractografia também foi demonstrada em um modelo pré-clínico em macacos Rhesus,[67] e demanda estudo clínico complementar e validação. Por fim, o uso combinado de técnicas de investigação por imagens fornece um caminho novo e estimulante de pesquisa para a seleção e verificação de alvos para DBS.

6.4 Aplicações Futuras de Modelagem Computacional e Investigação Avançada por Imagens

Com a compreensão cada vez maior de redes de trabalho neurais e conectividade cerebral e os efeitos da DBS na modulação desses circuitos complexos, a modelagem computacional e as técnicas de investigação avançada por imagens podem ser usadas para ajudar na descoberta de novos alvos para doenças atualmente tratadas com DBS e para doenças que ainda não têm terapias efetivas. Como exemplo, talvez a segmentação do DRT ao invés do Vim ou STN venha a se tornar o tratamento mais eficaz para o controle do tremor. Embora a maior parte dos estudos atuais sobre tractografia seja conduzida retrospectivamente, existe grande interesse na determinação prospectiva e intraoperatória do alvo ideal para DBS. Novas ferramentas de pesquisa de *software*, tal como a StimVision, podem fornecer visualização intraoperatória interativa e ajuste da colocação de eletrodo para DBS e VTA em relação aos dados de investigação por imagens e tractografia de um paciente individual.[68]

As investigações e os tratamentos para anorexia nervosa,[69] doença de Alzheimer,[70] depressão,[53,54,55] epilepsia,[71] dor[72] e numerosas outras doenças poderão ser amplamente melhoradas com esses desenvolvimentos tecnológicos, com foco em uma abordagem orientada por hipótese para a seleção de alvos. A compreensão contemporânea desses estados de doença complexos é, provavelmente, atribuível à disfunção de redes de trabalho, em vez de a um neurotransmissor isolado ou anormalidade estrutural e, por isso, a compreensão das conexões disseminadas de WM e o circuito cerebral subjacente é essencial para facilitar a melhor seleção de alvo. Por fim, a heterogeneidade do paciente pode demandar uma abordagem individualizada orientada por sintomas ou pelo paciente. Usando a técnica de modelagem computacional para simular a estimulação de determinada região do cérebro e combinando isso com as modalidades de investigação por imagens, tal como a tractografia, pode-se fornecer discernimento na fisiopatologia de doenças e em como as estratégias de tratamento influenciam esses estados de doença, enquanto permitindo segmentação mais efetiva para DBS. Compreender o potencial dessas ferramentas tanto na prática diária quanto nos esforços de investigação será um aspecto crítico de progresso para o campo e para o tratamento dos pacientes.

Referências Blibliográficas

[1] Deuschl G, Schade-Brittinger C, Krack P, et al. German Parkinson Study Group, Neurostimulation Section. A randomized trial of deep-brain stimulation for Parkinson's disease. N Engl J Med. 2006; 355(9):896–908
[2] Follett KA, Weaver FM, Stern M, et al. CSP 468 Study Group. Pallidal versus subthalamic deep-brain stimulation for Parkinson's disease. N Engl J Med. 2010; 362(22):2077–2091
[3] Obeso JA, Olanow CW, Rodriguez-Oroz MC, Krack P, Kumar R, Lang AE, Deep-Brain Stimulation for Parkinson's Disease Study Group. Deep-brain stimulation of the subthalamic nucleus or the pars interna of the globus pallidus in Parkinson's disease. N Engl J Med. 2001; 345(13):956–963
[4] Limousin P, Speelman JD, Gielen F, Janssens M. Multicentre European study of thalamic stimulation in parkinsonian and essential tremor. J Neurol Neurosurg Psychiatry. 1999; 66(3):289–296
[5] Schuurman PR, Bosch DA, Bossuyt PM, et al. A comparison of continuous thalamic stimulation and thalamotomy for suppression of severe tremor. N Engl J Med. 2000; 342(7):461–468
[6] Fasano A, Lozano AM. Deep brain stimulation for movement disorders: 2015 and beyond. Curr Opin Neurol. 2015; 28(4):423–436
[7] Kupsch A, Benecke R, Müller J, et al. Deep-Brain Stimulation for Dystonia Study Group. Pallidal deep-brain stimulation in primary generalized or segmental dystonia. N Engl J Med. 2006; 355(19):1978–1990
[8] Nuttin B, Cosyns P, Demeulemeester H, Gybels J, Meyerson B. Electrical stimulation in anterior limbs of internal capsules in patients with obsessive-compulsive disorder. Lancet. 1999; 354(9189):1526
[9] Alonso P, Cuadras D, Gabriëls L, et al. Deep brain stimulation for obsessivecompulsive disorder: a meta-analysis of treatment outcome and predictors of response. PLoS One. 2015; 10(7):e0133591
[10] Kern DS, Kumar R. Deep brain stimulation. Neurologist. 2007; 13(5):237–252
[11] Butson CR, McIntyre CC. Tissue and electrode capacitance reduce neural activation volumes during deep brain stimulation. Clin Neurophysiol. 2005; 116(10):2490–2500
[12] McIntyre CC, Savasta M, Kerkerian-Le Goff L, Vitek JL. Uncovering the mechanism(s) of action of deep brain stimulation: activation, inhibition, or both. Clin Neurophysiol. 2004; 115(6):1239–1248
[13] Lozano AM, Dostrovsky J, Chen R, Ashby P. Deep brain stimulation for Parkinson's disease: disrupting the disruption. Lancet Neurol. 2002; 1(4):225–231
[14] Grafton ST, Turner RS, Desmurget M, et al. Normalizing motor-related brain activity: subthalamic nucleus stimulation in Parkinson disease. Neurology. 2006; 66(8):1192–1199
[15] Miocinovic S, Parent M, Butson CR, et al. Computational analysis of subthalamic nucleus and lenticular fasciculus activation during therapeutic deep brain stimulation. J Neurophysiol. 2006; 96(3):1569–1580
[16] Kahan J, Mancini L, Urner M, et al. Therapeutic subthalamic nucleus deep brain stimulation reverses cortico-thalamic coupling during voluntary movements in Parkinson's disease. PLoS One. 2012; 7(12):e50270
[17] Gradinaru V, Mogri M, Thompson KR, Henderson JM, Deisseroth K. Optical deconstruction of parkinsonian neural circuitry. Science. 2009; 324(5925):354–359
[18] Mayberg HS. Limbic-cortical dysregulation: a proposed model of depression. J Neuropsychiatry Clin Neurosci. 1997; 9(3):471–481
[19] Laxton AW, Tang-Wai DF, McAndrews MP, et al. A phase I trial of deep brain stimulation of memory circuits in Alzheimer's disease. Ann Neurol. 2010; 68(4):521–534
[20] Figee M, Wielaard I, Mazaheri A, Denys D. Neurosurgical targets for compulsivity: what can we learn from acquired brain lesions? Neurosci Biobehav Rev. 2013; 37(3):328–339
[21] van Hartevelt TJ, Cabral J, Møller A, et al. Evidence from a rare case study for Hebbian-like changes in structural connectivity induced by long-term deep brain stimulation. Front Behav Neurosci. 2015; 9:167
[22] Grill WM, Snyder AN, Miocinovic S. Deep brain stimulation creates an informational lesion of the stimulated nucleus. Neuroreport. 2004; 15(7):1137–1140
[23] Grill WM, Jr. Modeling the effects of electric fields on nerve fibers: influenceof tissue electrical properties. IEEE Trans Biomed Eng. 1999; 46(8):918–928
[24] McIntyre CC, Grill WM. Excitation of central nervous system neurons by nonuniformelectric fields. Biophys J. 1999; 76(2):878–888
[25] McIntyre CC, Grill WM. Finite element analysis of the current-density and electric field generated by metal microelectrodes. Ann Biomed Eng. 2001; 29(3):227–235
[26] McIntyre CC, Grill WM. Extracellular stimulation of central neurons: influence of stimulus waveform and frequency on neuronal output. J Neurophysiol. 2002; 88(4):1592–1604
[27] Butson CR, McIntyre CC. Current steering to control the volume of tissue activated during deep brain stimulation. Brain Stimul. 2008; 1(1):7–15
[28] Maks CB, Butson CR, Walter BL, Vitek JL, McIntyre CC. Deep brain stimulation activation volumes and their association with neurophysiological mapping and therapeutic outcomes. J Neurol Neurosurg Psychiatry. 2009; 80(6):659–666
[29] Mikos A, Bowers D, Noecker AM, et al. Patient-specific analysis of the relationship between the volume of tissue activated during DBS and verbal fluency. Neuroimage. 2011; 54 Suppl 1:S238–S246
[30] Cazemier JL, Clascá F, Tiesinga PH. Connectomic analysis of brain networks: novel techniques and future directions. Front Neuroanat. 2016; 10:110
[31] Kudela P, Anderson WS. Computational modeling of subdural cortical stimulation: a quantitative spatiotemporal analysis of action

potential initiation in a high-density multicompartment model. Neuromodulation. 2015; 18(7):552–564, discussion 564–565

[32] Boothe DL, Yu AB, Kudela P, Anderson WS, Vettel JM, Franaszczuk PJ. Impact of neuronal membrane damage on the local field potential in a large-scale simulation of cerebral cortex. Front Neurol. 2017; 8:236

[33] Sweet JA, Pace J, Girgis F, Miller JP. Computational modeling and neuroimaging techniques for targeting during deep brain stimulation. Front Neuroanat. 2016; 10:71

[34] Sweet JA, Walter BL, Gunalan K, Chaturvedi A, McIntyre CC, Miller JP. Fiber tractography of the axonal pathways linking the basal ganglia and cerebellum in Parkinson disease: implications for targeting in deep brain stimulation. J Neurosurg. 2014; 120(4):988–996

[35] Gunalan K, Chaturvedi A, Howell B, et al. Creating and parameterizing patient-specific deep brain stimulation pathway-activation models using the hyperdirect pathway as an example. PLoS One. 2017; 12(4):e0176132

[36] Gunalan K, Howell B, McIntyre CC. Quantifying axonal responses in patientspecific models of subthalamic deep brain stimulation. Neuroimage. 2018;172:263–277

[37] Rubin JE, Terman D. High frequency stimulation of the subthalamic nucleus eliminates pathological thalamic rhythmicity in a computational model. J Comput Neurosci. 2004; 16(3):211–235

[38] Hahn PJ, McIntyre CC. Modeling shifts in the rate and pattern of subthalamopallidal network activity during deep brain stimulation. J Comput Neurosci. 2010; 28(3):425–441

[39] Humphries MD, Gurney K. Network effects of subthalamic deep brain stimulation drive a unique mixture of responses in basal ganglia output. Eur J Neurosci. 2012; 36(2):2240–2251

[40] Tass PA. A model of desynchronizing deep brain stimulation with a demandcontrolled coordinated reset of neural subpopulations. Biol Cybern. 2003; 89 (2):81–88

[41] Tass PA, Majtanik M. Long-term anti-kindling effects of desynchronizing brain stimulation: a theoretical study. Biol Cybern. 2006; 94(1):58–66

[42] Ebert M, Hauptmann C, Tass PA. Coordinated reset stimulation in a largescale model of the STN-GPe circuit. Front Comput Neurosci. 2014; 8:154

[43] Adamchic I, Hauptmann C, Barnikol UB, et al. Coordinated reset neuromodulation for Parkinson's disease: proof-of-concept study. Mov Disord. 2014; 29(13):1679–1684

[44] Syrkin-Nikolau J, Neuville R, O'Day J, et al. Coordinated reset vibrotactile stimulation shows prolonged improvement in Parkinson's disease. Mov Disord. 2018; 33(1):179–180

[45] Henderson JM. "Connectomic surgery": diffusion tensor imaging (DTI) tractography as a targeting modality for surgical modulation of neural networks. Front Integr Nueroscience. 2012; 6:15

[46] Klein JC, Lorenz B, Kang JS, et al. Diffusion tensor imaging of white matter involvement in essential tremor. Hum Brain Mapp. 2011; 32(6):896–904

[47] Coenen VA. Allert N, Paus S, Kronenbürger M, Urbach H, Mädler B. Modulation of the cerebello-thalamo-cortical network in thalamic deep brain stimulation for tremor: a diffusion tensor imaging study. Neurosurgery. 2014; 75(6):657–669, discussion 669–670

[48] Pouratian N, Zheng Z, Bari AA, Behnke E, Elias WJ, Desalles AA. Multiinstitutional evaluation of deep brain stimulation targeting using probabilistic connectivity-based thalamic segmentation. J Neurosurg. 2011;115(5):995–1004

[49] Rozanski VE, Vollmar C, Cunha JP, et al. Connectivity patterns of pallidal DBS electrodes in focal dystonia: a diffusion tensor tractography study. Neuroimage. 2014; 84:435–442

[50] Hana A, Hana A, Dooms G, Boecher-Schwarz H, Hertel F. Depiction of dentatorubrothalamic tract fibers in patients with Parkinson's disease and multiple sclerosis in deep brain stimulation. BMC Res Notes. 2016; 9:345

[51] Chazen JL, Sarva H, Stieg PE, et al. Clinical improvement associated with targeted interruption of the cerebellothalamic tract following MRguided focused ultrasound for essential tremor. J Neurosurg. 2018; 129: 15–323

[52] Gutman DA, Holtzheimer PE, Behrens TE, Johansen-Berg H, Mayberg HS. A tractography analysis of two deep brain stimulation white matter targets for depression. Biol Psychiatry. 2009; 65(4):276–282

[53] Riva-Posse P, Choi KS, Holtzheimer PE, et al. A connectomic approach for subcallosal cingulate deep brain stimulation surgery: prospective targeting in treatment-resistant depression. Mol Psychiatry. 2018; 23(4):843–849

[54] Makris N, Rathi Y, Mouradian P, et al. Variability and anatomical specificity of the orbitofrontothalamic fibers of passage in the ventral capsule/ventral striatum (VC/VS): precision care for patient-specific tractography-guided targeting of deep brain stimulation (DBS) in obsessive compulsive disorder (OCD). Brain Imaging Behav. 2016; 10(4):1054–1067

[55] Schlaepfer TE, Bewernick BH, Kayser S, Mädler B, Coenen VA. Rapid effects of deep brain stimulation for treatment-resistant major depression. Biol Psychiatry. 2013; 73(12):1204–1212

[56] Dougherty DD, Rezai AR, Carpenter LL, et al. A randomized sham-controlled trial of deep brain stimulation of the ventral capsule/ventral striatum for chronic treatment-resistant depression. Biol Psychiatry. 2015; 78(4):240–248

[57] Holtzheimer PE, Husain MM, Lisanby SH, et al. Subcallosal cingulate deep brain stimulation for treatment-resistant depression: a multisite, randomised, sham-controlled trial. Lancet Psychiatry. 2017; 4(11):839–849

[58] Holtzheimer PE, Mayberg HS. Stuck in a rut: rethinking depression and its treatment. Trends Neurosci. 2011; 34(1):1–9

[59] Maier-Hein KH, Neher PF, Houde JC, et al. The challenge of mapping the human connectome based on diffusion tractography. Nat Commun. 2017; 8(1):1349

[60] Jbabdi S, Johansen-Berg H. Tractography: where do we go from here? Brain Connect. 2011; 1(3):169–183

[61] Thomas C, Ye FQ, Irfanoglu MO, et al. Anatomical accuracy of brain connections derived from diffusion MRI tractography is inherently limited. Proc Natl Acad Sci U S A. 2014; 111(46):16574–16579

[62] Slavin KV, Thulborn KR, Wess C, Nersesyan H. Direct visualization of the human subthalamic nucleus with 3 T MR imaging. AJNR Am J Neuroradiol. 2006; 27(1):80–84

[63] Lenglet C, Abosch A, Yacoub E, De Martino F, Sapiro G, Harel N. Comprehensive in vivo mapping of the human basal ganglia and thalamic connectome in individuals using 7 T MRI. PLoS One. 2012; 7(1):e29153

[64] Vaughan JT, Garwood M, Collins CM, et al. 7 T vs. 4T: RF power, homogeneity, and signal-to-noise comparison in head images. Magn Reson Med. 2001; 46(1):24–30

[65] Haacke EM, Xu Y, Cheng YC, Reichenbach JR. Susceptibility weighted imaging (SWI). Magn Reson Med. 2004; 52(3):612–618

[66] Abosch A, Yacoub E, Ugurbil K, Harel N. An assessment of current brain targets for deep brain stimulation surgery with susceptibility-weighted imaging at 7 tesla. Neurosurgery. 2010; 67(6):1745–1756, discussion 1756

[67] Xiao Y, Zitella LM, Duchin Y, et al. Multimodal 7T imaging of thalamic nuclei for preclinical deep brain stimulation applications. Front Neurosci. 2016; 10:264

[68] Noecker AM, Choi KS, Riva-Posse P, Gross RE, Mayberg HS, McIntyre CC. Stim-Vision software: examples and applications in subcallosal cingulate deep brain stimulation for depression. Neuromodulation. 2018; 21(2):191–196

[69] Lipsman N, Woodside DB, Giacobbe P, et al. Subcallosal cingulate deep brain stimulation for treatment-refractory anorexia nervosa: a phase 1 pilot trial. Lancet. 2013; 381(9875):1361–1370

[70] Lozano AM, Fosdick L, Chakravarty MM, et al. A phase II study of Fornix deep brain stimulation in mild Alzheimer's disease. J Alzheimers Dis. 2016; 54(2):777–787

[71] Fisher R, Salanova V, Witt T, et al. SANTE Study Group. Electrical stimulation of the anterior nucleus of thalamus for treatment of refractory epilepsy. Epilepsia. 2010; 51(5):899–908

[72] Boccard SG, Pereira EA, Aziz TZ. Deep brain stimulation for chronic pain. J Clin Neurosci. 2015; 22(10):1537–1543

7 Métodos de Estimulação em Circuito Fechado: Prática Corrente e Promessa Futura

Vivek P. Buch ▪ Andrew I. Yang ▪ Timothy H. Lucas ▪ H. Isaac Chen

Sumário

A estimulação cerebral profunda e outras terapias neuromoduladoras têm sido tradicionalmente conduzidas na falta de experiências em tempo real e com parâmetros de estimulação constante (estimulação em circuito aberto). Embora essa abordagem tenha sido bem-sucedida, os resultados clínicos agora se aproximam de um platô. No desenvolvimento da próxima geração de terapias neuromoduladoras, um conceito emergente que mostra promessa significativa é a estimulação em circuito fechado ou neuromodulação adaptável em que um sinal de resposta em tempo real desencadeia ou modifica a estimulação. Teoricamente, estratégias em circuito fechado são superiores à estimulação convencional em circuito aberto por várias razões, incluindo uma janela terapêutica mais ampla, eficácia melhorada e vida prolongada da bateria. De acordo com a teoria de controle, três partes compõem os sistemas de estimulação em circuito fechado: um sinal de resposta, um módulo que extrai características do sinal e os interpreta e um paradigma de estimulação. Existe uma miríade de opções para cada um desses componentes, que leva à complexidade e às possibilidades de estratégias em circuito fechado. O objetivo deste capítulo é fornecer uma visão geral dessas opções, assim como os sistemas em circuito fechado comercialmente disponíveis e os dados clínicos limitados que foram reunidos até agora. Segue-se uma discussão dos desafios científicos e tecnológicos que precisam ser superados para a adoção clínica ampla de neuromodulação em circuito fechado. A compreensão desses princípios será crucial para os médicos de neuromodulação participarem no processo de desenho de sistemas em circuito fechado e realizarem seu potencial total.

Palavras-chave: Activa PC+S, DBS adaptativa, oscilação beta, estimulação em circuito fechado, sinal de resposta, NeuroPace, neuromodulação respondedora.

7.1 Introdução

Os desenvolvimentos tecnológicos atuais de estimulação cerebral profunda (DBS) são construídos em cima de circuitos simplistas e algoritmos de controle que enviam estimulação constitutivamente e demandam um processo iterativo de ajuste de parâmetros para aperfeiçoar a eficácia clínica.[1,2] Esse paradigma de estimulação em "circuito aberto" não possui reação interna. Recentemente, paradigmas em "circuito fechado" ou "adaptáveis" mais intuitivos foram desenvolvidos, que integram sinais de resposta fisiológica em tempo real (▶ Fig. 7.1). Essas técnicas prometem melhorar resultados em pacientes com indicações existentes para neuromodulação, tais como os transtornos de movimento,[3-7] e expandir as indicações para estados de doença adicionais.[8]

Existem várias vantagens putativas da DBS adaptativa (aDBS) sobre os desenvolvimentos tecnológicos existentes. A modulação em circuito fechado de parâmetros de estimulação poderá melhorar o controle de sintomas em condições caracterizadas por flutuações frequentes desses sintomas, como na doença de Parkinson (PD)[9] ou tremor essencial (ET). Em doenças caracterizadas por sintomas episódicos, como transtornos de convulsões, a modulação fechada interviria em um ponto do início da convulsão. Além disso, a aDBS reduziria os intervalos de estimulação ativa ao eliminar a oferta corrente quando os sintomas estiverem ausentes (ou seja, durante o sono), estendendo assim a vida da bateria. Além disso, o controle do retorno modularia funções de ganho para reduzir efeitos colaterais indesejados e induzidos pela estimulação. A redução de estímulo desnecessário pode reduzir efeitos fora do alvo que resultam da plasticidade mal-adaptativa.[10] Por fim, a modulação em circuito fechado reduzirá o número de consultas ao médico e as alterações de configuração de parâmetros, o que, por sua vez, poderá reduzir os custos de oferta de cuidados de saúde.

Essas vantagens são acompanhadas por algumas desvantagens. O impasse (*trade-off*) de engenharia dos sistemas em circuito fechado reside no fato de que esses sistemas devem ser desenhados para aplicações muito específicas. A melhor estratégia de controle para PD provavelmente não será ótima para distonia, epilepsia ou ET. Por isso, o número de sistemas independentes deverá crescer. Além disso, à medida que os mecanismos de controle se tornam cada vez mais sofisticados, os mecanismos internos e a funcionalidade serão menos aparentes ao usuário final do cirurgião. Uma evolução similar de projetos tem sido observada em motores de automóveis. Enquanto os motores padrão desenvolvidos nos anos de 1970 e 1980 empregavam aspectos comuns de projeto que permitiam à vizinhança acesso mecânico para reparos de rotina, os motores computadorizados e customizados fabricados hoje demandam técnicos especializados e equipamento diagnóstico complexo para reparos básicos. Portanto, compete aos neurocirurgiões funcionais e a outros médicos envolvidos em neuromodulação compreender os fundamentos da a DBS. Este capítulo revisa esses princípios no contexto de sistemas emergentes e suas indicações de doença pretendida e a direção futura em nosso horizonte imediato.

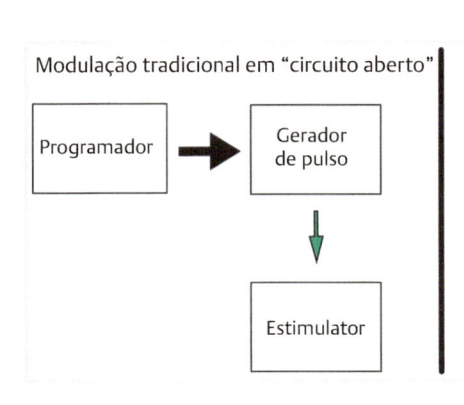

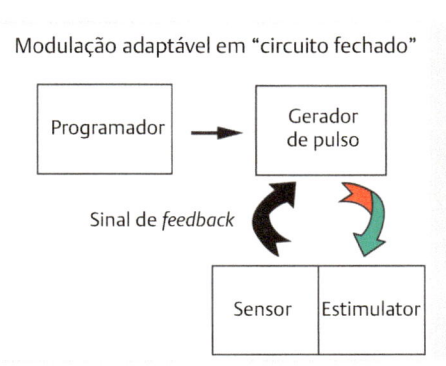

Fig. 7.1 Representação esquemática de estratégias de neuromodulação. A cor das setas indica o tipo de sinal (*preta* = entrada, *verde* = sinal de ativação, *vermelha* = sinal de desativação). O tamanho das setas indica importância relativa.

7.2 Abordagens à Neuromodulação em Circuito Fechado

7.2.1 Considerações para Projeto de um Sistema Ideal

Os princípios que governam os sistemas de circuito fechado derivam de um campo da engenharia conhecido como teoria de controle, formalmente conceituado pela primeira vez em meados dos anos de 1800 pelo médico James Clerk Maxwell[11] e mais desenvolvido durante o século seguinte.[12-14] Em geral, a teoria de controle de retorno determina que deve haver três componentes ligados: um controlador, um sistema e um sensor. O controlador exerce um efeito sobre o sistema conhecido como a ação de controle, que produz uma saída mensurável de sistema conhecida como variável de processo (PV). A PV, medida pelo sensor informa em seguida o controlador na forma de um sinal de resposta. A seguir, o controlador vai comparar a PV ao ponto de ajuste (*set point*) programado do sistema e calcular uma medição de erro (PV-SP). Com base nessa medição de erro, o controlador modulará sua ação de controle no sistema (▶ Fig. 7.2). Um dos exemplos mais comuns de teoria de controle aplicada é o aquecimento centralizado. O controlador é a unidade de aquecimento, o sistema é a temperatura ambiente e o sensor é o termostato. O aquecedor é ligado ou desligado (ação de controle) com base na leitura do termostato (PV) comparado com a temperatura desejada (SP).

A neuromodulação em circuito fechado aplica a teoria de controle a dispositivos de interpretação. Em linguagem de teoria de controle, os sistemas estimulam o sistema nervoso (ação de controle) em resposta a sinais fisiológicos (PV) relativos a um estado fisiológico desejado (SP). Compreender a teoria de controle como ela é aplicada a dispositivos de neuromodulação proporciona aos neurocirurgiões e engenheiros uma linguagem comum que facilita a comunicação e acelera o passo de interpretação.

Várias considerações fundamentais influenciam a conversação (▶ Tabela 7.1). Primeiro, cada quadro de doença demanda solução de desenho específica. Por exemplo, um quadro de epilepsia intratável demanda um dispositivo com algoritmos sensitivos e customizados para detectar inícios de convulsão dentro de uma janela temporal estreita. A detecção rápida da convulsão, por sua vez, deve desencadear estimulação recorrente para suprimir efetivamente a propagação da convulsão antes de sua disseminação. Por outro lado, o quadro de ET se caracteriza por oscilações muito mais lentas em escala de tempo e pode exigir, como consequência, somente algoritmos básicos de amplitude de fase mediados durante varreduras duradouras para desencadear estimulação supressora. Por isso, a funcionalidade do dispositivo deve ser específica ao estado da doença. Além da especificidade da doença, o dispositivo deve ser sintonizável dentro de uma faixa dinâmica para combinar características da doença específicas do paciente. Isso porque existe variabilidade em sinais de controle fisiológico dentro dos quadros da doença. Retornando ao exemplo da epilepsia, os pacientes podem manifestar múltiplos tipos de convulsão e a detecção do início da convulsão pode evoluir com o tempo. Assim sendo, os dispositivos devem ter a capacidade de serem específicos a ambos: doença e paciente.

Segundo, existem compensações (*trade-offs*) de engenharia entre tamanho, peso, força e custo. Denominado de SWAP-C em engenharia aeroespacial, os *trade-offs* de projeto são igualmente aplicáveis ao desenvolvimento de dispositivos médicos. Cada vez mais, os dispositivos são projetados para arquitetura de baixa potência, fator de forma compacta e peso mínimo.[15-17] Quando operacionalizadas, essas compensações (*trade-offs*) significam que os sistemas geralmente sacrificam a complexidade do circuito – e daí a flexibilidade do algoritmo – para demandas de consumo de baixa potência e tamanho reduzido de dispositivo. A complexidade reduzida leva a custos mais baixos de produção de unidade e a barreiras menores para entrada no mercado competitivo de dispositivos. Naturalmente, complexidade menor significa menos flexibilidade de programação. Os neurocirurgiões e os engenheiros devem trabalhar juntos para maximizar aspectos idealizados de dispositivos dentro de restrições de projeto.

Terceiro, os elementos de desenho do sistema devem ser aceitáveis aos pacientes com capacidade limitada de interface diretamente com o sistema. Eletrodos, chassis, cabos de conexão e periféricos externos devem operar com pouca ou nenhuma

Tabela 7.1 Critérios para desenho de sistemas em circuito fechado

Critérios	Considerações sobre parâmetro do projeto
Indicação	A fisiologia específica da doença determina algoritmo de controle e paradigma de estimulação ideais
Complexidade	Parâmetros cada vez mais complexos levam à sofisticação aumentada, mas à viabilidade reduzida
Aceitação clínica	As características dos eletrodos, bateria e interface afetam a ergonomia do uso diário e a longevidade
Estágio da tecnologia	Eficácia comprovada de tecnologia existente deve ser pesada contra os benefícios em potencial da nova tecnologia

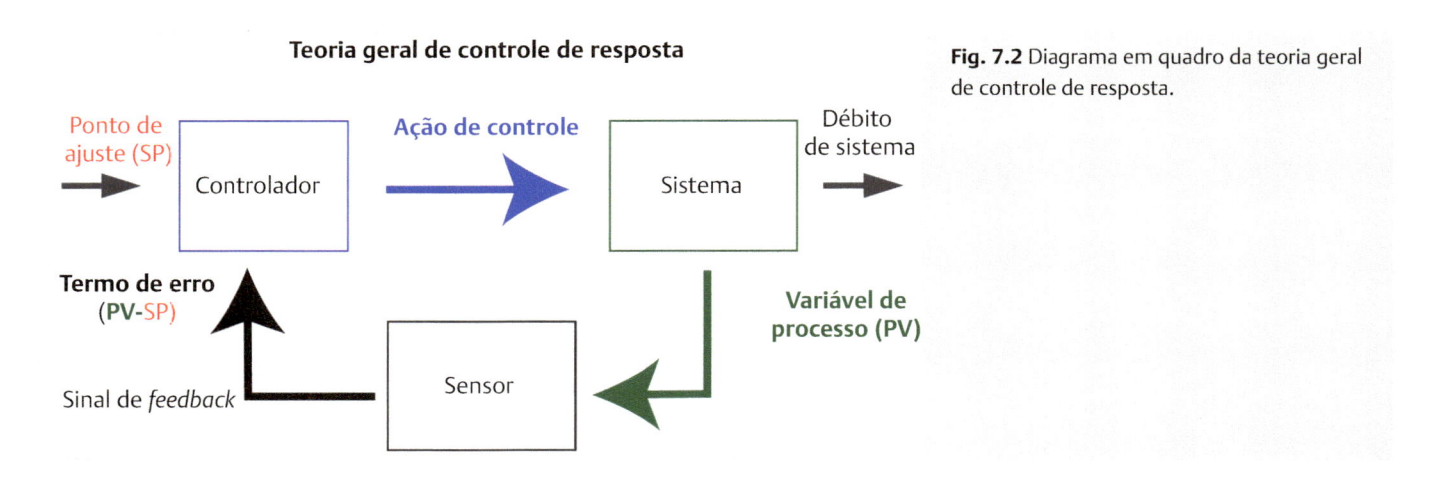

Teoria geral de controle de resposta

Fig. 7.2 Diagrama em quadro da teoria geral de controle de resposta.

ruptura nas atividades da vida normal dos pacientes. A capacidade cada vez maior de invasão de um dispositivo pode se tornar uma barreira à adoção pelo paciente. Por exemplo, na experiência dos autores, muitos pacientes se recusam a se submeter à instalação dos sistemas NeuroPace® por causa da exigência de uma craniectomia e a limitação sobre uma futura MRI do cérebro. Dispositivos que demandam substituição de bateria obrigam os pacientes a se submeterem a múltiplas cirurgias, uma barreira a mais para ampliar a adoção. A estimulação do nervo vago pode produzir sensações cervicais dolorosas ou urgências repetidas para engolir que os pacientes consideram não satisfatórias. Esses e outros fatores diminuem a adoção do dispositivo e devem ser considerados na fase inicial de desenvolvimento.

Para fornecer mais discernimento em possíveis abordagens para neuromodulação em circuito fechado, as seções subsequentes resumirão fontes de retorno, estratégias de estimulação e algoritmos de controle, e a pequena, porém em crescimento, literatura sobre resultados clínicos com aDBS.

7.2.2 Fontes de Sinais de Resposta

A principal característica da aDBS é a modulação em tempo real orientada por sinais fisiológicos. Muitas fontes de sinal têm sido consideradas (▶ Fig. 7.3). Versões atuais de aDBS se baseiam em um sinal único de resposta, mas dispositivos futuros provavelmente usarão sinais múltiplos em paralelo.

Atividade de Unidade Única e Múltipla

Potenciais de ação extracelular são uma fonte robusta de dados fisiológicos discretos. Uma vez que os neurônios individuais podem estar sintonizados com aspectos específicos de comportamento, como a direção de movimento de extremidade[18] e a orientação de estímulos visuais,[19] os dispositivos podem ser altamente precisos em entrada de sinal. Este tipo de informação orienta uma variedade de interfaces cérebro humano-computador (BCIs), incluindo sistemas para neuropróteses de controle,[20] interfaces gráficas de usuário[21] e estimulação elétrica funcional.[22,23]

Gravações de potencial de ação extracelular demandam impedância elétrica alta. Portanto, são usadas matrizes de multieletrodos, tais como a matriz de Utah (Blackrock Microsystems, LLC, Salt Lake City, UT) que consiste em uma matriz de eletrodos de 10 × 10. Além de sua aplicação em BCIs, a matriz de Utah também tem sido usada para estudar a disseminação da frente de onda ictal nas convulsões.[24] As sondas Michigan e as construções de microfios são outros métodos de gravar neurônios cronicamente. As matrizes futuras, tais como aquelas sendo desenvolvidas por Media Lab do MIT prometem centenas de contatos para gravação crônica. À medida que o número de canais de entrada aumenta, assim também a complexidade do circuito e o processamento computacional para analisar esses dados.

Apesar da vantagem de sinais de entrada altamente discretos oferecida com a atividade de unidade única ou múltipla, certas desvantagens limitam seu uso como sinais de resposta. A tecnologia disponível para gravar essa atividade em pacientes permite amostragem de somente pequenas áreas do cérebro. Além disso, essas matrizes são desenhadas para a superfície cortical. São poucas as soluções para alvos subcorticais. A qualidade da gravação de unidade única também tem fim, em razão da não combinação inerente em propriedades de material entre o cérebro e os eletrodos.[25] Pequenos desvios em posição de eletrodos, acúmulo de impedância com o tempo ou perda de neurônios individuais em decorrência dos resultados danosos em sinais de fonte instáveis. Por isso, aplicações crônicas demandam algoritmos de simplificação de descodificação[26] ou recalibração frequente[21] para manter o desempenho com o tempo. Esses desafios limitam a durabilidade a longo prazo de matrizes de penetração e podem impedir sua adoção disseminada para indicações de medicina translacional.

Potenciais de Campo Local

Os potenciais de campo local (LFPs) representam as entradas sinápticas análogas integradas em camadas corticais, em vez da atividade de pico discreta desses neurônios (ou seja, atividade pós-sináptica).[27] Essa atividade oscilatória é classificada por faixas de frequência dominantes (▶ Tabela 7.2) e atua nas funções cerebrais como formação de memória[28] e ligação temporal de atividade neural.[29] Existem interações entre os LFPs nas faixas de frequência (ou seja, acoplamento teta-gama na codificação de mensagens de múltiplos itens[30]) e entre LFPs e o disparo de neurônios individuais que possam contribuir para quadros de doença como a PD.

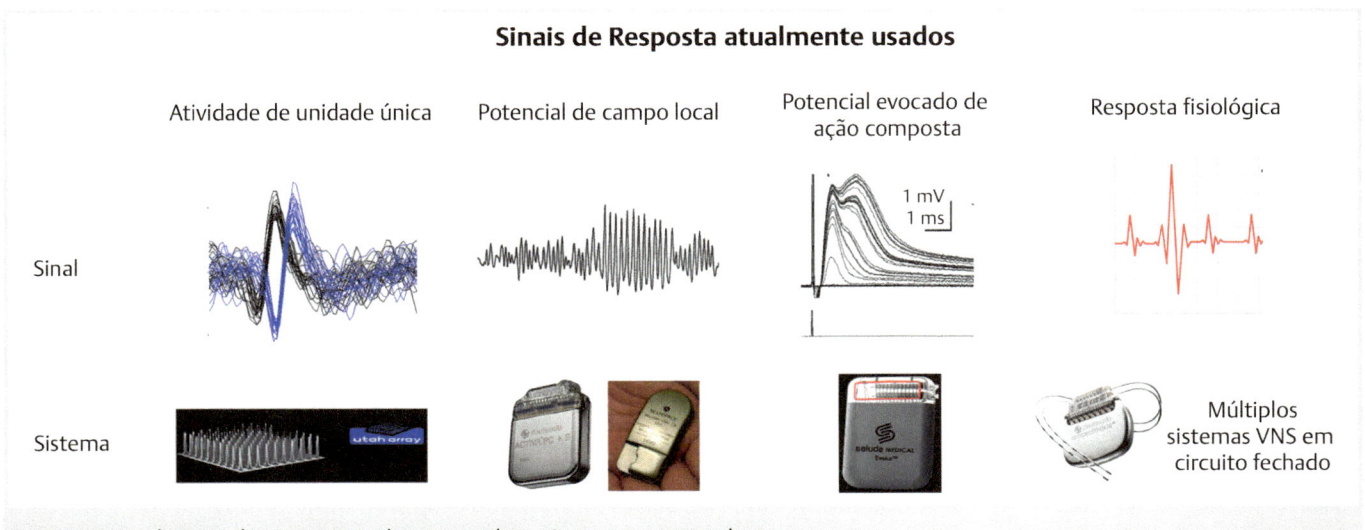

Fig. 7.3 Tipos de sinais de resposta atualmente usados e sistemas correspondentes.

Tabela 7.2 Tipos de potenciais de campo locais

Oscilação	Frequência (Hz)
Delta	1-4
Teta	4-10
Alfa	10-14
Beta	14-36
Gama baixo	36-70
Gama alto	> 70

Com a tecnologia existente, acredita-se que os LFPs sejam fonte confiável de detecção de sinal.[31] As gravações de LFPs se beneficiam do fato de poderem ser registradas com eletrodos de impedância baixa, com áreas maiores de superfície de contato. Portanto, os LFPs são menos sensitivos a alterações em impedância de eletrodos causada por destruição de tecidos e gliose. O relaxamento da restrição ao tamanho do eletrodo permite que grandes placas de matrizes de eletrodos sejam dispostas pela superfície do cérebro. Além disso, os LFPs podem ser confiavelmente registrados a partir de anéis concêntricos de eletrodos, como no caso de contatos profundos de eletrodos. Por isso, os LFPs podem ser registrados com segurança a partir de estruturas profundas por longos períodos. Esse aspecto de desenho de eletrodo relaxado torna possível registrar e estimular a partir da mesma derivação,[32] o que é uma grande vantagem para dispositivos neuromoduladores. Matrizes de grafeno altamente flexíveis melhoram ainda mais a conformidade tecido-eletrodo combinando e demonstrando desempenho superior sobre milhões de ciclos de trabalho de estimulação e gravação.[33] Eletrodos de penetração de alta impedância usam pontas agudas que corroem e se fragmentam na presença de acúmulo de carga eletrolítica durante a estimulação e, por consequência, representam utilidade limitada em paradigmas de estimulação crônica.

A acessibilidade a dados de LFP em seres humanos elucidou vários biomarcadores para neuromodulação em circuito fechado. Oscilações beta em PD são um exemplo proeminente. Embora a significância causal de oscilações beta na patologia da PD permaneça obscura, sua forte associação aos sintomas da PD torna-as um sinal de resposta potencialmente útil para sistemas de circuito fechado. Embora a atividade neural no globo pálido de macacos Rhesus saudáveis não seja sincronizada, o tratamento com 1-metil-4-fenil-1,2,3,6-tetra-hidropiridina (MPTP) induz oscilações periódicas em uma fração significativa de neurônios.[34] Da mesma forma, as oscilações na faixa de 15 a 30 Hz são um aspecto proeminente das gravações de núcleo subtalâmico (STN) em pacientes com PD.[35-37] O poder das oscilações beta nos gânglios basais está relacionado com a gravidade dos sintomas em PD, pois se mostra aumentado quando a dopamina é esgotada[38-40] e reduzido durante o movimento voluntário[39,41,42] e pela DBS.[43-45] Além disso, a estimulação de baixa frequência (20 Hz) do STN em pacientes reduz modestamente a atividade motora.[46] A origem dessas oscilações beta não está completamente esclarecida, embora haja evidência a sugerir papéis tanto do córtex motor[47-49] quanto do circuito STN-globo pálido parte externa.[50,51]

Outras relações dos LFPs também estão sendo exploradas. Recentemente, foi demonstrado que a DBS reduz a acoplagem entre a fase de oscilações beta e a amplitude de faixa ampla no córtex motor.[52] Além das oscilações beta, a dopamina influencia o poder das faixas de baixa frequência[40,53] e as frequências não beta podem ser mais bem correlacionadas com os sintomas de PD.[54]

Os sinais de LFP podem ser usados de modo mais atual, como nas aplicações temporárias para *reabilitação* do cérebro após uma lesão. Esse conceito é possível por meio de várias matrizes de eletrodos que se dissolvem com o tempo, quando seu uso já não é mais necessário. Os exemplos incluem eletrodos de silicone reabsorvível que se dissolvem após períodos de duração pré-programados e que não demandam remoção.[55]

Eletromiografia Periférica e Gravações Inerciais

Os fenótipos clínicos são manifestações importantes de doença neurológica. Para transtornos de movimento, as informações em tempo real sobre a função da extremidade é uma fonte de resposta natural para neuromodulação em circuito fechado. A eletromiografia de superfície[56,57] e os acelerômetros de múltiplos eixos[58-60] podem monitorar a amplitude de um tremor. Tal funcionalidade pode até ser construída em relógios inteligentes.[59]

À medida que esses sistemas amadurecem para a realidade clínica, a fidelidade e a segurança de dados sem fio tornar-se-ão fatores de condução em projetos. O ruído eletromagnético ambiental presente no dia a dia influenciará a utilidade desses dispositivos e algoritmos correspondentes de controle. Telefones celulares, relógios inteligentes, monitores de atividades e outras fontes de sinal sem fio podem confundir a comunicação por dispositivos médicos sem fio. Na era moderna, os engenheiros devem projetar sistemas de comunicação com o entendimento de que os sistemas possam ser invadidos por *hackers* (intencionalmente ou não). Assim, protocolos de comunicação seguros e de alta fidelidade precisam ser obrigatoriamente desenvolvidos.

Outros Sinais

Embora a atividade neural seja, com mais frequência, medida eletricamente, existem outras fontes de sinais fisiológicos que podem ser aproveitadas. Na PD, os sintomas surgem por conta da perda de dopamina estriatal das entradas de substância negra. A DBS pode aumentar a liberação de dopamina estriatal.[61] Por isso, a concentração de metabólitos de dopamina poderá servir como biomarcador da eficácia da estimulação. Na verdade a microdiálise tem sido usada para avaliar níveis de neurotransmissores extracelulares durante a colocação de derivações para DBS.[62] Da mesma forma que as bombas de insulina usadas para medir a glicose no sangue para ajustar a liberação de insulina, não é difícil imaginar um sistema que monitore níveis de neurotransmissores para modular a estimulação. Um sistema como esse poderia ser usado em transtornos de movimento ou em quadros neuropsiquiátricos, tais como a depressão refratária. Como alternativa, eletrodos de fibra de carbono podem ser usados para detectar moléculas eletroativas, tais como dopamina, adenosina e oxigênio em tempo real, em técnicas de voltametria ou amperometria cíclicas de digitalização rápida.[63] Esses métodos estão sendo testados principalmente em modelos animais.[63,64] A viabilidade em um ser humano já foi demonstrada,[65] embora a essa viabilidade tecnológica a longo prazo ainda demande estudos complementares.

À medida que biomarcadores confiáveis são identificados em outras doenças ou estados cognitivos, os princípios de projetos de neuroengenharia podem ser aplicados. Um exemplo emergente é o uso de sinais de vontade do córtex pré-frontal como sinais de controle em transtornos psiquiátricos.[66] No transtorno obsessivo compulsivo (OCD), por exemplo, a vontade de induzir a estimulação poderia capacitar o paciente a "desejar" intencionalmente que o sistema desencadeasse estimulações quando pensamentos obsessivos se mostrassem particularmente intrusivos.[67]

7.2.3 Sistemas de Controle e Paradigmas de Estimulação

Os sistemas de controle dependem de biomarcadores da doença ou específicos para o quadro da doença. Na epilepsia, os sistemas de controle se baseiam em algoritmos de detecção de convulsões.[68-71] Em PD, aspectos oscilatórios beta são os biomarcadores candidatos. Especificamente, amplitude e fase parecem ser aspectos de destaque. Abordagens moduladas por amplitude desencadeiam a estimulação quando a amplitude de oscilações beta atinge um limiar determinado. Por outro lado, abordagens moduladas por fase desencadeiam estimulações em uma fase particular da oscilação que pode atenuar ou potencializar essa oscilação.[72]

Uma vez identificado um aspecto adequado, vários paradigmas de estimulação são possíveis (▶ Tabela 7.3). A estratégia mais simples é a modulação binária, na qual parâmetros de estimulação preestabelecidos são desencadeados quando os critérios da característica são cumpridos. A sensibilidade cardíaca com a ferramenta Model 106 Aspire VNS (LivaNova PLC, London, United Kingdom, anteriormente Cyberonics Inc., Houston, TX) é um exemplo. Quando um aumento rápido na frequência cardíaca for detectado, o VNS desencadeia uma rotina de estimulação. Respostas passo a passo ou graduadas são uma estratégia alternativa. Nesse cenário, um ou mais parâmetros de estimulação são modulados uma vez cumpridos os critérios da característica.[31] Os paradigmas podem introduzir vários passos para criar alterações quase contínuas em intensidade de estimulação, conforme direcionadas pelo sinal de resposta.[6] O método específico para definir a relação entre resposta e estimulação provavelmente se baseará em diferentes aspectos da teoria de controle.[5-7] Variáveis de estimulação nesse paradigma poderiam incluir passos de amplitude de estimulação, trem de pulso, frequência, largura de pulso, canal de eletrodo e combinações mais complexas de parâmetros. Outro paradigma é a reconfiguração coordenada. Esse método dessincroniza a atividade de rede de trabalho e inibe os efeitos da plasticidade negativa por meio de surtos curtos de trens de pulso de alta frequência.[73-75] Por fim, paradigmas híbridos usam sinais de resposta complexos, como detectores coincidentes, fase de pico e detectores centrais-periféricos. Esses usam esquemas de entrada que integram, simultaneamente, informações de múltiplas fontes. Um exemplo hipotético desse sistema poderia incluir aquele que detecta oscilações beta no córtex motor e oscilações de tremor periférico, a partir de um acelerômetro fácil de usar para modular o tremor em PD.

7.3 Plataformas de Tecnologia e Dados Clínicos Existentes (▶ Tabela 7.4)

7.3.1 Estimulação Adaptativa Profunda do Cérebro

Parâmetros dos Dispositivos Activa PC + S

O Activa PC + S (Medtronic Inc., Minneapolis, MN) foi aprovado para fins de investigação nos EUA. Esse sistema oferece as mesmas variáveis de estimulação terapêutica que o Activa PC clinicamente aprovado (ou seja, larguras de pulso, frequências, amplitudes e voltagem constante versus corrente constante). Além disso, o fator forma é similar. O Activa PC + S usa as derivações Medtronic padrão e pode acomodar até duas derivações com quatro eletrodos cada para um total de oito canais de estimulação ou detecção concorrentes. Da mesma forma que as plataformas Medtronic de DBS anteriores, o Activa PC + S está aperfeiçoado para estimulação e a gravação frequente pode levar à redução rápida da bateria.[76] Um sistema recarregável capaz de detecção (Activa RC + S) está sendo desenvolvido.

A partir de cada derivação, até dois canais podem ser selecionados para gravação da série/LFP temporal de voltagem ou força espectral em larguras de faixa pré-especificadas (2,5-500 Hz, largura de faixa ± 1,5/8/16 Hz).[77] As séries temporais podem ser pós-processadas desligadas, enquanto a força espectral pode ser usada para cálculos em tempo real, permitindo o uso de desencadeadores internos para coleta de dados.[78] Os dados podem ser coletados via dois modos. O modo de desencadeador externo permite a gravação que começa e termina manualmente e tem índice de amostragem de 200 a 800 Hz. O modo de autodetecção armazena dados continuamente em um tampão temporário, em um índice de amostragem de 200 a 422 Hz e salva segmentos de dados quando o poder espectral cumpre com as condições especificadas. Esse modo pode armazenar até 8 minutos de dados com um índice de amostragem de 800 Hz.[79] O Sensing Programmer (Medtronic Inc., Minneapolis, MN) é usado para controle e gestão desses dados por meio de um sistema de telemetria sem fio.

Algoritmos para analisar informações detectadas em tempo real e estimulação de controle não estão embutidos e devem ser programados em um computador externo que possa ser conectado ao Activa PC + S via o sistema Nexus-D (Medtronic Inc., Minneapolis, MN), um porto bidirecional de dados. Algoritmos que tenham demonstrado sucesso com o computador no circuito podem ser incorporados ao Activa PC + S usando o Nexus-D.

Tabela 7.3 Paradigmas de estimulação em sistemas de circuito fechado

Paradigma	Estimulação desencadeada em circuito fechado
Binário	Parâmetros ligado ("on") ou desligado ("off") de estimulação predeterminados
Graduado	Alterações na forma, intensidade, frequência, largura de pulso ou localização
Reconfiguração coordenada	Explosões curtas de trens de pulso de alta frequência
Híbrido	Detecção coincidente, ligação fase-amplitude, ligação pico-fase, pareamento de biomarcador central-periférico

Tabela 7.4 Indicações clínicas atuais para neuromodulação em circuito fechado

Indicação	Sistema	Sinal de resposta	Alvo do circuito fechado
Doença de Parkinson	PC+S	Oscilações neurais beta	Gânglios basais (STN, GPi)
Epilepsia	RNS VNS	Séries temporais neurais Frequência cardíaca	Focos epileptogênicos CNX
Dor crônica	SCS	Coluna dorsal ECAP	Fibras de dor

Abreviações: CN, nervo craniano; ECAP, potencial evocado de ação composta; GPi, globo pálido interno; RNS, neuroestimulador responderor; SCS, estimulação da medula espinal; STN, núcleo subtalâmico; VNS, estimulador do nervo vago.

Um exemplo é o uso de decomposição espectral de LFPs de pacientes da doença de Tourette que receberam implante do Activa PC + S. Esses dados foram usados para treinar os classificadores de máquinas de vetor de suporte (SVM) diferenciando dados "tic" de "no-tic" e retroalimentadas para controlar estimulação em circuito fechado.[80]

Na PD, o Activa PC + S tem sido usado em modelos de primata pré-clínicos para dados de detecção do córtex sensitivomotor e do músculo do membro anterior proximal,[78] assim como do STN e do globo pálido.[81] Gravações de seres humanos usando o Activa PC + S foram obtidas do STN[82-86] e do córtex motor.[85] Esse sistema resultou em gravações estáveis do STN e do córtex motor por mais de um ano em pacientes com PD.[79] Os estudos mencionados anteriormente gravaram sinais de LFP em faixas de frequência correlacionando-se com o movimento (ou seja, faixas beta e gama). Nenhum desses estudos fechou o circuito usando sinais de controle para alterar a estimulação.

Dados Clínicos para aDBS

A evidência inicial de que a estimulação em circuito fechado pode ser efetiva no tratamento de transtornos de movimento surgiu de dados de primatas não humanos (NHP). Rosen *et al.* descobriram que um surto curto de estimulação do globo pálido interno (GPi) (ou seja, sete pulsos a 130 Hz) é mais eficaz em aliviar a acinesia parkinsoniana que a estimulação constante quando o surto foi desencadeado em picos no GPi ou no córtex motor.[87] A demora em estimulação foi selecionada para coincidir com os surtos oscilatórios subsequentes associados a temores e à sincronização patológica dos gânglios corticobasais.

Após esse estudo com animais, o conceito de aDBS foi aplicado a pacientes com transtornos de movimento usando ou plataformas customizadas ou o sistema Activa PC + S à medida que estudos agudos no momento do implante da derivação (isto é, durante o período em que os cabos de extensão do eletrodo eram externalizados, antes do implante do gerador de pulso). No primeiro estudo com oito pacientes com PD, a estimulação unilateral era enviada quando o poder beta do STN ultrapassasse um limiar.[88] Sintomas motores, conforme medido pela *Unified Parkinson's Disease Rating Scale* (UPDRS) melhoraram em 27% com aDBS, comparado com a estimulação constante. Além disso, os tempos foram reduzidos em 55%. E o mais importante, a estimulação aleatória que não foi desencadeada pela atividade beta foi inferior à aDBS. Em um estudo de acompanhamento em quatro pacientes com PD, a aDBS bilateral desencadeada na amplitude beta mostrou que a marcha e os sintomas das extremidades melhoraram com a aDBS (redução nos escores da UPDRS em 43%).[89] Outro estudo com 10 pacientes com PD, usando novamente a modulação bilateral, descobriu que a aDBS era superior à estimulação constante e apresentava menos efeitos colaterais na fala.[90] Esses estudos destacam como a verificação de hipótese bioinspirada pode ser conduzida em pacientes submetidos a procedimentos clínicos.

A aDBS betamodulada foi aplicada em vários outros estudos de caso e em estudos piloto. Um paciente único com PD demonstrou tendência no sentido de resultados superiores, em comparação com a estimulação constante quando desencadeando em atividade beta durante um procedimento de troca de bateria.[91] Foi observado que a voltagem adaptativa desencadeada sobre o poder beta melhorou a bradicinesia e a discinesia em repouso.[31] Observou-se também que o princípio de reconfigurações coordenadas melhorou sintomas motores em seis pacientes.[92] Por fim, ambas as estimulações respondedoras à fase[93] e à amplitude[59,94] têm sido aplicadas ao tratamento de tremores essenciais e distônicos usando dispositivos externos para medir a atividade de tremor. Esses dois últimos estudos usaram abordagem escalar para estimulação respondedora à amplitude, na qual a voltagem da estimulação foi variada com base na amplitude do sinal de controle.

Na síndrome de Tourette, o Activa PC + S foi usado para gravar a partir do complexo talâmico centromediano-parafascicular (CM-PF) e córtex motor, e o poder espectral em faixa de 1 a 100 Hz foi usado para classificar estados comportamentais como "tic" *versus* movimento volitivo.[80] Embora as características mais discriminantes variassem durante todo o período do estudo, um classificador SVM reciclado com o tempo foi capaz de prognosticar com exatidão esses quadros comportamentais. Um estudo atualmente em desenvolvimento pelo mesmo grupo integra aspectos "tic" do complexo CM-PF na faixa de 1 a 10 Hz e aspectos de movimento no córtex motor da mão na faixa beta para oferecer estimulação de modo adaptativo.[95] Outros estudos usando o Activa PC + S para OCD segmentando cápsula ventral/estriado ventral (VC/VS) e transtorno depressivo de grande porte segmentando o giro do cíngulo subgenual (Cg25) estão, atualmente, em desenvolvimento (ClinicalTrials.gov Identifiers: NCT03457675 e NCT01984710, respectivamente).

7.3.2 Estimulação em Circuito Fechado para Epilepsia

Parâmetros do Dispositivo RNS

O Responsive Neurostimulation System (RNS, NeuroPlace, Inc., Mountain View, CA) pode acomodar uma ou duas derivações de gravação e estimulação com quatro eletrodos cada.[96] As derivações são eletrodos profundos ou de tiras corticais que são segmentados para focos de convulsão. Os parâmetros de estimulação incluem amplitude atual, largura de pulso e duração da explosão e um limite diário no número de terapias de estimulação enviadas. A estimulação pode ser enviada entre quaisquer combinações de eletrodos, incluindo a estimulação monopolar com respeito ao chassi estimulador, análogo à DBS. Diferentemente da DBS, porém, o chassi é implantado na cabeça.

Em comparação com o Activa PC + S, o RNS é configurado, por padrão, para estimulação em circuito fechado. Há três algoritmos construídos que detectam alterações eletrográficas que podem progredir para convulsões eletrográficas e/ou clínicas. O algoritmo de meia-onda é usado para detectar picos e atividade rítmica em faixas de frequência específica usando a amplitude de, e a distância mínima/máxima entre pares locais.[97] O algoritmo de extensão de linha identifica alterações em frequência e amplitude pela média das diferenças de amplitude absoluta de amostra-a-amostra dentro de uma janela corrediça de curto prazo e compara essa janela à mesma métrica durante uma janela corrediça de longo prazo.[98] Por fim, o algoritmo de área mede a energia do sinal total calculando a área média absoluta sob a curva durante uma janela de curto prazo e, da mesma forma, compara essa energia ao valor medido a partir de uma janela de prazo mais longo.[99] Os parâmetros específicos podem ser customizados pelo médico para aperfeiçoar ao máximo a exatidão e a latência da detecção da convulsão. Além disso, ao contrário do Activa PC + S, o RNS é aperfeiçoado para gravação contínua e estimulação curta e intermitente, e a estimulação frequente levará à redução rápida da bateria.[76]

Eficácia Clínica do Sistema RNS

Esse sistema RNS foi introduzido em pacientes com epilepsia refratária (crises motoras parciais, complexas e/ou convulsões secundariamente generalizadas) com até dois focos de convulsão. Em um estudo clínico controlado, randomizado e prospectivo, a redução das convulsões foi significativamente maior com a estimulação terapêutica (redução de 40%), em comparação com o grupo falso de controle de estimulação (redução de 17%) no curso de um período de 12 semanas de avaliação blindada.[96] Não houve diferença na eficácia em pacientes com epilepsia mesial do lobo temporal *versus* epilepsia neocortical, naqueles com um *versus* dois focos de convulsões, ou naqueles anteriormente submetidos ao estimulador do nervo vago (VNS) ou à cirurgia de epilepsia. O índice de respondedores (porcentagem de pacientes nos quais as convulsões foram reduzidas em ≥ 50%) aumentou de 29% ao final do período de avaliação cega para 43% em 1 ano e 46% em dois anos.[100] Estudos subsequentes de acompanhamento dessa coorte de pacientes demonstraram mais aumento no índice de respondedores para 64,6%, com redução média de 70% em frequência de convulsões usando a última metodologia de observação transportada.[101] Embora essas melhorias nas respostas com o tempo possam refletir melhorias na programação de dispositivos, existe também a possibilidade de que a estimulação crônica resulte em modulação benéfica da própria rede de trabalho epiléptica.

7.3.3 Estimulação de Nervo Vago em Circuito Fechado

Na condição de um dispositivo de estimulação em circuito aberto para convulsões, o VNSs envia pulsos a intervalos pré-determinados (p. ex., 30 segundos ligado, 5 minutos desligado) e pode enviar estimulação adicional por aplicação externa mediante demanda de um magneto sobre o gerador de pulso.[102] Essa estimulação mediante demanda com frequência não é utilizada totalmente em decorrência das várias razões incluindo prejuízo cognitivo, imobilização ictal, convulsões noturnas ou falta de auras de convulsão. A evidência mostra que uma grande proporção de convulsões está associada a um aumento significativo na frequência cardíaca,[103] e a estrutura para o dispositivo Aspire SR™ (LivaNova PLC, Londres, RU) usa esse fato. Esse dispositivo de VNS de circuito fechado incorpora um modo de estimulação adicional no qual um sensor de ECG monitora a frequência cardíaca e envia estimulação quando detectar um aumento rápido nessa frequência.

O algoritmo Aspire SR detecta frequência cardíaca a curto prazo (primeiro plano) e a compara com a frequência cardíaca da linha base (segundo plano) durante um período de cinco minutos e envia estimulação em resposta a um aumento de 20 a 70% na frequência cardíaca ictal, sustentada por 1 segundo. O limiar pode ser ajustado em incrementos de 10% para personalizar o tratamento para variações individuais em taquicardia ictal e nível básico de atividade física. Os parâmetros de estimulação incluem amplitude atual, frequência, largura de pulso e tempo "ligado" que pode ser diferente entre dois modos (modo normal, modo magneto). Adicionalmente, em modo normal o tempo "desligado" também é especificado.

O primeiro estudo clínico prospectivo do Aspire SR (E-36) avaliou 30 pacientes com implante durante monitoramento a curto prazo em uma unidade de monitoramento de epilepsia (EMU). A detecção bem-sucedida da convulsão, definida como estimulação terapêutica desencadeada dentro de 2 minutos do início da convulsão, foi conquistada em 41% dos pacientes.[104] A estimulação enviada durante a atividade da convulsão resultou em terminação do evento em 59% dos pacientes. Outro estudo clínico prospectivo (US E-37) em 20 pacientes com implante e conduzida também no ambiente de EMU mostrou detecção de convulsão em 35% dos eventos ictais (da mesma forma definida como tratamento administrado dentro de dois minutos do início da convulsão) e terminação da convulsão em 61% desses eventos.[105] Neste estudo, o limiar ictal da frequência cardíaca foi customizado para cada paciente com base em tendências históricas de elevações ictais na frequência cardíaca. Definir o limiar ideal de frequência cardíaca para desencadeamento de estimulação continua a ser um desafio, especialmente dada a variabilidade em frequência cardíaca ictal, não só entre os pacientes, mas também entre as convulsões em um paciente individual. Ainda não houve quaisquer estudos clínicos comparando a eficácia do Aspire SR a seu predecessor em circuito aberto.

7.3.4 Estimulação da Medula Espinal em Circuito Fechado

A estimulação da medula espinal (SCS) demonstrou ser uma terapia efetiva para dor neuropática após sua introdução no uso clínico nos anos de 1960.[106,107] Já tinha sido reconhecido precocemente que a postura influencia a amplitude efetiva da estimulação, provavelmente porque alterações na posição do corpo afetam a distância entre os eletrodos de estimulação e a medula espinal.[108,109] Além disso, a voltagem de limiar exigida para induzir parestesias para diferentes posições variou entre os pacientes, isto é, o limiar foi o mais baixo em alguns pacientes quando em supino enquanto mais baixo com outros pacientes sentados.[108]

O sistema RestoreSensor (Medtronic Inc., Minneapolis, MN) foi desenhado com um acelerômetro de três eixos que detecta a posição e a atividade do corpo e, como consequência, ajusta a amplitude de estimulação. O sistema demanda treinamento onde os dados do acelerômetro estiverem correlacionados com múltiplas posições, por exemplo: em pé, prono, supino, decúbito lateral esquerdo e decúbito lateral direito. Os ambientes de estimulação para todas ou para um subconjunto das posições são programados para cumprir com exigências específicas do paciente. Esses ambientes incluem rodízio (*cycling*) *versus* modos de estimulação contínua, largura de pulso, frequência, amplitude e número de eletrodos ativos. As duas derivações de oito eletrodos cada são tipicamente segmentadas para os níveis de medula espinal, de modo que as parestesias induzidas cubram a maior parte da área de dor percebida.[110]

Um estudo clínico prospectivo, controlado e randomizado sobre o RestoreSensor (Medtronic Inc., Minneapolis, MN) comparando estimulação automática adaptativa à posição (AdaptiveStim) com o ajuste manual tradicional mostrou que 87% dos pacientes no braço de tratamento cumpriram com o objetivo primário de controle melhorado da dor sem perda de conveniência ou conveniência melhorada sem perda no alívio da dor.[111] Os escores de dor no braço de tratamento foram reduzidos quando comparados com o braço de ajuste manual, mas essa diferença não foi estatisticamente significativa.

7.4 Perguntas Pendentes e Novos Horizontes

7.4.1 Efeitos da Estimulação em Circuito Fechado no Mecanismo Subjacente da DBS

As teorias iniciais sobre o mecanismo da DBS em circuito aberto tinham como base a similaridade clínica da DBS, particularmente com estimulação de alta frequência (HFS; ≥ 100 Hz) e colocação de lesão. Acreditava-se que a DBS fosse uma "colocação funcional de lesão" ou "um bloqueio do circuito".[112] A compreensão atual dos mecanismos de ação da DBS é muito mais complexa. O benefício terapêutico da DBS ocorre durante o curso de tempo de segundos, como no caso de tremor em PD e ET, a meses, como na distonia e nos sintomas de OCD. Isso implica a presença de múltiplos mecanismos em operação.[113] Esses mecanismos incluem: (1) modulação de redes de trabalho neurais com a ruptura de fluxo/comunicação de informações patológicas,[114,115] (2) alterações sinápticas mediadas por plasticidade na atividade ou conectividade da rede de trabalho, semelhante às alterações neuronais observadas em comportamentos naturais, ou seja, aprendendo; e (3) alterações anatômicas mediadas por neuroproteção ou neurogênese.[113]

Para a maioria das aplicações clínicas atuais, a DBS usa HFS. A estimulação em circuito fechado usando biomarcadores específicos é todo um paradigma de estimulação diferente, caracterizada por trens de pulso temporariamente irregulares e com frequências de estimulação média muito mais baixas. Isso pode ser o caso em que mecanismos diferentes de ação estão engajados. Como exemplo, descobriu-se que a DBS respondedora à amplitude em PD suprime seletivamente surtos beta de longa duração, enquanto a estimulação constante convencional reduzia a atividade beta global.[116] A neuromodulação em circuito fechado também poderia exercer efeitos mais direcionados em alterar a atividade de redes de trabalho neuronais, como evidenciado pelo aumento gradual no índice de respondedor com o tempo com o sistema RNS.[101] Uma compreensão melhor de como a estimulação em circuito fechado afeta o circuito neural no cérebro permitirá mais aperfeiçoamentos na eficácia e na especificidade da aDBS.

7.4.2 Aceleração de Aperfeiçoamentos em Algoritmos de Controle Usando a Técnica de *Machine-Learning*

Embora existam diretrizes para guiar o processo de tomada de decisão,[2] a programação de parâmetros de DBS tem sido, tradicionalmente, um processo de tentativa e erro altamente subjetivo e demorado. Em decorrência das muitas combinações de ambientes de estimulação, a programação depende, substancialmente, das habilidades e da experiência do médico. Para a estimulação em circuito fechado, a programação é, provavelmente, mais complexa e trabalhosa, pois não só a estimulação, mas também os parâmetros de detecção precisam ser aperfeiçoados para cada paciente. Durante o estudo clínico pivô do RNS, o aperfeiçoamento inicial de parâmetros de detecção e de estimulação ocorreu durante um período de quatro semanas antes da avaliação da eficácia clínica.[96] Entretanto, mudanças na programação para aperfeiçoar mais ainda os resultados foram feitas continuamente, a um índice médio de três alterações por ano por paciente (faixa de um a sete).[101]

Outro fator que complica o processo de programação é o chamado alvo em movimento. Os estados da doença do paciente, assim como a eficácia terapêutica com DBS em circuito aberto se alteram com o tempo;[117] isso geralmente demanda recalibração de parâmetros de estimulação. Esse fenômeno reflete mudanças nas necessidades dos pacientes e podem resultar da progressão da doença ou do desenvolvimento de tolerância à estimulação. Vários estudos sugerem a prevalência da tolerância na faixa de 10%.[117-121] Alterações no fenótipo de muitas doenças neurológicas são mais complexas que a piora na gravidade dos sintomas. Em oito pacientes com PD e DBS Vim para tremor seguida pela média de 49 meses, o tremor deixou de ser uma fonte importante de incapacidade em dois pacientes, pois a discinesia induzida por levodopa, as flutuações motoras e a bradicinesia pioraram.[119] Além disso, em três pacientes a intensidade do tremor diminuiu, afastando a necessidade de DBS talâmica.[119] Com estratégias neuromoduladoras em circuito fechado, complexidade adicional poderia ser introduzida pelo desaparecimento, com o tempo, de certos biomarcadores.

Considerando-se tudo isso, pode ocorrer que os humanos logo não serão capazes de fornecer adaptabilidade e flexibilidade adequadas para melhorar ao máximo a programação de sistemas em circuito fechado. Uma solução em potencial é a aplicação de algoritmos de *machine-learning* para neuromodulação em circuito fechado. Mediante estruturas de trabalho supervisionadas, os algoritmos são treinados, manualmente, sobre um conjunto de dados para identificar padrões de atividade neuronal que se correlacionem a um estado especial de comportamento ou patológico.[122] Por outro lado, estruturas de trabalho de *machine-learning* não supervisionadas permitem que os algoritmos sejam aplicados ingenuamente a dados neuronais com a suposição *a priori* mínima sobre quais características, ou seja, biomarcadores, possam ser os mais relevantes ou quais parâmetros de estimulação são os mais efetivos. Os padrões são reconhecidos e segregados com base em seus próprios dados. Em geral, os algoritmos de *machine-learning* são compostos de três elementos: extração da característica, redução da dimensionalidade e classificação de padrão. O algoritmo precisa ter não só alta precisão, mas também eficiência computacional para permitir a detecção *on-line*, em tempo real.[123] O trabalho pré-clínico em um modelo ovino aplicou o método SVM para classificar convulsões durante a estimulação simultânea.[32]

7.4.3 Uso de Múltiplos Sinais de Resposta

Muitas doenças neurológicas afetam múltiplos quadros de comportamento e redes subjacentes de trabalho neural. Na PD, por exemplo, os sintomas motores de tremor, bradicinesia, rigidez e instabilidade postural são, com frequência, acompanhados de déficits cognitivos, autonômicos e psiquiátricos. Um biomarcador pode ser suficiente para conduzir adequadamente o tratamento aperfeiçoado de sintomas múltiplos. Combinações de múltiplos sinais de resposta poderão ser consideradas. A determinação das melhores combinações possíveis demandará a compreensão melhorada do circuito subjacente, verificação empírica cuidadosa e, talvez, o uso de algoritmos de *machine-learning*, como descrito anteriormente. Questões como redundância de informações de múltiplos biomarcadores e a necessidade de *hardware* adicional deverão ser tratadas para se projetar os sistemas em circuito fechado mais eficientes.

Em PD, aspectos diferentes da atividade oscilatória beta poderão, potencialmente, fornecer informações históricas para bradicinesia e rigidez. Esses fatores incluem a amplitude da oscilação,[124] poder espectral de beta baixo (13-20 Hz) *versus* de beta alto (21-35 Hz),[48] ligação de frequência cruzada entre beta e outras faixas de frequência[52] e oscilações gama alta.[125] Embora alguns aspectos de beta se correlacionem especificamente com rigidez/acinesia, a relação exata entre aspectos beta diferentes e os numerosos sintomas motores da PD continuam totalmente não compreendidos. Por outro lado, a atividade alfa dentro do núcleo pedúnculo-pontino se correlaciona com instabilidade de marcha e poderá fornecer informações históricas úteis para esse sintoma.[126] A combinação de diferentes faixas de frequência e paradigmas analíticos poderá ser solicitada para criar múltiplos sinais de resposta para segmentar vários sintomas.

A gravação de sinais de várias regiões do cérebro também poderá representar benefícios em potencial, que incluem: exatidão aperfeiçoada do algoritmo de detecção, proporções mais altas de sinal-ruído e minimização de artefatos de estimulação e externos, fornecendo assim sinal de controle mais robusto. Embora alguns LFPs possam ser gerados localmente, muitos estudos de PD demonstraram atividade coerente por todo o circuito motor talamocortical-gânglios basais.[127] A gravação de atividade de múltiplos nodos dessa rede de trabalho poderá fornecer confirmação de que oscilações betapatológicas estão sendo suprimidas por toda a rede de trabalho. Estudos em andamento com Activa PC + S na síndrome de Tourette combinam gravações de córtex motor e o complexo CM-PF com o primeiro atuando como detector geral de movimento e o último produzindo dados específicos para "*tic*".[95]

Por fim, vários tipos diferentes de sinais (p. ex., LFP, EMG, sinais bioquímicos etc.) de várias regiões poderão ser combinados para fornecer experiência sinérgica em potencial.[7] Essa abordagem pode ser mais bem adequada para controlar sintomas díspares com manifestações físicas diferentes.

7.5 Conclusão

As técnicas de estimulação em circuito fechado estão se filtrando lentamente na prática clínica e, com certeza, tornar-se-ão predominantes num futuro próximo. Essa estratégia promete aperfeiçoar resultados, ampliar a aplicação da neuromodulação, causar menos efeitos colaterais e usar recursos de modo mais eficiente. Para atingir esses objetivos, uma série enorme de fontes de gravação, paradigmas de estimulação e sistemas de controle está disponível para consideração e verificação. É provável que essas opções se expandam ainda mais com os novos desenvolvimentos tecnológicos e avanços em neurociência e engenharia, gerando até mais sistemas possíveis. Atualmente, existe a oportunidade para definir como as buscas dentro desse espaço de parâmetro são conduzidas, empreendimentos que serão orientados em grande parte por cientistas, engenheiros e pela indústria. Os médicos podem e devem participar nesse discurso, mas precisarão estar familiarizados com os princípios relevantes e as bases de conhecimento para fazê-lo. A colaboração ativa entre neurocirurgiões, neurologistas e outros membros da comunidade de DBS será crucial para a realização das possibilidades da neuromodulação em circuito fechado.

Referências Bibliográficas

[1] Bronstein JM, Tagliati M, Alterman RL, et al. Deep brain stimulation for Parkinson disease: an expert consensus and review of key issues. Arch Neurol. 2011; 68(2):165
[2] Volkmann J, Moro E, Pahwa R. Basic algorithms for the programming of deep brain stimulation in Parkinson's disease. Mov Disord. 2006; 21 Suppl 14:S284–S289
[3] Arlotti M, Rosa M, Marceglia S, Barbieri S, Priori A. The adaptive deep brain stimulation challenge. Parkinsonism Relat Disord. 2016; 28:12–17
[4] Beudel M, Brown P. Adaptive deep brain stimulation in Parkinson's disease. Parkinsonism Relat Disord. 2016; 22 Suppl 1:S123–S126
[5] Carron R, Chaillet A, Filipchuk A, Pasillas-Lépine W, Hammond C. Closing the loop of deep brain stimulation. Front Syst Neurosci. 2013; 7:112
[6] Meidahl AC, Tinkhauser G, Herz DM, Cagnan H, Debarros J, Brown P. Adaptive deep brain stimulation for movement disorders: the long road to clinical therapy. Mov Disord. 2017; 32(6):810–819
[7] Parastarfeizabadi M, Kouzani AZ. Advances in closed-loop deep brain stimulation devices. J Neuroeng Rehabil. 2017; 14(1):79
[8] Lo MC, Widge AS. Closed-loop neuromodulation systems: next-generation treatments for psychiatric illness. Int Rev Psychiatry. 2017; 29(2):191–204
[9] Ahlskog JE, Muenter MD. Frequency of levodopa-related dyskinesias and motor fluctuations as estimated from the cumulative literature. Mov Disord. 2001; 16(3):448–458
[10] Chen HI, Attiah M, Baltuch G, Smith DH, Hamilton RH, Lucas TH. Harnessing plasticity for the treatment of neurosurgical disorders: an overview. World Neurosurg. 2014; 82(5):648–659
[11] Maxwell JC. (1868). On Governors. Proceedings of the Royal Society of London. 16: 270–283. doi:10.1098/rspl.1867.0055. JSTOR 112510
[12] Flugge-Lotz, Irmgard; Titus, Harold A. (October 1962). "Optimum and Quasi-Optimum Control of Third and Fourth-Order Systems" (PDF). Stanford University Technical Report (134): 8–12
[13] Steffano JD, Stubberud AR, Williams IJ. Feedback and control systems. Schaums outline series, McGraw-Hill; 1967
[14] Weiner N. Cybernetics: or control and communication in the animal and the machine. Paris, (Hermann & Cie) & Camb. Mass. (MIT Press) ISBN 978-0-262-73009-9; 1948, 2nd revised ed. 1961
[15] Kakkar V. An ultra low power system architecture for implantable medical devices. IEEE Access. 2018:1
[16] Liu X, Zhang M, Subei B, Richardson AG, Lucas TH, Van der Spiegel J. The PennBMBI: design of a general purpose Wireless Brain-Machine-Brain Interface System. IEEE Trans Biomed Circuits Syst. 2015; 9(2):248–258
[17] Liu X, Zhang M, Xiong T, et al. A fully integrated wireless compressed sensing neural signal acquisition system for chronic recording and brain machine interface. IEEE Trans Biomed Circuits Syst. 2016; 10(4):874–883
[18] Georgopoulos AP, Schwartz AB, Kettner RE. Neuronal population coding of movement direction. Science. 1986; 233(4771):1416–1419
[19] Hubel DH, Wiesel TN. Receptive fields, binocular interaction and functional architecture in the cat's visual cortex. J Physiol. 1962; 160:106–154
[20] Hochberg LR, Bacher D, Jarosiewicz B, et al. Reach and grasp by people with tetraplegia using a neurally controlled robotic arm. Nature. 2012; 485(7398):372–375
[21] Jarosiewicz B, Sarma AA, Bacher D, et al. Virtual typing by people with tetraplegia using a self-calibrating intracortical brain-computer interface. Sci Transl Med. 2015; 7(313):313ra179
[22] Ajiboye AB, Willett FR, Young DR, et al. Restoration of reaching and grasping movements through brain-controlled muscle stimulation in a person with tetraplegia: a proof-of-concept demonstration. Lancet. 2017; 389(10081):1821–1830
[23] Bouton CE, Shaikhouni A, Annetta NV, et al. Restoring cortical control of functional movement in a human with quadriplegia. Nature. 2016; 533(7602):247–250
[24] Smith EH, Liou JY, Davis TS, et al. The ictal wavefront is the spatiotemporal source of discharges during spontaneous human seizures. Nat Commun. 2016; 7:11098
[25] Judy JW. Neural interfaces for upper-limb prosthesis control: opportunities to improve long-term reliability. IEEE Pulse. 2012; 3(2):57–60
[26] Chestek CA, Gilja V, Nuyujukian P, et al. Long-term stability of neural prosthetic control signals from silicon cortical arrays in rhesus macaque motor cortex. J Neural Eng. 2011; 8(4):045005
[27] Buzsáki G, Anastassiou CA, Koch C. The origin of extracellular fields and currents—EEG, ECoG, LFP and spikes. Nat Rev Neurosci. 2012; 13(6):407–420
[28] Buzsáki G, Moser EI. Memory, navigation and theta rhythm in the hippocampal-entorhinal system. Nat Neurosci. 2013; 16(2):130–138
[29] Singer W, Gray CM. Visual feature integration and the temporal correlation hypothesis. Annu Rev Neurosci. 1995; 18:555–586
[30] Lisman JE, Jensen O. The θ-γ neural code. Neuron. 2013; 77(6):1002–1016
[31] Rosa M, Arlotti M, Ardolino G, et al. Adaptive deep brain stimulation in a freely moving Parkinsonian patient. Mov Disord. 2015; 30(7):1003–1005
[32] Stanslaski S, Afshar P, Cong P, et al. Design and validation of a fully implantable, chronic, closed-loop neuromodulation device with concurrent sensing and stimulation. IEEE Trans Neural Syst Rehabil Eng. 2012; 20(4):410–421
[33] Lu Y, Lyu H, Richardson AG, Lucas TH, Kuzum D. Flexible neural electrode array based-on porous graphene for cortical microstimulation and sensing. Sci Rep. 2016; 6:33526
[34] Nini A, Feingold A, Slovin H, Bergman H. Neurons in the globus pallidus do not show correlated activity in the normal monkey, but

phase-locked oscillations appear in the MPTP model of parkinsonism. J Neurophysiol. 1995; 74(4):1800–1805

[35] Levy R, Hutchison WD, Lozano AM, Dostrovsky JO. High-frequency synchronization of neuronal activity in the subthalamic nucleus of parkinsonian patients with limb tremor. J Neurosci. 2000; 20(20):7766–7775

[36] Levy R, Hutchison WD, Lozano AM, Dostrovsky JO. Synchronized neuronal discharge in the basal ganglia of parkinsonian patients is limited to oscillatory activity. J Neurosci. 2002b; 22(7):2855–2861

[37] Weinberger M, Mahant N, Hutchison WD, et al. Beta oscillatory activity in the subthalamic nucleus and its relation to dopaminergic response in Parkinson's disease. J Neurophysiol. 2006; 96(6):3248–3256

[38] Brown P, Oliviero A, Mazzone P, Insola A, Tonali P, Di Lazzaro V. Dopamine dependency of oscillations between subthalamic nucleus and pallidum in Parkinson's disease. J Neurosci. 2001; 21(3):1033–1038

[39] Levy R, Ashby P, Hutchison WD, Lang AE, Lozano AM, Dostrovsky JO. Dependence of subthalamic nucleus oscillations on movement and dopamine in Parkinson's disease. Brain. 2002a; 125(Pt 6):1196–1209

[40] Priori A, Foffani G, Pesenti A, et al. Rhythm-specific pharmacological modulation of subthalamic activity in Parkinson's disease. Exp Neurol. 2004; 189(2):369–379

[41] Cassidy M, Mazzone P, Oliviero A, et al. Movement-related changes in synchronization in the human basal ganglia. Brain. 2002; 125(Pt 6):1235–1246

[42] Foffani G, Bianchi AM, Baselli G, Priori A. Movement-related frequency modulation of beta oscillatory activity in the human subthalamic nucleus. J Physiol. 2005; 568(Pt 2):699–711

[43] Eusebio A, Thevathasan W, Doyle Gaynor L, et al. Deep brain stimulation can suppress pathological synchronisation in parkinsonian patients. J Neurol Neurosurg Psychiatry. 2011; 82(5):569–573

[44] Giannicola G, Marceglia S, Rossi L, et al. The effects of levodopa and ongoing deep brain stimulation on subthalamic beta oscillations in Parkinson's disease. Exp Neurol. 2010; 226(1):120–127

[45] Rosa M, Giannicola G, Servello D, et al. Subthalamic local field beta oscillations during ongoing deep brain stimulation in Parkinson's disease in hyperacute and chronic phases. Neurosignals. 2011; 19(3):151–162

[46] Chen CC, Litvak V, Gilbertson T, et al. Excessive synchronization of basal ganglia neurons at 20 Hz slows movement in Parkinson's disease. Exp Neurol. 2007; 205(1):214–221

[47] Brown P. Abnormal oscillatory synchronisation in the motor system leads to impaired movement. Curr Opin Neurobiol. 2007; 17(6):656–664

[48] Fogelson N, Williams D, Tijssen M, van Bruggen G, Speelman H, Brown P. Different functional loops between cerebral cortex and the subthalmic area in Parkinson's disease. Cereb Cortex. 2006; 16(1):64–75

[49] Pavlides A, Hogan SJ, Bogacz R. Computational models describing possible mechanisms for generation of excessive beta oscillations in Parkinson's disease. PLOS Comput Biol. 2015; 11(12):e1004609

[50] Holgado AJ, Terry JR, Bogacz R. Conditions for the generation of beta oscillations in the subthalamic nucleus-globus pallidus network. J Neurosci. 2010; 30(37):12340–12352

[51] Tachibana Y, Iwamuro H, Kita H, Takada M, Nambu A. Subthalamo-pallidal interactions underlying parkinsonian neuronal oscillations in the primate basal ganglia. Eur J Neurosci. 2011; 34(9):1470–1484

[52] de Hemptinne C, Swann NC, Ostrem JL, et al. Therapeutic deep brain stimulation reduces cortical phase-amplitude coupling in Parkinson's disease. Nat Neurosci. 2015; 18(5):779–786

[53] Alonso-Frech F, Zamarbide I, Alegre M, et al. Slow oscillatory activity and levodopa-induced dyskinesias in Parkinson's disease. Brain. 2006; 129(Pt 7):1748–1757

[54] Thevathasan W, Pogosyan A, Hyam JA, et al. Alpha oscillations in the pedunculopontine nucleus correlate with gait performance in parkinsonism. Brain.2012; 135(Pt 1):148–160

[55] Yu KJ, Kuzum D, Hwang SW, et al. Bioresorbable silicon electronics for transient spatiotemporal mapping of electrical activity from the cerebral cortex. Nat Mater. 2016; 15(7):782–791

[56] Basu I, Tuninetti D, Graupe D, Slavin KV. Adaptive control of deep brain stimulator for essential tremor: entropy-based tremor prediction using surface-EMG. Conf Proc IEEE Eng Med Biol Soc. 2011; 2011:7711–7714

[57] Yamamoto T, Katayama Y, Ushiba J, et al. On-demand control system for deep brain stimulation for treatment of intention tremor. Neuromodulation. 2013; 16(3):230–235, discussion 235

[58] Basu I, Graupe D, Tuninetti D, et al. Pathological tremor prediction using surface electromyogram and acceleration: potential use in 'ON-OFF' demand driven deep brain stimulator design. J Neural Eng. 2013; 10(3):036019

[59] Malekmohammadi M, Herron J, Velisar A, et al. Kinematic adaptive deep brain stimulation for resting tremor in Parkinson's disease. Mov Disord. 2016; 31(3):426–428

[60] Shukla P, Basu I, Graupe D, Tuninetti D, Slavin KV. A neural network-based design of an on-off adaptive control for deep brain stimulation in movement disorders. Conf Proc IEEE Eng Med Biol Soc. 2012; 2012:4140–4143

[61] Lee KH, Blaha CD, Garris PA, et al. Evolution of deep brain stimulation: human electrometer and smart devices supporting the next generation of therapy. Neuromodulation. 2009; 12(2):85–103

[62] Kilpatrick M, Church E, Danish S, et al. Intracerebral microdialysis during deep brain stimulation surgery. J Neurosci Methods. 2010; 190(1):106–111

[63] Grahn PJ, Mallory GW, Khurram OU, et al. A neurochemical closed-loop controller for deep brain stimulation: toward individualized smart neuromodulation therapies. Front Neurosci. 2014; 8:169

[64] Chang SY, Kimble CJ, Kim I, et al. Development of the Mayo Investigational Neuromodulation Control System: toward a closed-loop electrochemical feedback system for deep brain stimulation. J Neurosurg. 2013; 119(6):1556–1565

[65] Kishida KT, Sandberg SG, Lohrenz T, et al. Sub-second dopamine detection in human striatum. PLoS One. 2011; 6(8):e23291

[66] Widge AS, Moritz CT. Pre-frontal control of closed-loop limbic neurostimulation by rodents using a brain-computer interface. J Neural Eng. 2014; 11(2):024001

[67] Widge AS, Dougherty DD, Moritz CT. Affective brain-computer interfaces as enabling technology for responsive psychiatric stimulation. Brain Comput Interfaces (Abingdon). 2014; 1(2):126–136

[68] Baldassano S, Wulsin D, Ung H, et al. A novel seizure detection algorithm informed by hidden Markov model event states. J Neural Eng. 2016; 13(3):036011

[69] Baldassano SN, Brinkmann BH, Ung H, et al. Crowdsourcing seizure detection: algorithm development and validation on human implanted device recordings. Brain. 2017; 140(6):1680–1691

[70] Echauz J, Esteller R, Tcheng T, et al. Long-term validation of detection algorithms suitable for an implantable device. Epilepsia. 2001; 42 Suppl 7:35–36

[71] Kossoff EH, Ritzl EK, Politsky JM, et al. Effect of an external responsive neurostimulator on seizures and electrographic discharges during subdural electrode monitoring. Epilepsia. 2004; 45(12):1560–1567

[72] Azodi-Avval R, Gharabaghi A. Phase-dependent modulation as a novel approach for therapeutic brain stimulation. Front Comput Neurosci. 2015; 9:26

[73] Lourens MA, Schwab BC, Nirody JA, Meijer HG, van Gils SA. Exploiting pallidal plasticity for stimulation in Parkinson's disease. J Neural Eng. 2015; 12(2):026005

[74] Popovych OV, Lysyansky B, Rosenblum M, Pikovsky A, Tass PA. Pulsatile desynchronizing delayed feedback for closed-loop deep brain stimulation. PLoS One. 2017; 12(3):e0173363

[75] Tass PA. A model of desynchronizing deep brain stimulation with a demandcontrolledcoordinated reset of neural subpopulations. Biol Cybern. 2003; 89(2):81–88

[76] Neuropace. (2014). RNS System Clinical Summary. (https://www.neuropace.com/manuals/ClinicalSummary.pdf. Accessed April 27, 2018

[77] Stanslaski S, Cong P, Carlson D, et al. An implantable bi-directional brainmachine interface system for chronic neuroprosthesis research. Conf Proc IEEE Eng Med Biol Soc. 2009; 2009:5494–5497

[78] Ryapolova-Webb E, Afshar P, Stanslaski S, et al. Chronic cortical and electromyographic recordings from a fully implantable device: preclinical experience in a nonhuman primate. J Neural Eng. 2014; 11(1):016009

[79] Swann NC, de Hemptinne C, Miocinovic S, et al. Chronic multisite brain recordings from a totally implantable bidirectional neural interface: experience in 5 patients with Parkinson's disease. J Neurosurg. 2018; 128:605–616

[80] Shute JB, Okun MS, Opri E, et al. Thalamocortical network activity enables chronic tic detection in humans with Tourette syndrome. Neuroimage Clin. 2016; 12:165–172

[81] Connolly AT, Muralidharan A, Hendrix C, et al. Local field potential recordings in a non-human primate model of Parkinson's disease using the Activa PC + S neurostimulator. J Neural Eng. 2015; 12(6):066012

[82] Houston B, Blumenfeld Z, Quinn E, Bronte-Stewart H, Chizeck H. Long-term detection of Parkinsonian tremor activity from subthalamic nucleus local field potentials. Conf Proc IEEE Eng Med Biol Soc. 2015; 2015:3427–3431

[83] Neumann WJ, Staub F, Horn A, et al. deep brain recordings using an implanted pulse generator in Parkinson's disease. Neuromodulation. 2016; 19(1):20–24

[84] Quinn EJ, Blumenfeld Z, Velisar A, et al. Beta oscillations in freely moving Parkinson's subjects are attenuated during deep brain stimulation. Mov Disord. 2015; 30(13):1750–1758

[85] Swann NC, de Hemptinne C, Miocinovic S, et al. Gamma oscillations in the hyperkinetic state detected with chronic human brain recordings in Parkinson's disease. J Neurosci. 2016; 36(24):6445–6458

[86] Trager MH, Koop MM, Velisar A, et al. Subthalamic beta oscillations are attenuated after withdrawal of chronic high frequency neurostimulation in Parkinson's disease. Neurobiol Dis. 2016; 96:22–30

[87] Rosin B, Slovik M, Mitelman R, et al. Closed-loop deep brain stimulation is superior in ameliorating parkinsonism. Neuron. 2011; 72(2):370–384

[88] Little S, Pogosyan A, Neal S, et al. Adaptive deep brain stimulation in advanced Parkinson's disease. Ann Neurol. 2013; 74(3):449–457

[89] Little S, Beudel M, Zrinzo L, et al. Bilateral adaptive deep brain stimulation is effective in Parkinson's disease. J Neurol Neurosurg Psychiatry. 2016a; 87(7):717–721

[90] Little S, Tripoliti E, Beudel M, et al. Adaptive deep brain stimulation for Parkinson's disease demonstrates reduced speech side effects compared to conventional stimulation in the acute setting. J Neurol Neurosurg Psychiatry. 2016b; 87(12):1388–1389

[91] Piña-Fuentes D, Little S, Oterdoom M, et al. Adaptive DBS in a Parkinson's patient with chronically implanted DBS: a proof of principle. Mov Disord. 2017; 32(8):1253–1254

[92] Adamchic I, Hauptmann C, Barnikol UB, et al. Coordinated reset neuromodulation for Parkinson's disease: proof-of-concept study. Mov Disord. 2014; 29(13):1679–1684

[93] Cagnan H, Pedrosa D, Little S, et al. Stimulating at the right time: phasespecific deep brain stimulation. Brain. 2017; 140(1):132–145

[94] Herron JA, Thompson MC, Brown T, Chizeck HJ, Ojemann JG, Ko AL. Chronic electrocorticography for sensing movement intention and closed-loop deep brain stimulation with wearable sensors in an essential tremor patient. J Neurosurg. 2017; 127(3):580–587

[95] Deeb W, Giordano JJ, Rossi PJ, et al. Proceedings of the Fourth Annual Deep Brain Stimulation Think Tank: a review of emerging issues and technologies. Front Integr Neurosci. 2016; 10:3

[96] Morrell MJ, RNS System in Epilepsy Study Group. Responsive cortical stimulation for the treatment of medically intractable partial epilepsy. Neurology. 2011; 77(13):1295–1304

[97] Gotman J. Automatic recognition of epileptic seizures in the EEG. Electroencephalogr Clin Neurophysiol. 1982; 54(5):530–540

[98] Esteller R, Echauz J, Tcheng T, Litt B, Pless B. Line length: an efficient feature for seizure onset detection. In Engineering in Medicine and Biology Society, 2001. Proceedings of the 23rd Annual International Conference of the IEEE (Vol. 2, pp. 1707–1710). IEEE

[99] Litt B, Esteller R, Echauz J, et al. Epileptic seizures may begin hours in advance of clinical onset: a report of five patients. Neuron. 2001; 30(1):51–64

[100] Heck CN, King-Stephens D, Massey AD, et al. Two-year seizure reduction in adults with medically intractable partial onset epilepsy treated with responsive neurostimulation: final results of the RNS System Pivotal trial. Epilepsia. 2014; 55(3):432–441

[101] Geller EB, Skarpaas TL, Gross RE, et al. Brain-responsive neurostimulation in patients with medically intractable mesial temporal lobe epilepsy. Epilepsia. 2017; 58(6):994–1004

[102] Morris GL, III. A retrospective analysis of the effects of magnet-activated stimulation in conjunction with vagus nerve stimulation therapy. Epilepsy Behav. 2003; 4(6):740–745

[103] Eggleston KS, Olin BD, Fisher RS. Ictal tachycardia: the head-heart connection. Seizure. 2014; 23(7):496–505

[104] Boon P, Vonck K, van Rijkevorsel K, et al. A prospective, multicenter study of cardiac-based seizure detection to activate vagus nerve stimulation. Seizure. 2015; 32:52–61

[105] Fisher RS, Afra P, Macken M, et al. Automatic vagus nerve stimulation triggered by ictal tachycardia: clinical outcomes and device performance—The U.S. E-37 Trial. Neuromodulation. 2016; 19(2):188–195

[106] Cameron T. Safety and efficacy of spinal cord stimulation for the treatment of chronic pain: a 20-year literature review. J Neurosurg. 2004; 100(3) Suppl Spine:254–267

[107] Shealy CN, Mortimer JT, Reswick JB. Electrical inhibition of pain by stimulation of the dorsal columns: preliminary clinical report. Anesth Analg. 1967;46(4):489–491

[108] Cameron T, Alo KM. Effects of posture on stimulation parameters in spinal cord stimulation. Neuromodulation. 1998; 1(4):177–183

[109] Olin JC, Kidd DH, North RB. Postural changes in spinal cord stimulation perceptual thresholds. Neuromodulation. 1998; 1(4):171–175

[110] Kumar K, Buchser E, Linderoth B, Meglio M, Van Buyten JP. Avoiding complications from spinal cord stimulation: practical recommendations from an international panel of experts. Neuromodulation. 2007; 10(1):24–33

[111] Schultz DM, Webster L, Kosek P, Dar U, Tan Y, Sun M. Sensor-driven position-adaptive spinal cord stimulation for chronic pain. Pain Physician. 2012;15(1):1–12

[112] Benabid AL, Benazzouz A, Hoffmann D, Limousin P, Krack P, Pollak P. Longterm electrical inhibition of deep brain targets in movement disorders. Mov Disord. 1998; 13 Suppl 3:119–125

[113] Herrington TM, Cheng JJ, Eskandar EN. Mechanisms of deep brain stimulation. J Neurophysiol. 2016; 115(1):19–38

[114] Chiken S, Nambu A. Mechanism of deep brain stimulation: inhibition, excitation, or disruption? Neuroscientist. 2016; 22(3):313–322

[115] Gradinaru V, Mogri M, Thompson KR, Henderson JM, Deisseroth K. Optical deconstruction of parkinsonian neural circuitry. Science. 2009; 324(5925):354–359

[116] Tinkhauser G, Pogosyan A, Little S, et al. The modulatory effect of adaptive deep brain stimulation on beta bursts in Parkinson's disease. Brain. 2017;140(4):1053–1067

[117] Shih LC, LaFaver K, Lim C, Papavassiliou E, Tarsy D. Loss of benefit in VIM thalamic deep brain stimulation (DBS) for essential tremor (ET): how prevalent is it? Parkinsonism Relat Disord. 2013; 19(7):676–679

[118] Koller WC, Lyons KE, Wilkinson SB, Troster AI, Pahwa R. Long-term safety and efficacy of unilateral deep brain stimulation of the thalamus in essential tremor. Mov Disord. 2001; 16(3):464–468

[119] Kumar R, Lozano AM, Sime E, Lang AE. Long-term follow-up of thalamic deep brain stimulation for essential and parkinsonian tremor. Neurology. 2003; 61(11):1601–1604

[120] Lyons KE, Koller WC, Wilkinson SB, Pahwa R. Long term safety and efficacy of unilateral deep brain stimulation of the thalamus for parkinsonian tremor. J Neurol Neurosurg Psychiatry. 2001; 71(5):682–684

[121] Papavassiliou E, Rau G, Heath S, et al. Thalamic deep brain stimulation for essential tremor: relation of lead location to outcome. Neurosurgery. 2008;62 Suppl 2:884–894

[122] Deo RC. Machine learning in medicine. Circulation. 2015; 132(20):1920–1930

[123] Mohammed A, Zamani M, Bayford R, Demosthenous A. Toward on-demand deep brain stimulation using online Parkinson's disease prediction driven by dynamic detection. IEEE Trans Neural Syst Rehabil Eng. 2017; 25(12):2441–2452

[124] Hammond C, Bergman H, Brown P. Pathological synchronization in Parkinson's disease: networks, models and treatments. Trends Neurosci. 2007; 30 (7):357–364

[125] Yang AI, Vanegas N, Lungu C, Zaghloul KA. Beta-coupled high-frequency activity and beta-locked neuronal spiking in the subthalamic nucleus of Parkinson's disease. J Neurosci. 2014; 34(38):12816–12827

[126] Fraix V, Bastin J, David O, et al. Pedunculopontine nucleus area oscillations during stance, stepping and freezing in Parkinson's disease. PLoS One. 2013;8(12):e83919

[127] Brown P, Williams D. Basal ganglia local field potential activity: character and functional significance in the human. Clin Neurophysiol. 2005; 116(11):2510–2519

8 Aplicação da Doença de Parkinson

Charles B. Mikell ■ *Bradley Ashcroft*

Sumário

A estimulação profunda do cérebro (DBS) pode ser usada para aliviar os sintomas motores e cognitivos da doença de Parkinson (PD). O benefício terapêutico da DBS equivale tanto ao benefício funcional máximo ("*on-time*") quanto à redução de sintomas conferidos pelos fármacos de dopamina clássicos e permite redução no uso de medicamentos para tratar os sintomas. Várias estruturas foram estudadas e usadas como alvos, as principais entre elas sendo o núcleo subtalâmico e o globo pálido parte interna. Múltiplas técnicas podem ser usadas para segmentar essas estruturas. Abordagens com base em estruturas e aquelas sem estruturas podem ser usadas para guiar o implante, enquanto modalidades diferentes de investigação por imagens de ressonância magnética podem ser combinadas com a gravação de microeléctrodos para identificar e confirmar o alvo correto e a colocação do eletrodo. A DBS oferece um benefício terapêutico e deverá ser considerada para pacientes com PD cujos sintomas já não sejam controlados por medicamentos há muito tempo.

Palavras-chave: doença de Parkinson, estimulação profunda do cérebro, núcleo subtalâmico, globo pálido interno, com base em estrutura, sem estrutura, segmentação.

> *"A questão sobre a doença de Parkinson é, ela vai piorar".*
> *– Guy Schwartz, MD*

8.1 Introdução

A doença de Parkinson (PD) é uma moléstia degenerativa devastadora que afeta os movimentos, a marcha e o pensamento de um paciente. Até 2010, mais de 630.000 cidadãos americanos sofriam de PD e esse número está projetado para dobrar até 2040.[1] Os neurologistas geralmente tratam os pacientes com PD com fármacos que aumentam a transmissão de dopamina; agentes à base de levodopa são, em geral, o tratamento de primeira linha para a maioria dos pacientes.[2] Embora esses agentes sejam eficazes em uma maioria de pacientes com PD, a resposta a esse medicamentos começa a diminuir com o tempo, ou o benefício é moderado em razão dos efeitos colaterais intoleráveis associados a demandas para aumento da dosagem. Os principais sintomas motores da PD incluem: rigidez, tremores, bradicinesia e anormalidades da marcha e da postura. Além disso, muitos sintomas não motores podem-se manifestar como depressão/ansiedade, fadiga, piora no sentido do olfato e alterações cognitivas. Os pacientes cujos sintomas respondam aos fármacos de dopamina embora não bem controlados ou pacientes experimentando períodos ligados/desligados de piora e/ou recebendo doses não eficazes deverão ser considerados como candidatos cirúrgicos.

Embora originalmente considerada para pacientes com PD grave, a evidência recente sugere que a cirurgia para transtorno de movimento deverá ser considerada relativamente mais cedo no curso da doença. O sistema de Estimulação Cerebral Profunda (DBS) da Medtronic está hoje rotulado pela Food and Drug Administration (FDA) para pacientes que tenham-se apresentado há 4 anos com sintomas de flutuações motoras não controladas, além dos pacientes com doença de duração mais prolongada. Essa rotulagem foi atualizada em resposta aos dados do estudo clínico EARLYSTIM, no qual pacientes com quatro anos de doença foram randomizados para a cirurgia ou para a melhor terapia clínica.[3] Os pacientes submetidos à cirurgia mostraram ganhos em qualidade de vida, conforme avaliação do *Parkinson's Disease Questionnaire* (PDQ-39),[3,4] enquanto os pacientes no braço da terapia clínica permaneceram na mesma ou tiveram piora da doença. Por causa dessa melhora em qualidade de vida, a DBS deverá ser considerada assim que os sintomas de movimento não puderem ser controlados totalmente com os medicamentos; a doença só vai piorar.

8.2 Seleção de Pacientes

Os pacientes com PD geralmente são mais idosos e podem sofrer de várias outras comorbidades. Alguns pacientes mais jovens também são candidatos cirúrgicos, mas são exceções, dada a incidência crescente da doença com o envelhecimento.[5] Em geral, a DBS não é uma cirurgia altamente mórbida e alguns pacientes muito idosos são candidatos ao procedimento. Não existe corte de idade em nossa opinião, embora as decisões de tratamento devam ser individualizadas com base em discussões entre o(a) paciente, sua família e uma equipe multidisciplinar incluindo o cirurgião neurologista e outros cuidadores (ou seja, neuropsicólogo, fisioterapeuta). As decisões sobre o tratamento deverão ser informadas conforme o trivial do Doutor Schwartz: a doença só vai piorar.

A consideração mais importante para a determinação da candidatura à DBS é saber se os sintomas do paciente respondem à medicação dopaminérgica. Em geral, pode-se esperar que os sintomas que respondem à carbidopa/levodopa, ou aos agonistas da dopamina possam melhorar. Sintomas cardinais de PD incluindo rigidez, tremor e bradicinesia quase sempre respondem aos equivalentes da dopamina e podem, portanto, ser contados como respondedores à cirurgia.[6] O tremor pode ser uma exceção relativa a essa regra geral, pois ele é com frequência respondedor à DBS mesmo quando resistente à terapia clínica. Entretanto, os sintomas da marcha são mais complicados. De acordo com relatórios anteriores, comprimento da passada e velocidade melhoram com a DBS sem benefício para congelamento.[7,8] A evidência mais recente sugere que a DBS de alta frequência pode piorar o congelamento, enquanto a DBS de baixa frequência (60 Hz) melhora esse processo.[9,10] Descobrimos que pacientes cujos sintomas de marcha respondem aos medicamentos geralmente melhorarão com a estimulação, embora eles sejam informados sobre a incerteza durante a discussão sobre consentimento informado. Relatamos nossa experiência, embora reconhecendo que a literatura sobre esse tópico não mostra benefício coerente para a marcha com a cirurgia. Por fim, os sintomas da voz são um caso especial; observamos tanto melhora quanto piora da hipofonia. A resposta à DBS neste caso não está claramente ligada à resposta anterior aos medicamentos. Um relatório usou análise de cluster para identificar subtipos de disfunção de voz após a DBS; enquanto alguns pacientes apresentam disartria relacionada à estimulação corticobulbar, aqueles com volume baixo na realidade *se beneficiam* da DBS no núcleo subtalâmico (STN).[11] Um grupo criou a hipótese de que essa variabilidade tem a ver com variações na localização dos tratos dentatorrubrotalâmicos em pacientes de DBS.[12] Como regra geral, sintomas que melhoram com medicamentos também melhoram com a cirurgia.

Em decorrência da alta eficácia da DBS no tratamento da PD, esse recurso deverá ser considerado em pacientes com PD respondedores à dopamina assim que os sintomas motores não sejam totalmente controlados com medicamentos ou quando os efeitos colaterais se tornem incômodos, pois a doença só tende a piorar. Para determinar a capacidade de resposta ao medicamento dopaminérgico, a maioria dos centros classifica o paciente com a *United Parkinson's Disease Rating Scale* (UPDRS) quando o paciente estiver com e sem medicamento; a redução de 30% na UPDRS-III é considerada apropriada para consideração de cirurgia.[13] Deve-se notar que sintomas de tremor são, com frequência, bem controlados por estimulação, mas podem responder à levodopa somente em doses muito altas ou mal toleradas e, por isso, pacientes com PD e tremor dominante podem ser candidatos excelentes à DBS, sem a redução de 30% na UPDRS.[14]

De acordo com a rotulagem aprovada pela FDA de ambos os dispositivos comercialmente disponíveis, os pacientes deverão ter sofrido quatro anos dos sintomas antes da cirurgia. Entretanto, no momento é mais comum que um paciente seja encaminhado para a cirurgia após ter convivido com a doença por muitos anos. Embora fosse incomum considerar a cirurgia antes de 4 anos dos sintomas, consideramos a oferta do procedimento após explicar ao paciente que essa operação representaria uma terapia de balcão, sem prescrição. Também mencionamos a ressalva de que as síndromes mais de Parkinson, diferenciadas por sintomas motores semelhantes aos da PD que não respondem aos fármacos de dopamina, assim como a disfunção autonômica ou cognitiva proeminente se tornam somente óbvias após alguns anos da doença e essas síndromes não respondem satisfatoriamente à terapia com DBS. Além disso, não acreditamos na existência de evidência corrente de que a DBS modifique o curso da PD, ou seja, neuroprotetora em seres humanos, apesar dos dados promissores das pesquisas animais.[15,16] Apesar disso, a maioria dos pacientes com sintomas motores, antes bem controlados com medicamentos, mas que agora não estejam mais totalmente controlados ou aqueles que estejam sofrendo flutuações de liga/desliga se beneficiariam da cirurgia.

Apesar do sucesso geral da DBS em PD, existem várias contraindicações absolutas e relativas. A única contraindicação verdadeiramente absoluta é a presença de sintomas que não respondam aos equivalentes da dopamina. Essa é a marca das síndromes mais de Parkinson como a atrofia múltipla de sistema (MSA) e a paralisia supranuclear progressiva. Para estabelecer se e até que ponto a carbidopa/levodopa é útil para o paciente sendo considerado para cirurgia, os médicos do tratamento deverão julgar se o paciente foi acompanhado por um neurologista por tempo suficiente para estabelecer o diagnóstico. A demência proeminente e os sintomas autonômicos (característicos da MSA) podem levar vários anos para se revelarem. Entretanto, desmaio e hipotensão ortostática, que podem estar presentes na MSA, também são comuns na PD e podem representar um efeito colateral de carbidopa/levodopa mais do que um sintoma verdadeiro. Nesses casos, não hesitamos em realizar o implante, embora possamos permitir que a doença "se desenrole" um pouco mais para ver se outros sintomas das síndromes mais de Parkinson aparecem. Apesar disso, para uma primeira aproximação, uma resposta fraca ou ausente à dopamina deverá ser considerada como contraindicação absoluta à DBS.

As contraindicações relativas à DBS incluem: prejuízo cognitivo, comorbidades médicas e fragilidade. O prejuízo cognitivo pode ser exacerbado pela DBS. Alguns relatórios anteriores sugeriram que a DBS do globo pálido parte interna (GPi) fosse preferida em pacientes com problemas cognitivos; entretanto, meta-análise recente sugeriu que embora ocorram declínios em um espectro mais amplo de funções cognitivas com DBS em STN, os tratamentos são muito similares em seus efeitos cognitivos.[17] Muitos centros obtêm avaliações neuropsicológicas pré-operatórias para identificar pacientes em risco grave de declínio cognitivo. Comorbidades médicas graves podem tornar a cirurgia perigosa por si só.

Por fim, fragilidade geral, que pode ser definida como saúde geral ruim, vulnerabilidade à má cicatrização e infecção e reserva fisiológica limitada à parte de um processo de doença,[18,19] podem limitar a habilidade do paciente em tolerar um procedimento demorado. Pacientes debilitados tendem a enfrentar curso pós-operatório mais desafiador e prolongado e podem demandar alta para o tratamento de reabilitação ambulatorial. Deve-se destacar que, independentemente da fragilidade, não consideramos a idade como contraindicação, pois pacientes tanto jovens quanto idosos portadores de PD podem estar debilitados; portanto, é mais útil considerar a fragilidade que a idade. A fragilidade prognostica morbidade cirúrgica, mortalidade e institucionalização da alta.[20-22] Essas são contraindicações relativas e não absolutas e deverão ser discutidas com o(a) paciente e seus cuidadores como parte da discussão sobre consentimento informado. Uma consideração importante nessa discussão deverá ser também a falta de outras modalidades de tratamento efetivas.

8.3 Metas do Tratamento

Uma vez definido que um paciente é candidato adequado ao tratamento com DBS, os médicos deverão comunicar claramente as metas da cirurgia. Explicamos que o objetivo mais importante é prolongar o benefício funcional máximo ("*on-time*"), quando o(a) paciente pode fazer coisas que ele(ela) precisa fazer. Em estudos clínicos de grande porte e randomizados, a DBS melhora o "*on-time*" em cerca de quatro horas por dia.[23,24] Com a cirurgia no STN, as doses de medicamento podem usualmente ser reduzidas em 30 a 50% em média, enquanto a cirurgia no GPi permite redução menor;[24,25] entretanto, ainda existe aumento acentuado no "*on-time*" e um benefício equivalente na UPDRS. Com todas as metas cirúrgicas, os pacientes deverão esperar aperfeiçoamentos em todos os domínios de sintomas que são tratados por medicamentos incluindo rigidez, bradicinesia e tremor. Uma advertência importante para as expectativas do paciente é que eles se mostram tipicamente tão bem após a cirurgia como seu "melhor". A cirurgia não cura a PD e é importante enfatizar que o paciente pode ainda esperar uma incapacidade significativa. Além disso, tipicamente, os sintomas não motores da PD não são bem tratados com a DBS. Em resumo, tentamos prometer menos e oferecer mais.

Uma pergunta comum é: quanto tempo se espera que o tratamento dure? Em estudos de acompanhamento a longo prazo, os pacientes continuam a se beneficiar da DBS por muitos anos e se desempenham melhor geralmente aos 5 ou mesmo 10 anos de acompanhamento que aqueles tratados com a terapia clínica.[26,27] Entretanto, a doença continua a progredir ("ela piora") e a intensidade dos sintomas motores aumentará inevitavelmente. Os sintomas respondedores aos fármacos não dopamínicos, como os problemas cognitivos e autonômicos, podem contribuir mais significativamente para a incapacidade no curso mais tardio da doença. Em geral, a meta da terapia é tratar os sintomas respondedores à dopamina por um período prolongado, mesmo na progressão da doença. Entretanto, cada paciente terá suas próprias metas e estas devem ser consideradas no plano cirúrgico.

8.4 Seleção de Alvos

A seleção de um alvo cirúrgico depende das metas pessoais do cirurgião e do paciente para o tratamento. Os alvos mais bem caracterizados para DBS em PD são STN e GPi. Embora estudos clínicos randomizados não tenham demonstrado superioridade de um alvo sobre o outro, muitos neurologistas favorecem o implante no STN simplesmente porque muitos pacientes preferem tomar menos medicamentos. O implante no GPi, porém, tem menos morbidade cognitiva que o implante no STN,[24,28] embora essa evidência tenha sido questionada.[17] Além disso, o GPi está cercado por estruturas menos críticas que o STN, tornando o implante e a programação mais indulgentes. Além disso, os implantes unilaterais no GPi são

Tabela 8.1 Vantagens e desvantagens relativas do STN e do GPi como alvos de implante para tratamento de DBS de PD[30]

Alvo	Vantagens	Desvantagens
Núcleo subtalâmico	Cirurgicamente seguro com segmentação apropriada	Cercado por estruturas mais críticas
	Visualização robusta via MRI 3 Tesla e gravação de eletrodos	Mais difícil de programar
	Maior redução de dosagem do medicamento concorrente	Tamanho menor se comparado ao GPi
	Mais usualmente segmentado em decorrência da melhora levemente maior em débito motor	Geralmente demanda implante bilateral para atingir vantagem terapêutica
	Os cirurgiões estão, geralmente, mais familiarizados com o STN	Risco de efeitos adversos neurocognitivos
	Efeitos intraoperatórios muito evidentes	Risco de prejuízo da voz
Globo pálido na parte interna	Equivalente ao benefício "on-time" comparado com o STN	Melhora motora significativa, embora levemente melhor em STN vs. GPi
	Cercado por estruturas menos críticas	Menos familiar para alguns cirurgiões
	Tamanho maior e mais fácil de segmentar para a programação, se comparado ao STN	Redução menor na dosagem de medicamento
	O implante unilateral no GPi pode oferecer maior resultado terapêutico, se comparado ao implante unilateral do STN	Evidência de resultado cognitivo superior em relação ao implante do STN pode ser questionável e limitada
	Pode ser mais apropriado para os pacientes idosos e frágeis	

Abreviações: DBS, estimulação profunda do cérebro; GPi, globo pálido na parte interna; MRI, investigação por ressonância magnética; PD, doença de Parkinson; STN, núcleo subtalâmico.

mais benéficos que os implantes unilaterais no STN, de modo que pacientes frágeis que não possam tolerar a cirurgia bilateral satisfatoriamente possam-se beneficiar do implante em estágio (ou unilateral) no GPi.[29] Outras vantagens e desvantagens relativas do STN e do GPi estão resumidas na ▶ Tabela 8.1.

8.4.1 Alvos Usados com Menor Frequência

Vim do Tálamo

O controle do tremor é o principal benefício da estimulação do núcleo intermediário ventral (Vim) do tálamo.[31,32] Entretanto, a cirurgia de STN e de GPi também controla o tremor, além da rigidez e da bradicinesia, de modo que a cirurgia do Vim para Parkinson é de segunda linha.

Zona Incerta/Área Subtalâmica Posterior

Essa área fica entre o STN posterior e o núcleo rubro e sua estimulação exerce benefício excelente para controle de tremor;[33] pelo menos um estudo clínico randomizado comparando a estimulação da zona incerta com a estimulação do Vim está em andamento.[34] Entretanto, vários grupos informaram benefício em bradicinesia e rigidez com a estimulação dessa área.[35-37] Um estudo clínico randomizado de maior porte é necessário para confirmar a eficácia.

Núcleo Centromediano/Parafascicular

Em estudos anteriores, lesões dos núcleos centrais do tálamo levaram a aperfeiçoamentos em rigidez e tremor.[38] A DBS do núcleo centro mediano melhora o congelamento da marcha[39] e pode também tratar a discinesia.[40] A experiência, porém, está limitada a séries muito pequenas.

Núcleo Pedúnculo-Pontino

O núcleo pedúnculo-pontino é um núcleo colinérgico do tronco cerebral que foi proposto como alvo para DBS em PD para reduzir sintomas relacionados à marcha, especialmente o congelamento.[41] Relatórios anteriores de estimulação unilateral e/ou bilateral dessa região, alguns usando configurações ostensivamente estimuladoras de baixa frequência, descrevem melhora no congelamento.[42-44] Entretanto, uma revisão sistemática recente descreveu ampla variação em técnicas de implante e configurações, assim como variabilidade de resposta e, por fim, expressando ceticismo sobre o benefício proposto.[45,46] Estudos complementares e/ou registros de pacientes com implantes podem ser úteis na compreensão do papel desse alvo.

Núcleo Basal de Meynert

Recentemente, um estudo clínico de pequeno porte explorou a estimulação do núcleo basal de Meynert para alívio dos sintomas de demência em PD.[47] Apesar de leve melhora no Inventário Neuropsiquiátrico dos pacientes, o estudo não encontrou diferença significativa em melhora cognitiva. Não obstante, a cirurgia de implante e estimulação foi bem tolerada em todos os pacientes nesse e em outros estudos clínicos. O declínio cognitivo é, por outro lado, intratável de modo que estudos complementares sobre este alvo provavelmente serão conduzidos em PD e em outras moléstias relacionadas com a demência.[47,48]

8.5 Benefícios da DBS

Como mencionado anteriormente, o benefício da DBS consiste, principalmente, em melhorias no benefício funcional máximo ("on-time"). Os pacientes deverão ser informados de que a DBS só os tornará tão melhores como o melhor deles ("best on") e que eles ainda devem aguardar incapacidade significativa da PD. Existem também benefícios para outros sintomas da doença respondedores à dopamina, tais como tremor, rigidez e bradicinesia. As discinesias induzidas por medicamentos, assim como outros efeitos colaterais medicamentosos (tais como hipotensão ortostática e constipação) também podem melhorar após a DBS à medida que as doses dos medicamentos diminuem. Alguns benefícios gerais da DBS estão relacionados na ▶ Tabela 8.2.

Tabela 8.2 Benefícios gerais para uso da DBS no tratamento de PD

Benefícios do tratamento com DBS para PD	
Fornece melhora significativa para escores motores combinados	Permite redução em medicamentos concorrentes; redução de efeitos colaterais, redução de eficácia variável de fármacos
Aumenta a mobilidade	Menos discinesia induzida por medicamento
Atinge rápida e confiavelmente o limiar de benefício máximo, conferido por fármacos de dopamina	A estimulação elétrica trabalha em sinergia com a estimulação química dos fármacos para reforçar o efeito terapêutico
Melhora a duração do benefício funcional máximo ("*on-time*") quando comparado aos fármacos de dopamina	A estimulação elétrica direta pode ser neuroprotetora, embora os dados sejam limitados

Abreviações: DBS, estimulação profunda do cérebro; PD, doença de Parkinson.

8.6 Riscos da DBS

Os riscos associados à DBS podem ser agrupados em riscos cirúrgicos imediatos e questões a longo prazo. Riscos imediatos da DBS incluem sangramento com a passagem do eletrodo que pode resultar em déficits neurológicos permanentes (0,7-7%),[49] infecção (2,2-8%),[50,51] convulsão perioperatória e um estado de confusão caracterizado por baixa excitação, função cognitiva insatisfatória e problemas de equilíbrio para o período perioperatório (2-20%).[24,52] Informamos aos pacientes que os três primeiros riscos são na ordem de porcentagens baixas de um dígito na literatura. Existe alguma evidência de que o número de passagem de microeletrodos se correlaciona com a hemorragia, mas os dados são questionáveis.[53] Pacientes frágeis e aqueles com atrofia cortical significativa deverão ser aconselhados de que a cirurgia pode demandar um período de recuperação mais longo em relação a outros pacientes, e que eles podem precisar de alta para reabilitação aguda. A longo prazo, esses pacientes geralmente são bem-sucedidos.

Os riscos da DBS a longo prazo incluem complicações de *hardware*, como infecções e erosões, e efeitos colaterais da estimulação. As derivações e as extensões dessas derivações às vezes se quebram e demandam revisão.[54,55] Os riscos informados incluem: fratura da derivação (1,4-3%), erosão/infecção da derivação (1,7-10%) e migração da derivação (3-12%).[55-57] O mau funcionamento do gerador de pulso implantado (IPG) é distintamente raro. Mais usualmente, cicatrizes proeminentes podem se desenvolver ao redor das derivações e causar restrição do movimento da cabeça, denominado de "encurvamento do tendão" ("*bowstringing*").[58] Geralmente esse quadro é tratado de maneira conservadora, mas também pode demandar revisão. Por fim, a estimulação pode causar efeitos colaterais não desejados, como repuxar da face (se o eletrodo estiver próximo à cápsula interna ou a outras estruturas críticas), e esses efeitos podem ser limitantes à dose. À medida que a doença progride, as necessidades de estimulação dos pacientes podem aumentar e os efeitos capsulares limitantes da dose podem se tornar um problema, mesmo que eles não estivessem presentes no início. Em raras ocasiões, o eletrodo pode demandar revisão para uma posição mais medial ou posterior. Tentadoramente, a disponibilidade de estimulação direcional pode evitar a necessidade dessas revisões, mas ainda não há dados sobre isso.[59]

8.7 Técnicas

As técnicas de implante de DBS podem ser fundamentadas em estruturas ou não possuir estrutura, e podem ou não usar gravação de microelétrodos (MER). Em nossa instituição combinamos uma técnica sem estrutura (STarFix) com MER e realizamos gravação bilateral e implante. Entretanto, as preferências do cirurgião variam muito e existem vantagens e desvantagens de cada técnica. Descrevemos todas as técnicas no texto subsequente.

8.7.1 Implante Baseado em Estrutura

A maioria dos neurocirurgiões usa a técnica de implante baseada em estrutura, usando ou a estrutura de Cosman-Robert-Wells (CRW) ou de Leksell. Ambas as estruturas devem ser aplicadas antes da operação e então uma varredura de localização deverá ser conduzida. Ambas as estruturas de cabeça causam algum desconforto, que varia muito entre os pacientes. Além disso, alguns pacientes querem que a estrutura seja aplicada mediante anestesia geral, o que pode prolongar o tempo de operação. Não obstante, as estruturas de cabeça são simples de usar, precisas e confiáveis.

8.7.2 Implante sem Estrutura

Várias técnicas de implante sem estrutura estão disponíveis. O sistema Nexframe™ da Medtronic é um sistema baseado em osso fiducial no qual uma toalha plástica adere às âncoras ósseas que são usadas também para registro estereotático. O Nexframe pode ser combinado com MER,[60] ou com CT[62] para a melhor localização possível da derivação. Embora o Nexframe tenha sido usado para implantes originais intraoperatórios com base em MRI, o sistema mais recente Clear-Point™ (MRI Interventions, Irvine, CA) assumiu o volume das colocações de DBS orientadas por MRI. O Clear-Point também é um dispositivo montado na cabeça e desenhado para investigações intraoperatórias por imagem no ambiente da MRI. Ele pode ser usado nas duas MRIs "intraoperatórias", assim como nas MRIs regulares de calibre fechado.[61] Por fim, a plataforma STarFix™ (FHC Inc., Bowdoin, ME) é outro sistema baseado em osso fiducial que usa estruturas impressas em 3D de uso único para segmentação.[63] Usamos STarFix por várias razões: baixo investimento de capital inicial, facilidade de uso e capacidade de desempenhar implante bilateral simultâneo.

8.7.3 Segmentação Estereotática: Núcleo Subtalâmico

O STN é o alvo mais comum de DBS em PD. A cirurgia depende da colocação precisa do eletrodo na porção dorsolateral do STN, o que geralmente é obtido com uma combinação de segmentação com base na investigação por imagens e MER. Há vários métodos disponíveis para segmentação.

Segmentação Direta (Orientada por Imagens)

Varredores modernos de MRI 3 Tesla são geralmente capazes de visualizar o STN como uma estrutura hipointensa em T2, em formato de amêndoa, logo lateral ao núcleo vermelho (▶ Fig. 8.1).[64] Relatórios de STN de segmentação com investigações por imagem magnética ponderadas em susceptibilidade também estão disponíveis pois possuem alto teor de ferro.[65,66] Em ambos os relatórios, assim como em outra descrição de segmentação direta,[67] os autores também usaram MER. Isso sugeriu que a segmentação foi razoavelmente robusta, já que a localização correta pode ser confirmada nos dois métodos confiáveis.

Segmentação Baseada em Coordenadas AC-PC

Muitos neurocirurgiões usam segmentação baseada em coordenadas de uma linha desenhada entre as comissuras anterior e posterior. Em geral, o STN é segmentado 11 a 12 mm laterais ao ponto médio-comissural, 3 mm posterior e 4 mm inferior.[68] Essa abordagem é consagrada pelo tempo, mas data do tempo anterior à disponibilidade da neuroinvestigação avançada por imagens. Essa abordagem é geralmente combinada com MER,[68] embora também possa ser combinada com medição de impedância e macroestimulação para confirmar a segmentação.[69,70]

Segmentação de Núcleo Rubro

Outra técnica orientada pela investigação por imagens usa o núcleo rubro (RN) como referência interna para identificar o STN[71] que está consistentemente cerca de 3 mm laterais ao RN. Com o devido cuidado para identificar a fatia mais espessa do RN na dimensão mediolateral, escolhemos um alvo 3 mm laterais a essa fatia em linha com a borda anterior do RN e 2 mm inferiores à borda superior do RN. De acordo com um relatório, a segmentação baseada no RN foi considerada superior à segmentação com base em coordenadas e direta,[71] embora esse documento seja anterior à ampla disponibilidade da MRI 3 T. No momento, há dados apoiando o uso de várias técnicas baseadas em investigação por imagens (quando a MRI estiver disponível).

Refinando o Alvo: Gravação de Microeletrodos em STN

Depois de identificado um alvo estereotáctico, a maioria dos cirurgiões usa um sítio de entrada na sutura coronal, lateral aos ventrículos. Desse ponto, eles confirmam frequentemente o alvo usando MER. Além de confirmar o alvo, muitos cirurgiões designarão entre uma e quatro trajetórias ao redor da trajetória do centro até o alvo, correspondendo aos cinco orifícios no aparelho de Bem Gun (Capítulo 3, Métodos de Gravação de Microeletrodos). O recurso da MER tem a vantagem de confirmar a localização do STN, suas bordas e estruturas ao redor. Ele é usado, também, para identificar neurônios cinestésicos, que codificam o movimento das articulações com os membros afetados pela doença, assim como as células do tremor.

A maioria dos cirurgiões inicia suas gravações em 10 a 15 mm superiores ao STN e as estruturas típicas encontradas estão descritas na ▶ Tabela 8.3.

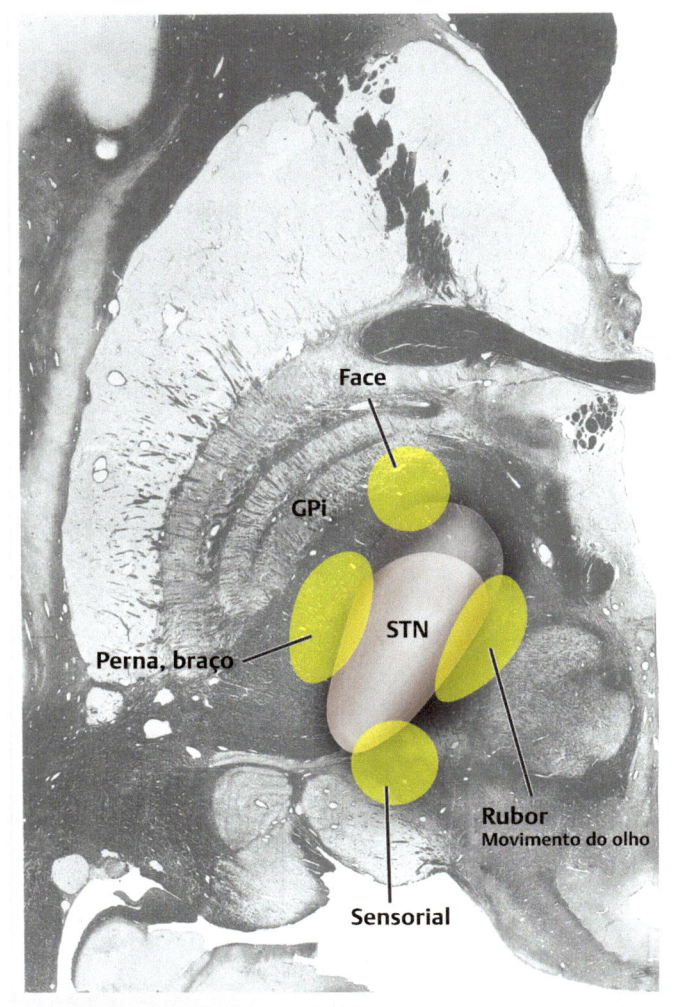

Fig. 8.1 O núcleo subtalâmico é uma estrutura pequena, em forma de amêndoa, localizada bastante lateral ao núcleo rubro. Os efeitos da estimulação fora do alvo podem fornecer uma dica sobre em qual direção o eletrodo deverá ser movido.

Tabela 8.3 Características neurofisiológicas de estruturas encontradas durante mapeamento de STN[72-74]

Estrutura do STN e divisões/tipos de célula		Neurofisiologia da MER
Tálamo	Núcleo reticular Núcleo lateropolar Núcleo VOA	6-10 mm antes do alvo existe uma população bimodal de: • Células explosivas (15 ± 19 Hz) • Células não explosivas (28 ± 19 Hz)
Zona incerta	População homogênea	Atividade celular mínima
Núcleo subtalâmico	Principalmente células tônicas/de alta frequência que mostram respostas cinestésicas Algumas células irregulares/de pausa longa que mostram respostas cinestésicas Algumas células oscilatórias/de atividade lenta 32-40% das células são cinestesicamente sensitivas. • Todos os neurônios cinestesicamente sensitivos estão nos dois terços dorsais do núcleo • 78% estão no terço dorsal do núcleo	Aumento da atividade de segundo plano Frequência média 37 ± 17 Hz • 25-45 Hz de pico entre 3-8 mm em duração Número relativamente baixo de células explosivas • 8 *versus* 50% no tálamo • Pode ser sincronizada com o tremor Células de tremor encontradas com frequência em pacientes com tremor (4-6 Hz) Estimuladoras de movimento em 26%, inibidas em 4%
Substância negra	Principalmente tônicas/de alta frequência	Padrão relativamente regular de disparo 71 ± 23 Hz

Abreviações: MER, gravação de microeletrodos; STN, núcleo subtalâmico; VOA, *ventralis oralis* anterior.

8.7.4 Segmentação Estereotática: Globo Pálido na Parte Interna

O GPi é o próximo alvo mais comum para DBS em PD. Semelhante à segmentação do STN, uma combinação de segmentação com base na investigação por imagens e MER pode ser usada para a segmentação apropriada da estrutura.

Segmentação Direta

O GPi é mais facilmente visualizado na MRI do que o STN. A maioria dos cirurgiões seleciona uma área no GPi posteroventral (onde estão localizados os neurônios que codificam o movimento), logo superior ao trato óptico[75] e medial à lâmina medular interna e globo pálido externo. Essas estruturas são razoavelmente bem visualizadas na MRI com densidade de prótons ou na ponderada em T2.[76] Entretanto, quando a segmentação com base na investigação por imagens foi combinada com MER, o alvo central só foi usado em 64% do tempo, sugerindo que a segmentação direta do GPi é comparável, em eficácia, à segmentação direta (guiada por imagens) do STN.

Segmentação Baseada em Coordenadas

Dada a alta visibilidade do GPi, não é comum se confiar unicamente em coordenadas, exceto quando a MRI não esteja disponível. O alvo GPi tradicional fica 20 a 22 mm laterais, 2 a 3 mm anteriores e 3 a 6 mm inferiores ao ponto médio-comissural. Isso corresponde a uma área na qual estão localizadas as chamadas células de tremor (células cujo disparo é arrastado para o tremor do paciente) e as células que respondem ao movimento do membro.[77]

8.7.5 Confirmação de Alvo

MER em STN

A MER é usualmente aplicada para (1) confirmar os limites do STN e (2) identificar células cinestésicas correspondendo a áreas da mão, braço e perna afetadas pela PD (células de tremor são um fenômeno relacionado). Em geral, uma cânula é avançada à profundidade de 10 a 20 mm superiores ao alvo e um microeletrodo de tungstênio avança daí em diante por frações de 1 mm até que as células com características associadas ao STN sejam detectadas. Na passagem de MER ideal identificamos células talâmicas, seguidas por um breve interlúdio na zona incerta silenciosa e identificamos subsequentemente 5 mm do STN altamente celular, assim como uma borda transparente com substância negra. Cada uma dessas áreas tem índices e padrões de disparo característicos (▶ Tabela 8.3). Em particular, as células cinestésicas são uma revelação de que os neurônios em questão estão no STN.

Na prática, a detecção é intrinsecamente desafiadora e detectamos, com frequência, uma peça de STN menor do que esperávamos. Usamos duas cânulas de MER como um compromisso entre a passagem de múltiplos tratos pelo lobo frontal e a quantidade de informações úteis reunidas. Em geral, a profundidade na qual encontramos o STN em cada trato informa nosso próximo passo. O STN tem a forma de uma amêndoa, com a extremidade pontuda medial e inferior; assim, se o STN for encontrado mais tarde que o esperado, o alvo geralmente estará mais lateral ou posterior. Se o STN for encontrado logo, estaremos geralmente bem dorsais ou laterais. Outro marco útil é o tálamo; se apenas pequena parte do tálamo for obtida, estaremos geralmente laterais.

Em geral, usamos MER como ferramenta para confirmação da segmentação baseada em investigação por imagens. Essa ferramenta geralmente usufrui de uma popularidade que ultrapassa sua utilidade; na época em que STN e RN eram difíceis de visualizar na MRI, o processo era indispensável, mas no momento a segmentação excelente baseada em imagens está disponível e é comparável, em exatidão, àquela somente da MER.[57] Embora haja um apelo intuitivo à ideia de confirmar a somatotopia do STN, a evidência sugere que a estimulação na porção somatotopicamente relevante do STN é indireta e limitada a estudos de investigação por imagens mostrando que contatos ativos estão na mesma região anterodorsal que as células respondedoras da mão e da perna do STN.[78] Finalmente, a disponibilidade da DBS direcional pode permitir segmentação mais direta e específica de cortes no STN para atingir o benefício máximo da estimulação. Em resumo, a ferramenta MER é útil na DBS, mas não fundamental.

MER em GPi

Em geral, o GPi é um alvo mais indulgente que o STN por causa do tamanho maior e menos estruturas eloquentes na vizinhança (▶ Fig. 8.1 e ▶ Fig. 8.2). Células codificadoras de movimento e de tremor são prevalentes, similares ao STN, e os neurônios parecem subjetivamente similares. A maioria dos neurocirurgiões encontrará primeiro o GPe, depois ouvirão um período de silêncio correspondendo à lâmina medular interna e então identificarão os neurônios do GPi. Os neurônios GPi codificam movimento e tremor, similar aos neurônios do STN. A diferença essencial é a presença do trato óptico logo inferior ao GPi posteroventral. Um brilho luminoso nos olhos causará aumento no disparo dos neurônios no trato óptico, que geralmente é fácil de ouvir. Se esse quadro não for identificado, a segmentação deverá ser alterada, pois a eletrofisiologia está descrita na ▶ Tabela 8.4.

Macroestimulação em STN

O STN é cercado por várias estruturas eloquentes e informações úteis podem ser obtidas mediante sua estimulação (▶ Fig. 8.1). Núcleos dos nervos cranianos e tratos associados de substância branca são encontrados medialmente; se o eletrodo estiver demasiadamente medial, haverá desvio do olhar. A cápsula interna é anterior e lateral; se o eletrodo estiver muito lateral ou anterior, poderá haver repuxar da face ou do braço. O lemnisco medial é posterior; parestesias são provocadas por estimulação posterior. A substância negra fica inferior ao STN e ansiedade e efeitos autonômicos podem ser provocados se os eletrodos estiverem muito profundos. Caso efeitos colaterais sejam notados durante a estimulação de teste, o cirurgião deverá considerar a provocação se a voltagem (como em sistemas de voltagem constante como o Medtronic) ou de amplitude (como em sistemas de corrente constante como Abbott Infinity) forem aceitáveis. Se negativo, o eletrodo deverá ser reposicionado. É também possível executar o mapeamento com a cânula do microeletrodo FHC de modo similar à estimulação do eletrodo; acreditamos que isso não traz benefício sobre a macroestimulação com o eletrodo permanente.

Macroestimulação em GPi

Como afirmado anteriormente, o GPi é, em geral, um alvo mais indulgente em razão de seu tamanho relativamente maior e ao fato de a disseminação atual no GPe não estar associada a sintomas (▶ Fig. 8.2). Entretanto, a cápsula interna é medial e posterior ao GPi e uma estimulação nessa área pode resultar em repuxar da face ou da perna, análogo ao STN. O trato óptico fica profundo ao GPi e sua estimulação pode resultar em escotomas ou *flashes* de luz (fosfenos). Entretanto, esses não são visualizados de maneira uniforme na mesma área que a dos picos evocados da estimulação à luz, por razões ainda não totalmente esclarecidas.[80]

Quando o eletrodo está posicionado na melhor maneira possível no GPi ou no STN, podem ocorrer melhorias imediatas no tremor e na rigidez resultante de um efeito de "microlesão". Com a estimulação, o paciente deverá experimentar mais melhorias nos sintomas cardinais de PD, ou seja, tremor, rigidez e bradicinesia, com efeitos colaterais mínimos. Com frequência, as discinesias também são visualizadas, as quais são interpretadas como significando que o eletrodo está recapitulando os efeitos da medicação.

8.8 Após a Cirurgia

Os eletrodos são presos e sintonizados sob a pele e o IPG é colocado em uma segunda cirurgia, 1 a 2 semanas mais tarde. O paciente pode ser transferido para um leito ao nível do piso se for jovem, mas idosos e/ou pacientes frágeis são observados durante toda a noite na UTI. Em pacientes especialmente frágeis, estadiamos os eletrodos e o IPG ou, ocasionalmente, tentamos conduzir todo o processo em um só dia (tanto os eletrodos quanto o IPG) para minimizar as cirurgias. Nesses casos, os pacientes geralmente se beneficiam da alta para uma instalação de reabilitação, em vez de para suas residências. Entretanto, a maioria deles está pronta para receber alta e ir para casa sem complicações.

Nós (e outros profissionais) esperamos por um período de 2 a 4 semanas antes da programação inicial para permitir a dissipação dos efeitos da microlesão. A discussão detalhada de programação está além do escopo deste capítulo, mas faremos um resumo da abordagem. Após verificações do ferimento pelo cirurgião, o paciente consulta o neurologista sem medicação para uma pesquisa monopolar dos eletrodos. Nessa pesquisa monopolar, o neurologista documenta sistematicamente a configuração (seja amplitude corrente ou voltagem, dependendo do sistema) para a qual exista benefício terapêutico e então a configuração para a qual existem efeitos colaterais. A "janela terapêutica" é a faixa de configurações entre amplitude terapêutica e produtora de efeitos colaterais. Por um período de vários meses, ajustamos as configurações de estimulação e reduzimos as doses de medicamentos correspondentes. O objetivo geral é tornar o paciente mais "dependente da estimulação" e menos "dependente da me-

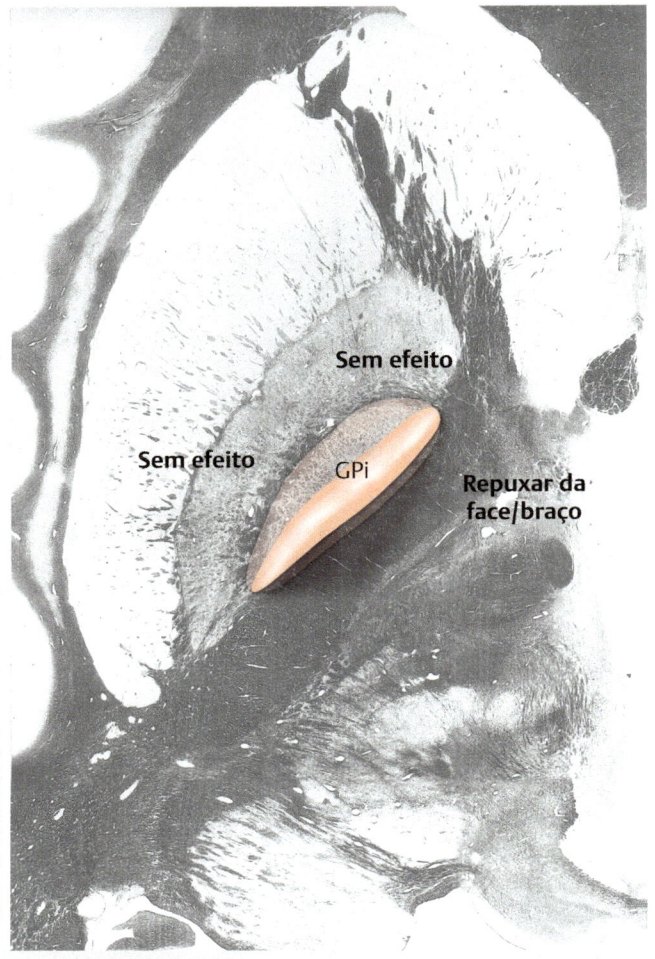

Fig. 8.2 O globo pálido é o componente mais medial do núcleo lentiforme. Como alvo, ele é muito mais indulgente que o núcleo subtalâmico; a estimulação fora do alvo geralmente não causa efeitos danosos, a menos que o eletrodo esteja extremamente longe do alvo.

Tabela 8.4 Características neurofisiológicas das estruturas encontradas durante o mapeamento da GPi[77,79,80]

Estrutura do GPi e divisões/tipos de célula		Neurofisiologia da MER
GPe	20% de células regulares 71,1% de células irregulares 8,9% de células explosivas	Atividade tônica regular alta Atividade mais baixa, porém, mais explosiva abordando a lâmina medial • FR médio 52 ± 18 Hz • Faixa 45-60 Hz
Lâmina pálida medial	Espessura 1-2 mm	Atividade elétrica reduzida relativa ao GPe • Tônica regular de 5-30 Hz
GPi	Segmento externo Lâmina pálida incompleta Segmento interno 29,3% de células regulares 65,9% de células irregulares 4,8% de células explosivas e de pausa Repostas cinestésicas detectáveis a movimentos ativo e passivo Células de tremor podem estar presentes	Atividade elétrica de alta amplitude e mais intensa em relação ao GPe • FR médio 96 ± 23 Hz • Disseminação de frequência 20-200 Hz explodindo e pausando em GPi externo Abordagem mais regular e de amplitude mais baixa ao trato óptico
Trato óptico	Células regulares, não explosivas e de amplitude muito baixa	Redução aguda em atividade elétrica na borda inferior do GPi Picos nítidos quando com *flash* de luz nos olhos

Abreviações: GPe, globo pálido parte externa; GPi, globo pálido parte interna; MER, gravação de microeletrodos

dicação". Por causa da natureza constante da estimulação, essa alteração está associada ao benefício funcional máximo ("*on-time*") aumentado e os efeitos colaterais reduzidos.

8.9 Resumo e Conclusão

A DBS melhora substancialmente os resultados clínicos e a qualidade de vida para pacientes com PD. A intervenção cirúrgica deverá ser considerada relativamente cedo no curso da doença, antes que os sintomas não respondedores aos medicamentos predominem. A meta do tratamento é prolongar o tempo durante o dia no qual o paciente apresenta alívio sintomático satisfatório, sem discinesias; vários estudos sugerem que esse benefício dura cerca de 4 a 6 horas por dia. Entretanto, a DBS não é a cura; é importante aconselhar o paciente a esperar incapacidade significativa da PD, tenha ele (ou ela) se submetido à cirurgia ou não. É importante, também, explicar os riscos da cirurgia, tais como derrame ou falta de benefício. Com as expectativas apropriadamente ajustadas, a DBS é uma opção excelente e geralmente direta para se conduzir. Sugerimos que a MER seja usada como adjunto à segmentação com base em investigação por imagem, mas só a macroestimulação também é razoável. Após a cirurgia, o paciente deverá esperar por um período de 6 meses antes da obtenção do benefício total. Dados os resultados excelentes da DBS na maioria dos pacientes, nos sentimos justificados em recomendar essa ferramenta para todos os pacientes com complicações motoras precoces da PD, pois a doença só piora.

Referências Bibliográficas

[1] Kowal SL, Dall TM, Chakrabarti R, Storm MV, Jain A. The current and projected economic burden of Parkinson's disease in the United States. Mov Disord. 2013; 28(3):311–318

[2] Holloway RG, Shoulson I, Fahn S, et al. Parkinson Study Group. Pramipexole vs levodopa as initial treatment for Parkinson disease: a 4-year randomized controlled trial. Arch Neurol. 2004; 61(7):1044–1053

[3] Schuepbach WM, Rau J, Knudsen K, et al. EARLYSTIM Study Group. Neurostimulation for Parkinson's disease with early motor complications. N Engl J Med. 2013; 368(7):610–622

[4] Martinez-Martin P, Jeukens-Visser M, Lyons KE, et al. Health-related qualityof-life scales in Parkinson's disease: critique and recommendations. Mov Disord. 2011; 26(13):2371–2380

[5] Van Den Eeden SK, Tanner CM, Bernstein AL, et al. Incidence of Parkinson's disease: variation by age, gender, and race/ethnicity. Am J Epidemiol. 2003; 157(11):1015–1022

[6] Fahn S, Oakes D, Shoulson I, et al. Parkinson Study Group. Levodopa and the progression of Parkinson's disease. N Engl J Med. 2004; 351(24):2498–2508

[7] Allert N, Volkmann J, Dotse S, Hefter H, Sturm V, Freund HJ. Effects of bilateral pallidal or subthalamic stimulation on gait in advanced Parkinson's disease. Mov Disord. 2001; 16(6):1076–1085

[8] Stolze H, Klebe S, Poepping M, et al. Effects of bilateral subthalamic nucleus stimulation on parkinsonian gait. Neurology. 2001; 57(1):144–146

[9] Moreau C, Defebvre L, Destée A, et al. STN-DBS frequency effects on freezing of gait in advanced Parkinson disease. Neurology. 2008; 71(2):80–84

[10] Xie T, Kang UJ, Warnke P. Effect of stimulation frequency on immediate freezing of gait in newly activated STN DBS in Parkinson's disease. J Neurol Neurosurg Psychiatry. 2012; 83(10):1015–1017

[11] Tsuboi T, Watanabe H, Tanaka Y, et al. Distinct phenotypes of speech and voice disorders in Parkinson's disease after subthalamic nucleus deep brain stimulation. J Neurol Neurosurg Psychiatry. 2015; 86(8):856–864

[12] Fenoy AJ, McHenry MA, Schiess MC. Speech changes induced by deep brain stimulation of the subthalamic nucleus in Parkinson disease: involvement of the dentatorubrothalamic tract. J Neurosurg. 2017; 126(6):2017–2027

[13] Bronstein JM, Tagliati M, Alterman RL, et al. Deep brain stimulation for Parkinson disease: an expert consensus and review of key issues. Arch Neurol. 2011; 68(2):165

[14] Morishita T, Rahman M, Foote KD, et al. DBS candidates that fall short on a levodopa challenge test: alternative and important indications. Neurologist. 2011; 17(5):263–268

[15] Musacchio T, Rebenstorff M, Fluri F, et al. Subthalamic nucleus deep brain stimulation is neuroprotective in the A53 T α-synuclein Parkinson's disease rat model. Ann Neurol. 2017; 81(6):825–836

[16] Wallace BA, Ashkan K, Heise CE, et al. Survival of midbrain dopaminergic cells after lesion or deep brain stimulation of the subthalamic nucleus in MPTPtreated monkeys. Brain. 2007; 130(Pt 8):2129–2145

[17] Combs HL, Folley BS, Berry DT, et al. Cognition and depression following deep brain stimulation of the subthalamic nucleus and globus pallidus pars internus in Parkinson's disease: a meta-analysis. Neuropsychol Rev. 2015; 25(4):439–454

[18] Partridge JS, Harari D, Dhesi JK. Frailty in the older surgical patient: a review. Age Ageing. 2012; 41(2):142–147

[19] Xue QL. The frailty syndrome: definition and natural history. Clin Geriatr Med. 2011; 27(1):1–15

[20] Farhat JS, Velanovich V, Falvo AJ, et al. Are the frail destined to fail? Frailty index as predictor of surgical morbidity and mortality in the elderly. J Trauma Acute Care Surg. 2012; 72(6):1526–1530, discussion 1530–1531

[21] Robinson TN, Wu DS, Stiegmann GV, Moss M. Frailty predicts increased hospital and six-month healthcare cost following colorectal surgery in older adults. Am J Surg. 2011; 202(5):511–514

[22] Sündermann S, Dademasch A, Praetorius J, et al. Comprehensive assessment of frailty for elderly high-risk patients undergoing cardiac surgery. Eur J Cardiothorac Surg. 2011; 39(1):33–37

[23] Deuschl G, Schade-Brittinger C, Krack P, et al. German Parkinson Study Group, Neurostimulation Section. A randomized trial of deep-brain stimulation for Parkinson's disease. N Engl J Med. 2006; 355(9):896–908

[24] Follett KA, Weaver FM, Stern M, et al. CSP 468 Study Group. Pallidal versus subthalamic deep-brain stimulation for Parkinson's disease. N Engl J Med. 2010; 362(22):2077–2091

[25] Vitek JL. Deep brain stimulation for Parkinson's disease. A critical re-evaluation of STN versus GPi DBS. Stereotact Funct Neurosurg. 2002; 78(3–4):119–131

[26] Aviles-Olmos I, Kefalopoulou Z, Tripoliti E, et al. Long-term outcome of subthalamic nucleus deep brain stimulation for Parkinson's disease using an MRI-guided and MRI-verified approach. J Neurol Neurosurg Psychiatry. 2014;85(12):1419–1425

[27] Moro E, Lozano AM, Pollak P, et al. Long-term results of a multicenter study on subthalamic and pallidal stimulation in Parkinson's disease. Mov Disord. 2010; 25(5):578–586

[28] Okun MS, Fernandez HH, Wu SS, et al. Cognition and mood in Parkinson's disease in subthalamic nucleus versus globus pallidus interna deep brain stimulation: the COMPARE trial. Ann Neurol. 2009; 65(5):586–595

[29] Zahodne LB, Okun MS, Foote KD, et al. Greater improvement in quality of life following unilateral deep brain stimulation surgery in the globus pallidus as compared to the subthalamic nucleus. J Neurol. 2009; 256(8):1321–1329

[30] Obeso JA, Olanow CW, Rodriguez-Oroz MC, Krack P, Kumar R, Lang AE, Deep-Brain Stimulation for Parkinson's Disease Study Group. Deep-brain stimulation of the subthalamic nucleus or the pars interna of the globus pallidus in Parkinson's disease. N Engl J Med. 2001; 345(13):956–963

[31] Benabid AL, Pollak P, Gervason C, et al. Long-term suppression of tremor by chronic stimulation of the ventral intermediate thalamic nucleus. Lancet. 1991; 337(8738):403–406

[32] Benabid AL, Pollak P, Louveau A, Henry S, de Rougemont J. Combined (thalamotomy and stimulation) stereotactic surgery of the VIM thalamic nucleus for bilateral Parkinson disease. Appl Neurophysiol. 1987; 50(1–6):344–346

[33] Plaha P, Khan S, Gill SS. Bilateral stimulation of the caudal zona incerta nucleus for tremor control. J Neurol Neurosurg Psychiatry. 2008; 79(5):504–513

[34] Skogseid IM. (2017, May 31, 2017). A Controlled Comparison of Two DBS Targets for Upper Extremity Action Tremor (Tremorstim). Retrieved from https://clinicaltrials.gov/ct2/show/NCT03156517

[35] Plaha P, Ben-Shlomo Y, Patel NK, Gill SS. Stimulation of the caudal zona incerta is superior to stimulation of the subthalamic nucleus in improving contralateral parkinsonism. Brain. 2006; 129(Pt 7):1732–1747

[36] Velasco F, Carrillo-Ruiz JD, Salcido V, Castro G, Soto J, Velasco AL. Unilateral stimulation of prelemniscal radiations for the treatment of acral symptoms of Parkinson's disease: long-term results. Neuromodulation. 2016; 19(4):357–364

[37] Velasco F, Jiménez F, Pérez ML, et al. Electrical stimulation of the prelemniscal radiation in the treatment of Parkinson's disease: an old target revised with new techniques. Neurosurgery. 2001; 49(2):293-306, discussion 306-308

[38] Adams JE, Rutkin BB. Lesions of the centrum medianum in the treatment of movement disorders. Confin Neurol. 1965; 26(3):231-245

[39] Mazzone P, Stocchi F, Galati S, et al. Bilateral implantation of centromedianparafascicularis complex and GPi: a new combination of unconventional targets for deep brain stimulation in severe Parkinson's disease. Neuromodulation. 2006; 9(3):221-228

[40] Stefani A, Peppe A, Pierantozzi M, et al. Multi-target strategy for parkinsonian patients: the role of deep brain stimulation in the centromedian-parafascicularis complex. Brain Res Bull. 2009; 78(2-3):113-118

[41] Pahapill PA, Lozano AM. The pedunculopontine nucleus and Parkinson's disease. Brain. 2000; 123(Pt 9):1767-1783

[42] Moro E, Hamani C, Poon YY, et al. Unilateral pedunculopontine stimulation improves falls in Parkinson's disease. Brain. 2010; 133(Pt 1):215-224

[43] Plaha P, Gill SS. Bilateral deep brain stimulation of the pedunculopontine nucleus for Parkinson's disease. Neuroreport. 2005; 16(17):1883-1887

[44] Stefani A, Lozano AM, Peppe A, et al. Bilateral deep brain stimulation of the pedunculopontine and subthalamic nuclei in severe Parkinson's disease. Brain. 2007; 130(Pt 6):1596-1607

[45] Thevathasan W, Debu B, Aziz T, et al. Movement Disorders Society PPN DBS Working Groupin collaboration with the World Society for Stereotactic and Functional Neurosurgery. Pedunculopontine nucleus deep brain stimulation in Parkinson's disease: A clinical review. Mov Disord. 2018; 33(1):10-20

[46] Wang JW, Zhang YQ, Zhang XH, Wang YP, Li JP, Li YJ. Deep brain stimulation of pedunculopontine nucleus for postural instability and gait disorder after parkinson disease: a meta-analysis of individual patient data. World Neurosurg. 2017; 102:72-78

[47] Gratwicke J, Zrinzo L, Kahan J, et al. Bilateral deep brain stimulation of the nucleus basalis of meynert for parkinson disease dementia: a randomized clinical trial. JAMA Neurol. 2018; 75(2):169-178

[48] Kuhn J, Hardenacke K, Lenartz D, et al. Deep brain stimulation of the nucleus basalis of Meynert in Alzheimer's dementia. Mol Psychiatry. 2015; 20(3):353-360

[49] Binder DK, Rau G, Starr PA. Hemorrhagic complications of microelectrodeguided deep brain stimulation. Stereotact Funct Neurosurg. 2003; 80(1-4):28-31

[50] Blomstedt P, Hariz MI. Hardware-related complications of deep brain stimulation: a ten year experience. Acta Neurochir (Wien). 2005; 147(10):1061-1064, discussion 1064

[51] Umemura A, Jaggi JL, Hurtig HI, et al. Deep brain stimulation for movement disorders: morbidity and mortality in 109 patients. J Neurosurg. 2003; 98(4):779-784

[52] Appleby BS, Duggan PS, Regenberg A, Rabins PV. Psychiatric and neuropsychiatric adverse events associated with deep brain stimulation: a meta-analysis of ten years' experience. Mov Disord. 2007; 22(12):1722-1728

[53] Ben-Haim S, Asaad WF, Gale JT, Eskandar EN. Risk factors for hemorrhage during microelectrode-guided deep brain stimulation and the introduction of an improved microelectrode design. Neurosurgery. 2009; 64(4):754-762,discussion 762-763

[54] Lyons KE, Wilkinson SB, Overman J, Pahwa R. Surgical and hardware complications of subthalamic stimulation: a series of 160 procedures. Neurology. 2004; 63(4):612-616

[55] Oh MY, Abosch A, Kim SH, Lang AE, Lozano AM. Long-term hardware-related complications of deep brain stimulation. Neurosurgery. 2002; 50(6):1268-1274, discussion 1274-1276

[56] Fenoy AJ, Simpson RK, Jr. Risks of common complications in deep brain stimulation surgery: management and avoidance. J Neurosurg. 2014; 120(1):132-139

[57] Morishita T, Hilliard JD, Okun MS, et al. Postoperative lead migration in deep brain stimulation surgery: incidence, risk factors, and clinical impact. PLoS One. 2017; 12(9):e0183711

[58] Miller PM, Gross RE. Wire tethering or 'bowstringing' as a long-term hardware-related complication of deep brain stimulation. Stereotact Funct Neurosurg. 2009; 87(6):353-359

[59] Rebelo P, Green AL, Aziz TZ, et al. Thalamic directional deep brain stimulation for tremor: spend less, get more. Brain Stimul. 2018; 11(3):600-606

[60] Kelman C, Ramakrishnan V, Davies A, Holloway K. Analysis of stereotactic accuracy of the Cosman-Robert-Wells frame and Nexframe frameless systems in deep brain stimulation surgery. Stereotact Funct Neurosurg. 2010; 88(5):288-295

[61] Starr PA, Martin AJ, Ostrem JL, Talke P, Levesque N, Larson PS. Subthalamic nucleus deep brain stimulator placement using high-field interventional magnetic resonance imaging and a skull-mounted aiming device: technique and application accuracy. J Neurosurg. 2010; 112(3):479-490

[62] Burchiel KJ, McCartney S, Lee A, Raslan AM. Accuracy of deep brain stimulation electrode placement using intraoperative computed tomography without microelectrode recording. J Neurosurg. 2013; 119(2):301-306

[63] Konrad PE, Neimat JS, Yu H, et al. Customized, miniature rapid-prototype stereotactic frames for use in deep brain stimulator surgery: initial clinical methodology and experience from 263 patients from 2002 to 2008. Stereotact Funct Neurosurg. 2011; 89(1):34-41

[64] Slavin KV, Thulborn KR, Wess C, Nersesyan H. Direct visualization of the human subthalamic nucleus with 3 T MR imaging. AJNR Am J Neuroradiol. 2006; 27(1):80-84

[65] Lefranc M, Derrey S, Merle P, et al. High-resolution 3-dimensional T2*-weighted angiography (HR 3-D SWAN): an optimized 3-T magnetic resonance imaging sequence for targeting the subthalamic nucleus. Neurosurgery. 2014; 74(6):615-626, discussion 627

[66] Rasouli J, Ramdhani R, Panov FE, et al. Utilization of quantitative susceptibility mapping for direct targeting of the subthalamic nucleus during deep brain stimulation surgery. Oper Neurosurg (Hagerstown). 2018; 14(4):412-419

[67] Tonge M, Kocabicak E, Ackermans L, Kuijf M, Temel Y. Final electrode position in subthalamic nucleus deep brain stimulation surgery: a comparison of indirect and direct targeting methods. Turk Neurosurg. 2016; 26(6):900-903

[68] Bakay RA. Movement Disorder Surgery: The Essentials. 1st ed. Thieme; 2008

[69] Foltynie T, Zrinzo L, Martinez-Torres I, et al. MRI-guided STN DBS in Parkinson's disease without microelectrode recording: efficacy and safety. J Neurol Neurosurg Psychiatry. 2011; 82(4):358-363

[70] Yoshida F, Martinez-Torres I, Pogosyan A, et al. Value of subthalamic nucleus local field potentials recordings in predicting stimulation parameters for deep brain stimulation in Parkinson's disease. J Neurol Neurosurg Psychiatry. 2010; 81(8):885-889

[71] Andrade-Souza YM, Schwalb JM, Hamani C, et al. Comparison of three methods of targeting the subthalamic nucleus for chronic stimulation in Parkinson's disease. Neurosurgery. 2005; 56(2) Suppl:360-368, discussion 360-368

[72] Benazzouz A, Breit S, Koudsie A, Pollak P, Krack P, Benabid AL. Intraoperative microrecordings of the subthalamic nucleus in Parkinson's disease. Mov Disord. 2002; 17 Suppl 3:S145-S149

[73] Hutchison WD, Allan RJ, Opitz H, et al. Neurophysiological identification of the subthalamic nucleus in surgery for Parkinson's disease. Ann Neurol. 1998; 44(4):622-628

[74] Rodriguez-Oroz MC, Rodriguez M, Guridi J, et al. The subthalamic nucleus in Parkinson's disease: somatotopic organization and physiological characteristics. Brain. 2001; 124(Pt 9):1777-1790

[75] Vayssiere N, Hemm S, Cif L, et al. Comparison of atlas- and magnetic resonance imaging-based stereotactic targeting of the globus pallidus internus in the performance of deep brain stimulation for treatment of dystonia. J Neurosurg. 2002; 96(4):673-679

[76] O'Gorman RL, Shmueli K, Ashkan K, et al. Optimal MRI methods for direct stereotactic targeting of the subthalamic nucleus and globus pallidus. Eur Radiol. 2011; 21(1):130-136

[77] Lozano AM, Hutchison WD. Microelectrode recordings in the pallidum. Mov Disord. 2002; 17 Suppl 3:S150-S154

[78] Saint-Cyr JA, Hoque T, Pereira LC, et al. Localization of clinically effective stimulating electrodes in the human subthalamic nucleus on magnetic resonance imaging. J Neurosurg. 2002; 97(5):1152-1166

[79] Bour LJ, Contarino MF, Foncke EM, et al. Long-term experience with intraoperative microrecording during DBS neurosurgery in STN and GPi. Acta Neurochir (Wien). 2010; 152(12):2069-2077

[80] Lozano A, Hutchison W, Kiss Z, Tasker R, Davis K, Dostrovsky J. Methods for microelectrode-guided posteroventral pallidotomy. J Neurosurg. 1996; 84(2):194-202

9 Aplicação em Tremor Essencial

June Y. Guillet ▪ Abhijeet Gummadavelli ▪ Dwaine Cooke ▪ Jason Gerrard

Sumário

O tremor é o transtorno do movimento mais comum, e o tremor essencial (ET) afeta uma porção importante da população, que aumenta com a idade. Embora o ET possa ser identificado por uma variedade de testes clínicos, a Movement Disorder Society publicou recentemente a Escala de Avaliação para Classificação do Tremor Essencial (TETRAS) com o objetivo de fornecer uma medida mais constante e a exata da gravidade do ET e incapacidade. O tratamento médico do ET apresenta uma taxa de resposta de 50 a 60%, com betabloqueadores (propranolol) e primidona representando as recomendações de nível A para tratamento inicial. Além da taxa de insucesso inicial, 10 a 15% dos pacientes com respostas desenvolvem tolerância dentro de 1 ano de tratamento e a taxa de insucesso aumenta com o tempo. O tratamento cirúrgico de pacientes com ET mostrou-se seguro e muito eficaz. A estimulação cerebral profunda (DBS) no núcleo intermediário ventral (Vim) ou ventrolateral (VL) é o padrão ouro no tratamento cirúrgico do ET, com uma média relatada de 80 a 85% de melhora do tremor. DBS unilateral ou bilateral no núcleo Vim do tálamo representa o alvo utilizado com mais frequência. O Vim não é bem visualizado na ressonância magnética para determinação do alvo orientada por imagem direta e, por isso, a cirurgia tradicional em vigília continua sendo a técnica mais comum usada em casos de ET. O potencial cirúrgico bem estabelecido e os efeitos colaterais da estimulação, que incluem disfagia, disartria e desequilíbrio, têm maior probabilidade de ocorrer com DBS bilateral do Vim. Pacientes incapazes ou não dispostos a realizar a cirurgia com DBS podem apresentar uma melhora clinicamente importante do tremor com técnicas de talamotomia menos invasivas, como talamotomia com *gamma knife* e ultrassonografia focal de alta frequência.

Palavras-chave: estimulação cerebral profunda, tremor essencial, tálamo ventrolateral/Vim, talamotomia, técnica cirúrgica

9.1 Apresentação

O tremor essencial (ET) é um dos transtornos do movimento neurológicos mais comuns e estima-se que afete 0,4 a 1% da população mundial, com um aumento da prevalência (4-7%) em indivíduos acima de 65 anos de idade.[1] A característica diagnóstica do ET ao exame físico é um tremor cinético regular de 8 a 12 Hz recorrente e progressivo, que em geral afetas as duas extremidades superiores. O tremor também pode ter caráter postural ou sua intensidade pode aumentar com algumas posturas. ET também pode afetar a cabeça, face, voz e/ou extremidades inferiores. ET geralmente é bilateral e simétrico, em contraste ao tremor de repouso na doença de Parkinson (PD) que em geral é unilateral ou assimétrico. Um tremor unilateral ou progressivo são menos comuns e podem prever um pior prognóstico.[2] Estudos recentes sugeriram que sintomas não motores de ET também podem afetar ou exacerbar incapacidades cognitivas, psiquiátricas e sensoriais.[3] Um exame clínico cuidadoso é essencial, já que existem relatos de que 37% dos pacientes com ET são diagnosticados erroneamente.[4] O diagnóstico diferencial de um tremor observado ao exame inclui PD, hipertireoidismo, tremor distônico, doença de Wilson, efeitos de medicamentos e tremor fisiológico. ET pode ser distinguido e outras entidades com base na história e o exame físico. Exames laboratoriais e exames de imagem nuclear são necessários ou utilizados com menos frequência. ET pode ser diferenciado do tremor da doença de Parkinson, que classicamente se apresenta como um tremor predominante no repouso no contexto de uma bradicinesia associada. O tremor distônico muitas vezes está associado à postura do membro. O tremor fisiológico é intensificado por estados emocionais e não inclui o tremor de cabeça. Estudos neurofisiológicos recentes propõem um Índice de Estabilidade do Tremor para ajudar a determinar as características cinemáticas do tremor para diferenciar a classificação patológica mais provável do tremor com exatidão de 92%.[5]

9.1.1 Classificação do Tremor Essencial

Um consenso para classificação do tremor foi proposto pela Movement Disorder Society em 1998, fornecendo uma classificação sindrômica e clínica útil para identificar a síndrome de ET.[5] A Força-tarefa da International Parkinson and Movement Disorder Society para classificação do tremor está realizando a reclassificação por atualizações das evidências genéticas, fisiopatológicas e patológicas da patogênese do ET.[6] A utilidade de classificação do ET constitui uma tentativa de descobrir grupos homogêneos em termos da fisiopatologia para ajudar a determinar o prognóstico e individualizar as opções terapêuticas. A síndrome de ET pode ser subclassificada pela predisposição genética (subgrupos de ET hereditário e esporádico), idade de início (início precoce e tardio; ponto de corte aos 65 anos de idade e distribuição anatômica do tremor (braço isolado, braço e cabeça, outros tremores focais). O ET hereditário é clinicamente significativo e exibe penetração completa por volta dos 60 anos de idade.[1] ET com idade de início de mais avançada tem menor probabilidade de ser hereditário e foi associada a uma progressão mais rápida da doença.[1] Também foi relatada maior velocidade de progressão em pacientes com envolvimento de tremor da cabeça em comparação ao tremor isolado do braço.[7] Uma idade de início mais jovem de ET está associada a uma forma familiar.[1]

9.1.2 Gravidade do Tremor

A gravidade do ET pode ser descrita pela intensidade do tremor observado, comprometimento das atividades da vida diária (questionário de atividades da vida diária [ADL] de Bain e Findley para Tremor) e impacto sobre a qualidade de vida (questionário de Qualidade de Vida em Tremor Essencial [QUEST]).[5]

O comprometimento relacionado com o ET pode ser visualizado com tarefas simples de escrita (escrever o nome e sentenças) ou desenho (espiral de Arquimedes). A escala de classificação do tremor de Fahn-Tolosa-Marin (FTM) é muito usada para quantificar a gravidade do ET com base na localização do tremor (Parte A: braços, cabeça, face, etc., classificação de 1–4, em repouso, com a postura e com a ação), tarefas motoras específicas (Parte B: escrita à mão, desenho de espiral, verter líquidos) e incapacidades funcionais (Parte C: falar, comer, beber, etc.).[6] O uso disseminado da escala de classificação do tremor FTM muitas vezes faz com que ela seja referida como a Escala de Classificação Clínica do Tremor (CRST). Em razão das limitações da escala FTM no ET grave, o Tremor Research Group publicou uma escala de classificação de ET abrangente, conhecida como a Escala de Avaliação para Classificação do Tremor Essencial (TETRAS), que apresenta alta confiabilidade, especialmente para tremor da cabeça e da extremidade superior.[7] As escalas de classificação de tremor em ET são discutidas mais adiante neste capítulo.

9.2 Genética

Mais de 50% dos pacientes com ET têm uma história familiar positiva, o que sugere a importância da influência genética.[8] Acredita-se que o ET seja conferido de modo autossômico dominante.[9] Análises em gêmeos mono e dizigóticos mostraram que gêmeos monozigóticos apresentam uma taxa de concordância significativamente maior.[10] Contudo, problemas nos estudos genéticos, incluindo amostras de fenótipos heterogêneos, pequenos tamanhos de amostra e dificuldades na reprodutibilidade, limitam o impacto destes estudos.[11] Vários genes foram relacionados com o ET por estudos de associação genômica ampla (GWAS), estudos de mapeamento, análise de ligação e sequenciamento de exoma. Os estudos de ligação encontraram três locais de ETM1-3 de interesse associados ao ET: ETM1, um polimorfismo do *DRD3* (cromossomo 13q13.31) que codifica um subtipo de receptor dopaminérgico encontrado em numerosas áreas do encéfalo, incluindo regiões do cerebelo,[12] o *locus* ETM2 mapeado para o gene *HS1BP3* (proteína de ligação a proteínas específicas da linhagem celular hematopoiética 3, Ch. 2p25-p22);[13] *locus* ETM3 (6p23) com expressão gênica relacionada incerta.[14] Uma análise de ligação recente mostrou uma relação entre Ch. 5q35 e ET.[15] O sequenciamento de todo o exoma em uma família franco-canadense com ET revelou um decaimento de mRNA mediado por mutações *nonsense* do produto gênico *FUS* (fusão em sarcoma, Ch 16p11).[16] Os polimorfismos indicados por estudos GWAS que sugeriram outros genes de interesse, incluindo *LINGO1* (repetição rica em leucina contendo o domínio Ig 1, envolvido na sinalização intracelular na resposta de inibidores associados à mielina) (cromossomo 15q24),[17] *SLC1A2* (Ch. 11p13), cujo produto gênico, transportador de recaptação de glutamato EAAT2, apresenta alta expressão na oliva inferior,[18] *STK32B* (uma serina/treonina quinase), *PPARGC1A* (um ativador da transcrição) e *CTNNA3* (uma molécula de adesão celular) estavam ligados ao ET.[19] O panorama genético do ET é complexo, e embora vários genes candidatos de interesse tenham sido encontrados, nenhum gene claramente causador foi estudado, em parte em razão da variabilidade fenotípica e diagnóstica inerente nas populações.[20] Curiosamente, vários destes genes podem estar localizados no circuito cerebelar e olivar, implicando seu papel no cerebelo e na oliva inferior para efetuar a oscilação de rede considerada subjacente ao ET.[21]

9.3 Fisiopatologia e Circuitos do Tremor

A hipótese olivocerebelar da fisiopatologia do tremor é a teoria predominante da perturbação subjacente à oscilação rítmica da rede no ET.[22] Os dados iniciais de modelos animais de tremor induzido por harmalina e estudos neurofisiológicos humanos em pacientes com ET indicaram uma disfunção eletrofisiológica do núcleo olivar inferior (ION) como origem da disfunção no ET. A natureza oscilatória explosiva das células patológicas do ION foi difundida para as extremidades por meio das vias reticulospinal e vestibulospinal.[23,24] Contudo, dados mais recentes questionaram o envolvimento do ION, pois o exame neuropatológico *post-mortem* de pacientes com ET não revelou uma diferença estrutural no ION e estudos de neuroimagem não mostraram ativação do ION.[25,26]

Os dados mais recentes são sugestivos de uma hipótese cerebelar.[27] Dados de neuroimagem derivados de ressonância magnética funcional (fMRI) em estado de repouso em pacientes com ET (com controles correspondentes) mostraram variações intrínsecas nas propriedades de rede em comparação com pacientes controle especificamente no cerebelo, giros pré e pós-central, área motora suplementar (SMA) e lóbulo paracentral.[28] Evidências fisiopatológicas *post-mortem* de pacientes com ET mostram alterações que incluem componentes estruturais (morfologia das células de Purkinje) e funcionais (disfunção da interface Purkinje-célula cesto e Purkinje-fibra ascendente),[29] assim como achados patológicos ("torpedos" e glia de Bergmann).[30] Em nível celular, este processo pode ser determinado pela perda de neurônios de Purkinje, evidenciada por estudos de diminuição das contagens celulares e aumento da distância entre as células em pacientes com ET comparável aos controles.[31] Neste sentido, ET compartilha os aspectos de perda de células específicas observado em outras doenças neurodegenerativas. Estudos de neuroimagem, patologia e eletrofisiologia sugerem que o circuito do tremor envolve conexões olivo-cerebelo-tálamo-cortical. O ION representa o estímulo primário das fibras trepadeiras para as células de Purkinje inibidoras no cerebelo; a via de liberação das células de Purkinje cerebelares corresponde aos núcleos profundos do cerebelo, que então se dirigem ao tálamo VL. As vias de saída do tálamo VL incluem o córtex motor e pré-motor. Curiosamente, as características patológicas e eletrofisiológicas do tremor podem ser determinadas pela natureza específica da disfunção no circuito; os tremores podem ser gerados por oscilações mecânicas, oscilações determinadas por reflexos, oscilações determinadas em nível central e oscilações determinadas por circuitos de alimentação direta ou retroalimentação.[22] Acredita-se que o ET constitua um tumor de origem central; as alterações estruturais e funcionais da rede olivocerebelar geram uma desinibição rítmica do tálamo. A oscilação do tremor é causada por uma disfunção associada ao ácido gama-aminobutírico (GABA) nos núcleos denteados do cerebelo quando se projetam para o tálamo. Estudos neuroquímicos confirmaram essa disfunção GABAérgica no cerebelo.[32] A manipulação não invasiva transitória do circuito cerebelar com estimulação por corrente alternada transcraniana permitiu a ocorrência de oscilação neural em pacientes com ET.[33]

9.4 Exames Diagnósticos

Não existem testes para diagnosticar o ET; tipicamente o diagnóstico é estabelecido na avaliação clínica pela presença do tremor cinético/postural típico. Exames de neuroimagem padrão por tomografia computadorizada (CT) e MRI da cabeça em geral são normais e não demonstram achados específicos de ET.[34] Contudo, imagens especializadas por CT com emissão de fóton único (SPECT) e ioflupano 123 I (DaTSCAN) podem ser usados para descartar outras causas de tremor com PD.[35,36,37] O mecanismo exato do ET não é completamente compreendido, porém imagens por tensor de difusão (DTI) realizadas em pacientes com ET demonstraram um aumento do coeficiente de difusão aparente no núcleo rubro sugestivo de perda celular como resultado de um distúrbio neurodegenerativo.[38] Vários estudos de imagem estruturais e funcionais identificaram a patologia envolvendo o cerebelo (núcleo denteado, verme e pedúnculos cerebelares superior e inferior), o ION, o núcleo rubro, o tálamo, o córtex e as vias interconectadas.[34] A importância clínica e a aplicação destes achados ainda não estão claras.

9.4.1 Testes e Escalas de Classificação para Tremor Essencial

Testes simples para tremor essencial, realizados ao lado do leito, incluem:

- Teste de extensão do braço.
- Teste de dedo-nariz.
- Teste calcanhar-canela.

- Desenhar uma espiral.
- Desenhar uma linha reta.
- Espiral de Arquimedes.
- Assinaturas do nome.
- Verter água de uma xícara para outra, e repetir.
- Fazer o paciente emitir um som único como "aaahhh" ou "ee-ehhh" e sustentá-lo o máximo possível.

A presença de um tremor e suas características em termos de frequência e amplitude são observada enquanto algumas funções são testadas. O teste de dedo-nariz é o teste de triagem mais útil em uma população geral e usualmente é anormal em cerca de 50% dos pacientes com ET.[29] Para excluir indivíduos normais, testes com a extensão do braço mantida, desenhar uma espiral e verter água são muito efetivos.[29,39]

Existem várias escalas de classificação e instrumentos de triagem para ET. As escalas de classificação do tremor que foram recomendadas pela força-tarefa da Movement Disorder Society incluem:[40]

- Escala de Avaliação para Classificação do Tremor Essencial (TETRAS).
- Escala de Classificação de Tremor de Fahn-Tolosa-Marin (FTM).
- Questionário de Qualidade de Vida em Tremor Essencial.
- Escala de Classificação Clínica de Tremor de Bain e Findley.
- Escala de Espirografia de Bain e Findley.
- Atividades da Vida Diária de Bain e Findley para Tremor.
- Escala de Classificação do Tremor do Estudo Genético de Tremor Essencial de Washington Heights-Inwood (WHIGET), Versão 2.

A força-tarefa da Movement Disorder Society também recomendou a Escala de Classificação do Tremor WHIGET, versão 1, como ferramenta de triagem para ET.[40] Neste sistema, os pacientes foram classificados como portadores de ET possível, provável ou definitivo. O tremor (postural e cinético) foi classificado como grau 0 a 3, com base no desempenho em tarefas motoras. A presença de grau 2 ou maior estabelece o diagnóstico definitivo de ET.[40] TETRAS é uma escala curta, válida e fácil de usar, projetada para avaliação clínica da gravidade do ET.[7] Classifica a presença de tremores em um intervalo de 0 a 4 para 10 itens de teste (▶ Tabela 9.1).

Escala de Classificação de Tremor de Fahn-Tolosa-Marin

Esta escala é dividida em três partes principais A, B e C, onde a parte A (itens 1–9) examina a amplitude dos tremores em repouso, posturais e cinéticos em regiões anatômicas específicas (face, língua, voz, cabeça, extremidades superiores e inferiores bilaterais e tronco; a parte B (itens 10–14) avalia o grau de tremor ao escrever, desenhar e verter líquidos; a parte C (itens 15–21) avalia as atividades da vida diária (falar, comer, beber, higiene, vestir-se, escrever e trabalhar).[6,40] Esta escala utiliza um esquema de classificação de 5 pontos, com um total máximo de 144 pontos (▶ Tabela 9.2). A pontuação total é calculada como uma porcentagem de 144. Além disso, é possível obter uma pontuação percentual de avaliação global para o examinador (▶Tabela 9.3) e para o paciente (▶ Tabela 9.4), com base em sua avaliação subjetiva da capacidade do paciente para realizar atividades da vida diária.[6]

A pontuação a seguir (▶ Tabela 9.4) pode ser usada de modo subjetivo para acompanhar o paciente durante as visitas.

Foi demonstrado que as escalas TETRAS e FTM, usadas no contexto de tremores cinéticos, apresentam uma correlação muito próxima; entretanto, a escala TETRAS tem a vantagem de sua simplicidade, além da ausência do efeito de teto observado com a FTM na avaliação de tremor grave.[41]

9.5 Tratamento Clínico do Tremor Essencial

O tratamento clínico do ET depende basicamente do uso de antagonistas beta-adrenérgicos (propranolol), anticonvulsivantes (primidona), antipsicóticos de segunda geração (clozapina), antidepressivos (mirtazapina) e álcool e toxina botulínica A (injeções de Botox).[42,43]

Propranolol e primidona constituem a primeira linha no tratamento farmacológico do ET.[42,43] Propranolol causa o bloqueio do receptor beta-2 adrenérgico periférico e produz uma resposta de 50 a 70% em indivíduos com ET, particularmente causando uma redução da amplitude do tremor que afeta as extremidades superiores e inferiores.[42] Contudo, deve ser evitado em pacientes com asma e diabetes *mellitus*.

Tabela 9.1 Escala de Avaliação para Classificação do Tremor Essencial (TETRAS)[40]

Teste	1	2	3	4
Cabeça (amplitude do tremor)	< 0,5 cm	0,5 a < 2,5 cm	2,5 a 5 cm	> 5 cm
Face	Mínimo	Perceptível	Presente na maioria das contrações dos músculos faciais	Desfigurante
Língua				
Voz	Mínimo, principalmente durante "aaah" ou "eee"	Perceptível durante "aaah" ou "eee", porém, mínimo durante a fala	Óbvio durante a fala	Algumas palavras incompreensíveis
Membro superior	Mínimo	1 a < 3 cm	5 a < 10 cm	20 cm ou mais
Membro inferior	Mínimo	Leve	< 5 cm	> 5 cm
Espirais	Mínimo	Óbvio	Porções não discerníveis	Figura não discernível
Escrita	Mínimo	Óbvio, mas legível	Algumas palavras ilegíveis	Completamente ilegível
Aproximação de pontos	Mínimo	1 a < 3 cm	5 a < 10 cm	> 20 cm
Ficar em pé	Mínimo	Óbvio	Moderado	Intenso

Tabela 9.2 Escala de Classificação de Tremor de Fahn-Tolosa-Marin Completa e Planilha de Trabalho[6]

	Tarefa	0 Normal	1 Levemente anormal	2 Moderadamente anormal	3 Muito anormal	4 Gravemente anormal
A	**(1-9) Tremor** 1 – Em repouso 2 – Ao manter a postura 3 – Ao realizar uma ação	Nenhum	Amplitude < 0,5 cm	Amplitude de 0,5-1 cm	Amplitude de 1-2 cm	Amplitude > 2 cm
B	**(10) Caligrafia** O paciente assina seu nome, escreve a data e escreve a sentença padrão: "Esta é uma amostra da minha melhor caligrafia"	Nenhum	Discretamente desorganizado, trêmulo	Legível, mas com tremor considerável	Ilegível	Incapacidade de manter o lápis/caneta no papel ou necessidade de estabilizar com o membro contralateral
	(11-13) Desenho (A, B, C) O paciente é orientado a conectar os pontos em um desenho sem atravessar as linhas. Cada mão é testada individualmente. Exemplo: Itens A a B – espirais de Arquimedes e C – uma linha reta dentro de um retângulo estreito	Normal	Discretamente trêmulo	Moderadamente trêmulo ou atravessa as linhas com frequência	Realiza a tarefa com grande dificuldade, geralmente com vários erros	Incapacidade de completar o desenho
	(14) Verter Avaliar individualmente a capacidade do paciente para verter a água de copos de plástico firme (8 cm de altura) cheios até 1 cm de distância da borda	Normal	Não derrama a água, mas toma mais cuidado que o observado em pacientes sem tremor	Derrama até 10% da água	Derrama entre 10-50% da água	Derrama a maior parte da água
C	**(15) Fala** Inclui disfonia espástica	Normal	Levemente trêmula (apenas quando o paciente está nervoso)	Tremor leve na voz	Tremor moderado na voz	Tremor intenso na voz
	(16) Alimentação Exceto líquidos	Normal	Consegue levar todos os sólidos à boca, raramente derruba	Derruba com frequência, precisa aproximar a cabeça até a metade do caminho, na direção do alimento	Precisa segurar a xícara ou copo com as duas mãos para conseguir beber	Precisa de ajuda para se alimentar
	(17) Beber	Normal	Ainda consegue usar uma colher, mas não se estiver completamente cheia	Incapaz de usar uma colher, usa xícara ou copo	Consegue beber de uma xícara ou um copo, mas precisa das duas mãos	Precisa usar um canudo
	(18) Higiene	Normal	Mais cauteloso(a) ao realizar as tarefas que uma pessoa comum	Capaz de fazer tudo, mas com erros	Incapaz de realizar tarefas finas, como fazer a barba ou aplicar batom	Incapacidade de realizar qualquer atividade com movimentos finos
	(19) Vestir-se	Normal	Capaz de fazer tudo	Capaz de fazer tudo, mas com erros	Incapaz de realizar a maioria das tarefas finas	Requer auxílio mesmo para atividades motoras grosseiras
	(20) Escrever	Normal	Legível, escreve letras	Legível, mas já não escreve letras	Ilegível	Incapaz de assinar cheques ou outros documentos
	(21) Trabalhar	O tremor não interfere com o trabalho	Capaz de trabalhar, mas precisa ser mais cuidadoso(a) que uma pessoa comum	Capaz de fazer tudo, mas com erros	Incapaz de trabalhar com regularidade. Pode precisar passar para um emprego diferente em decorrer de tremor. Geralmente há limitação na realização de atividades domésticas, como passar roupas	Incapaz de realizar qualquer trabalho externo, trabalho doméstico também muito limitado

Capítulo 9 ▪ Aplicação em Tremor Essencial

Folha de Pontuação
Parte A

Localização do tremor	Repouso	Postura	Ação/intenção
1. Face			
2. Língua			
3. Voz			
4. Cabeça			
5. Extremidade superior direita			
6. Extremidade superior esquerda			
7. Tronco			
8. Extremidade inferior direita			
9. Extremidade inferior esquerda			
			TOTAL

Parte B

	Direita	Esquerda
10. Caligrafia (apenas mão dominante)		
11. Desenho A		
12. Desenho B		
13. Desenho C		
14. Verter		
		TOTAL

Parte C

15. Fala		
16. Comer		
17. Beber		
18. Higiene		
19. Vestir-se		
20. Escrever		
21. Trabalhar		
	TOTAL	

Tabela 9.3 Pontuação percentual de avaliação global pelo examinador

Pontuação	Comprometimento (%)
0	Nenhuma incapacidade funcional
1	Incapacidade leve (comprometimento de 1-24%)
2	Incapacidade moderada (comprometimento de 25-49%)
3	Incapacidade acentuada (comprometimento de 50-74%)
4	Incapacidade grave (comprometimento de 75-100%)

Tabela 9.4 Tabela de avaliação de acompanhamento

Pontuação	Melhora/declínio (%)
+3	Melhora acentuada (50-100% melhor)
+2	Melhora moderada (25-49% melhor)
+1	Melhora leve (10-24% melhor)
0	Sem alteração
−1	Agravamento leve (10-24% pior)
−2	Agravamento moderado a acentuado (25-49%)
−3	Agravamento acentuado (50-100%)

A dose inicial de propranolol corresponde a 40 mg a cada 12 horas e costuma ser aumentada gradativamente até uma dose de manutenção diária de 120 a 320 mg administrada a cada 8 a 12 horas.[42] Como o propranolol, a primidona oferece uma resposta de 50 a 70%, reduzindo a frequência do tremor.[42] Em razão de seus efeitos sedativos, este anticonvulsivante é menos tolerável em pacientes jovens. Outros medicamentos, como topiramato, costumam ser considerados em casos de insucesso da terapia de primeira linha. Foi demonstrado que a clozapina demonstra um bom efeito sobre tremores da extremidade superior. A toxina botulínica é uma boa opção para tremores da cabeça e pescoço. Contudo, sua eficácia é limitada a intervalos de 3 meses e apenas a tremores da cabeça e pescoço, porque causa fraqueza indesejável nas extremidades.[43] A toxina botulínica pode ser efetiva em tremores da extremidade superior, mas o paciente deve estar disposto a lidar com a fraqueza resultante.

9.6 Tratamento Cirúrgico do Tremor Essencial

9.6.1 Seleção de Pacientes Cirúrgicos

Um dos maiores obstáculos na cirurgia de estimulação cerebral profunda (DBS) é escolher o candidato certo. Muitos centros, como o nosso, utilizam uma avaliação pré-operatória multidisciplinar cooperativa dos pacientes, que consiste em neurologistas especializados em transtornos do movimento, um neurocirurgião funcional, neuropsicólogo, um coordenador de pacientes, fisioterapeutas, fonoaudiólogos e terapeutas ocupacionais. Cada possível candidato à cirurgia é avaliado de modo sistemático e então apresentado, analisado e discutido, geralmente em uma conferência sobre transtornos do movimento ou DBS. O grupo analisa os riscos e benefícios da cirurgia e a equipe chega a um consenso. Este processo de avaliação individualizada por comitê ajuda a garantir que o tratamento cirúrgico da doença do paciente tenha resultados de sucesso.[44,45] A avaliação determina as características do tremor de cada paciente, seu impacto sobre a qualidade de vida daquele paciente, o número de medicamento que não tiveram sucesso e a duração do tratamento, as comorbidades médicas e psicológicas e a solidez do sistema de suporte do paciente para o manejo pós-operatório dos dispositivos implantados. Além disso, também é analisada a capacidade do paciente para lidar com os possíveis efeitos colaterais conhecidos, como desequilíbrio ou disartria.

9.6.2 Avaliação do Tremor

Para pacientes com ET, tremores nos braços e nas mãos são mais comuns, porém também são observados tremores da cabeça (40% dos pacientes), tremor da voz (20% dos pacientes) e tremores das pernas ou do tronco (20% dos pacientes).[46,47] A cirurgia é mais benéfica para pacientes com ET que tipicamente apresentam um tremor intencional localizado nas extremidades superiores distais, em vez de proximais, como o ombro ou a cabeça. O tremor da voz também é mais difícil de tratar com DBS, mas procedimentos bilaterais demonstraram respostas importantes.[45,48]

Tipicamente, a maioria dos pacientes encaminhados para cirurgia apresenta ET refratário à medicação.[46,49] Embora não exista uma diretriz padronizada, a American Academy of Neurology recomenda evidências de nível A de que primidona e propranolol devem ser oferecidos a pacientes que desejem um tratamento para tremor do membro.[47] Como mencionado na seção anterior, a maioria dos pacientes teria sido tratada com uma conduta clínica, mas exibiria um controle sintomático menos que ideal. Uma avaliação cuidadosa por um especialista em transtornos do movimento ajuda a categorizar os aspectos do tremor e também ajuda a determinar a etiologia, distinguindo a probabilidade de que a cirurgia seja benéfica para cada paciente.[50]

9.6.3 Qualidade de Vida

Os tremores observados em pacientes com ET podem ser muito debilitantes e perturbar a capacidade de um paciente realizar as atividades da vida diária, assim como sua função na sociedade por meio de emprego e interações sociais. Em casos graves, a realização de atividades da vida diária como alimentação, ingestão de líquidos, escrita ou comunicação pode ser muito difícil.[47] Os pacientes devem ter expectativas realistas sobre a melhora que deve ser esperada com DBS ou talamotomia. A possibilidade de alterar a estimulação com DBS pode representar uma grande vantagem, já que é possível modular os efeitos para melhorar a eficácia do controle do tremor e controlar os efeitos colaterais. Além disso, geradores de DBS modernos são capazes de conter múltiplos programas de estimulação e os pacientes podem selecionar os programas de estimulação conforme precisem ou não de um controle preciso do tremor ou possam tolerar algum grau de tremor para redução de efeitos colaterais como aqueles que afetam a fala. Relatos mostram que as respostas do tremor de cabeça e do tremor de voz à DBS podem ser variáveis e incertas.[45] Portanto, pacientes com tremores graves da cabeça, pescoço ou voz devem ser aconselhados sobre a menor probabilidade de tratamento ideal para esses tipos de tremores em relação aos tremores das extremidades superiores.

9.6.4 Comorbidades

Como ocorre em qualquer cirurgia eletiva, os riscos do paciente devem ser avaliados para a realização da cirurgia em segurança. A avaliação e liberação médica pré-operatória em geral é obtida com atenção a peculiaridades relevantes da história médica ou anestésica do paciente (ou seja, hipertensão, diabetes, complicações da anestesia). Deve-se prestar atenção especial a pacientes com problemas pulmonares ou cardiovasculares que possam aumentar o risco de comprometimento das vias aéreas durante uma cirurgia *frame-based* que utiliza sedação consciente. É típico que os pacientes sejam submetidos a uma avaliação laboratorial, incluindo um painel de coagulação, e pacientes acima de 65 anos de idade costumam realizar uma triagem com eletrocardiografia (ECG) e radiografia de tórax. A avaliação pré-operatória subsequente é realizada de acordo com a história médica do paciente. Além disso, a avaliação neuropsiquiátrica fornece informações importantes sobre a função cognitiva do paciente e transtornos psiquiátricos ou do humor. Estudos longitudinais recentes mostraram uma associação entre ET e comprometimento cognitivo ou demência. Deve-se considerar com cuidados os pacientes que apresentem um comprometimento cognitivo significante ou uma condição psiquiátrica. Transtornos cognitivos, psicóticos e do humor, atrofia encefálica grave e alcoolismo impedem que um indivíduo seja submetido à DBS.[46,48] Mais ainda, a participação do paciente é necessária para testes intraoperatórios ótimos durante o registro por microeletrodos (MER) e mapeamento e teste de estimulação.[50] A idade e a expectativa de vida do paciente também devem ser consideradas. Especificamente na DBS para ET, pacientes com disartria e disfagia preexistentes são advertidos de que a estimulação talâmica pode agravar estes problemas.[47,51]

9.6.5 Solidez do Sistema de Suporte

Os pacientes submetidos à implantação de DBS e suas famílias devem entender que a terapia constitui um compromisso para a vida toda, com muitas visitas pós-operatórias para reprogramação e substituições do gerador no fim da vida útil.[45] A introdução recente de baterias recarregáveis nos geradores de pulso pode reduzir o número de cirurgias repetidas para substituições do gerador no fim da vida útil, mas exigiria que o dispositivo fosse recarregado em casa à noite. Um sistema de suporte sólido ajuda a aliviar a carga dos pacientes por questões logísticas, como lembrar-se das diferentes consultas, deslocamento para diferentes unidades, suporte emocional durante a recuperação ou no caso de complicações, efeitos colaterais efeitos ou resultados inesperados e vigilância para recarga, falhas de *hardware* ou infecções.

9.7 Intervenções Cirúrgicas

9.7.1 Estimulação Cerebral Profunda — Halo Estereotáxico

O dia da cirurgia começa com a colocação do halo estereotáxico no paciente. O paciente é orientado a não tomar seus medicamentos para tremor naquela manhã para facilitar os testes intraoperatórios. O procedimento de *time-out* é realizado e o paciente recebe linhas intravenosas para administração de sedativos, antibióticos e anti-hipertensivos, se necessário. Um sedativo leve e/ou de curta ação pode ser usado para auxiliar na colocação do halo estereotáxico. É importante entender o possível impacto de qualquer medicamento sobre os MERs. O couro cabeludo é limpo e preparado. Em seguida, o halo estereotáxico é aplicado após anestesia local. Preferimos uma mistura de anestésicos locais de curta ação e de longa duração (por exemplo, lidocaína e bupivacaína) misturados na proporção de 9:1 com bicarbonato de sódio e injetados nos locais dos pinos para colocação do halo estereotáxico. O halo é cuidadosamente alinhado de modo que fique paralelo à comissura anterior (AC)-comissura posterior (PC) e o mais simétrico possível. São usadas barras nas orelhas para minimizar o movimento lateral ou rotação durante a colocação. Quando o halo estiver fixado de modo satisfatório, é obtida uma imagem de alta resolução e alta fidelidade com o fiducial *box* aplicado ao halo para localização. CT e MRI podem ser utilizadas para obter imagens do halo. Preferimos usar CT com o halo estereotáxico posicionado. MRI com o halo estereotáxico também pode ser usada, mas é limitada a MRI de 1,5 T com bobinas de envio-recepção apenas na cabeça. Ocorrem distorções pequenas, mas conhecidas, na MRI em decorrência do halo de titânio e testes com o halo de Leksell na MRI de 3 T sugeriram distorções grandes demais para procedimentos estereotáxicos. Se o paciente tiver sido transportado para obter as imagens com o halo, ele é levado de volta à sala de cirurgia e transferido para a mesa cirúrgica na posição supina. Se forem utilizados, a linha arterial e o cateter de Foley são introduzidos nesse momento, durante o planejamento estereotáxico. O monitoramento atento da pressão arterial é essencial e, embora isto possa ser realizado por meio de medidas repetidas da pressão arterial usando manguitos, preferimos o monitoramento e controle intensivo com uma linha arterial para monitoramento contínuo, especialmente em pacientes com hipertensão pré-operatória. Recomenda-se que a pressão arterial sistólica seja mantida abaixo de 140 mmHg durante toda a cirurgia, em especial durante a aplicação dos eletrodos.

9.7.2 Planejamento do Alvo e da Trajetória (▶ Fig. 9.1)

Durante esse período, o planejamento estereotáxico é realizado em uma estação de planejamento computadorizada. Em nossa instituição, após a localização no halo estereotáxico na imagem de CT, esta CT é fundida com uma MRI pré-operatória de alta qualidade. Várias sequências podem ser usadas para o planejamento estereotáxico. Utilizamos uma sequência ecogradiente rápida com preparo de magnetização (MPRAGE) e ponderação em T1 anatômica de alta resolução com contraste e sequências de recuperação inversa da atenuação de fluido (FLAIR) volumétrica ou recuperação de inversão para cada caso. As sequências MPRAGE são utilizadas para fusão precisa, localização da comissura anterior e da comissura posterior e planejamento da trajetória. A segunda sequência é utilizada para confirmação do alvo por imagem direta, quando viável. Muitas instituições empregam a sequência de inversão-recuperação de tau curto (STIR) para diferenciação entre substância cinzenta esbranquiçada para verificação direta do alvo. Em nossa instituição, isto é realizado de modo mais adequado com uma sequência FLAIR volumétrica. Recomendamos a colaboração com a neurorradiologia para desenvolver uma sequência de alta qualidade para diferenciação entre substância cinzenta e branca, já que isto pode variar dependendo do *scanner* de MR específico utilizado. O núcleo intermediário ventral (Vim) do tálamo ventrolateral (VL), porém, não é bem visualizado na MRI e, portanto, é atingido por coordenadas indiretas padrão. Após a linha AC-PC ser estabelecida, as coordenadas para o alvo Vim são mapeadas usando coordenadas estereotáxicas típicas com base no ponto da PC.

X: 11,5 mm lateral + ½ largura do terceiro ventrículo.
Y: Anterior à PC em 20% do comprimento da linha AC-PC.
Z: No plano da linha AC-PC.

Assim que o alvo for estabelecido, a trajetória é escolhida usando ângulos padrão, incluindo 60 a 75 graus anteriormente e lateral, o mais paralelo possível ao plano sagital médio, evitando o ventrículo lateral. Preferimos evitar os ventrículos laterais na trajetória para o Vim e atravessar o ventrículo lateral apenas quando o alvo exigir e fornecer uma passagem ortogonal pelo ventrículo. A trajetória é então ajustada conforme a necessidade para evitar vasos sanguíneos e sulcos. O ponto de entrada típico consiste fica próximo à sutura coronal, a 2,5 a 4,5 cm de distância da linha média. Quando o planejamento estereotáxico estiver concluído as coordenadas para o sistema de halo estereotáxico são registradas, incluindo as configurações de X, Y, Z, anel e arco. Em casos bilaterais, as médias de Y e Z são determinadas quando necessário.

O paciente é, então, colocado em uma posição de semi-Fowler com o pescoço em uma posição confortável que não comprometa a respiração1, e o halo é fixado à mesa. Os locais de entrada aproximados podem ser marcados com base na sutura coronal e na linha média, e o cabelo nesta região é cortado. Alternativamente, todo o cabelo pode ser cortado antes da colocação do halo, mas isto não é necessário. As incisões propostas são realizadas no(s) lado(s) apropriado(s). Preferimos uma incisão semicoronal linear, mas outras alternativas, como incisões semicirculares, também são utilizadas. O couro cabeludo é então preparado no modo típico. Os campos e o sistema estereotáxico são colocados e montados; este processo varia um pouco, dependendo do sistema usado e da preferência na aplicação dos campos. Muitos centros posicionam um sistema de fluoroscopia ou de CT intraoperatória no campo durante a aplicação dos campos. Um anestésico local é usado para criar um bloqueio regional completo ao redor do

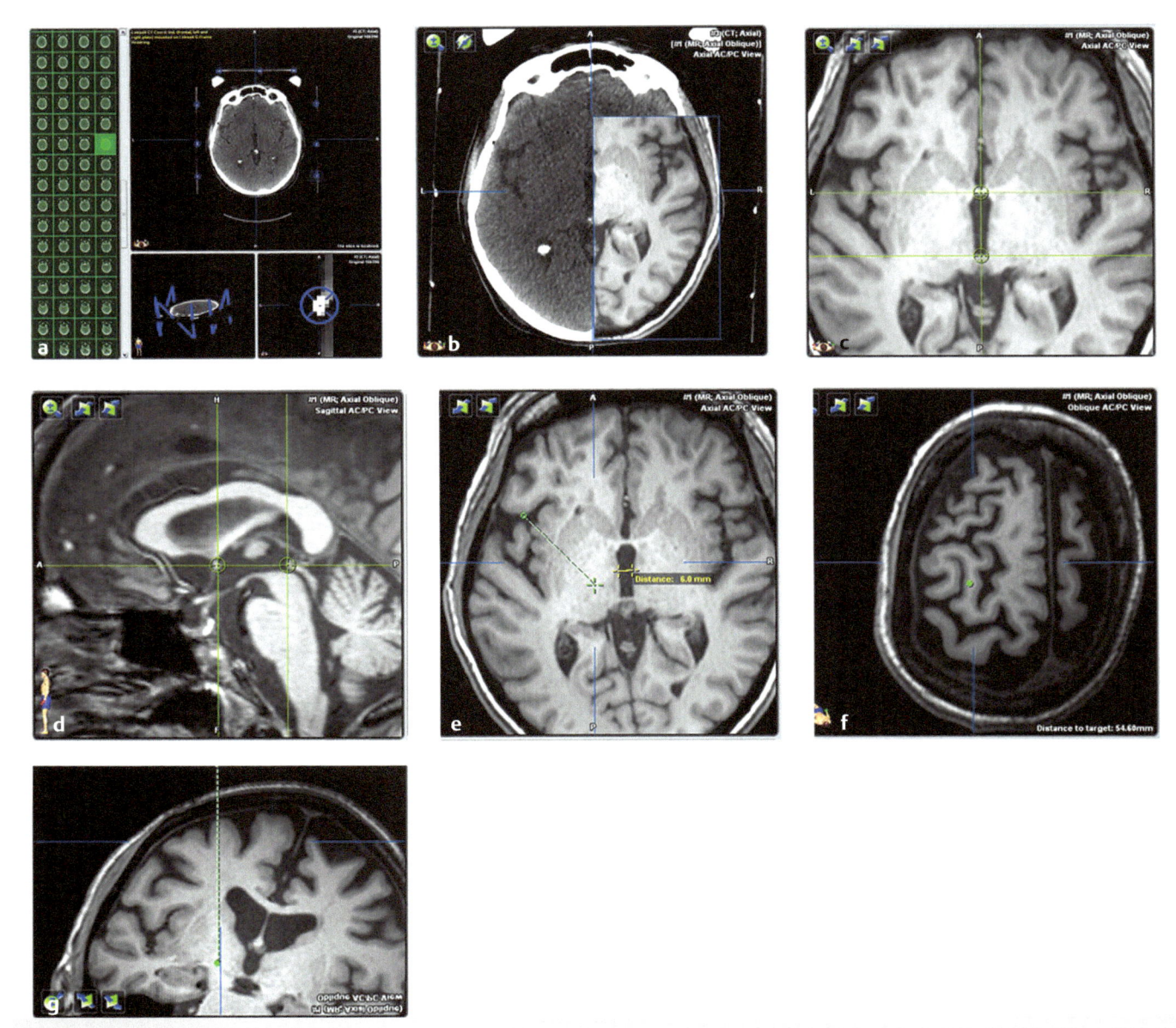

Fig. 9.1 Seleção do alvo Vim e planejamento da trajetória. **(a)** Localização: A primeira etapa no planejamento de um alvo Vim para DBS, onde os fiduciais do halo estereotáxico em cada corte da imagem de CT axial são escolhidos automaticamente pelo programa BRAINLAB. O painel inferior esquerdo mostra a imagem de CT axial com três "N"s em azul, que representam os fiduciais. O painel inferior direito mostra um círculo azul ao redor do ponto fiducial escolhido, alinhado com o plano axial selecionado. **(b)** Fusão: A outra sequência de imagem, como MRI em T1, é fundida à imagem de CT. A fidelidade da fusão é inspecionada aqui, mostrando um alinhamento satisfatório das imagens de CT e MR. **(c)** Localização de AC-PC: As comissuras anterior (AC) e posterior (PC) são escolhidas na MRI de modo que o ponto da AC represente o ponto médio da borda posterior da comissura anterior e o ponto PC represente o ponto médio da borda anterior da comissura posterior (*círculos verdes*). **(d)** Em seguida, o programa alinha as imagens paralelamente à linha AC-PC (*linha verde*). **(e)** Seleção do alvo: As coordenadas de consenso para o alvo Vim são: a coordenada X geralmente está a 11,5 mm lateral + metade da largura do terceiro ventrículo, a coordenada Y fica anterior à PC em 20% do comprimento da linha AC-PC, enquanto a coordenada Z está no plano da linha AC-PC. (A mira indica o alvo Vim R e a linha tracejada indica a trajetória). **(f)** O ponto de entrada é mostrado (*ponto verde*) próximo à sutura coronal, em geral cerca de 2,5 a 4,5 cm afastado da linha média. **(g)** A trajetória escolhida é mostrada no plano coronal (*linha tracejada*). Os ângulos típicos são 60-75 graus anterior e lateral, o mais paralelo possível ao plano sagital médio, garantindo que vasos sanguíneos e os sulcos sejam evitados.

local da cirurgia. O arco do sistema estereotáxico e o sistema que contêm o eletrodo são montados e verificados. As coordenadas para o alvo são confirmadas por dupla verificação e em seguida uma cânula é usada para marcar o ponto de entrada no couro cabeludo e ajustar a incisão quando necessário.

A incisão é realizada no couro cabeludo e o local do orifício de perfuração é marcado usando a cânula, que está posicionada no alvo no crânio. A localização do ponto de entrada em relação à sutura coronal e à linha média pode ser verificada com base no planejamento do alvo. Uma broca para trepanação de alta velocidade é usada para criar o orifício de 14,5 mm que é imediatamente preenchido com cera. Em seguida, os fragmentos ósseos são eliminados do orifício e este é modificado, se necessário. Se for utilizado um dispositivo de travamento do eletrodo de DBS baseado no orifício, este é colocado e fixado. A dura-máter é então cauterizada e aberta de modo cruzado. Uma pequena corticectomia é realizada. O estágio X-Y do sistema de registro, as cânulas e o *microdrive* são montados em seguida. Uma variedade de eletrodos e plataformas é utilizada e é importante estar muito familiarizado com o modelo e as funções da plataforma específica que está sendo utilizada. As cânulas são abaixadas até sua posição. Há vários tipos e comprimentos de cânulas, projetados para terminar no alvo ou, com mais frequência, a uma distância conhecida acima do alvo (ou seja, 15 ou 25 mm acima do alvo). Quando as cânulas estiverem posicionadas, Gelfoam é colocado no orifício e um selante é aplicado para vedar o orifício e reduzir a magnitude do vazamento de líquido cefalorraquidiano e um possível desvio cerebral. O(s) microeletrodo(s) são, então, colocados na(s) cânula(s) e conectados ao sistema de registro. Para o alvo Vim utilizamos dois microeletrodos, um colocado no alvo e outro em uma posição 2 mm posterior ao alvo para identificação do núcleo ventral caudal (Vc).

Em seguida, o MER é realizado (ver a seção 9.7.3, Registros e Mapeamento Intraoperatório). Quando a trajetória for escolhida, a fluoroscopia é alinhada, os microeletrodos são removidos e ocorre a preparação para colocação do eletrodo de DBS. Então, o eletrodo de DBS é inserido pela cânula final até a posição esperada, com fluoroscopia ou CT para verificação. A macroestimulação é realizada quando o eletrodo estiver conectado ao dispositivo de estimulação temporária. O eletrodo é testado quanto a sua eficácia e efeitos colaterais, observando-se as voltagens e qual combinação de contatos produziu os efeitos. Se qualquer efeito colateral prejudicial for observado com correntes de DBS baixas ou normais, o eletrodo deve ser removido e reposicionado conforme os resultados do mapeamento (Seção 9.7.3, Registros e Mapeamento Intraoperatório).

Ao fim dos testes, o eletrodo é fixado no local e a cânula é removida do encéfalo. Várias técnicas são usadas para fixar o eletrodo na posição, como o dispositivo de fixação e cobertura do orifício de trepanação de silicone Medtronic, metilmetacrilato com uma miniplaca de titânio e parafusos ou as coberturas para o orifício de trepanação Medtronic Stimloc, St. Jude Guardian™, Boston Scientific SureTek™. Um exame de imagem adicional é efetuado para garantir a localização estável do eletrodo. Por fim, o eletrodo é removido da plataforma de registro e a cobertura é fixada na extremidade distal do eletrodo. Um bolsão subgaleal é criado na extremidade distal e para tunelização do eletrodo, com o excesso de alças de fios inserido no bolsão. A ferida é irrigada copiosamente com 2 L de solução antibiótica, a hemostasia é inspecionada e o fechamento é efetuado em duas camadas.

9.7.3 Registros e Mapeamento Intraoperatório

O mapeamento talâmico por MER e a estimulação são cruciais à colocação correta do eletrodo de DBS. Pode ser difícil utilizar eletrodos em posição muito posterior (parestesias sensoriais – Vc) ou muito lateral (contrações musculares — cápsula interna) em decorrência dos efeitos colaterais intoleráveis. Quando o(s) microeletrodo(s) estiverem posicionados e conectados ao sistema de registro, são avançados discretamente e a impedância é verificada. Há vários tipos de eletrodos, mas a impedância típica varia de 400 kΩ a 1 MΩ em 1.000 kHz para registro de neurônios individuais. Eletrodos com impedância mais baixa registram mais potenciais de campos ou de múltiplas unidades e podem diferenciar menos unidades isoladas durante MERs. Os padrões característicos de disparo neuronal identificados durante o MER são examinados em seções posteriores e na ▶ Fig. 9.2 e ▶ Fig. 9.3. Além disso, a microestimulação pelo eletrodo de registro pode

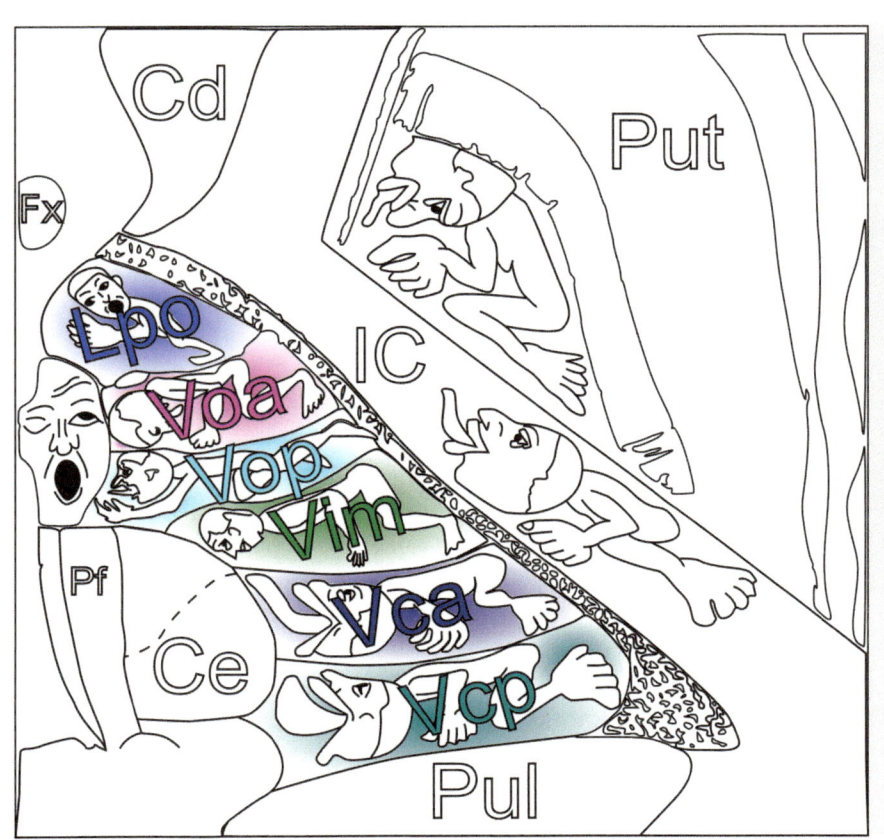

Fig. 9.2 Diagrama esquemático da somatotopia talâmica. A redução do tremor é melhor com Vim como alvo, especificamente o aspecto que inclui as regiões do "braço" e da "mão". A cinestesia primária do pé sugere a posição lateral, enquanto basicamente os neurônios cinestésicos da face e mandíbula são sugestivos de um posicionamento medial do eletrodo. Eletrodos em posição muito posterior geram parestesias mantidas com a estimulação devido à proximidade do Vca (Tabela 9.5). As estruturas talâmicas são marcadas usando a classificação de Hassler da anatomia talâmica humana: Ce, núcleo centro-mediano; Lpo, lateral posterior; Pf, núcleo parafascicular; Vca, ventral caudal anterior; Vcp, ventral caudal posterior; Vim, núcleo intermediário ventral; Voa, ventral oral anterior. Anatomia extratalâmica: Cd, caudado; Fx, fórnice; Pul, pulvinar; Put, putâmen.

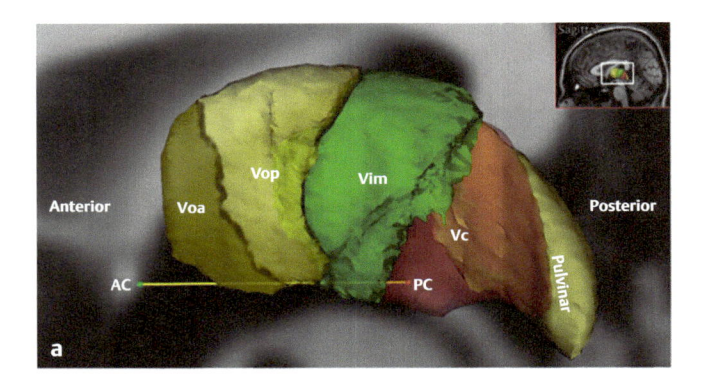

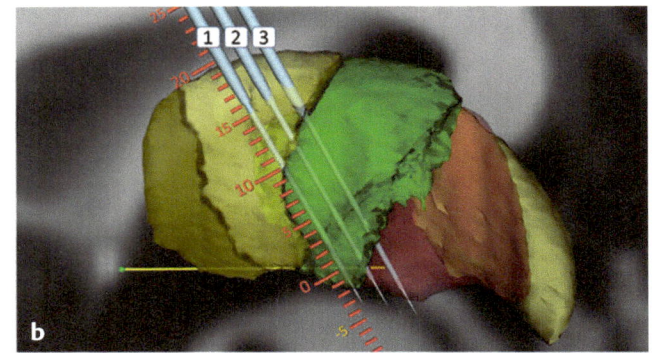

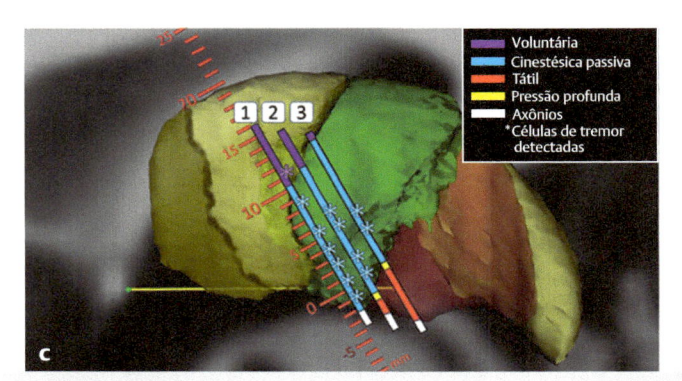

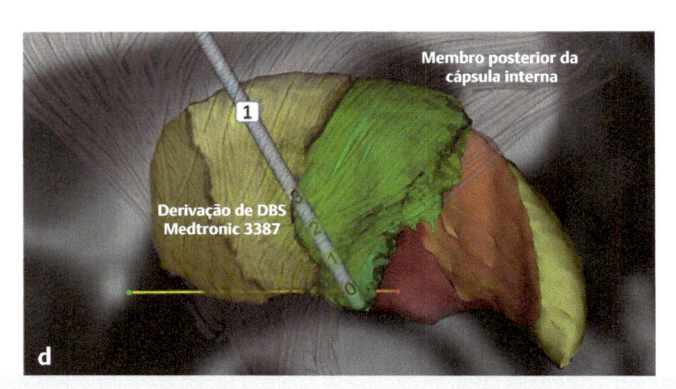

Fig. 9.3 (a) Uma visão sagital do tálamo ventral lateral é mostrada, incluindo ventral oral anterior e ventral oral posterior (*amarelo*), ventral intermédio (*verde*) e ventral caudal (*vermelho*). A linha AC-PC é mostrada como uma *linha amarela*. **(b)** Três trajetórias de registro paralelas são mostradas no plano parassagital, revelando as passagens destes microeletrodos pelo Vop, Vim e, nos tratos posteriores, Vc é encontrado. Uma régua de profundidade da trajetória (*vermelho*) com o alvo em zero está sobreposta ao logo da pista 1. **(c)** As três trajetórias de MER estão codificadas por cores conforme as respostas neuronais típicas encontradas, com as células de tremor mostradas como asteriscos (*).
(d) Colocação do eletrodo de DBS na trajetória 1. Esta trajetória inclui respostas neuronais voluntárias e cinestésicas, incluindo algumas células de tremor, e não entra no Vc, como é mostrado pela ausência de respostas táteis ou à pressão. Este trato minimiza o risco de parestesias importantes com a estimulação. (Reproduzida com a permissão de Medtronic, Inc. ©2019.)

ser empregada para teste do mapeamento de estimulação além disso dos registros. Para o alvo Vim, usamos dois tratos de microeletrodos, o alvo central e o trato posterior, para mapear os dois núcleos de interesse, ou seja, o núcleo Vim que recebe impulsos cinestésicos, vestibulares e cerebelares para controle somatomotor e o núcleo Vc, que é o núcleo sensorial que recebe impulsos tanto do lemnisco medial e dos tratos espinotalâmicos.

Respostas Neuronais durante MER (▶ Fig. 9.3)

O alvo fisiológico final do eletrodo de DBS para ET tem a extremidade distal do eletrodo na base do núcleo de Vim, 2 a 4 mm anterior à borda do Vc, com o eixo do eletrodo colocado na representação do membro superior do Vim, que fica situado a aproximadamente 13 a 16 mm da linha média. Durante o MER e o mapeamento, o *microdriver* avança lentamente os microeletrodos pelo tecido e diferentes tipos de células são encontrados. Os seguintes neurônios frequentemente são registrados ao longo da trajetória do microeletrodo:

- Neurônios cinestésicos: Disparam com o movimento passivo de uma articulação do hemicorpo contralateral. Em geral, com o movimento da articulação, há modulação ou aumento dos disparos. Estes neurônios estão localizados no Vim dorsal e em outros núcleos talâmicos e subtalâmicos.
- Neurônios de tremor: Estes tremores apresentam descargas que estão correlacionadas ao tremor do paciente e estão localizados com mais frequência no Vim, algumas vezes no Vc ou no ventral oral posterior (Vop).
- Neurônios táteis: Respondem a estímulos sensoriais, como tato leve ou pressão. Estes neurônios estão localizados no núcleo Vc, como parte do sistema sensorial. O reconhecimento dos neurônios táteis antes de chegar ao alvo sugere que o trato esteja muito posterior.
- Células voluntárias: Estas células disparam quando o paciente move voluntariamente uma parte do corpo. Estão localizadas no Vop, geralmente em posição anterior ao Vim.

Anatomia e Neurofisiologia do Vim

Em geral, uma trajetória para o Vim passará pelo tálamo dorsal. Os neurônios talâmicos do tálamo dorsal em geral exibem as propriedades características de rajadas ou disparo tônico. A transição do tálamo dorsal para ventral muitas vezes é marcada por um aumento da atividade celular geral ou de fundo e, então, células cinestésicas e/ou voluntárias devem ser observadas. É típico encontrar algumas células cinestésicas a partir de 8 a 10 mm acima do alvo (▶ Fig. 9.3). Na trajetória ideal para o Vim, não devem ser encontrados neurônios táteis/sensoriais antes do alvo. Utilizamos dois eletrodos de registro com o centro e tratos posteriores no Bengun, idealmente correspondendo às trajetórias 1 e 2 na ▶ Fig. 9.3. Nesta configuração, o eletrodo posterior passa do núcleo Vim para o Vc logo antes do alvo (1-2 mm acima do alvo). Os núcleos Vc podem ser identificados por uma transição nas taxas de disparo, além da presença de neurônios táteis ou sensíveis à pressão. A identificação da transição Vim/Vc proporciona confiança na localização do eletrodo de DBS no núcleo Vim. A eletromiografia (EMG) ou registros de acelerometria modernos podem ser empregados em conjunto com MER para identificar melhor as células de tremor e monitorar o movimento/tremor durante a cirurgia de DBS (▶ Fig. 9.4).

Mapeamento por Estimulação (▶ Fig. 9.4)

Quando um trato adequado pelo núcleo Vim tiver sido identificado com MERs, a localização do trato pode ser confirmada com estimulação pelo microeletrodo. Existe uma variedade de microeletrodos, alguns com contatos projetados especificamente para estimulação com o objetivo de evitar a estimulação pela extremidade de registro dos eletrodos. Esses contatos têm uma distância conhecida da ponta do eletrodo. É importante entender o contato que é estimulado e a densidade da fonte da corrente resultante do contato e da estimulação utilizada, já que isto afetará os efeitos da estimulação. Uma microestimulação pode ser realizada, então, para testar o tratamento e os efeitos colaterais. Utilizamos a microestimulação principalmente para testar os efeitos colaterais, mas em um bom trato, na maioria das vezes, ocorre uma modificação nítida do tremor do paciente com a estimulação. A presença de efeitos colaterais indica que o eletrodo está localizado muito perto de uma estrutura crítica (ou seja, núcleo Vc ou cápsula interna), exigindo seu reposicionamento.

Quando a posição adequada do eletrodo de DBS for obtida, os microeletrodos são removidos e o eletrodo de DBS permanente é abaixado até sua posição. Existem muitos espaçamentos de eletrodos disponíveis, mas costumamos usar o espaçamento de 1,5 mm entre os contatos (Medtronic modelo 3387). Em seguida, o eletrodo de DBS é conectado ao dispositivo de estimulação temporária e uma macroestimulação é realizada usando uma configuração bipolar. Vários grupos de contatos são usados para teste com macroestimulação; os efeitos do tratamento e efeitos colaterais de cada par e a corrente/voltagem são registrados (▶ Tabela 9.5). O reposicionamento do eletrodo é necessário se efeitos colaterais prejudiciais, como parestesias permanentes (Vc) ou contrações musculares (cápsula interna), forem observados com baixa corrente. Em geral, efeitos colaterais com alta corrente e/ou campos de estimulação amplos são previstos e não requerem necessariamente um reposicionamento do eletrodo.

9.7.4 Conduta Pós-Operatória e Complicações

Para pacientes submetidos a esta técnica, é usada uma conduta anestésica monitorada ou anestesia com sedação consciente. Tipicamente, os pacientes despertam com rapidez e conseguem conversar e seguir comandos assim que o procedimento termina. No pós-operatório, os pacientes são observados com atenção na

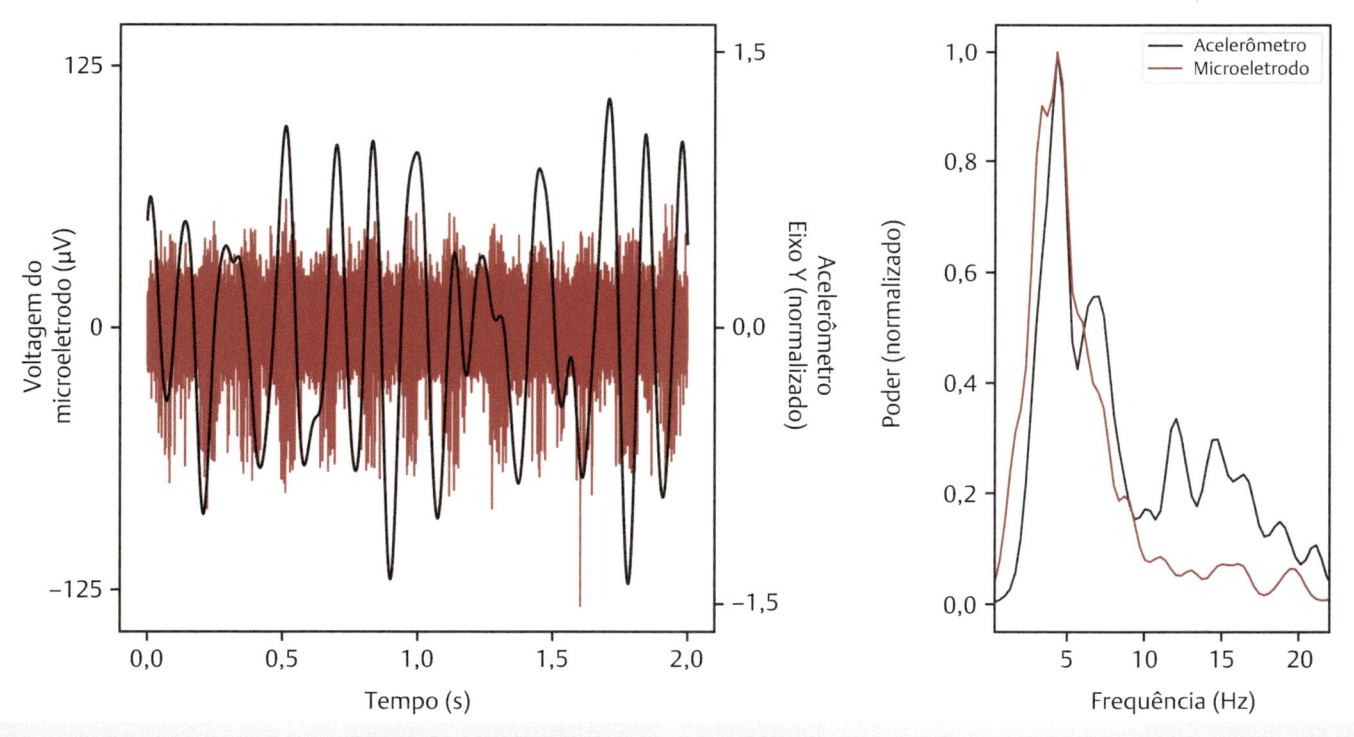

Fig. 9.4 Célula de tremor com acelerômetro. As células de tremor geralmente exibem padrões de disparo que oscilam em uma frequência semelhante à do tremor do paciente. Os dados de um acelerômetro fixado à mão do paciente são sincronizados com os dados de MER registrados durante o teste intraoperatório. O painel à esquerda mostra dois segundos de registro de microeletrodo com filtro de alta passagem (300-900 Hz) (*vermelho*). Os dados do acelerômetro sincronizados e normalizados (*preto*) estão sobrepostos, mostrando fase fixa. O padrão oscilatório da atividade neuronal é semelhante à frequência dos movimentos de tremor registrados pelo acelerômetro. O painel à direita mostra os espectros de poder normalizados do microeletrodo de banda larga (vermelho) e dados do acelerômetro. Os dois conjuntos de dados exibem um pico semelhante perto de 5 Hz. (Dados da figura produzidos por Shane Lee e Wael F. Asaad com base nas técnicas relatadas em Schaeffer et al.[52])

Tabela 9.5 Registro e efeitos da estimulação por localização

Localização[a]	Observações no MER (correlato anatômico)	Efeitos da estimulação (correlato anatômico)
Posterior	• Células que respondem à pressão profunda (Vc anterior, ou "cápsula proprioceptiva") • Células que respondem à estimulação tátil do paciente • Ponto de saída do tálamo mais baixo que o esperado	• Parestesias cuja intensidade aumenta com o aumento da estimulação (núcleo Vc)
Anterior	• Ponto de entrada no tálamo mais baixo que o esperado • Células que respondem a movimentos voluntários dos pacientes (Vop) • Presença de células com disparo sincrônico não relacionado com o tremor (Vop) • Células relacionadas com o tremor (Vop e Vim) • Ponto de saída do tálamo mais alto que o esperado	• Nenhum efeito (Voa) • Alguma melhora do tremor em limiares de estimulação mais altos (Vop)
Lateral	• Distensão calma precedendo entrada tardia ou ausente no Vim • Atividade cinestésica correlacionada a movimentos do membro inferior • Células de resposta sensorial correlacionada a estímulos táteis do membro inferior (Vc)	• Disartria, contrações musculares (os músculos contraídos correspondem à região do homúnculo capsular) (cápsula interna)
Medial	• Atividade cinestésica correlacionada a movimentos da mandíbula (Vim) • Se no interior do Vc, células de resposta sensorial correlacionada a estímulos táteis orais/faciais	• Possível disartria além do controle do tremor (Vim medial) • Nenhum efeito (CM/Pf, medial ao núcleo Vim)
Superior[b]	• Células com disparos esporádicos de baixa amplitude (tálamo dorsal)	• Nenhum efeito (tálamo dorsal) • Possível impacto sobre o tremor (Vim dorsal/Vop) • Lateral e dorsal: disartria, contrações musculares (cápsula interna)
Inferior	• Células com disparos esporádicos de baixa amplitude (ZI, radiação pré-lemniscal)	• Possível impacto sobre discinesias e/ou tremor (ZI, radiação pré-lemniscal) • Ventral e medial: ataxia (pedúnculo cerebelar superior) • Ventral e posterior: parestesias (lemnisco medial) • Ventral e lateral: disartria, contrações musculares (cápsula interna)

Abreviações: MER, registro do microeletrodo; Vc, ventral caudal; Vim, ventral intermédio; Voa, ventral oral anterior; Vop, ventral oral posterior; ZI, zona incerta.
[a]Em relação ao Vim posteroventral.
[b]Ao longo da trajetória.
Fonte: Reproduzido com permissão de Medtronic, Inc. ©2019.

sala de recuperação anestésica, unidade semi-intensiva ou até mesmo na unidade de terapia intensiva. Verificações neurológicas frequentes são realizadas nas primeiras 2 a 4 horas no pós-operatório; controle de dor e controles rigorosos dos parâmetros de pressão arterial (pressão arterial sistólica abaixo de 140 mmHg) são instituídos, garantindo que qualquer alteração do exame neurológico seja detectada imediatamente e que o paciente não corra um maior risco de elevação da pressão intracraniana ou sangramento venoso. A dieta do paciente progride gradualmente conforme a tolerância e todos os medicamentos pré-operatórios são reintroduzidos. Se um cateter de Foley tiver sido usado durante a cirurgia, ele é removido no pós-operatório e os pacientes devem passar por um teste miccional antes da alta.

Na noite seguinte à cirurgia, uma CT ou MR pós-operatória costuma ser obtida para pesquisar qualquer sinal de complicações, especificamente hemorragia ou infarto venoso e confirmação da posição da derivação. A maioria dos pacientes recebe alta do hospital no dia seguinte à cirurgia, desde que tolerem sua dieta usual, apresentem controle da dor adequado com medicamentos orais, sejam aprovados no teste miccional e sejam capazes de deambular. Os pacientes são mandados para casa com instruções para cuidados com a ferida e medicações para dor, e prescrevemos um ciclo breve de antibióticos orais. Os pacientes retornam depois de 1 a 4 semanas para colocação da extensão da derivação e do gerador de pulso implantado na parede torácica (o procedimento de Estágio 2). Na maioria das vezes, este é um procedimento ambulatorial. O gerador é implantado em um bolsão subcutâneo no tórax e a derivação de DBS é conectada à extensão da derivação, que passa em um túnel sob a pele do couro cabeludo parietal até o tórax. A extensão da derivação e o IPG geralmente são colocados do mesmo lado do corpo que o eletrodo. Em nossa instituição, se dois eletrodos forem implantados em uma única cirurgia, o gerador é colocado de preferência no lado direito do tórax, permitindo que o lado esquerdo permaneça disponível para marca-passos cardíacos ou outros dispositivos.

9.7.5 Complicações

As complicações associadas à cirurgia de DBS ocorrem durante o procedimento em si ou durante o acompanhamento a longo prazo com o *hardware* ou parâmetros de estimulação. Embora medidas e precauções sejam adotadas para minimizar os riscos destas complicações, algumas vezes elas são inevitáveis.

Complicações do Procedimento

Possivelmente, a complicação mais devastadora é a hemorragia, com um risco de 2 a 4% em procedimentos estereotáxicos.[51,53] A inserção de microeletrodos ou da derivação do eletrodo de DBS pelo parênquima pode provocar ruptura de pequenos vasos ou a lesão de uma veia de drenagem pode causar um infarto venoso com hemorragia subsequente, ou então pode causar um hematoma subdural. Embora algumas hemorragias sejam pequenas, assintomáticas e intraparenquimatosas, também houve relatos de hemorragias sintomáticas importantes, até mesmo devastadoras ou, às vezes, mortais.[45] Outras complicações imediatas incluem náusea, cefaleia, convulsões e confusão no pós-operatório.[51,53]

Riscos da Estimulação

Alguns riscos específicos da instrumentação do Vim com mais frequência são decorrentes da grande proximidade com o núcleo Vc ou o lemnisco medial, causando parestesias em 21% dos pacientes, que melhoram com a diminuição da estimulação.[51] Outros efeitos colaterais observados são cefaleia, ataxia, fraqueza ou paresia (derivada das fibras corticospinais ativadoras) ou disartria.[53]

Complicações do *Hardware*

Como ocorre com qualquer implante, o hardware pode apresentar complicações. Infecção, uma complicação problemática, ocorre em uma taxa de aproximadamente 2 a 3% por derivação.[53] Para combater a infecção, uma dose de antibióticos pré-operatórios é administrada cerca de 30 minutos antes da incisão e a dose de antibióticos intravenosos perioperatórios é repetida a cada 4 a 6 horas. As feridas cirúrgicas são irrigadas vigorosamente com 1 L de solução antibiótica. Os pacientes recebem antibióticos orais por 3 dias no pós-operatório.

Em raros casos, a colocação incorreta dos eletrodos também pode ocorrer e causar uma variedade de sintomas, dependendo da estrutura anatômica que é estimulada. Os pacientes podem apresentar parestesias, ataxia, disartria ou disfagia, paresia, hemibalismo ou problemas cognitivos.[48] Nestes casos, se não houver hemorragia, os efeitos devem ser revertidos assim que a estimulação for descontinuada. O eletrodo deve ser reposicionado no local apropriado. Raramente, quando a localização do eletrodo for satisfatória e os efeitos colaterais da estimulação não forem tolerados ou o tratamento for insatisfatório, a colocação de eletrodos de resgate em outro alvo pode ser considerada. Além disso, especialmente em pacientes com tecido subcutâneo delgado, a erosão do *hardware* através da pele pode constituir um problema. Dor ou sensação de repuxamento no pescoço ou dor no bolsão torácico também podem ocorrer em decorrência da contração da cicatriz ao redor do fio ou do gerador. A migração da derivação também pode provocar uma perda tardia da eficácia na redução do tremor e fraturas do fio podem provocar a mesma redução de eficácia ou produzir uma sensação semelhante a um choque.

9.7.6 Estimulação Cerebral Profunda — Técnicas *Frameless*

Existem várias técnicas estereotáxicas *frameless* que podem ser utilizadas para cirurgia de DBS. Entre elas estão a StarFix Micro-Targeting Platform® (FHC Inc., Bowdoin, ME, USA), Nexframe® (Medtronic, Minneapolis, MN, USA) e plataformas estereotáxicas robóticas como a ROSA® (MedTech/Zimmer Biomet). A plataforma StarFix utiliza as imagens pré-operatórias obtidas após a colocação dos fiduciais ósseos no crânio. Esta imagem volumétrica é usada então para criar o alvo e a trajetória para colocação do eletrodo de DBS. Ao final do planejamento cirúrgico, é criada uma plataforma individualizada que é fixada ao crânio do paciente e fornece a trajetória predeterminada para o alvo. O sistema Nexframe® utiliza um sistema de neuronavegação *frameless* para definir o alvo e planejar a trajetória. Os sistemas robóticos também empregam um sistema de neuronavegação *frameless* com registro da cabeça do paciente, combinado a um braço robótico que produz a trajetória até o alvo. Para mais detalhes sobre estas técnicas, ver o Capítulo 2, Técnica de inserção de derivação de DBS estereotáxica baseada em plataforma personalizada. Quando essas plataformas são registradas e fixadas, o acesso cerebral é obtido e a cânula é levada até o encéfalo, os registros intraoperatórios e o mapeamento são conduzidos do modo já descrito anteriormente.

9.8 Técnicas Minimamente Invasivas

9.8.1 Talamotomia com *Gamma Knife*

Embora a cirurgia estereotáxica com DBS ou termocoagulação por radiofrequência menos frequente sejam tratamentos efetivos para pacientes com ET refratário a medicação, alguns pacientes podem não ser candidatos cirúrgicos aceitáveis ou não estar dispostos a tolerar os riscos associados à cirurgia aberta ou lidar com o *hardware* implantado em longo prazo. Para estes pacientes, a talamotomia com *gamma knife* é um procedimento neurocirúrgico menos invasivo que oferece um tratamento alternativo para o tremor refratário ao tratamento clínico. Não há craniotomia ou *hardware* envolvidos e, como consequência, nem risco de hemorragia intracraniana, infecção ou complicações do *hardware* relacionados com a cirurgia. Pacientes que apresentem doenças cardíacas ou respiratórias importantes, imunossupressão, cognição limítrofe ou insatisfatória, idade avançada, uso de anticoagulantes e dificuldade de aderência são exemplos de possíveis candidatos para a talamotomia com *gamma knife*.[54,55] Na maioria dos casos, a talamotomia com *gamma knife* pode ser realizada em pacientes anticoagulados. Não há dados sugestivos de qualquer risco cognitivo ou de memória associado à talamotomia com *gamma knife*. Em nossa instituição, a avaliação pré-procedimento para talamotomia com *gamma knife* é idêntica à de DBS e o método de tratamento é determinado pelo DBS/Movement Disorder Council.

A talamotomia com *gamma knife* é realizada com a aplicação do halo estereotáxico, do mesmo modo que na cirurgia de DBS. Este procedimento não requer outra anestesia além de um anestésico local nos locais dos pinos, mas geralmente uma sedação leve (ou seja, midazolam) é usada para o conforto do paciente. Quando o halo estiver colocado, o paciente realiza uma imagem com um *scanner* de MRI de 1,5 T, usando tanto sequências volumétricas contrastadas em T1 (ou seja, MPRAGE) quanto sequências projetadas para identificar a cápsula interna e diferenciar estruturas de substância cinzenta e branca, por exemplo, sequências de inversão-recuperação rápida (STIR) ou FLAIR. A aquisição das sequências de MRI de alta resolução pré-procedimento permite a utilização de outras sequências como DTI, STIR etc., obtidas em scanners de maior campo magnético, que serão fundidas com as imagens obtidas com o halo e ajudarão na determinação final do alvo. A determinação inicial do alvo em Vim é semelhante à DBS; contudo, existem algumas diferenças importantes. Em primeiro lugar, o alvo para talamotomia com *gamma knife* é o centro da região talâmica que será lesada, enquanto o alvo para DBS tipicamente corresponde ao aspecto mais ventral do núcleo de interesse. Em segundo lugar, a posição final da talamotomia com *gamma knife* é determinada pela MR. A sequência MPRAGE é usada para identificar a linha AC-PC. Então, a localização anterior-posterior é determinada, geralmente 5 a 6 mm posterior ao ponto comissural médio ou 25% da distância AC-PC + 1 mm anterior em relação à PC. Em seguida, são usadas reformatações coronais para posicionamento do alvo nos planos lateral e dorsoventral. Alguns grupos preconizam o uso da mesma coordenada lateral da DBS para determinação inicial do alvo. Um único colimador de 4 mm é direcionado com o isocentro nesta localização, com a dose máxima na faixa de 130 a 140 Gy. Um ângulo gama de 110 graus é usado na talamotomia com *gamma knife* para criar um volume isocêntrico que seja mais parecido com o formato do núcleo Vim. Em seguida, o alvo é ajustado nos planos lateral e dorsoventral, de acordo com as sequências de MR que diferenciarem melhor as estruturas de substância cinzenta e branca, para posicionar o alvo na borda inferolateral do tálamo. Existem vários relatos sobre esta técnica, com sugestões para posicionamento da curva de isodose de 50% na borda do tálamo e outras recomendando que a curva de isodose de 20% seja mantida medialmente à cápsula interna. Embora essas duas abordagens se sobreponham algumas vezes, em nossa instituição utilizamos sequências de MR pré-procedimento fundidas com a imagem no halo para garantir que a linha de isodose de 20% seja mantida em uma posição medial à cápsula interna e superior aos tratos de substância branca.[56]

Desde o primeiro relato no início da década de 1990,[57] vários estudos mostraram a segurança e a eficácia da talamotomia com *gamma knife*,[56,58-60] com alguns estudos sugerindo eficácia em prazo mais longo. A redução do tremor após talamotomia com *gamma knife* foi relatada em 70 a 92% dos pacientes, utilizando principalmente as escalas FTM. A melhora média do tremor relatada corresponde a 51 a 60% com 1 ano de acompanhamento. Em 2010, Young *et al* relataram que 72% dos pacientes continuaram a exibir uma melhora média de 58% após um acompanhamento médio de 58 meses.[59] Geralmente ocorre uma redução tardia do tremor após a talamotomia com *gamma knife*, em geral ao longo de 3 a 6 meses, e alguns estudos identificaram uma redução do tremor até 1 ano após o tratamento.[61]

Podem ocorrer eventos adversos, incluindo déficits motores, parestesias ou disartria; porém, as taxas de eventos adversos relatadas (1,6-8,4%) são menores que as observadas no caso de DBS. Embora pequeno, um estudo cego prospectivo relatou uma incidência de eventos adversos de 2%, que apresentaram caráter transitório.[60] Foi demonstrado que os pacientes que desenvolvem complicações sensoriais ou motoras após talamotomia com *gamma knife* apresentam lesões maiores e/ou edema. Foi demonstrado que o edema perilesional responde parcial ou completamente a esteroides[62] e vários autores relataram a resolução de problemas sensoriais ou motores com esteroides e tempo em muitos pacientes que apresentam esses eventos adversos.

9.8.2 Ultrassonografia Focal de Alta Frequência

Embora o conceito da utilização de ultrassom para lesão neural tenha sido concebido na década de 1950, a aplicação prática do ultrassom focal orientado por MR (MRgFUS) como método não invasivo para a lesão precisa de focos profundos no encéfalo é relativamente recente. O método vem se mostrando uma importante opção terapêutica para pacientes que possam apresentar pouca tolerância a DBS. A análise de custo-efetividade mostra que FUS tem maior utilidade que DBS e é comparável à radiocirurgia.[63]

Em termos de procedimento, FUS depende da determinação de um alvo estereotáxico semelhante às técnicas radiocirúrgicas. Em resumo, após depilação da cabeça do paciente e fixação do halo estereotáxico ao crânio do paciente com o uso de anestésico local, é colocado um diafragma sobre o couro cabeludo, que será preenchido com água e conectado a um transdutor de ultrassom. O paciente é colocado então em um sistema de MR-ultrassom com um transdutor de matriz em fases de alta densidade e alta frequência, e a determinação típica do alvo estereotáxico é efetuada do mesmo modo que na DBS, usando as coordenadas AC-PC. Exames de MR são realizados com FUS visando temperaturas de 40 a 45 °C para confirmar o alvo anatômico. Em seguida, sonicações terapêuticas de baixa potência de 10 a 20 segundos são fornecidas, ao mesmo tempo em que a temperatura é monitorada com termografia por MR, visando 55 a 63 °C.[64] Estas temperaturas provocam desnaturação de proteínas e eventualmente necrose na região visada do tálamo.[64,65]

Estudos-piloto sobre FUS em pequenos grupos de pacientes demonstraram que ele poderia ser usado de modo seguro e eficaz para criar lesões talâmicas Vim em pacientes com ET obtendo uma redução de 75 a 80% do tremor, que foi replicada em coortes mais recentes.[64,66,67] O único estudo duplo-cego, randomizado e controlado sobre FUS consistiu em 76 pacientes com ET moderado a grave e refratário ao tratamento clínico, que foram randomizado para tratamento unilateral com FUS talâmico Vim ou terapia simulada.[64] O tratamento com FUS promoveu uma diminuição significativa das pontuações de tremor na extremidade superior, avaliadas pela escala de classificação de tremor FTM, e uma melhora significativa da qualidade de vida, avaliada por QUEST. O tratamento provocou 76 eventos adversos, incluindo taxas de 34% de alteração da sensação (14% após 1 ano), 36% de perturbação da marcha (9% após 1 ano) e 5% de déficits cerebelares após 1 ano. Em julho de 2016, FUS foi aprovado pela Food and Drug Administration para uso em ET; os programas de pesquisa estão progredindo rapidamente para desenvolver ainda mais as indicações e tecnologias para FUS.[68] As limitações de FUS incluem compatibilidade com MR e/ou tolerabilidade para pacientes, incapacidade de afetar sintomas de tremores de cabeça/voz/axiais e incapacidade de obter uma lesão dirigida em uma pequena proporção de pacientes (considerada decorrente de características cranianas).

9.9 Direções Futuras

9.9.1 DBS Orientada por Imagem com Base em DTI *versus* DBS Orientada por MER em Vigília

Com o advento de recurso de MR cada vez mais potentes, a tecnologia de imagem avançou muito desde a época da pneumocefalografia e determinação de alvo orientada por coordenadas AC-PC do tálamo. É difícil distinguir o alvo para ET, ou seja, Vim, de outros núcleos talâmicos nos exames de imagem atuais; portanto, dependemos da determinação indireta do alvo usando coordenadas estereotáxicas, juntamente com MER e teste de macroestimulação intraoperatória. Contudo, algumas pesquisas em roedores mostraram que a eficácia da DBS está relacionada com a ativação de tratos de fibras aferentes para diferentes núcleos, como o STN ou, neste caso, Vim, e não os núcleos em si.[69]

DTI é uma técnica que visualiza os tratos de substância branca usando múltiplas imagens ponderadas por difusão em diferentes direções de gradientes.[70] Ela é capaz de delinear as fibras do trato denteado-rubro-talâmico (DRT). DRT é considerado a via somatomotora para tremor e segue verticalmente do núcleo denteado até o núcleo rubro e então lateralmente ao longo de um percurso horizontal até o tálamo.[71] Foi constatado que o DRT apresenta uma intersecção com três núcleos/regiões de alvos estereotáxicos típicos para cirurgia de tremor — Vim, núcleo subtalâmico posterior (STN) e zona incerta caudal.[72] A determinação de alvos de DBS bilaterais na metade do DRT foi 90% eficaz no tratamento do tremor distônico da cabeça em um paciente.[72] Outro estudo constatou que a tratografia por difusão em pacientes de DBS com redução significativa do tremor decorrente da estimulação de Vim apresentou padrões de conectividade semelhantes no cerebelo, tronco encefálico, tálamo e córtex motor.[73] Este estudo destaca a importância da rede anatômica de conectividade estrutural entre o tálamo e o córtex motor primário na geração do tremor.[73]

A confiança em métodos diretos para determinação do alvo como DTI ou determinação indireta do alvo com coordenadas estereotáxicas, enquanto os pacientes estão sob anestesia geral, tem sido questionada por profissionais que utilizam MER e macroestimulação para confirmar a exatidão estereotáxica e funcional de seus alvos. Os proponentes que utilizam a técnica anterior argumentam que o método "adormecido" pode ser realizado com segurança nos pacientes com erro estereotáxico mínimo. Ele minimiza o risco de hemorragia intracraniana decorrente de múltiplas passagens com os microeletrodos e produz resultados semelhantes na redução do tremor em comparação aos pacientes que foram submetidos à cirurgia "acordados".[74] As imagens ponderadas por suscetibilidade dos gânglios basal e estruturas talâmicas obtidas por MRI de 7 T oferecem localização anatômica e delineamento da arquitetura dos alvos de DBS superiores, fazendo com que sejam uma ferramenta útil para determinação do alvo Vim.[75] A orientação por imagem direta usando MRI de 7 T, porém, raramente está disponível e não pode ser realizada no halo cefálico. A realização da cirurgia com os pacientes sob anestesia geral está se tornando cada vez mais aceita e pode ser utilizada, se necessário. Existem alguns relatos que sugerem que os resultados de redução do tremor nos pacientes não são inferiores aos obtidos com a técnica convencional.[74,76] Recentemente, um estudo-piloto unicêntrico, *Deep Brain Stimulation for Tremor Tractographic Versus Traditional* (Estimulação Cerebral Profunda para Tratografia do Tremor *Versus* Tradicional, DISTINCT), foi iniciado para comparar diretamente as técnicas de cirurgia de DBS assistida por DTI para ET com o paciente adormecido *versus* a cirurgia estereotáxica com base em coordenadas convencional em vigília com MER e testes intraoperatórios.[77]

Referências Bibliográficas

[1] Louis ED, Ferreira JJ. How common is the most common adult movement disorder? Update on the worldwide prevalence of essential tremor. Mov Disord. 2010; 25(5):534–541
[2] Putzke JD, Whaley NR, Baba Y, Wszolek ZK, Uitti RJ. Essential tremor: predictors of disease progression in a clinical cohort. J Neurol Neurosurg Psychiatry. 2006; 77(11):1235–1237
[3] Bermejo-Pareja F, Puertas-Martín V. Cognitive features of essential tremor: a review of the clinical aspects and possible mechanistic underpinnings. Tremor Other Hyperkinet Mov (N Y). 2012; 2:02-74-541-1
[4] Jain S, Lo SE, Louis ED. Common misdiagnosis of a common neurological disorder: how are we misdiagnosing essential tremor? Arch Neurol. 2006; 63(8):1100–1104
[5] di Biase L, Brittain JS, Shah SA, et al. Tremor stability index: a new tool for differential diagnosis in tremor syndromes. Brain. 2017; 140(7):1977–1986
[6] Fahn S. Clinical Rating Scale for Tremor. In: Jankovik J, Tolosa E, eds. Parkinson's and Movement Disorders. In. Baltimore-Munich: Urban and Schwarzenberg; 1988:225–234
[7] Elble R, Comella C, Fahn S, et al. Reliability of a new scale for essential tremor. Mov Disord. 2012; 27(12):1567–1569
[8] Tio M, Tan EK. Genetics of essential tremor. Parkinsonism Relat Disord. 2016; 22 Suppl 1:S176–S178
[9] Bain PG, Findley LJ, Thompson PD, et al. A study of hereditary essential tremor. Brain. 1994; 117(Pt 4):805–824
[10] Lorenz D, Frederiksen H, Moises H, Kopper F, Deuschl G, Christensen K. High concordance for essential tremor in monozygotic twins of old age. Neurology. 2004; 62(2):208–211
[11] Clark LN, Louis ED. Challenges in essential tremor genetics. Rev Neurol (Paris). 2015; 171(6–7):466–474
[12] Gulcher JR, Jónsson P, Kong A, et al. Mapping of a familial essential tremor gene, FET1, to chromosome 3q13. Nat Genet. 1997; 17(1):84–87
[13] Higgins JJ, Lombardi RQ, Pucilowska J, Jankovic J, Tan EK, Rooney JP. A variant in the HS1-BP3 gene is associated with familial essential tremor. Neurology. 2005; 64(3):417–421
[14] Shatunov A, Sambuughin N, Jankovic J, et al. Genomewide scans in North American families reveal genetic linkage of essential tremor to a region on chromosome 6p23. Brain. 2006; 129(Pt 9):2318–2331
[15] Hicks JE, Konidari I, Scott BL, et al. Linkage of familial essential tremor to chromosome 5q35. Mov Disord. 2016; 31(7):1059–1062
[16] Merner ND, Girard SL, Catoire H, et al. Exome sequencing identifies FUS mutations as a cause of essential tremor. Am J Hum Genet. 2012; 91(2):313–319
[17] Stefansson H, Steinberg S, Petursson H, et al. Variant in the sequence of the LINGO1 gene confers risk of essential tremor. Nat Genet. 2009; 41(3):277–279
[18] Thier S, Lorenz D, Nothnagel M, et al. Polymorphisms in the glial glutamate transporter SLC1A2 are associated with essential tremor. Neurology. 2012; 79(3):243–248
[19] Müller SH, Girard SL, Hopfner F, et al. Genome-wide association study in essential tremor identifies three new loci. Brain. 2016; 139(Pt 12):3163–3169
[20] Kuhlenbäumer G, Hopfner F, Deuschl G. Genetics of essential tremor: metaanalysis and review. Neurology. 2014; 82(11):1000–1007
[21] Hopfner F, Deuschl G. Is essential tremor a single entity? Eur J Neurol. 2018
[22] Deuschl G, Raethjen J, Lindemann M, Krack P. The pathophysiology of tremor. Muscle Nerve. 2001; 24(6):716–735
[23] Lamarre Y, Mercier LA. Neurophysiological studies of harmaline-induced tremor in the cat. Can J Physiol Pharmacol. 1971; 49(12):1049–1058
[24] Elble RJ. Physiologic and essential tremor. Neurology. 1986; 36(2):225–231
[25] Rajput A, Robinson CA, Rajput AH. Essential tremor course and disability: a clinicopathologic study of 20 cases. Neurology. 2004; 62(6):932–936
[26] Lenka A, Bhalsing KS, Panda R, et al. Role of altered cerebello-thalamocortical network in the neurobiology of essential tremor. Neuroradiology. 2017; 59(2):157–168
[27] Louis ED, Lenka A. The olivary hypothesis of essential tremor: time toLay this model to rest? Tremor Other Hyperkinet Mov (N Y). 2017; 7:473
[28] Yin W, Lin W, Li W, Qian S, Mou X. Resting state fMRI demonstrates a disturbance of the cerebello-cortical circuit in essential tremor. Brain Topogr. 2016;29(3):412–418
[29] Louis ED. Twelve clinical pearls to help distinguish essential tremor from other tremors. Expert Rev Neurother. 2014; 14(9):1057–1065
[30] Louis ED, Vonsattel JP, Honig LS, Ross GW, Lyons KE, Pahwa R. Neuropathologic findings in essential tremor. Neurology. 2006; 66(11):1756–1759
[31] Choe M, Cortés E, Vonsattel JP, Kuo SH, Faust PL, Louis ED. Purkinje cell loss in essential tremor: random sampling quantification and nearest neighbor analysis. Mov Disord. 2016; 31(3):393–401
[32] Marin-Lahoz J, Gironell A. Linking essential tremor to the cerebellum: neurochemical evidence. Cerebellum. 2016; 15(3):243–252
[33] Brittain JS, Cagnan H, Mehta AR, Saifee TA, Edwards MJ, Brown P. Distinguishing the central drive to tremor in Parkinson's disease and essential tremor. J Neurosci. 2015; 35(2):795–806
[34] Sharifi S, Nederveen AJ, Booij J, van Rootselaar AF. Neuroimaging essentials in essential tremor: a systematic review. Neuroimage Clin. 2014; 5:217–231
[35] Antonini A, Berto P, Lopatriello S, Tamma F, Annemans L, Chambers M. Costeffectiveness of 123I-FP-CIT SPECT in the differential diagnosis of essential tremor and Parkinson's disease in Italy. Mov Disord. 2008; 23(15):2202–2209

[36] Cuberas-Borrós G, Lorenzo-Bosquet C, Aguadé-Bruix S, et al. Quantitative evaluation of striatal I-123-FP-CIT uptake in essential tremor and parkinsonism. Clin Nucl Med. 2011; 36(11):991–996
[37] Tolosa E, Borght TV, Moreno E, DaTSCAN Clinically Uncertain Parkinsonian Syndromes Study Group. Accuracy of DaTSCAN (123I-Ioflupane) SPECT in diagnosis of patients with clinically uncertain parkinsonism: 2-year follow-up of an open-label study. Mov Disord. 2007; 22(16):2346–2351
[38] Jia L, Jia-Lin S, Qin D, Qing L, Yan Z. A diffusion tensor imaging study in essential tremor. J Neuroimaging. 2011; 21(4):370–374
[39] Louis ED, Ford B, Wendt KJ, Lee H, Andrews H. A comparison of different bedside tests for essential tremor. Mov Disord. 1999; 14(3):462–467
[40] Elble R, Bain P, Forjaz MJ, et al. Task force report: scales for screening and evaluating tremor: critique and recommendations. Mov Disord. 2013; 28(13):1793–1800
[41] Ondo W, Hashem V, LeWitt PA, et al. Comparison of the Fahn-Tolosa-Marin Clinical Rating Scale and the Essential Tremor Rating Assessment Scale Movement Disorders Clinical Practice Early View Im Internet: http://onlinelibrary.wiley.com/doi/10.1002/mdc3.12560/abstract
[42] Burke D. Essential Tremor Treatment and Management. In: Medscape; 2016
[43] Zesiewicz TA, Elble RJ, Louis ED, et al. Evidence-based guideline update: treatment of essential tremor: report of the Quality Standards subcommittee of the American Academy of Neurology. Neurology. 2011; 77(19): 1752–1755
[44] Higuchi MA, Topiol DD, Ahmed B, et al. Impact of an Interdisciplinary Deep Brain Stimulation Screening Model on post-surgical complications in essential tremor patients. PLoS One. 2015; 10(12):e0145623
[45] Machado AG, Deogaonkar M, Cooper S. Deep brain stimulation for movement disorders: patient selection and technical options. Cleve Clin J Med. 2012; 79Suppl 2:S19–S24
[46] Deuschl G, Bain P. Deep brain stimulation for tremor [correction of trauma]: patient selection and evaluation. Mov Disord. 2002; 17 Suppl 3:S102–S111
[47] Munhoz RP, Picillo M, Fox SH, et al. Eligibility criteria for deep brain stimulation in Parkinson's disease, tremor, and dystonia. Can J Neurol Sci. 2016; 43(4):462–471
[48] Eller JL, Burchiel KJ. Deep Brain Stimulation for Tremor. In: Bakay R, Hrsg. Movment Disorder Surgery, The Essentials: Thieme Medical Publishers;2009:153–165
[49] Rodriguez RL, Fernandez HH, Haq I, Okun MS. Pearls in patient selection for deep brain stimulation. Neurologist. 2007; 13(5):253–260
[50] Metman LV. Selection of Centers, Diseases, and Patients for Movement Disorder Surgery. In: Bakay R, Hrsg. Movement Disorder Surgery, The Essentials: Thieme Medical Publishers; 2009:48–57
[51] Richter EO, Hamani C, Lozano AM. Efficacy and Complications of Deep Brain Stimulation for Movement Disorders. In: Bakay R, Hrsg. Movement Disorder Surgery, The Essentials: Thieme Medical Publishers; 2009:227–236
[52] Schaeffer EL, Liu DY, Guerin J, Ahn M, Lee S, Asaad WF. A low-cost solution for quantification of movement during DBS surgery. J Neurosci Methods. 2018;303:136–145
[53] Starr PA. Avoiding Complications and Correcting Errors. In: Bakay, Hrsg
[54] Young R. Stereotactic Radiosurgery for Movement Disorders. In: Starr P, Hrsg. Neurosurgical Operative Atlas. Second. Aufl. New York: Thieme Medical Publishers; 2009:165–168
[55] Elaimy AL, Demakas JJ, Arthurs BJ, et al. Gamma knife radiosurgery for essential tremor: a case report and review of the literature. World J Surg Oncol. 2010; 8:20
[56] Kooshkabadi A, Lunsford LD, Tonetti D, Flickinger JC, Kondziolka D. Gamma knife thalamotomy for tremor in the magnetic resonance imaging era. J Neurosurg. 2013; 118(4):713–718
[57] Guo WY, Lindqvist M, Lindquist C, et al. Stereotaxic angiography in gamma knife radiosurgery of intracranial arteriovenous malformations. AJNR Am J Neuroradiol. 1992; 13(4):1107–1114
[58] Kondziolka D, Ong JG, Lee JY, Moore RY, Flickinger JC, Lunsford LD. Gamma knife thalamotomy for essential tremor. J Neurosurg. 2008; 108(1):111–117
[59] Young RF, Li F, Vermeulen S, Meier R. Gamma knife thalamotomy for treatment of essential tremor: long-term results. J Neurosurg. 2010; 112(6):1311–1317
[60] Witjas T, Carron R, Krack P, et al. A prospective single-blind study of gamma knife thalamotomy for tremor. Neurology. 2015; 85(18):1562–1568
[61] Ohye C, Shibazaki T, Ishihara J, Zhang J. Evaluation of gamma thalamotomy for parkinsonian and other tremors: survival of neurons adjacent to the thalamic lesion after gamma thalamotomy. J Neurosurg. 2000; 93 Suppl 3:120–127
[62] Friedman DP, Goldman HW, Flanders AE, Gollomp SM, Curran WJ, Jr. Stereotactic radiosurgical pallidotomy and thalamotomy with the gamma knife: MR imaging findings with clinical correlation—preliminary experience. Radiology. 1999; 212(1):143–150
[63] Ravikumar VK, Parker JJ, Hornbeck TS, et al. Cost-effectiveness of focused ultrasound, radiosurgery, and DBS for essential tremor. Mov Disord. 2017; 32(8):1165–1173
[64] Elias WJ, Lipsman N, Ondo WG, et al. A randomized trial of focused ultrasound thalamotomy for essential tremor. N Engl J Med. 2016; 375(8):730–739
[65] Elias WJ, Huss D, Voss T, et al. A pilot study of focused ultrasound thalamotomy for essential tremor. N Engl J Med. 2013; 369(7):640–648
[66] Lipsman N, Schwartz ML, Huang Y, et al. MR-guided focused ultrasound thalamotomy for essential tremor: a proof-of-concept study. Lancet Neurol. 2013; 12(5):462–468
[67] Zaaroor M, Sinai A, Goldsher D, et al. Magnetic resonance-guided focused ultrasound thalamotomy for tremor: a report of 30 Parkinson's disease and essential tremor cases. J Neurosurg. 2018:202–210
[68] Fishman PS, Frenkel V. Focused ultrasound: an emerging therapeutic modality for neurologic disease. Neurotherapeutics. 2017; 14(2):393–404
[69] Gradinaru V, Mogri M, Thompson KR, Henderson JM, Deisseroth K. Optical deconstruction of parkinsonian neural circuitry. Science. 2009; 324(5925):354–359
[70] Nimsky C. Diffusion Tensor Imaging-Guided Resection. In: al. He, Hrsg. Intraoperative MR-Guided Neurosurgery: Thieme Medical Publishers; 2011:139–149
[71] Schlaier J, Anthofer J, Steib K, et al. Deep brain stimulation for essential tremor: targeting the dentato-rubro-thalamic tract? Neuromodulation. 2015; 18(2):105–112
[72] Coenen VA, Allert N, Mädler B. A role of diffusion tensor imaging fiber tracking in deep brain stimulation surgery: DBS of the dentato-rubro-thalamic tract (drt) for the treatment of therapy-refractory tremor. Acta Neurochir (Wien). 2011; 153(8):1579–1585, discussion 1585
[73] Klein JC, Barbe MT, Seifried C, et al. The tremor network targeted by successful VIM deep brain stimulation in humans. Neurology. 2012; 78(11):787–795
[74] Chen T, Mirzadeh Z, Chapple K, Lambert M, Dhall R, Ponce FA. "Asleep" deep brain stimulation for essential tremor. J Neurosurg. 2016; 124(6):1842–1849
[75] Abosch A, Yacoub E, Ugurbil K, Harel N. An assessment of current brain targets for deep brain stimulation surgery with susceptibility-weighted imaging at 7 tesla. Neurosurgery. 2010; 67(6):1745–1756, discussion 1756
[76] Chen T, Mirzadeh Z, Ponce FA. "Asleep" deep brain stimulation surgery: a critical review of the literature.World Neurosurg. 2017; 105:191–198
[77] Sajonz BE, Amtage F, Reinacher PC, et al. Deep Brain Stimulation for Tremor Tractographic Versus Traditional (DISTINCT): study protocol of a randomized controlled feasibility trial. JMIR Res Protoc. 2016; 5(4):e244

10 Estimulação Cerebral Profunda para Distonia — Revisão Clínica e Considerações Cirúrgicas

Ankur Butala ■ *Teresa Wojtasiewicz* ■ *Kelly Mills* ■ *Taylor E. Purvis* ■ *William S. Anderson*

Sumário

A distonia é um distúrbio neurológico heterogêneo e incapacitante, que, muitas vezes, é refratário aos tratamentos clínicos convencionais. Neste capítulo, examinaremos a manifestação clínica da distonia, de apresentações focais como a distonia cervical até um distúrbio generalizado que afeta, de modo significativo, a independência e a qualidade de vida. Uma breve revisão histórica explica as concepções em progresso sobre diagnóstico, correlações genótipo-fenótipo e um mecanismo único para obter dados sobre a fisiopatologia da doença neurológica. Examinamos as considerações terapêuticas, incluindo agentes orais e toxina botulínica, que constituem a base do tratamento. Contudo, enfocaremos as considerações cirúrgicas relativas à conduta pré, intra e pós-operatória por estimulação cerebral profunda.

Palavras-chave: distonia, DYT, torcicolo, estimulação cerebral profunda, globo pálido medial.

10.1 Introdução

A distonia muscular deformante, ou simplesmente "distonia", é um transtorno do movimento multifacetado que recebeu seu nome do Dr. Hermann Oppenheim em 1911 e foi caracterizado como "um [distúrbio] muito peculiar] ... com estados de cãibras tônicas pronunciadas ... no pescoço, cabeça e extremidades proximais ... [com uma] "marcha contorcida" ... representando uma mistura inextricável de movimentos voluntários, movimentos de tique e movimentos coreiformes".[1,2] Uma classificação sindrômica, em vez de etiológica, a distonia é caracterizada por contrações musculares involuntárias intermitentes ou mantidas ou posturas dos membros, muitas vezes tortas, retorcidas ou trêmulas. As posturas resultantes provocam dificuldades nas atividades da vida diária (ADLs), redução da independência, perda de horas de trabalho, dor crônica e maior risco de eventuais comorbidades musculoesqueléticas irreversíveis como escoliose, deformidades ósseas nos membros e axiais e contraturas. Neste capítulo examinaremos as considerações clínicas relevantes sobre a distonia, com um foco nas considerações neurocirúrgicas pré, peri e pós-operatórias.

10.2 Classificação e Exame das Distonias

Um diagnóstico historicamente impreciso, a distonia foi reclassificada por um painel internacional usando dois eixos principais: clínico (momento de início: infância *versus* idade adulta ou regiões de distribuição anatômica: focal, segmentar, hemicorpo, generalizada ou multifocal) e etiológico (ou seja, primária *versus* secundária).[3-6] Examinaremos brevemente cada eixo de um modo semi-isolado. A diferenciação clínica é particularmente relevante para a avaliação pré-cirúrgica e justifica alguma elaboração. Contudo, deve-se observar que, apesar dos recentes avanços na fisiopatologia do mapeamento, não existe um consenso em relação à fenomenologia ou uma explicação mecanicista globalmente unificante.[7,8] Quando mais de uma região está envolvida, as distonias podem ser segmentares (regiões contíguas), multifocais (não contíguas) ou hemidistonia (hemicorpo, em geral secundária a uma patologia estrutural adquirida). As distonias podem ser "generalizadas" quando envolvem o tronco e outras duas regiões. Estas distonias causam incapacidade vitalícia e muitas vezes exigem uma intervenção mais agressiva, como a estimulação cerebral profunda (DBS).

10.2.1 Eixo I — Considerações Clínicas

O diagnóstico de distonia ainda é feito ao lado do leito e requer várias considerações fenomenológicas e provocativas. No mínimo, uma contração distônica ocorre com a atividade simultânea de músculos agonistas e antagonistas, como os flexores e extensores do antebraço, levando ao desenvolvimento de uma postura mantida da mão e dos dedos. A duração das contrações pode variar consideravelmente de breves momentos (durações de tipo mioclônico)[9] a espasmos mantidos (que podem ser confundidos com contraturas). Muitas vezes, movimentos rítmicos ou semirrítmicos acompanham a postura, assumindo o aspecto de um tremor e sendo confundidos com um tremor "essencial" ou rubral. A presença de flutuações temporais e envolvimento focal também impedem um diagnóstico imediato e representam um foco de pesquisa emergente.[8] As distonias focais pode representar uma *forma frustra* de uma distonia tardia mais generalizada (por exemplo, predominância do membro inferior com DYT5 ou apresentação rostral com ADCY5).[10] Quando presente, um tremor distônico pode desaparecer brevemente quando a distonia estiver totalmente livre de oposição (ou seja, a manifestação completa não compensada) em um "ponto nulo" que pode ser considerado como um novo "estado de repouso" padrão do membro.

Os movimentos distônicos podem provocar posturas retorcidas anormais, por isso o termo histórico "distonia de torsão" também é usado. Deve-se prestar atenção particular à distribuição dos sintomas, sejam aqueles que envolvem uma região isolada do corpo (distonia *focal*, como na manifestação mais comum de torcicolo espasmódico ou distonia cervical), múltiplas regiões contíguas (distonia *segmentar*, antigamente conhecida como síndrome de Meige, ou distonia oromandibular) ou generalizados. A presença de fenômenos de movimento comórbidos, como bradicinesia decrescente ou tremor em repouso (parkinsonismo), mioclonia ou patologia cerebelar, pode implicar uma etiologia identificável. A variabilidade temporal também é notável, incluindo flutuações diurnas ou a presença de períodos de normalidade antes de "crises" paroxísticas.

A seguir, manobras de provocação ou o efeito da ação devem ser avaliados; atualmente é reconhecido que muitas distonias exibem uma notável especificidade para tarefas ou podem ser induzidas por ações específicas. As distonias específicas para tarefas podem-se desenvolver em partes do corpo que estão envolvidas em movimentos especializados ou repetitivos, como escrever ou tocar um instrumento musical, como em uma distonia da embocadura.[11,12] Considerada basicamente funcional no passado (ou seja, psicogênica), pode ser difícil explicar uma distonia induzida pela ação do ponto de vista fenomenológico. As pessoas podem lutar contra as posturas de modo subconsciente por meio da ativação compensatória de antagonistas adjacentes ou mais proximais. Infelizmente, não existem critérios diagnósticos bem estabelecidos para as distonias específicas em ações e estes ainda são o tema de estudos.[8]

Por fim, a presença de achados sutis de *overflow*, espelhamento, ou *geste antagonistes* ao exame pode confirmar um diagnóstico de distonia. Os movimentos de *overflow* ocorrem quando músculos adjacentes aos implicados na distonia são ativados de modo inconsciente ipsilateral ou contralateralmente, em geral em associação a manobras de provocação. Em contraste, o espelhamento ocorre quando o uso do membro afetado com menor gravidade ou não afetado (no caso de uma distonia unilateral) provoca movimentos distônicos ipsilaterais. Estes apresentam um alto valor preditivo positivo para confirmar a presença de uma distonia específica para a tarefa, embora a sensibilidade possa ser baixa.[13]

Uma consideração especial é reservada às manobras de alívio (AMs),[14] conhecidas no passado como truques sensoriais ou *geste antagonistes*, que implicam modelos de inibição do circuito sensoriomotor emergente de distonia. Classicamente, um paciente pode relatar melhora de um torcicolo cervical ao tocar a bochecha ou o queixo,[15] ilustrando o exemplo tátil mais comum de uma AM. Os relatos de prevalência variam na literatura, porém, mais de 70% dos pacientes com distonia exibem uma AM de eficácia variável. Contudo, pesquisas emergentes sugerem uma possibilidade mais ampla de estímulos sensoriais, não táteis[16,17] e manifestações interoceptivas[18] que ter um efeito de alívio ou exacerbação.[19] Estas manobras aliviam a postura distônica em diferentes graus, tanto em um indivíduo quanto entre pessoas com distonia em geral. Linhas de evidência convergentes de estudos de inibição pré-impulso do reflexo de piscar e eletromiografia[20,21] sugerem um controle anômalo da integração sensoriomotor entre sistemas eferentes motores e aferentes sensoriais.[22] Como resultado, sinais de *feedback* como o tato (no caso de uma MA tátil) normalizam brevemente um desequilíbrio patológico entre facilitação e inibição cortical.[23]

10.2.2 Eixo II — Considerações Etiológicas

Do ponto de vista etiológico, as distonias podem ser "primárias" quando se manifestam no início da vida e não podem ser atribuídas a uma causa adquirida. As distonias primárias (ou genéticas) podem estar presentes de um modo generalizado ou focal. O gene de distonia sensível a dopa (DRD) (doença de Segawa, DYT5a-GCH1) foi sequenciado no início da década de 1990.[24] Desde então, mais de 25 formas monogênicas foram identificadas (até o momento em que este texto foi escrito).[25] Estas podem ser subdivididas em "isoladas" ou "combinadas". De modo geral, as distonias combinadas estão associadas a mioclonia, parkinsonismo ou movimentos hipercinéticos. A maioria é herdade de modo autossômico dominante, embora a penetração seja variável. Por exemplo, distonias generalizadas de início precoce resultantes da mutação de *TOR1A* (DYT1) ou *THAP1* (DYT6) exibem uma penetração de 30 a 60%, respectivamente, apesar da herança autossômica dominante.[26]

Além disso, as distonias podem flutuar com a ansiedade, ritmos circadianos, exercício ou jejum. A especificidade para ação implica uma relação reprodutível e constante com uma ação e pode causar incapacidade grave em pessoas que executam com frequência movimentos complexos ou repetitivos. Exemplos incluem a cãibra do escritor, a distonia do músico ou a distonia do corredor.[11]

Embora a maioria das distonias primárias tenha uma herança autossômica dominante, exceções notáveis incluem distonia-parkinsonismo ligada ao X (distonia de Lubag, DYT3-TAF1, Xq13.1), variante autossômica recessiva de DRD (DYT5b-TH, 11p15.5) ou distonias associadas a distúrbios mitocondriais matrilinear como a síndrome de Leigh. Coerentemente, a distonia é um distúrbio global com maior preponderância em populações de genética mais homogênea, como indivíduos com ascendência Ashkenazi[27] ou oriundos das Ilhas Faroe.[28] Uma análise combinada de múltiplos estudos populacionais com uma amostra substancial (n > 10 milhões) sugere uma prevalência combinada de distonia primária de 16,4 por 1 milhão de pessoas.[29] Os casos predominantes foram distonias focais (principalmente no braço dominante, como na cãibra do escritor ou tremor primário da escrita) e distonias cervicais, cada uma com uma prevalência combinada de 15,4 e 5,0 por 1 milhão, respectivamente. Suspeita-se que estes números estejam subestimados em razão do viés de encaminhamento dos centros médicos de atenção terciária que determinam a coleta de dados.

Em contraste, a incidência de distonias secundárias adquiridas é desconhecida no contexto de interações genótipo-fenótipo complexas e gatilhos ambientais muitas vezes ocultos. Agressões neoplásicas, hemorrágicas ou isquêmicas do tálamo ou gânglios da base podem causar distonias focais, segmentares ou do hemicorpo, com ou sem movimentos hipercinéticos comórbidos de coreia-balismo ou mioclonia.[30,31] Mesmo a lesão hipóxico-isquêmica perinatal associada à distonia pode-se manifestar no início da vida adulta.[32,33] Vários medicamentos podem induzir uma distonia tardia, incluindo antipsicóticos, antieméticos, antidepressivos e anticonvulsivantes.[34]

10.2.3 Escalas de Classificação

Em decorrência da heterogeneidade das distonias primárias e secundárias, tanto em relação à apresentação fenotípica quanto à etiologia, é necessária uma abordagem sistemática rigorosa para facilitar a classificação e o estudo subsequente. Para este fim, ao longo dos anos foram desenvolvidas e validadas várias escalas de classificação padronizadas relevantes para distonias específicas e para o distúrbio como um todo. Existem diversas escalas diferentes específicas para blefarospasmo,[35] distonia cervical[36] e distonias focais[37] e generalizadas.[38] Embora uma análise completa se afaste do objetivo deste manuscrito, algumas escalas consideradas "recomendadas" pela Força-tarefa para Escalas de Classificação da Movement Disorders Society relevantes à avaliação pré-operatória merecem comentários adicionais. Estas escalas são as seguintes:

- Escala de Classificação de Torcicolo Espasmódico Toronto Western (TWSTRS):[36] Esta escala é usada desde 1994 para avaliações clínicas e constitui uma medida de resultados validada em estudos clínicos sobre toxina botulínica, farmacoterapias e DBS. Conta com três subescalas que medem a gravidade física avaliada pelo médico e a resposta a manobras de alívio, assim como seções informadas pelo paciente sobre incapacidade e dor. É a escala mais usada para distonia cervical, com boa confiabilidade interexaminador razoável, embora possa ser considerada muito extensa para o uso clínico de rotina.
- Escala de Classificação de Distonia de Fahn–Marsden (FMDRS):[39,40] A FMDRS é uma escala de classificação clínica muito usada para avaliar distonia generalizada pela manifestação motora regional e grau de incapacidade. Também é muito usada para determinar os resultados da DBS em adultos e crianças, embora tenha sido formulada para avaliar distonia primária em adultos.

10.3 Tratamento Clínico

Muitos pacientes com distonia podem obter um controle adequado de seus sintomas sem cirurgia, embora nenhum tratamento atual seja capaz de alterar a história natural da doença.[41] O tratamento sintomático é complexo e multifacetado, voltado para o sintoma mais incapacitante e o mecanismo pelo qual a distonia restringe a independência ou as ADLs. De modo geral, o tratamento clínico da distonia pode ser dividido em três categorias: (1) opções não farmacológicas, como fisioterapia e uso de órteses, (2) tratamento farmacológico e (3) quimiodenervação (toxina botulínica). Um exame selecionado das várias opções terapêuticas é apresentado a seguir.

10.3.1 Fisioterapia e Tratamento de Suporte

Existe uma enormidade de tratamentos não farmacológicos para distonia, como treinamento por retroalimentação, exercícios posturais, uso de órteses e terapias comportamentais.[41-44] A maioria das investigações desses tratamentos consistiu em séries de casos, com poucos estudos clínicos.[41-44] Algumas evidências são promissoras, particularmente estudos recentes sobre retreinamento motor e estimulação nervosa elétrica transcutânea (TENS) em casos de distonia focal como a cãibra do escritor ou do músico. Notavelmente, TENS não parece proporcionar um benefício na distonia de escrita primária.[45-47] Por conta da ausência de evidências de alta qualidade da eficácia da fisioterapia na distonia, estas terapias devem constituir tratamentos adjuvantes, e não a primeira linha.[43] As evidências clínicas justificam o uso de programas de reabilitação física em associação a outros tratamentos, como a injeção de toxina botulínica.[48] São necessárias mais evidências para delinear quais intervenções específicas de fisioterapia são úteis para os pacientes.

10.3.2 Considerações Farmacológicas

Não existem tratamentos modificadores de doença estabelecidos para qualquer distonia até o momento e a conduta é sintomática e dirigida para as áreas de incapacidade máxima. Poucos estudos clínicos cegos com poder adequado estão investigando as opções farmacológicas na distonia e as recomendações existentes são baseadas em grande parte em observações empíricas e estudos abertos.

Tratamentos Dopaminérgicos

Um subgrupo de distonias pode ser especialmente sensível à dopamina, como a DRD (doença de Segawa, DYT5a).[49,50] Geralmente é feita uma tentativa inicial com dopamina em um indivíduo que apresente uma distonia não especificada para limitar com rapidez o número de diagnósticos diferenciais. DRDs clássica respondem rapidamente à levodopa em baixa dose, embora maiores quantidades possam ser necessárias no fim. A ausência de resposta dentro de 3 meses sugere uma revisão da etiologia suspeita.

Antagonistas e Depletores de Dopamina

Os antagonistas dopaminérgicos, como clozapina, têm sido usados no tratamento das distonias tardias agudas e distonias idiopáticas,[51-53] embora a eficácia seja incerta e os efeitos colaterais (tanto imediatos quanto a longo prazo) sejam importantes. Contudo, a modulação da dopamina por meio da inibição do transportador de monoamina vesicular 2 (VMAT2; tetrabenazina, valbenazina e deutetrabenazina) parece ser eficaz na distonia tardia[54] e na distonia idiopática.[55] Dispendiosos e de difícil obtenção nos Estados Unidos, os moduladores de dopamina são usados principalmente em condições em que a distonia é uma manifestação associada, juntamente com coreoatetose, mioclonia ou tiques.[56-58]

Anticolinérgicos

Antes da aprovação da toxina botulínica pela Food and Drug Administration (FDA) e o advento das intervenções cirúrgicas, o tratamento farmacológico da distonia dependia de agentes anticolinérgicos, que há muito tempo já haviam demonstrado a capacidade de melhorar reações distônicas agudas decorrentes de antipsicóticos.[59-61] As primeiras observações foram em grande parte empíricas e anedóticas, no início do século XX. Fahn reconheceu que o anticolinérgico triexifenidil era mais bem tolerado em crianças que em adultos, especialmente em relação a xerostomia, retenção urinária e obstipação comuns em adultos com altas doses.[62] Dados de estudos clínicos iniciais confirmaram esta observação,[63] estimulando melhoras das medidas de gravidade da distonia classificadas pelo médico e índices de incapacidade. Observações semelhantes foram realizadas com formas secundárias de distonia como paralisia cerebral.[64,65] Contudo, a toxina botulínica vem demonstrando constantemente eficácia e tolerabilidade superiores em comparação aos anticolinérgicos,[66] transformando-os em agentes de segunda ou terceira linha no tratamento. As evidências disponíveis são basicamente anedóticas em crianças, com poucas evidências sistemáticas em adultos.[67]

Anticonvulsivantes

O interesse inicial em nootrópicos e possíveis tratamentos modificadores de doença sugeriu o uso de derivados de pirrolidona, piracetam e levetiracetam em modelos animais de distonias paroxísticas.[68] Confirmados, inicialmente, por relatos de casos em distonia focal e generalizada,[69,70] um estudo aberto prospectivo maior refutou esses achados.[71]

10.3.3 Injeções de Toxina Botulínica

A injeção intramuscular de toxina botulínica é amplamente considerada como tratamento de primeira linha para distonia, com recomendações de nível 1A por várias sociedades multidisciplinares[42] e organizações nacionais.[72-74] As evidências justificam o uso de injeções de toxina botulínica em distonia craniana primária (excluindo oromandibular), distonia cervical e cãibra do escritor.[75-77] A toxina botulínica é segura em pacientes adultos e pediátricos.[78] Os dois sorotipos de toxina botulínica disponíveis nos Estados Unidos, toxina onabotulínica A (tipo A) e toxina rimabotulínica B (tipo B), diferem em seu mecanismo de ação farmacológico, mas ambas demonstraram eficácia no tratamento da distonia.[79,80]

10.4 Tratamento Cirúrgico

A neuromodulação cirúrgica para distonia aumentou no último século. As técnicas cirúrgicas modernas incluem variações das palidotomias e talamotomias ablativas, realizadas da década de 1940 até a década de 1960,[81,82] e DBS.[83,84] Evidências mostram que DBS do globo pálido pode fornecer um alívio excelente, embora os resultados possam variar conforme as características dos pacientes.[85-91] Uma avaliação pré-operatória cuidadosa e o aconselhamento sobre os resultados esperados da cirurgia são essenciais para selecionar os pacientes que terão o benefício máximo com a cirurgia. Existem múltiplas abordagens para DBS em distonia. Examinaremos aqui a abordagem clássica baseada em halo estereotáxico e a abordagem orientada por ressonância magnética (MR) globo pálido interno (GPi).

10.4.1 Estimulação Cerebral Profunda

A DBS do globo pálido constitui um tratamento aceito para distonia em muitos pacientes resistentes ao tratamento clínico e injeções de toxina botulínica. O acompanhamento a longo prazo em vários estudos randomizados e controlados mostrou um benefício significativo da DBS na distonia generalizada e cervical primária.[85-90] Também há evidências de que pacientes com formas secundárias específicas de distonia possam se beneficiar de DBS.[85] Embora DBS seja benéfica em muitos subtipos de distonia, os resultados variam de acordo com o subtipo. Além disso, muitos outros fatores dos pacientes podem afetar sua resposta a DBS. A avaliação pré-operatório por uma equipe interdisciplinar pode garantir que os pacientes com distonia obtenham o benefício máximo com a intervenção. Uma equipe multidisciplinar também é útil para o cuidado perioperatório subsequente e para otimização e conduta pós-operatória.

Embora o GPi seja o alvo mais comum para estimulação, outros alvos foram explorados, incluindo alvos corticais e talâmicos.[92-94] Com mais frequência, quando um tremor importante acompanha a, A DBS do núcleo intermediário ventral (Vim) do tálamo pode melhorar aspectos tanto da distonia quanto do tremor, quando realizada unilateralmente,[95,96] bilateralmente[97] ou em associação à DBS do GPi.[94,98-100] Em algumas séries de casos, também foi demonstrado que a DBS dirigida para a região posterior do núcleo ventral lateral do tálamo melhora os aspectos distônicos.[101]

As observações clínicas de melhora da distonia secundária com DBS subtalâmica para doença de Parkinson levaram a uma pesquisa do núcleo subtalâmicos (STN) e alvos adjacentes a STN para.[93,102] Mais tarde, outros grupos postularam que regiões próximas, como a zona incerta caudal (cZi)[103] ou a área subtalâmica posterior, poderiam representar um ponto mais relevante como alvo.[104-106] Por enquanto, a literatura disponível não confirma de modo robusto a superioridade de um alvo em relação ao outro para todos os pacientes com distonia, destacando a necessidade de estudo randomizados com comparação direta no futuro.

Procedimento Cirúrgico, DBS com Halo Estereotáxico

A avaliação e aconselhamento pré-operatórios, incluindo a liberação e a avaliação clínica geral são realizados por uma equipe interdisciplinar para transtornos do movimento. Na maioria dos centros, a determinação do alvo com halo esterotáxico requer que os pacientes estejam acordados durante o procedimento com sedação intravenosa administrada durante a abertura. O aconselhamento pré-operatório para garantir que os pacientes sejam capazes de tolerar o método em vigília é crucial. Antes da cirurgia, uma MR é obtida para ajudar no planejamento do alvo e inclui imagens volumétricas em T1 contrastadas com gadolínio, assim como imagens volumétricas em T2 com *fast spin-eco*, gradiente-eco 3D e inversão-recuperação axial. O paciente é colocado em um halo estereotático ajustado paralelamente ao plano de Frankfurt. Uma tomografia computadorizada (CT) é realizada usando o dispositivo localizador de fiducial e fundida a uma MR pré-operatória em uma estação de planejamento computadorizada. Uma combinação de determinação do alvo baseada em atlas usando a distância entre a comissura anterior e a comissura posterior (AC-PC) e outras estruturas da linha média (determinação indireta do alvo) e definição do alvo orientada por MR (determinação direta do alvo) pode ser realizada, usando uma estação de planejamento estereotáxico computadorizada. A trajetória é planejada e as coordenadas de X, Y, Z e ângulo do arco e do anel são obtidas. Na sala cirúrgica, o halo estereotático é fixado à mesa cirúrgica para minimizar o movimento da cabeça durante a cirurgia. A incisão cutânea é realizada e um orifício de trepanação é perfurado em cada ponto de entrada. Um dispositivo de fixação do eletrodo de DBS, usado para ancorar a derivação na extremidade do cartucho, é assentado de modo seguro ao redor de cada orifício de trepanação. Uma cânula introdutora é inserida ao longo da trajetória pretendida usando radiografia ou CT intraoperatória para orientar a inserção. O microeletrodo é passado ao longo da trajetória pela cânula e o registro do microeletrodo (MER) é efetuado utilizando um arranjo de microeletrodos, por exemplo, dois eletrodos descendo em trajetórias paralelas, centrais e mais mediais para avaliar respostas tetânicas. As técnicas de MER podem variar entre os diferentes centros de DBS em razão das diferenças nos eletrodos usados e no número de dispositivos passados simultaneamente. Há muito tempo, a maioria dos centros de DBS na América do Norte e Europa vem utilizando alguma forma de MER. Contudo, a orientação por imagem intraoperatória (discutida adiante) está desafiando este paradigma.

Para realizar MER, um microeletrodo de platina-irídio de alta impedância é inserido na cânula que é fixada a um microdrive no circuito *head stage* acima do orifício de trepanação. O microeletrodo é avançado até uma distância dentro de 15 mm do alvo e, subsequentemente, avançado de modo gradual enquanto um fisiologista, neurologista ou neurocirurgião monitora o áudio e o registro de campo digitalizado. Núcleos de substância cinzenta ou regiões sensoriomotoras relevantes são confirmados pelo padrão de disparos característico observado e pela presença de uma resposta cinestésica ao movimento passivo. As regiões podem ser delineadas com base nos padrões de atividade de alta ou baixa frequência, ausência desta (sugerindo um feixe de substância branca), padrões de descargas tônicas ou fásicas e ruído ambiente de fundo. MER pode ser seguido por macroestimulação na base do trajeto e então em um curso ascendente, muitas vezes usando um eletrodo de proteção montado acima da extremidade do microeletrodo. Uma corrente de estimulação de alta frequência, variando de 0,5 a 5 mA, pode ser utilizada para testar efeitos colaterais induzidos. É possível pesquisar alterações na distonia dos pacientes, embora melhoras intraoperatórias não sejam observadas como rotina. É importante destacar que a estimulação intraoperatória facilita a detecção precoce de sintomas visuais e somatossensoriais, reforçando a localização com base em imagem em relação ao trato óptico, cápsula interna e lemnisco medial.

A trajetória planejada inicialmente pode ser modificada de acordo com as informações compiladas por MER, resultando em um trajeto final no qual o eletrodo de DBS será implantado. A estimulação pode ser tentada novamente de modo bipolar, em oposição à estimulação monopolar realizada anteriormente para efeitos colaterais ou benefício sintomático usando a unidade de microeletrodo. A localização e a profundidade da derivação de DBS podem ser confirmadas por fluoroscopia ou CT intraoperatória, que constitui o último estágio onde revisões da posição da derivação são viáveis. Em seguida, as derivações são presas com o sistema de fixação craniana e os cabos da derivação passam por um túnel sob o couro cabeludo como preparação para a colocação do gerador de pulso implantável (IPG), que costuma ser realizada em um segundo estágio do procedimento em um momento posterior. Uma imagem fluoroscópica final é obtida para confirmar que não houve migração das derivações durante a passagem pelo túnel e que a incisão está fechada. Também se pode obter uma CT cefálica pós-operatória ou intraoperatória para comparar a trajetória real com a trajetória planejada na estação de planejamento. Em uma data posterior, o paciente retorna para o segundo estágio do procedimento, ou seja, a implantação do gerador de pulso do sistema DBS. O lado direito é preferido para evitar interferência com uma possível necessidade de um marca-passo cardíaco no futuro.

Procedimento Cirúrgico, DBS Orientada por MRI[107,108]

A DBS orientada por imagem intraoperatória para distonia pode empregar CT ou MR para verificação em tempo real da posição da derivação, ou seja, iMRI ou iCT, respectivamente. Por causa da maior resolução da anatomia cortical e subcortical, a orientação por iMRI pode ser mais favorável que a orientação por CT. Em razão da familiaridade do autor com iMRI, ela será examinada aqui como uma ilustração do uso de imagens intraoperatórias em distonia. Para maiores considerações sobre iCT em DBS, o leitor interessado deve consultar: Servello et al[109] e Bot et al.[110]

A avaliação pré-operatória para DBS orientada por MRI é semelhante às considerações para anestesia geral. O paciente é levado à sala cirúrgica para indução com anestesia geral endotraqueal e então colocado em um sistema de fixação cefálica compatível com MRI (▶ Fig. 10.1 e ▶ Fig. 10.2) e grades fiduciais são colocadas no ponto de entrada estimado no couro cabeludo para definição do alvo GPi após a preparação padrão e aplicação de campos (▶ Fig. 10.3). Uma aquisição volumétrica em T1 3D padrão com gadolínio de toda a cabeça é obtida para formular um ponto de entrada inicial. Incisões cutâneas e orifícios de trepanação são realizadas em cada ponto de entrada, seguidos pela fixação das bases de alinhamento (▶ Fig. 10.4). Um exame volumétrico 3D em T1 de toda a cabeça é repetido (sem contraste) e chapas de corte fino de alta resolução são realizadas para visualizar o alvo anatômico relevante. Estes exames são usados para alinhar a cânula introdutora, de modo a obter um erro radial menor que 1 mm na determinação do alvo. Estiletes orientadores de cerâmica são inseridos pela cânula até as posições pretendidas. Uma aquisição volumétrica 3D com ponderação em T1 é obtida para confirmar bom posicionamento no GPi e quantificar o erro na colocação (▶ Fig. 10.5). Em seguida os estiletes são removidos e substituídos por duas derivações de DBS após a remoção da abertura de MRI.

As derivações de DBS são presas com o sistema de fixação do orifício de trepanação e passadas por um túnel sob o couro cabeludo, em preparação para a colocação do IPG. A incisão é fechada e o paciente retorna para a implantação do gerador de pulso do sistema DBS em uma data posterior.

10.4.2 Complicações Pós-Operatórias

Embora DBS para distonia seja considerada segura e efetiva, o procedimento está associado aos mesmos tipos de complicações que DBS para outros transtornos do movimento.[111-125] As complicações decorrentes de DBS podem ser relacionadas com o procedimento, com o *hardware* ou com a estimulação.

Complicações Relacionadas com o Procedimento

Estas complicações incluem hemorragia, *delirium*/psicose pós-operatória e convulsões.[111-124] Muitas complicações relacionadas com o procedimento de DBS, como *delirium* pós-operatório, convulsão, resposta vasovagal e cefaleia, são autolimitadas e não causam déficits permanentes.[111-124] Contudo, a DBS acarreta um risco de hemorragia intracraniana que pode provocar déficits neurológicos significativos e morte.[114,116,118,121,123,126] Felizmente, a taxa de hemorragia após DBS é relativamente baixa, variando de 0,78 a 5%, com aproximadamente metade dos pacientes apresentando sintomas.[114,116,118,121,123,126] Grandes séries de pacientes submetidos à DBS mostraram que a distonia não parece estar associada a maiores taxas de hemorragia em comparação a outros diagnósticos tratados com DBS. Outros fatores dos pacientes, como idade mais avançada e hipertensão, estão correlacionados com a hemorragia.[123] Alguns estudos encontraram maior taxa de hemorragia na DBS do GPi que na DBS do STN, mas a análise subsequente não mostrou uma associação entre o alvo anatômico e o risco de hemorragia.[125,127,128] Uma consideração em particular em pacientes com distonia é o *estado distônico*, uma exacerbação aguda grave dos sintomas distônicos desencadeada por alterações do tratamento, infecção ou desidratação. A instabilidade autonômica resultante, o comprometimento respiratório, rabdomiólise ou insuficiência renal aguda podem acarretar risco à vida.[129,130]

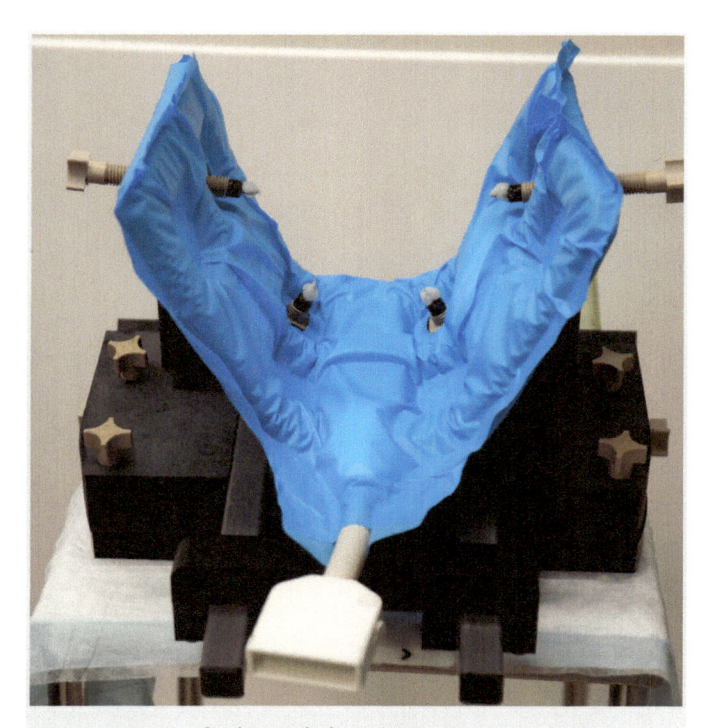

Fig. 10.1 Fotografia de uma bobina de ressonância magnética intraoperatória, com o sistema de fixação cefálica.

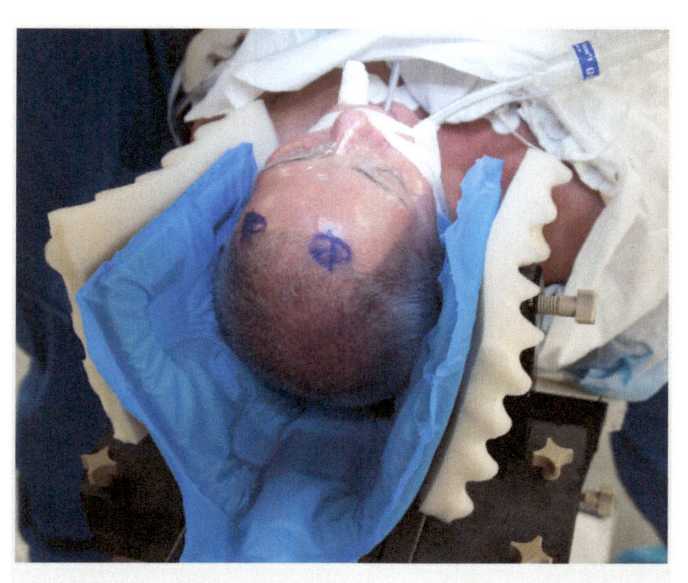

Fig. 10.2 Paciente intubado e posicionado em uma bobina de ressonância magnética, em posição supina e neutra.

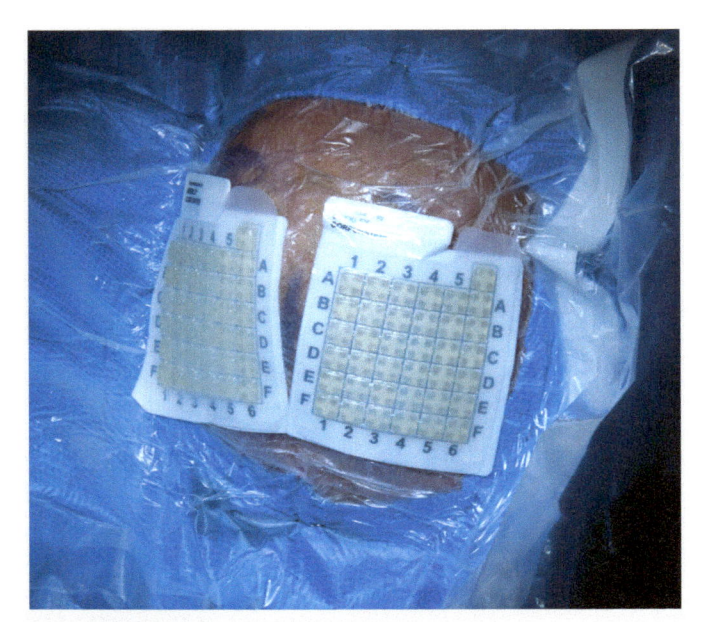

Fig. 10.3 Posicionamento das grades de navegação antes da ressonância magnética do protocolo de navegação.

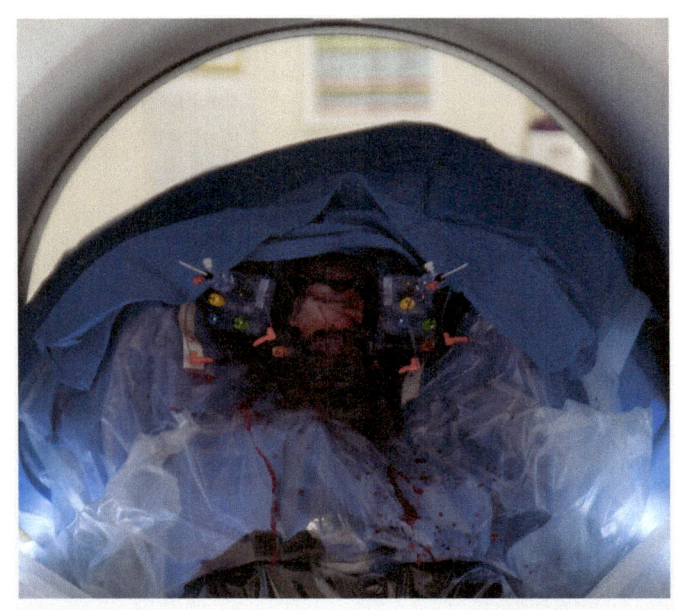

Fig. 10.4 Torres de navegação bilaterais, com o paciente em um *scanner* de ressonância magnética intraoperatória.

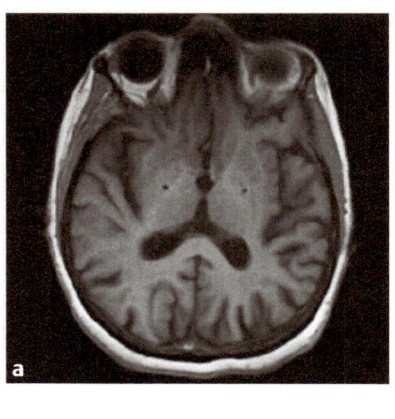

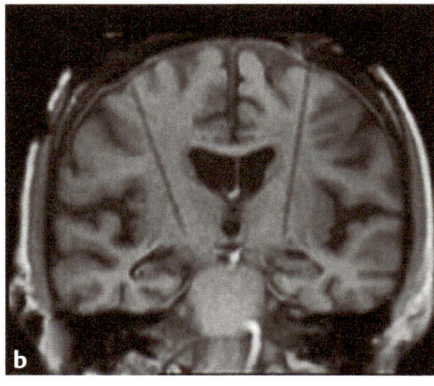

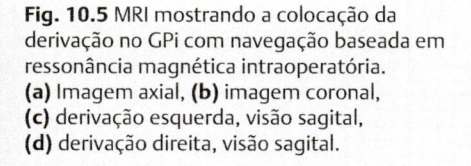

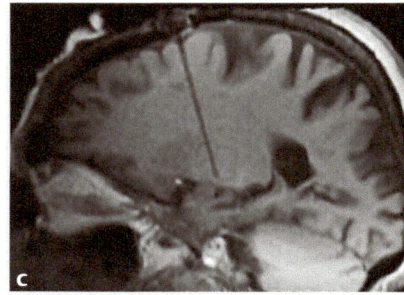

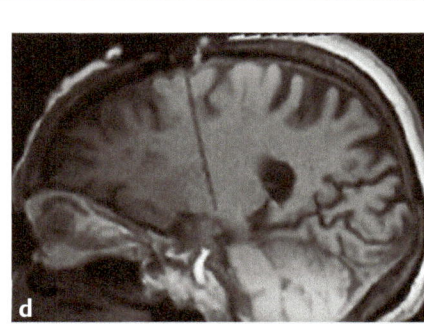

Fig. 10.5 MRI mostrando a colocação da derivação no GPi com navegação baseada em ressonância magnética intraoperatória.
(a) Imagem axial, **(b)** imagem coronal,
(c) derivação esquerda, visão sagital,
(d) derivação direita, visão sagital.

O manejo do estado distônico requer observação cuidadosa em uma unidade de terapia intensiva com hidratação intravenosa e outros tratamentos médicos de suporte, como benzodiazepínicos e antipiréticos.[129,130]

Complicações Relacionadas com o *Hardware*

Complicações relacionadas com o *hardware*, incluindo infecção, deiscência da ferida, migração do eletrodo, fratura do eletrodo/ conexão, mau funcionamento do IPG e aderências/dor, podem atormentar os pacientes mesmo anos após a implantação de seus dispositivos. As infecções, incluindo infecções pós-operatórias imediatas e infecções tardias decorrentes de deiscência da ferida, constituem as complicações mais comuns da DBS e ocorrem em uma média de 5 a 6% dos pacientes.[111,114,116-119,121,122,131-136] O local mais comum de infecção parece ser o sítio do IPG.[111,117,118,122,131,137,138] Infecções superficiais ou confinadas ao bolsão do IPG podem ser passíveis de tratamento conservador com antibióticos ou com a simples remoção do IPG e das conexões.[136,137,139] Estas abordagens conservadoras permitem o resgate de parte ou todo o sistema DBS em até 50% dos pacientes.[117,118,136,137,139] Infecções graves ou que não respondam ao tratamento conservador exigem a remoção do dispositivo e tratamento com antibióticos por vários meses antes que uma reimplantação seja considerada. Não parece haver uma alteração do risco de infecção com base no grupo diagnóstico, portanto, a distonia não requer considerações especiais para prevenção de infecção.[111,114,116-119,121,122,131-136] Contudo, pacientes com distonia podem desenvolver um estado distônico desencadeado pelo estresse fisiológico da infecção ou pela suspensão abruta do tratamento com a remoção do *hardware*. Complicações relacionadas com a derivação, incluindo fratura do eletrodo/conexão ou falha de outro *hardware*, também podem provocar a suspensão abrupta do tratamento fornecido. Se houver suspeita de fratura ou falha do eletrodo/conexão, a avaliação inicial inclui uma verificação da impedância e da corrente do sistema DBS, com imagens subsequentes por radiografia.[140] O risco de fratura do eletrodo/conexão parece ser maior em pacientes com distonia em comparação a outros transtornos do movimento, com até 5,6% dos pacientes apresentando uma fratura do eletrodo/conexão.[111,117,131,133,141,142] A tensão cervical decorrente de posturas distônicas pode explicar esta maior taxa de fratura do eletrodo/conexão.[111,117,131,133,141,142]

10.4.3 Efeitos Colaterais da Estimulação

DBS pode estar associada a efeitos colaterais neurológicos especificamente relacionados com o alvo anatômico, na ausência de hemorragia ou mau posicionamento da derivação. A estimulação do GPi, o alvo mais comum para tratamento da distonia, é relativamente bem tolerado. Pacientes com distonia não parecem desenvolver um declínio cognitivo significativo após DBS do GPi e muitas evoluções psiquiátricas exibem melhora dos marcadores gerais do humor após a cirurgia.[143-145] Disartria é o efeito relacionado com a estimulação mais comum em pacientes com distonia, ocorrendo em 4 a 11% dos pacientes e, teoricamente, pode ser melhorada ou revertida com a programação. Contudo, alguns pacientes podem apresentar sintomas persistentes mesmo após a reprogramação.[119,131,146] A estimulação no GPi também está associada à bradicinesia induzida por estimulação e "congelamento" da marcha, com graus variáveis de intensidade.[132,147-149] É difícil avaliar a incidência de bradicinesia, pois existem algumas indicações de lentificação das respostas motoras após DBS mesmo em pacientes que não relatam bradicinesia sintomática.[90,150]

10.5 Resultados e Programação da DBS (▶ Fig. 10.6)

10.5.1 Distonia Generalizada Primária

As distonias generalizadas primárias constituem o foco da maioria dos estudos entre os subtipos de distonia. As primeiras séries de casos de implantação bilateral no GPi mostraram melhoras na pontuação motora da Escala de Classificação de Distonia de Burke-Fahn-Marsden (BFMDRS) entre 22 e 86% durante períodos

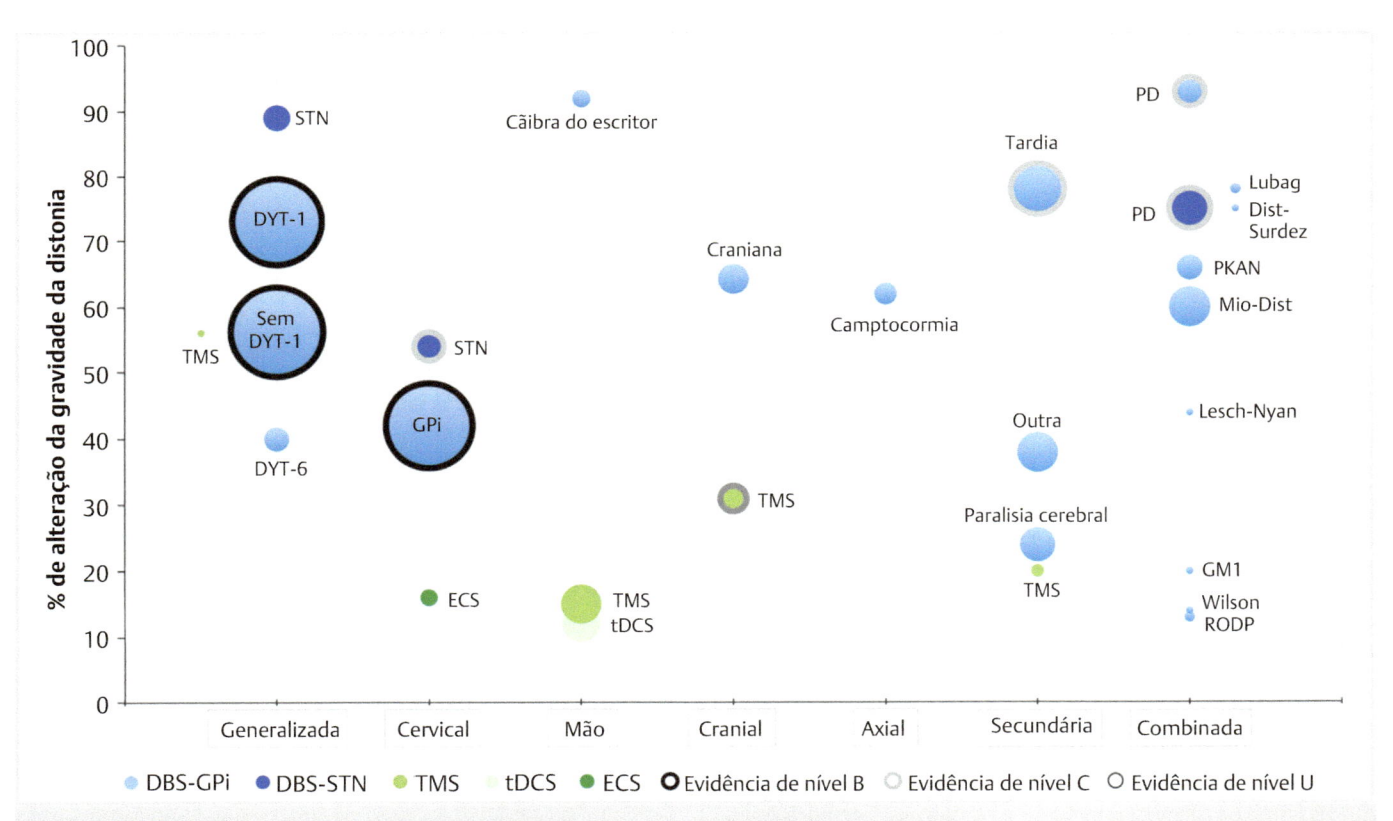

Fig. 10.6 Evidência de eficácia da estimulação cerebral em distonia (de Fox e Alterman[151]). Cada bolha representa a evidência de que um tipo específico de estimulação cerebral é efetivo para um tipo particular de distonia. A posição da bolha ao longo do *eixo y* reflete a melhora média da gravidade da distonia, o tamanho da bolha reflete o número de pacientes estudados e o contorno da bolha reflete a qualidade das evidências, avaliada pelos critérios da American Academy of Neurology (nível B: contorno preto, nível C: contorno cinza, nível U: sem contorno). Os tratamentos com melhor evidência de eficácia têm bolhas maiores, mais altas no gráfico e contornos com linhas mais escuras.

de acompanhamento de até 66 meses.[101,152-157] Estes resultados encorajadores estimularam vários estudos prospectivos controlados sobre DBS do GPi em distonia generalizada primária. Em um dos primeiros estudos prospectivos originais sobre estimulação de alta frequência do GPi, Vidailhet *et al.* demonstraram melhoras robustas, acima de 50%, nas pontuações motoras objetivas e nos domínios de incapacidades da BMFDRS 12 meses após a implantação, com uma minoria dos indivíduos apresentando melhora de até 75%.[89] De modo semelhante, Krupsh *et al.* relataram dados randomizado controlados com simulação mostrando que, após 3 meses, pacientes com DBS bilateral do GPi apresentaram uma melhora de 39,9% na pontuação motora da BFMDRS em comparação a uma melhora de 4,5% na pontuação motora da BFMDRS com estimulação simulada.[90] Após 12 meses, os pacientes apresentaram uma melhora de 45% na pontuação motora da BFMDRS em comparação ao valor basal.[90] Em 2010, outro estudo multicêntrico prospectivo mostrou uma melhora de 43,8% na pontuação motora da BFMDRS após 12 meses em comparação ao valor basal pré-operatório.[158] O acompanhamento de pacientes com distonia generalizada primária após a colocação de DBS no GPi mostra que o benefício de DBS é duradouro. A maioria dos pacientes tende a exibir melhora progressiva em relação à condição basal pré-operatória ao longo do tempo, com 58 a 76% dos pacientes apresentando melhora em longo prazo em relação ao valor basal pré-operatório (com base na pontuação motora da BFMDRS), com o acompanhamento em longo prazo variando de 3 a 20 anos.[119,133,134,159-161] É importante observar que, apesar de uma prevalência populacional de comorbidade psiquiátrica maior que a esperada nesta coorte, a DBS do GPi não parece afeta de modo importante as evoluções neuropsiquiátricas.[162]

Estas observações clínicas implicam que a distonia primária geneticamente caracterizada (ao contrário das distonias secundárias examinadas adiante) pode responder melhor a DBS. Panov *et al.* acompanharam 47 pacientes com distonia DYT1 por até 10 anos, demonstrando melhoras mantidas (< 30% das pontuações basais pré-operatórias) da função motora e da incapacidade, com vários pacientes capazes de descontinuar a medicação.[133]

10.5.2 Distonia Focal/Distonia Cervical

Em contraste com as distonias primárias, as distonias focais, como a distonia cervical, presentam resultados terapêuticos mais variáveis. A distonia cervical idiopática refratária à medicação e neurotoxina foi estudada de modo mais rigoroso, com várias séries retrospectivas não cegas mostrando resultados cirúrgicos comparáveis aos observados com a distonia generalizada primária.[91] Krauss *et al.* demonstraram que existe uma magnitude de efeito mais ampla, porém ainda significante, após a cirurgia, com melhoras de 28 a 70,2% nas pontuações de gravidade da TWSTRS.[141,146,163-167] Os benefícios aumentam ao longo do tempo, com pontuações de gravidade, incapacidade e dor da TWSTRS no ponto de tempo de 3 meses no pós-operatório, melhorando até 20 meses no pós-operatório (gravidade: 38 a 63%, incapacidade: 54 a 69%, dor: 38 a 50%).[141] Em contraste, outros relatos postulam que a maior parte da melhora sintomática ocorra dentro de 1 anos, com pontuações relativamente estáveis a partir de então.[87,167,168] Entretanto, o acompanhamento a longo prazo mostra que, como na distonia generalizada primária, a melhora inicial dos resultados persiste, com melhora de 47,6% da pontuação de TWSTRS em relação ao valor basal após um acompanhamento médio de 7,7 anos. As melhoras da gravidade da distonia classificadas pelo médico podem estar dissociadas das medidas relatadas pelos pacientes, como dor e incapacidade em ADLs.[163]

A craniodistonia cervical idiopática (síndrome de Meige), uma distonia segmentar que envolve os músculos periorbitais, faciais, buco-orais e cervicais, muitas vezes é refratária à farmacoterapia e quimiodenervação, esta última geralmente limitada por efeitos adversos. Ostrem *et al.* também demonstraram que a DBS bilateral do GPi induz melhoras de 4-5 pontos nas subpontuações motoras oculares e faciais relevantes da BMFDRS, com melhoras associadas da incapacidade funcional mais de 6 meses após a implantação.[169] De modo semelhante às taxas de resposta na distonia cervical e generalizada, foi relatada melhora de até 80%, mas subescalas craniana e cervical do BMFDRS até 10 anos após a implantação em relatos de caos e pequenas séries de casos.[170-173] Em uma recente análise em larga escala de 69 pacientes com DBS bilateral do GPi e 6 com DBS bilateral do STN, houve uma melhora média de 66,9% nas escalas motoras e 56% nas escalas de incapacidade, sem evidência de que a idade tivesse afetado o resultado no início ou durante a doença.[174] Outros parâmetros, como maiores voltagens (> 3 V) e amplitudes de pulso (> 185 milissegundos) não são incomuns no tratamento da distonia.

10.5.3 Distonia Secundária

As distonias secundárias constituem um grupo heterogêneo de patologias com sintomas distônicos que apresentam respostas variáveis à DBS.[175] Alguns subtipos de distonias secundárias parecem ser particularmente passíveis de DBS. A maior parte das evidências que justificam o uso de DBS na distonia secundária é derivada de relatos de caso e séries de casos, em vez dos estudos cegos e controlados que foram realizados nas distonias generalizadas primária e cervical. A distonia tardia é uma forma grave e intratável de distonia resultante de um efeito colateral de medicamentos antagonistas dopaminérgicos que parece apresentar uma boa resposta a DBS, com relatos de melhora dos sintomas em uma ampla faixa de 20 a 100% (com base na pontuação motora da BFMDRS). A maioria dos pacientes exibe melhora dos sintomas de aproximadamente 50 a 70% durante no mínimo 6 meses.[86,93,176-181] Pacientes com paralisia cerebral apresentam melhoras mais modestas nas escalas clássicas de distonia após DBS, variando de 23,6 a 49,5%.[182-185] Alguns estudos mostraram que, apesar da ausência de melhora na pontuação da BFMDRS, a melhora geral da qualidade de vida é significativa.[184] Para estes pacientes, embora a magnitude do efeito não seja tão grande quanto o efeito em outros subtipos de distonia, a possibilidade de benefícios modestos com a cirurgia pode ser suficiente para prosseguir.[184,185] Evidências derivadas de relatos sugerem que DBS possa ser efetiva em vários outros tipos de distonia secundária, incluindo esclerose múltipla, síndrome de Lesch-Nyhan e distonia pós-acidente vascular cerebral.

10.5.4 Postulados sobre o Mecanismo de Ação

Uma breve discussão das perspectivas emergentes sobre o mecanismo de ação da DBS pode servir como orientação para as considerações práticas relativas à programação pós-operatória. Historicamente, o ímpeto primário para a DBS foi a substituição de procedimentos ablativos, determinando o uso da estimulação de alta frequência para induzir um "bloqueio da despolarização" em uma população de células, mimetizando assim uma lesão.[186] Contudo, as observações intraoperatórias iniciais demonstraram que a estimulação do STN poderia induzir contração muscular tetânica em vez de paresia (como se poderia supor se uma lesão funcional fosse dominante). Estas observações clínicas foram confirmadas pelo estudo eletrofisiológico *in vivo* das taxas de disparo dos neurônios palidais[187] e pela elevação do glutamato sináptico detectada por microdiálise.[188] Desde a observação inicial, vários supostos mecanismos de ação relevantes para distonia foram propostos, resumidos brevemente por Murrow: regularização da atividade neuronal,[189] interrupção das oscilações corticostriatotalâmicas de banda beta patológicas[190] e aumento da liberação de GABA inibitório por aferentes palidais.[191] Além disso, modelos emergentes de informática computacional de distonia e outros distúrbios encefálicos enxergam a fisiopatologia pela óptica de uma desorganização da transmissão de informações.[192,193] Em resumo, as técnicas interventivas de DBS não apenas fornecem uma oportunidade terapêutica, mas permitem novas informações sobre a patogênese da doença, permitindo melhores tratamentos no futuro.

10.5.5 Parâmetros de Programação e Estimulação na DBS

Tradicionalmente, a programação inicial é realizada com 4 semanas de pós-operatório em um estado sem medicação, para permitir o desaparecimento dos efeitos das microlesões e a expressão total dos sintomas físicos. Em caros casos, a ativação mais precoce pode ser aconselhável, por exemplo, durante uma crise distônica aguda.[130,194] Os sistemas de DBS contemporâneos contam com um "circuito aberto", onde um programador médico modifica a estimulação com base em exames seriados. Eles permitem um amplo grau de flexibilidade para ajuste dos parâmetros, que incluem: amplitude da corrente (mA) ou voltagem (V), amplitude de pulso (milissegundo), frequência (Hz) e polaridade dos contatos do cartucho ou da derivação (posição cátodo-ânodo). Por extensão, o ajuste dos parâmetros de estimulação pode aumentar ou diminuir a magnitude e a intensidade do volume de ativação tissular (VTA). O princípio geral que deve orientar a programação de DBS é: melhorar os sintomas motores e ao mesmo tempo minimizar os efeitos adversos sensório-motores. A programação na distonia pode ser difícil, pois alguns componentes fásicos, como tremor, podem melhorar temporariamente no início, porém, a melhora global máxima da distonia pode exigir vários meses de estimulação contínua (▶ Fig. 10.7).

Até o momento, não existe consenso sobre as configurações "ideais" de DBS especificamente para distonia, embora várias abordagens tenham sido sugeridas com os imperativos congruentes de maximizar o benefício motor e minimizar os efeitos adversos.[194-196] Uma vez que o benefício clínico pode não ser imediatamente evidente, o programa inicial consiste na ativação de cada contato de derivação em monopolo (cartucho como ânodo, contato como cátodo) com um aumento gradual da intensidade do estímulo, amplitude da voltagem ou corrente,[197,198] até que sejam observados efeitos colaterais transitórios ou mantidos. Considerando os alvos GPi e STN, os efeitos adversos podem incluir contrações musculares do membro superior ou inferior, disartria, parestesias, aspectos neuropsiquiátricos, diplopia ou fosfenos.

A estimulação do(s) contato(s) no GPi posterolateral parece produzir o benefício motor máximo. O contato imediatamente dorsal a esse, que induz fosfenos, geralmente fornece a localização para o GPi ventral.[199-201] Muitas vezes são necessárias configurações bipolares ou monopolares duplas para maximizar VTA. Parâmetros iniciais conservadores, semelhantes aos usados para a doença de Parkinson, podem corresponder a frequência moderada-alta (130 Hz) e amplitude de pulso estreita (60-90 milissegundos). Contudo, múltiplas abordagens alternativas também foram consideradas, incluindo alta amplitude de pulse[155,202] ou modulação de frequência.[153,155,166,191,203] Respostas heterogêneas

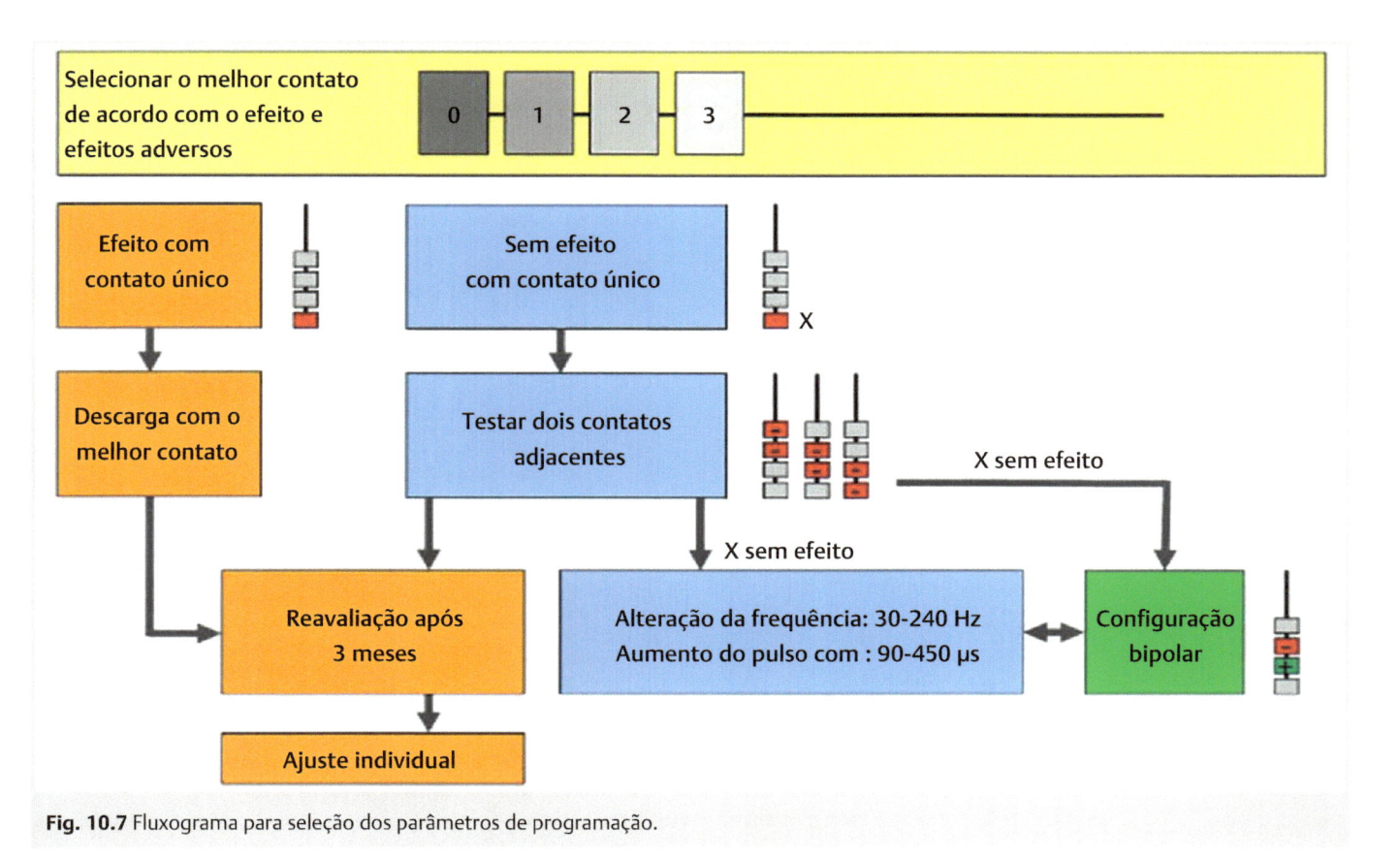

Fig. 10.7 Fluxograma para seleção dos parâmetros de programação.

à estimulação em baixa ou alta frequência foram relatadas para distonias focais *versus* distonias generalizadas. Em decorrência da ausência de evidências claras da superioridade das configurações, os parâmetros são ajustados pela corrente líquida fornecida de modo a promover a longevidade da bateria. Na ausência de um biomarcador clínico óbvio de resposta, os pacientes podem deixar na maior amplitude de estímulo tolerada ou podem ser aconselhados a aumento a intensidade do estímulo rapidamente ao longo de várias semanas. Visitas de acompanhamento trimestrais usando escalas de classificação padronizadas são necessárias para avaliar a eficácia tardia e aperfeiçoar as configurações. Após a maximização de VTA, muitos grupos preconizam o aumento incremental da amplitude de pulso até 450 milissegundos. A estimulação em baixa frequência (< 60 Hz) pode representar uma opção se todas as outras falharem.

A programação de DBS para distonia destaca as limitações dos dispositivos de circuito aberto e das abordagens de programação atuais. As linhas de pesquisa emergentes sobre a melhora do tratamento de distonias incluem a modificação da forma de onda retangular tradicional da DBS de equilíbrio de carga passivo para ativo[204] e estimulação fase-específica em menor frequência.[205] Talvez o fato mais intrigante seja que a maior consideração das contribuições cerebelares para a modulação da atividade dos gânglios da base esteja abrindo novos caminhos para o tratamento e novos alvos para estimulação.[206-210]

10.6 Conclusão

Neste capítulo, fornecemos uma visão geral dos aspectos clínicos e das considerações terapêuticas com foco em DBS para distonia. A DBS oferece um método único para melhorar dramaticamente a qualidade de vida dos pacientes, independentemente da distribuição dos sintomas e da etiologia genética ou, em alguns casos, adquirida. Além disso, DBS ilustra um modo pelo qual o monitoramento fisiológico *in vivo* em tempo real fornece informações sobre a patologia da distonia. Mais ainda, conforme a dinâmica dos circuitos de distonia é postulada de modo mais amplo como mecanismos de abordagem para outros distúrbios neuropsiquiátricos, a eficácia da DBS em distonia oferece a esperança de que distúrbios previamente debilitantes possam ser conquistados e destaca a relevância duradoura dos modelos de circuitos da doença.

Referências Bibliográficas

[1] Klein C, Fahn S. Translation of Oppenheim's 1911 paper on dystonia. Mov Disord. 2013; 28(7):851–862

[2] Oppenheim H. Über eine eigenartige Krampfkrankheit des kindlichen und jugendlichen Alters (Dysbasia lordotica progressiva, Dystonia musculorum deformans). Neurologisches Centralblatt. 1911; 30:1090–1107

[3] Marsden CD. Dystonia: the spectrum of the disease. Res Publ Assoc Res Nerv Ment Dis. 1976; 55:351–367

[4] Albanese A, Bhatia K, Bressman SB, et al. Phenomenology and classification of dystonia: a consensus update. Mov Disord. 2013; 28(7):863–873

[5] Morgan VL, Rogers BP, Abou-Khalil B. Segmentation of the thalamus based on BOLD frequencies affected in temporal lobe epilepsy. Epilepsia. 2015; 56(11):1819–1827

[6] Morgante F, Klein C. Dystonia. Continuum (Minneap Minn). 2013; 19 5 Movement Disorders:1225–1241

[7] Albanese A. How many dystonias? Clinical evidence. Front Neurol. 2017; 8:18

[8] Pirio Richardson S, Altenmüller E, Alter K, et al. Research priorities in limb and task-specific dystonias. Front Neurol. 2017; 8:170

[9] Obeso JA, Rothwell JC, Lang AE, Marsden CD. Myoclonic dystonia. Neurology. 1983; 33(7):825–830

[10] Carapito R, Paul N, Untrau M, et al. A de novo ADCY5 mutation causes earlyonset autosomal dominant chorea and dystonia. Mov Disord. 2015; 30(3):423–427

[11] Torres-Russotto D, Perlmutter JS. Task-specific dystonias: a review. Ann N Y Acad Sci. 2008; 1142:179–199

[12] Frucht SJ, Fahn S, Greene PE, et al. The natural history of embouchure dystonia. Mov Disord. 2001; 16(5):899–906

[13] Sitburana O, Wu LJ, Sheffield JK, Davidson A, Jankovic J. Motor overflow and mirror dystonia. Parkinsonism Relat Disord. 2009; 15(10):758–761

[14] Patel N, Hanfelt J, Marsh L, Jankovic J, members of the Dystonia Coalition. Alleviating manoeuvres (sensory tricks) in cervical dystonia. J Neurol Neurosurg Psychiatry. 2014; 85(8):882–884

[15] Broussolle E, Laurencin C, Bernard E, Thobois S, Danaila T, Krack P. Early illustrations of geste antagoniste in cervical and generalized dystonia. Tremor Other Hyperkinet Mov (N Y). 2015; 5:332

[16] Lee CN, Eun MY, Kwon DY, Park MH, Park KW. "Visual sensory trick" in patient with cervical dystonia. Neurol Sci. 2012; 33(3):665–667

[17] Stojanovic M, Kostic V, Stankovic P, Sternic N. Improvement in laryngeal dystonia with background noise. Mov Disord. 1997; 12(2):249–250

[18] Greene PE, Bressman S. Exteroceptive and interoceptive stimuli in dystonia. Mov Disord. 1998; 13(3):549–551

[19] Asmus F, von Coelln R, Boertlein A, Gasser T, Mueller J. Reverse sensory geste in cervical dystonia. Mov Disord. 2009; 24(2):297–300

[20] Gómez-Wong E, Martí MJ, Tolosa E, Valls-Solé J. Sensory modulation of the blink reflex in patients with blepharospasm. Arch Neurol. 1998; 55(9):1233–1237

[21] Peterson DA, Sejnowski TJ. A dynamic circuit hypothesis for the pathogenesis of blepharospasm. Front Comput Neurosci. 2017; 11:11

[22] Abbruzzese G, Berardelli A. Sensorimotor integration in movement disorders. Mov Disord. 2003; 18(3):231–240

[23] Ramos VF, Karp BI, Hallett M. Tricks in dystonia: ordering the complexity. J Neurol Neurosurg Psychiatry. 2014; 85(9):987–993

[24] Ozelius L, Kramer PL, Moskowitz CB, et al. Human gene for torsion dystonia located on chromosome 9q32-q34. Neuron. 1989; 2(5):1427–1434

[25] Klein C. Genetics in dystonia. Parkinsonism Relat Disord. 2014; 20 Suppl 1:S137–S142

[26] Phukan J, Albanese A, Gasser T, Warner T. Primary dystonia and dystoniaplus syndromes: clinical characteristics, diagnosis, and pathogenesis. Lancet Neurol. 2011; 10(12):1074–1085

[27] Inzelberg R, Hassin-Baer S, Jankovic J. Genetic movement disorders in patients of Jewish ancestry. JAMA Neurol. 2014; 71(12):1567–1572

[28] Joensen P. High prevalence of primary focal dystonia in the Faroe Islands. Acta Neurol Scand. 2016; 133(1):55–60

[29] Steeves TD, Day L, Dykeman J, Jetté N, Pringsheim T. The prevalence of primary dystonia: a systematic review and meta-analysis. Mov Disord. 2012;27(14):1789–1796

[30] Hawker K, Lang AE. Hypoxic-ischemic damage of the basal ganglia. Case reports and a review of the literature. Mov Disord. 1990; 5(3):219–224

[31] Lee MS, Marsden CD. Movement disorders following lesions of the thalamus or subthalamic region. Mov Disord. 1994; 9(5):493–507

[32] Burke RE, Fahn S, Gold AP. Delayed-onset dystonia in patients with "static" encephalopathy. J Neurol Neurosurg Psychiatry. 1980; 43(9):789–797

[33] Saint Hilaire MH, Burke RE, Bressman SB, Brin MF, Fahn S. Delayed-onset dystonia due to perinatal or early childhood asphyxia. Neurology. 1991; 41(2 (Pt 1)):216–222

[34] Zádori D, Veres G, Szalárdy L, Klivényi P, Vécsei L. Drug-induced movement disorders. Expert Opin Drug Saf. 2015; 14(6):877–890

[35] Jankovic J, Kenney C, Grafe S, Goertelmeyer R, Comes G. Relationship between various clinical outcome assessments in patients with blepharospasm. Mov Disord. 2009; 24(3):407–413

[36] Consky E, Lang A. Clinical assessments of patients with cervical dystonia. In: Jankovic J, Hallett M, eds. Therapy with botulinum toxin. Vol. 25. New York, NY: Marcel Dekker; 1994:211–237

[37] Müller J, Wissel J, Kemmler G, et al. Craniocervical dystonia questionnaire (CDQ-24): development and validation of a disease-specific quality of life instrument. J Neurol Neurosurg Psychiatry. 2004; 75(5):749–753

[38] Comella CL, Leurgans S, Wuu J, Stebbins GT, Chmura T, Dystonia Study Group. Rating scales for dystonia: a multicenter assessment. Mov Disord. 2003; 18(3):303-312
[39] Krystkowiak P, du Montcel ST, Vercueil L, et al. SPIDY Group. Reliability of the Burke-Fahn-Marsden scale in a multicenter trial for dystonia. Mov Disord. 2007; 22(5):685-689
[40] Burke RE, Fahn S, Marsden CD, Bressman SB, Moskowitz C, Friedman J. Validity and reliability of a rating scale for the primary torsion dystonias. Neurology. 1985; 35(1):73-77
[41] Jankovic J. Medical treatment of dystonia. Mov Disord. 2013; 28(7):1001-1012
[42] Albanese A, Asmus F, Bhatia KP, et al. EFNS guidelines on diagnosis and treatment of primary dystonias. Eur J Neurol. 2011; 18(1):5-18
[43] Delnooz CC, Horstink MW, Tijssen MA, van de Warrenburg BP. Paramedical treatment in primary dystonia: a systematic review. Mov Disord. 2009; 24(15):2187-2198
[44] De Pauw J, Van der Velden K, Meirte J, et al. The effectiveness of physiotherapy for cervical dystonia: a systematic literature review. J Neurol. 2014; 261(10):1857-1865
[45] Espay AJ, Hung SW, Sanger TD, Moro E, Fox SH, Lang AE. A writing device improves writing in primary writing tremor. Neurology. 2005; 64(9):1648-1650
[46] Meunier S, Bleton JP, Mazevet D, et al. TENS is harmful in primary writing tremor. Clin Neurophysiol. 2011; 122(1):171-175
[47] Tinazzi M, Farina S, Bhatia K, et al. TENS for the treatment of writer's cramp dystonia: a randomized, placebo-controlled study. Neurology. 2005; 64(11):1946-1948
[48] Tassorelli C, Mancini F, Balloni L, et al. Botulinum toxin and neuromotor rehabilitation: an integrated approach to idiopathic cervical dystonia. Mov Disord. 2006; 21(12):2240-2243
[49] Nygaard TG, Marsden CD, Duvoisin RC. Dopa-responsive dystonia. Adv Neurol. 1988; 50:377-384
[50] Segawa M, Hosaka A, Miyagawa F, Nomura Y, Imai H. Hereditary progressive dystonia with marked diurnal fluctuation. Adv Neurol. 1976; 14:215-233
[51] Karp BI, Goldstein SR, Chen R, Samii A, Bara-Jimenez W, Hallett M. An open trial of clozapine for dystonia. Mov Disord. 1999; 14(4):652-657
[52] Jankovic J. Tardive syndromes and other drug-induced movement disorders. Clin Neuropharmacol. 1995; 18(3):197-214
[53] Shapleske J, Mickay AP, Mckenna PJ. Successful treatment of tardive dystonia with clozapine and clonazepam. Br J Psychiatry. 1996; 168(4):516-518
[54] Simpson GM. The treatment of tardive dyskinesia and tardive dystonia. J Clin Psychiatry. 2000; 61 Suppl 4:39-44
[55] Jankovic J, Beach J. Long-term effects of tetrabenazine in hyperkinetic movement disorders. Neurology. 1997; 48(2):358-362
[56] Chen JJ, Ondo WG, Dashtipour K, Swope DM. Tetrabenazine for the treatment of hyperkinetic movement disorders: a review of the literature. Clin Ther. 2012; 34(7):1487-1504
[57] Jankovic J. Treatment of hyperkinetic movement disorders with tetrabenazine: a double-blind crossover study. Ann Neurol. 1982; 11(1):41-47
[58] Jankovic J, Orman J. Tetrabenazine therapy of dystonia, chorea, tics, and other dyskinesias. Neurology. 1988; 38(3):391-394
[59] Boyer WF, Bakalar NH, Lake CR. Anticholinergic prophylaxis of acute haloperidol- induced acute dystonic reactions. J Clin Psychopharmacol. 1987; 7(3):164-166
[60] Holloman LC, Marder SR. Management of acute extrapyramidal effects induced by antipsychotic drugs. Am J Health Syst Pharm. 1997; 54(21):2461-2477
[61] Stern TA, Anderson WH. Benztropine prophylaxis of dystonic reactions. Psychopharmacology (Berl). 1979; 61(3):261-262
[62] Fahn S. High dosage anticholinergic therapy in dystonia. Neurology. 1983;33(10):1255-1261
[63] Burke RE, Fahn S, Marsden CD. Torsion dystonia: a double-blind, prospective trial of high-dosage trihexyphenidyl. Neurology. 1986; 36(2):160-164
[64] Sanger TD, Bastian A, Brunstrom J, et al. Child Motor Study Group. Prospective open-label clinical trial of trihexyphenidyl in children with secondary dystonia due to cerebral palsy. J Child Neurol. 2007; 22(5):530-537
[65] van den Heuvel CNAM, Tijssen MA, van de Warrenburg BPC, Delnooz C. The symptomatic treatment of acquired dystonia: a systematic review. Mov Disord Clin Pract. 2016; 3(6):548-558

[66] Brans JW, Lindeboom R, Snoek JW, et al. Botulinum toxin versus trihexyphenidyl in cervical dystonia: a prospective, randomized, double-blind controlled trial. Neurology. 1996; 46(4):1066-1072
[67] Albanese A, Barnes MP, Bhatia KP, et al. A systematic review on the diagnosis and treatment of primary (idiopathic) dystonia and dystonia plus syndromes: report of an EFNS/MDS-ES Task Force. Eur J Neurol. 2006; 13(5):433-444
[68] Löscher W, Richter A. Piracetam and levetiracetam, two pyrrolidone derivatives, exert antidystonic activity in a hamster model of paroxysmal dystonia. Eur J Pharmacol. 2000; 391(3):251-254
[69] Sullivan KL, Hauser RA, Louis ED, Chari G, Zesiewicz TA. Levetiracetam for the treatment of generalized dystonia. Parkinsonism Relat Disord. 2005; 11(7):469-471
[70] Zesiewicz TA, Louis ED, Sullivan KL, Menkin M, Dunne PB, Hauser RA. Substantial improvement in a Meige's syndrome patient with levetiracetam treatment. Mov Disord. 2004; 19(12):1518-1521
[71] Hering S, Wenning GK, Seppi K, Poewe W, Mueller J. An open trial of levetiracetam for segmental and generalized dystonia. Mov Disord. 2007; 22(11):1649-1651
[72] Hallett M, Albanese A, Dressler D, et al. Evidence-based review and assessment of botulinum neurotoxin for the treatment of movement disorders. Toxicon. 2013; 67:94-114
[73] Simpson DM, Hallett M, Ashman EJ, et al. Practice guideline update summary: Botulinum neurotoxin for the treatment of blepharospasm, cervical dystonia, adult spasticity, and headache: Report of the Guideline Development Subcommittee of the American Academy of Neurology. Neurology. 2016; 86(19):1818-1826
[74] Simpson DM, Blitzer A, Brashear A, et al. Therapeutics and Technology Assessment Subcommittee of the American Academy of Neurology. Assessment: Botulinum neurotoxin for the treatment of movement disorders (an evidence-based review): report of the Therapeutics and Technology Assessment Subcommittee of the American Academy of Neurology. Neurology. 2008; 70(19):1699-1706
[75] Kruisdijk JJ, Koelman JH, Ongerboer de Visser BW, de Haan RJ, Speelman JD. Botulinum toxin for writer's cramp: a randomised, placebo-controlled trial and 1-year follow-up. J Neurol Neurosurg Psychiatry. 2007; 78(3):264-270
[76] Bentivoglio AR, Fasano A, Ialongo T, Soleti F, Lo Fermo S, Albanese A. Fifteenyear experience in treating blepharospasm with Botox or Dysport: same toxin, two drugs. Neurotox Res. 2009; 15(3):224-231
[77] Truong D, Duane DD, Jankovic J, et al. Efficacy and safety of botulinum type A toxin (Dysport) in cervical dystonia: results of the first US randomized, double-blind, placebo-controlled study. Mov Disord. 2005; 20(7):783-791
[78] Albavera-Hernández C, Rodríguez JM, Idrovo AJ. Safety of botulinum toxin type A among children with spasticity secondary to cerebral palsy: a systematic review of randomized clinical trials. Clin Rehabil. 2009; 23(5):394-407
[79] Pappert EJ, Germanson T, Myobloc/Neurobloc European Cervical Dystonia Study Group. Botulinum toxin type B vs. type A in toxin-naïve patients with cervical dystonia: Randomized, double-blind, noninferiority trial. Mov Disord. 2008; 23(4):510-517
[80] Duarte GS, Castelão M, Rodrigues FB, et al. Botulinum toxin type A versus botulinum toxin type B for cervical dystonia. Cochrane Database Syst Rev. 2016; 10:CD004314
[81] Cooper IS. Clinical and physiologic implications of thalamic surgery for disorders of sensory communication. 2. Intention tremor, dystonia, Wilson's disease and torticollis. J Neurol Sci. 1965; 2(6):520-553
[82] Cooper IS. 20-year follow-up study of the neurosurgical treatment of dystonia musculorum deformans. Adv Neurol. 1976; 14:423-452
[83] Gildenberg PL. Evolution of basal ganglia surgery for movement disorders. Stereotact Funct Neurosurg. 2006; 84(4):131-135
[84] Cif L, Hariz M. Seventy years with the globus pallidus: pallidal surgery for movement disorders between 1947 and 2017. Mov Disord. 2017; 32(7):972-982
[85] Pretto TE, Dalvi A, Kang UJ, Penn RD. A prospective blinded evaluation of deep brain stimulation for the treatment of secondary dystonia and primary torticollis syndromes. J Neurosurg. 2008; 109(3):405-409
[86] Damier P, Thobois S, Witjas T, et al. French Stimulation for Tardive Dyskinesia (STARDYS) Study Group. Bilateral deep brain stimulation of the globus pallidus to treat tardive dyskinesia. Arch Gen Psychiatry. 2007; 64(2):170-176
[87] Kiss ZH, Doig-Beyaert K, Eliasziw M, Tsui J, Haffenden A, Suchowersky O, Functional and Stereotactic Section of the Canadian Neurosurgical Society, Canadian Movement Disorders Group. The Canadian

[87] multicentre study of deep brain stimulation for cervical dystonia. Brain. 2007; 130(Pt 11):2879-2886
[88] Diamond A, Shahed J, Azher S, Dat-Vuong K, Jankovic J. Globus pallidus deep brain stimulation in dystonia. Mov Disord. 2006; 21(5):692-695
[89] Vidailhet M, Vercueil L, Houeto JL, et al. French Stimulation du Pallidum Interne dans la Dystonie (SPIDY) Study Group. Bilateral deep-brain stimulation of the globus pallidus in primary generalized dystonia. N Engl J Med. 2005;352(5):459-467
[90] Kupsch A, Benecke R, Müller J, et al. Deep-Brain Stimulation for Dystonia Study Group. Pallidal deep-brain stimulation in primary generalized or segmental dystonia. N Engl J Med. 2006; 355(19):1978-1990
[91] Moro E, LeReun C, Krauss JK, et al. Efficacy of pallidal stimulation in isolated dystonia: a systematic review and meta-analysis. Eur J Neurol. 2017; 24(4):552-560
[92] Romito LM, Franzini A, Perani D, et al. Fixed dystonia unresponsive to pallidal stimulation improved by motor cortex stimulation. Neurology. 2007; 68(11):875-876
[93] Sun B, Chen S, Zhan S, Le W, Krahl SE. Subthalamic nucleus stimulation for primary dystonia and tardive dystonia. Acta Neurochir Suppl (Wien). 2007;97(Pt 2):207-214
[94] Woehrle JC, Blahak C, Kekelia K, et al. Chronic deep brain stimulation for segmental dystonia. Stereotact Funct Neurosurg. 2009; 87(6):379-384
[95] Racette BA, Dowling J, Randle J, Mink JW. Thalamic stimulation for primary writing tremor. J Neurol. 2001; 248(5):380-382
[96] Minguez-Castellanos A, Carnero-Pardo C, Gómez-Camello A, et al. Primary writing tremor treated by chronic thalamic stimulation. Mov Disord. 1999;14(6):1030-1033
[97] Kuncel AM, Turner DA, Ozelius LJ, Greene PE, Grill WM, Stacy MA. Myoclonus and tremor response to thalamic deep brain stimulation parameters in a patient with inherited myoclonus-dystonia syndrome. Clin Neurol Neurosurg. 2009; 111(3):303-306
[98] Hedera P, Phibbs FT, Dolhun R, et al. Surgical targets for dystonic tremor: considerations between the globus pallidus and ventral intermediate thalamic nucleus. Parkinsonism Relat Disord. 2013; 19(7):684-686
[99] Morishita T, Foote KD, Haq IU, Zeilman P, Jacobson CE, Okun MS. Should we consider Vim thalamic deep brain stimulation for select cases of severe refractory dystonic tremor. Stereotact Funct Neurosurg. 2010; 88(2):98-104
[100] Fasano A, Bove F, Lang AE. The treatment of dystonic tremor: a systematic review. J Neurol Neurosurg Psychiatry. 2014; 85(7):759-769
[101] Vercueil L, Pollak P, Fraix V, et al. Deep brain stimulation in the treatment of severe dystonia. J Neurol. 2001; 248(8):695-700
[102] Ostrem JL, San Luciano M, Dodenhoff KA, et al. Subthalamic nucleus deep brain stimulation in isolated dystonia: a 3-year follow-up study. Neurology. 2017; 88(1):25-35
[103] Plaha P, Khan S, Gill SS. Bilateral stimulation of the caudal zona incerta nucleus for tremor control. J Neurol Neurosurg Psychiatry. 2008; 79(5):504-513
[104] Buhmann C, Moll CK, Zittel S, Münchau A, Engel AK, Hamel W. Deep brain stimulation of the ventrolateral thalamic base and posterior subthalamic area in dystonic head tremor. Acta Neurochir Suppl (Wien). 2013; 117:67-72
[105] Blomstedt P, Fytagoridis A, Tisch S. Deep brain stimulation of the posterior subthalamic area in the treatment of tremor. Acta Neurochir (Wien). 2009;151(1):31-36
[106] Blomstedt P, Sandvik U, Fytagoridis A, Tisch S. The posterior subthalamic area in the treatment of movement disorders: past, present, and future. Neurosurgery. 2009; 64(6):1029-1038, discussion 1038-1042
[107] Anderson WS, Lenz FA. Surgery insight: deep brain stimulation for movement disorders. Nat Clin Pract Neurol. 2006; 2(6):310-320
[108] Starr PA, Turner RS, Rau G, et al. Microelectrode-guided implantation of deep brain stimulators into the globus pallidus internus for dystonia: techniques, electrode locations, and outcomes. Neurosurg Focus. 2004; 17(1):E4
[109] Servello D, Zekaj E, Saleh C, Pacchetti C, Porta M. The pros and cons of intraoperative CT scan in evaluation of deep brain stimulation lead implantation: A retrospective study. Surg Neurol Int. 2016; 7 Suppl 19:S551-S556
[110] Bot M, van den Munckhof P, Bakay R, Stebbins G, Verhagen Metman L. Accuracy of intraoperative computed tomography during deep brain stimulation procedures: comparison with postoperative magnetic resonance imaging. Stereotact Funct Neurosurg. 2017; 95(3):183-188
[111] Jitkritsadakul O, Bhidayasiri R, Kalia SK, Hodaie M, Lozano AM, Fasano A. Systematic review of hardware-related complications of deep brain stimulation: do new indications pose an increased risk? Brain Stimul. 2017; 10(5):967-976
[112] Brüggemann N, Kühn A, Schneider SA, et al. Short- and long-term outcome of chronic pallidal neurostimulation in monogenic isolated dystonia. Neurology. 2015; 84(9):895-903
[113] Romito LM, Zorzi G, Marras CE, Franzini A, Nardocci N, Albanese A. Pallidal stimulation for acquired dystonia due to cerebral palsy: beyond 5 years. Eur J Neurol. 2015; 22(3):426-e32
[114] Beric A, Kelly PJ, Rezai A, et al. Complications of deep brain stimulation surgery. Stereotact Funct Neurosurg. 2001; 77(1-4):73-78
[115] Burdick AP, Fernandez HH, Okun MS, Chi YY, Jacobson C, Foote KD. Relationship between higher rates of adverse events in deep brain stimulation using standardized prospective recording and patient outcomes. Neurosurg Focus. 2010; 29(2):E4
[116] Chen T, Mirzadeh Z, Chapple K, Lambert M, Ponce FA. Complication rates, lengths of stay, and readmission rates in "awake" and "asleep" deep brain stimulation. J Neurosurg. 2017; 127(2):360-369
[117] Constantoyannis C, Berk C, Honey CR, Mendez I, Brownstone RM. Reducing hardware-related complications of deep brain stimulation. Can J Neurol Sci. 2005; 32(2):194-200
[118] Fenoy AJ, Simpson RK, Jr. Risks of common complications in deep brain stimulation surgery: management and avoidance. J Neurosurg. 2014; 120(1):132-139
[119] Isaias IU, Alterman RL, Tagliati M. Deep brain stimulation for primary generalized dystonia: long-term outcomes. Arch Neurol. 2009; 66(4):465-470
[120] Kaminska M, Perides S, Lumsden DE, et al. Complications of deep brain stimulation (DBS) for dystonia in children: the challenges and 10 year experience in a large paediatric cohort. Eur J Paediatr Neurol. 2017; 21(1):168-175
[121] Patel DM, Walker HC, Brooks R, Omar N, Ditty B, Guthrie BL. Adverse events associated with deep brain stimulation for movement disorders: analysis of 510 consecutive cases. Neurosurgery. 2015; 11 Suppl 2:190-199
[122] Sillay KA, Larson PS, Starr PA. Deep brain stimulator hardware-related infections: incidence and management in a large series. Neurosurgery. 2008; 62 (2):360-366, discussion 366-367
[123] Zrinzo L, Foltynie T, Limousin P, Hariz MI. Reducing hemorrhagic complications in functional neurosurgery: a large case series and systematic literature review. J Neurosurg. 2012; 116(1):84-94
[124] Buhmann C, Huckhagel T, Engel K, et al. Adverse events in deep brain stimulation: A retrospective long-term analysis of neurological, psychiatric and other occurrences. PLoS One. 2017; 12(7):e0178984
[125] Gorgulho A, De Salles AA, Frighetto L, Behnke E. Incidence of hemorrhage associated with electrophysiological studies performed using macroelectrodes and microelectrodes in functional neurosurgery. J Neurosurg. 2005; 102(5):888-896
[126] Park CK, Jung NY, Kim M, Chang JW. Analysis of delayed intracerebral hemorrhage associated with deep brain stimulation surgery. World Neurosurg. 2017; 104:537-544
[127] Binder DK, Rau GM, Starr PA. Risk factors for hemorrhage during microelectrode-guided deep brain stimulator implantation for movement disorders. Neurosurgery. 2005; 56(4):722-732, discussion 722-732
[128] Xiaowu H, Xiufeng J, Xiaoping Z, et al. Risks of intracranial hemorrhage in patients with Parkinson's disease receiving deep brain stimulation and ablation. Parkinsonism Relat Disord. 2010; 16(2):96-100
[129] Allen NM, Lin JP, Lynch T, King MD. Status dystonicus: a practice guide. Dev Med Child Neurol. 2014; 56(2):105-112
[130] Termsarasab P, Frucht SJ. Dystonic storm: a practical clinical and video review. J Clin Mov Disord. 2017; 4(10):10
[131] Kenney C, Simpson R, Hunter C, et al. Short-term and long-term safety of deep brain stimulation in the treatment of movement disorders. J Neurosurg. 2007; 106(4):621-625
[132] Meoni S, Fraix V, Castrioto A, et al. Pallidal deep brain stimulation for dystonia: a long-term study. J Neurol Neurosurg Psychiatry. 2017; 88(11):960-967
[133] Panov F, Gologorsky Y, Connors G, Tagliati M, Miravite J, Alterman RL. Deep brain stimulation in DYT1 dystonia: a 10-year experience. Neurosurgery. 2013; 73(1):86-93, discussion 93

[134] Sobstyl M, Kmieć T, Ząbek M, Szczałuba K, Mossakowski Z. Long-term outcomes of bilateral pallidal stimulation for primary generalised dystonia. Clin Neurol Neurosurg. 2014; 126:82–87

[135] Tagliati M, Krack P, Volkmann J, et al. Long-term management of DBS in dystonia: response to stimulation, adverse events, battery changes, and special considerations. Mov Disord. 2011; 26 Suppl 1:S54–S62

[136] Piacentino M, Pilleri M, Bartolomei L. Hardware-related infections after deep brain stimulation surgery: review of incidence, severity and management in 212 single-center procedures in the first year after implantation. Acta Neurochir (Wien). 2011; 153(12):2337–2341

[137] Fenoy AJ, Simpson RK, Jr. Management of device-related wound complications in deep brain stimulation surgery. J Neurosurg. 2012; 116(6):1324–1332

[138] Umemura A, Jaggi JL, Hurtig HI, et al. Deep brain stimulation for movement disorders: morbidity and mortality in 109 patients. J Neurosurg. 2003; 98(4):779–784

[139] Bhatia S, Zhang K, Oh M, Angle C, Whiting D. Infections and hardware salvage after deep brain stimulation surgery: a single-center study and review of the literature. Stereotact Funct Neurosurg. 2010; 88(3):147–155

[140] Fernández FS, Alvarez Vega MA, Antuña Ramos A, Fernández González F, Lozano Aragoneses B. Lead fractures in deep brain stimulation during longterm follow-up. Parkinsons Dis. 2010; 2010(409356):409356

[141] Krauss JK, Loher TJ, Pohle T, et al. Pallidal deep brain stimulation in patients with cervical dystonia and severe cervical dyskinesias with cervical myelopathy. J Neurol Neurosurg Psychiatry. 2002; 72(2):249–256

[142] Yianni J, Nandi D, Shad A, Bain P, Gregory R, Aziz T. Increased risk of lead fracture and migration in dystonia compared with other movement disorders following deep brain stimulation. J Clin Neurosci. 2004; 11(3):243–245

[143] Jahanshahi M, Czernecki V, Zurowski AM. Neuropsychological, neuropsychiatric, and quality of life issues in DBS for dystonia. Mov Disord. 2011; 26 Suppl 1:S63–S78

[144] Hälbig TD, Gruber D, Kopp UA, Schneider GH, Trottenberg T, Kupsch A. Pallidal stimulation in dystonia: effects on cognition, mood, and quality of life. J Neurol Neurosurg Psychiatry. 2005; 76(12):1713–1716

[145] de Gusmao CM, Pollak LE, Sharma N. Neuropsychological and psychiatric outcome of GPi-deep brain stimulation in dystonia. Brain Stimul. 2017; 10(5):994–996

[146] Volkmann J, Mueller J, Deuschl G, et al. DBS study group for dystonia. Pallidal neurostimulation in patients with medication-refractory cervical dystonia: a randomised, sham-controlled trial. Lancet Neurol. 2014; 13(9):875–884

[147] Schrader C, Capelle HH, Kinfe TM, et al. GPi-DBS may induce a hypokinetic gait disorder with freezing of gait in patients with dystonia. Neurology. 2011; 77(5):483–488

[148] Blahak C, Capelle HH, Baezner H, Kinfe TM, Hennerici MG, Krauss JK. Micrographia induced by pallidal DBS for segmental dystonia: a subtle sign of hypokinesia? J Neural Transm (Vienna). 2011; 118(4):549–553

[149] Berman BD, Starr PA, Marks WJ, Jr, Ostrem JL. Induction of bradykinesia with pallidal deep brain stimulation in patients with cranial-cervical dystonia. Stereotact Funct Neurosurg. 2009; 87(1):37–44

[150] Huebl J, Brücke C, Schneider GH, Blahak C, Krauss JK, Kühn AA. Bradykinesia induced by frequency-specific pallidal stimulation in patients with cervical and segmental dystonia. Parkinsonism Relat Disord. 2015; 21(7):800–803

[151] Fox MD, Alterman RL. Brain stimulation for torsion dystonia. JAMA Neurol. 2015; 72(6):713–719

[152] Yianni J, Bain PG, Gregory RP, et al. Post-operative progress of dystonia patients following globus pallidus internus deep brain stimulation. Eur J Neurol.2003; 10(3):239–247

[153] Kupsch A, Klaffke S, Kühn AA, et al. The effects of frequency in pallidal deep brain stimulation for primary dystonia. J Neurol. 2003; 250(10):1201–1205

[154] Katayama Y, Fukaya C, Kobayashi K, Oshima H, Yamamoto T. Chronic stimulation of the globus pallidus internus for control of primary generalized dystonia. Acta Neurochir Suppl (Wien). 2003; 87:125–128

[155] Coubes P, Cif L, El Fertit H, et al. Electrical stimulation of the globus pallidus internus in patients with primary generalized dystonia: long-term results. J Neurosurg. 2004; 101(2):189–194

[156] Vayssiere N, van der Gaag N, Cif L, et al. Deep brain stimulation for dystonia confirming a somatotopic organization in the globus pallidus internus. J Neurosurg. 2004; 101(2):181–188

[157] Eltahawy HA, Saint-Cyr J, Giladi N, Lang AE, Lozano AM. Primary dystonia is more responsive than secondary dystonia to pallidal interventions: outcome after pallidotomy or pallidal deep brain stimulation. Neurosurgery. 2004; 54(3):613–619, discussion 619–621

[158] Valldeoriola F, Regidor I, Mínguez-Castellanos A, et al. Grupo ESpañol para el EStudio de la EStimulación PALidal en la DIStonía. Efficacy and safety of pallidal stimulation in primary dystonia: results of the Spanish multicentric study. J Neurol Neurosurg Psychiatry. 2010; 81(1):65–69

[159] Vidailhet M, Vercueil L, Houeto JL, et al. French SPIDY Study Group. Bilateral, pallidal, deep-brain stimulation in primary generalised dystonia: a prospective 3 year follow-up study. Lancet Neurol. 2007; 6(3):223–229

[160] Loher TJ, Capelle HH, Kaelin-Lang A, et al. Deep brain stimulation for dystonia: outcome at long-term follow-up. J Neurol. 2008; 255(6):881–884

[161] Volkmann J, Wolters A, Kupsch A, et al. DBS study group for dystonia. Pallidal deep brain stimulation in patients with primary generalised or segmental dystonia: 5-year follow-up of a randomised trial. Lancet Neurol. 2012; 11(12):1029–1038

[162] Meoni S, Zurowski M, Lozano AM, et al. Long-term neuropsychiatric outcomes after pallidal stimulation in primary and secondary dystonia. Neurology. 2015; 85(5):433–440

[163] Cacciola F, Farah JO, Eldridge PR, Byrne P, Varma TK. Bilateral deep brain stimulation for cervical dystonia: long-term outcome in a series of 10 patients. Neurosurgery. 2010; 67(4):957–963

[164] Hung SW, Hamani C, Lozano AM, et al. Long-term outcome of bilateral pallidal deep brain stimulation for primary cervical dystonia. Neurology. 2007;68(6):457–459

[165] Krauss JK, Pohle T, Weber S, Ozdoba C, Burgunder JM. Bilateral stimulation of globus pallidus internus for treatment of cervical dystonia. Lancet. 1999; 354(9181):837–838

[166] Moro E, Piboolnurak P, Arenovich T, Hung SW, Poon YY, Lozano AM. Pallidal stimulation in cervical dystonia: clinical implications of acute changes in stimulation parameters. Eur J Neurol. 2009; 16(4):506–512

[167] Yamada K, Hamasaki T, Hasegawa Y, Kuratsu J. Long disease duration interferes with therapeutic effect of globus pallidus internus pallidal stimulation in primary cervical dystonia. Neuromodulation. 2013; 16(3):219–225, discussion 225

[168] Walsh RA, Sidiropoulos C, Lozano AM, et al. Bilateral pallidal stimulation in cervical dystonia: blinded evidence of benefit beyond 5 years. Brain. 2013;136(Pt 3):761–769

[169] Ostrem JL, Marks WJ, Jr, Volz MM, Heath SL, Starr PA. Pallidal deep brain stimulation in patients with cranial-cervical dystonia (Meige syndrome). Mov Disord. 2007; 22(13):1885–1891

[170] Inoue N, Nagahiro S, Kaji R, Goto S. Long-term suppression of Meige syndrome after pallidal stimulation: a 10-year follow-up study. Mov Disord. 2010;25(11):1756–1758

[171] Sako W, Morigaki R, Mizobuchi Y, et al. Bilateral pallidal deep brain stimulation in primary Meige syndrome. Parkinsonism Relat Disord. 2011; 17(2):123–125

[172] Lyons MK, Birch BD, Hillman RA, Boucher OK, Evidente VG. Long-term follow-up of deep brain stimulation for Meige syndrome. Neurosurg Focus. 2010; 29(2):E5

[173] Reese R, Gruber D, Schöenecker T, et al. Long-term clinical outcome in meige syndrome treated with internal pallidum deep brain stimulation. Mov Disord. 2011; 26(4):691–698

[174] Wang X, Zhang C, Wang Y, et al. Deep brain stimulation for craniocervical dystonia (Meige syndrome): a report of four patients and a literature-based analysis of its treatment effects. Neuromodulation. 2016; 19(8):818–823

[175] Vidailhet M, Jutras MF, Grabli D, Roze E. Deep brain stimulation for dystonia. J Neurol Neurosurg Psychiatry. 2013; 84(9):1029–1042

[176] Chang EF, Schrock LE, Starr PA, Ostrem JL. Long-term benefit sustained after bilateral pallidal deep brain stimulation in patients with refractory tardive dystonia. Stereotact Funct Neurosurg. 2010; 88(5):304–310

[177] Sako W, Goto S, Shimazu H, et al. Bilateral deep brain stimulation of the globus pallidus internus in tardive dystonia. Mov Disord. 2008; 23(13):1929–1931

[178] Trottenberg T, Volkmann J, Deuschl G, et al. Treatment of severe tardive dystonia with pallidal deep brain stimulation. Neurology. 2005; 64(2):344-346

[179] Gruber D, Trottenberg T, Kivi A, et al. Long-term effects of pallidal deep brain stimulation in tardive dystonia. Neurology. 2009; 73(1):53-58

[180] Capelle HH, Blahak C, Schrader C, et al. Chronic deep brain stimulation in patients with tardive dystonia without a history of major psychosis. Mov Disord. 2010; 25(10):1477-1481

[181] Spindler MA, Galifianakis NB, Wilkinson JR, Duda JE. Globus pallidus interna deep brain stimulation for tardive dyskinesia: case report and review of the literature. Parkinsonism Relat Disord. 2013; 19(2):141-147

[182] Marks WA, Honeycutt J, Acosta F, Jr, et al. Dystonia due to cerebral palsy responds to deep brain stimulation of the globus pallidus internus. Mov Disord. 2011; 26(9):1748-1751

[183] Vidailhet M, Yelnik J, Lagrange C, et al. French SPIDY-2 Study Group. Bilateral pallidal deep brain stimulation for the treatment of patients with dystoniachoreoathetosis cerebral palsy: a prospective pilot study. Lancet Neurol. 2009; 8(8):709-717

[184] Gimeno H, Tustin K, Selway R, Lin JP. Beyond the Burke-Fahn-Marsden Dystonia Rating Scale: deep brain stimulation in childhood secondary dystonia. Eur J Paediatr Neurol. 2012; 16(5):501-508

[185] Koy A, Hellmich M, Pauls KA, et al. Effects of deep brain stimulation in dyskinetic cerebral palsy: a meta-analysis. Mov Disord. 2013; 28(5):647-654

[186] Magariños-Ascone C, Pazo JH, Macadar O, Buño W. High-frequency stimulation of the subthalamic nucleus silences subthalamic neurons: a possible cellular mechanism in Parkinson's disease. Neuroscience. 2002; 115(4):1109-1117

[187] Hashimoto T, Elder CM, Okun MS, Patrick SK, Vitek JL. Stimulation of the subthalamic nucleus changes the firing pattern of pallidal neurons. J Neurosci. 2003; 23(5):1916-1923

[188] Windels F, Bruet N, Poupard A, et al. Effects of high frequency stimulation of subthalamic nucleus on extracellular glutamate and GABA in substantia nigra and globus pallidus in the normal rat. Eur J Neurosci. 2000; 12(11):4141-4146

[189] Dorval AD, Kuncel AM, Birdno MJ, Turner DA, Grill WM. Deep brain stimulation alleviates parkinsonian bradykinesia by regularizing pallidal activity. J Neurophysiol. 2010; 104(2):911-921

[190] Kühn AA, Kempf F, Brücke C, et al. High-frequency stimulation of the subthalamic nucleus suppresses oscillatory beta activity in patients with Parkinson's disease in parallel with improvement in motor performance. J Neurosci. 2008; 28(24):6165-6173

[191] Liu LD, Prescott IA, Dostrovsky JO, Hodaie M, Lozano AM, Hutchison WD. Frequency-dependent effects of electrical stimulation in the globus pallidus of dystonia patients. J Neurophysiol. 2012; 108(1):5-17

[192] Johnson MD, Miocinovic S, McIntyre CC, Vitek JL. Mechanisms and targets of deep brain stimulation in movement disorders. Neurotherapeutics. 2008; 5(2):294-308

[193] Grill WM, Snyder AN, Miocinovic S. Deep brain stimulation creates an informational lesion of the stimulated nucleus. Neuroreport. 2004; 15(7):1137-1140

[194] Kupsch A, Tagliati M, Vidailhet M, et al. Early postoperative management of DBS in dystonia: programming, response to stimulation, adverse events, medication changes, evaluations, and troubleshooting. Mov Disord. 2011; 26 Suppl 1:S37-S53

[195] Picillo M, Lozano AM, Kou N, Munhoz RP, Fasano A. Programming deep brain stimulation for tremor and dystonia: the Toronto Western Hospital Algorithms. Brain Stimul. 2016; 9(3):438-452

[196] Isaias IU, Fadil H, Tagliati M, Marks WJ Jr. Managing dystonia patients treated with deep brain stimulation. In: Marks Jr. WJ, ed. Deep Brain Stimulation Management. Cambridge University Press; 2015:108-117

[197] Beaulieu-Boire I, Fasano A. Current or voltage? Another Shakespearean dilemma. Eur J Neurol. 2015; 22(6):887-888

[198] Bronstein JM, Tagliati M, McIntyre C, et al. The rationale driving the evolution of deep brain stimulation to constant-current devices. Neuromodulation. 2015; 18(2):85-88, discussion 88-89

[199] Pinsker MO, Volkmann J, Falk D, et al. Deep brain stimulation of the internal globus pallidus in dystonia: target localisation under general anaesthesia. Acta Neurochir (Wien). 2009; 151(7):751-758

[200] Cheung T, Noecker AM, Alterman RL, McIntyre CC, Tagliati M. Defining a therapeutic target for pallidal deep brain stimulation for dystonia. Ann Neurol. 2014; 76(1):22-30

[201] Hamani C, Moro E, Zadikoff C, Poon YY, Lozano AM. Location of active contacts in patients with primary dystonia treated with globus pallidus deep brain stimulation. Neurosurgery. 2008; 62(3) Suppl 1:217-223, discussion 223-225

[202] Vercueil L, Houeto JL, Krystkowiak P, et al. Spidy GROUP (French Pallidal stimulation Group for dystonia). Effects of pulse width variations in pallidal stimulation for primary generalized dystonia. J Neurol. 2007; 254(11):1533-1537

[203] Bereznai B, Steude U, Seelos K, Bötzel K. Chronic high-frequency globus pallidus internus stimulation in different types of dystonia: a clinical, video, and MRI report of six patients presenting with segmental, cervical, and generalized dystonia. Mov Disord. 2002; 17(1):138-144

[204] Almeida L, Martinez-Ramirez D, Ahmed B, et al. A pilot trial of square biphasic pulse deep brain stimulation for dystonia: the BIP dystonia study. Mov Disord. 2017; 32(4):615-618

[205] Cagnan H, Pedrosa D, Little S, et al. Stimulating at the right time: phasespecific deep brain stimulation. Brain. 2017; 140(1):132-145

[206] Bologna M, Berardelli A. Cerebellum: an explanation for dystonia? Cerebellum Ataxias. 2017; 4:6

[207] Calderon DP, Fremont R, Kraenzlin F, Khodakhah K. The neural substrates of rapid-onset Dystonia-Parkinsonism. Nat Neurosci. 2011; 14(3):357-365

[208] Chen CH, Fremont R, Arteaga-Bracho EE, Khodakhah K. Short latency cerebellar modulation of the basal ganglia. Nat Neurosci. 2014; 17(12):1767-1775

[209] Shakkottai VG, Batla A, Bhatia K, et al. Current opinions and areas of consensus on the role of the cerebellum in dystonia. Cerebellum. 2017; 16(2):577-594

[210] Shaikh AG, Zee DS, Crawford JD, Jinnah HA. Cervical dystonia: a neural integrator disorder. Brain. 2016; 139(Pt 10):2590-2599

11 Estimulação Cerebral Profunda para Transtorno Obsessivo-Compulsivo

Garrett P. Banks ▪ *Pranav Nanda* ▪ *Ruchit V. Patel* ▪ *Sameer A. Sheth*

Sumário

Desde sua primeira aplicação para transtorno obsessivo-compulsivo (OCD) em 1999, a estimulação cerebral profunda (DBS) emergiu como uma opção viável para o tratamento de pacientes com formas graves e refratárias deste distúrbio. A base de evidências para esta terapia varia de diversos estudos abertos a alguns poucos estudos randomizados, duplos-cegos, controlados por simulação. Estes estudos relataram taxas de resposta na faixa de 50 a 80%, que são particularmente notáveis em decorrência da natureza extremamente grave e refratária dos sintomas desses pacientes. Estudos multicêntricos demonstram que esta terapia pode ser padronizada de modo efetivo e adotada para uso geral. Embora um estudo tenha produzido resultados positivos com um alvo no núcleo subtalâmico (STN), a região da cápsula ventral/estriado ventral (VC/VS) emergiu como o alvo mais comum e mais robustamente substanciado para DBS em OCD. A preponderância da evidência atualmente sugere que o alvo efetivo nesta região não seja um núcleo de substância cinzenta, e sim feixes de fibras de substância branca. Os tratos que passam por esse alvo de substância branca conectam o tálamo ao córtex ventromedial e orbitofrontal, destacando a importância destas regiões corticais-gânglios da base-talamocorticais (CBTC) no OCD e sugerindo o valor da modulação de circuitos CBTC para aliviar os sintomas de OCD. Estes achados confirmam a teoria de que DBS atua não apenas influenciando uma região local, também afetando redes mais generalizadas e difusas. Vários estudos associando esta abordagem de rede a novos modelos e dispositivos são iminentes e prometem envolver várias equipes de médicos, neurocientistas e engenheiros para descobrir dados adicionais sobre a aplicação de DBS no tratamento de OCD grave e refratário.

Palavras-chave: estimulação cerebral profunda, transtorno obsessivo-compulsivo, cápsula ventral, estriado ventral, neuromodulação, transtorno de ansiedade, neurocirurgia psiquiátrica.

11.1 Introdução

O transtorno obsessivo-compulsivo (OCD) produz pensamentos, imagens, sentimentos e comportamentos recorrentes, que persistem apesar das tentativas de eliminá-los e são acompanhados por ansiedade acentuada e muitas vezes esmagadora.[1] O transtorno provoca um comprometimento significativo e dramático do funcionamento social e ocupacional. OCD tem uma prevalência vitalícia de 2 a 3%, e estima-se que 1,2% da população tenha apresentado sintomas de OCD no último ano.[2] O tratamento de primeira linha atual consiste em uma combinação de terapia comportamental e agentes farmacológicos; contudo, mesmo com acesso às melhores terapias medicamentosas e comportamentais disponíveis, 10 a 20% dos pacientes permanecem gravemente incapacitados pelo distúrbio. Esta estatística é ainda mais agravada pelo fato de que, mesmo com o tratamento adequado, muitos pacientes interrompem o uso da medicação em decorrência de efeitos colaterais indesejáveis.[3] Portanto, apesar dos avanços na farmacoterapia e terapia comportamental, um grande número de indivíduos ainda sofre de OCD grave e insuficientemente tratado. Sendo assim, pacientes com OCD grave e refratário pode ter benefícios ao considerar uma intervenção cirúrgica.

11.2 Desenvolvimento da Neurocirurgia Estereotática para OCD

O primeiro procedimento de neurocirurgia estereotática em humanos, uma talamotomia medial, foi realizada por motivos psiquiátricos/comportamentais. O neurologista Ernst Spiegel e o neurocirurgião Henry Wycis modificaram o equipamento de Horsley-Clarke, projetado quatro décadas antes para atingir regiões específicas nos cérebros de animais, para criar um sistema estereotático para seres humanos. Eles relataram a técnica e uma breve descrição das indicações e os resultados em um paciente com "reatividade emocional" em sua monografia de referência em 1947.[4] As duas décadas seguintes testemunharam o desenvolvimento de outros procedimentos lesionais em indicações psiquiátricas, incluindo capsulotomia, cingulotomia e tractomia subcaudada.

Após o relato de Spiegel e Wycis, o psiquiatra/neurocirurgião Jean Talairach atingiu por estereotaxia o membro anterior da cápsula interna (ALIC), realizando assim a primeira capsulotomia.[5] A capsulotomia de Talairach, como a talamotomia de Wycis, foi criada pela introdução cirúrgica de um eletrodo de radiofrequência no alvo e termocoagulação do tecido. Alguns anos mais tarde, o neurocirurgião Lars Leksell realizou a primeira capsulotomia usando radiação dirigida estereotaxicamente, criando assim o campo da radiocirurgia estereotáxica.[6] Acredita-se que a capsulotomia exerça seu efeito ao alterar a comunicação entre os núcleos talâmicos e regiões do córtex pré-frontal (PFC), em especial o PFC orbital e medial. Centros especializados continuam a realizar procedimentos de capsulotomia até hoje, com taxas de resposta (diminuição ≥ 35% na Escala de Sintomas Obsessivos-Compulsivos de Yale-Brown [YBOCS]) variando de 40 a 70%.[7-9]

A cingulotomia envolve a criação de uma lesão no córtex cingulado anterior dorsal e trato do cíngulo. Foltz e White descreveram o procedimento pela primeira vez em 1962,[10] que mais tarde foi realizado e extensamente estudado por Ballantine.[11,12] A justificativa para o uso desta região como alvo foi baseada no trabalho de Papez, que descreveu um circuito do hipocampo até os corpos mamilares, incluindo o córtex cingulado, que era importante para o processamento da emoção e da ansiedade.[13] Séries recentes de cingulotomia para OCD demonstraram taxas de resposta de 30 a 50%.[14,15]

A tractomia subcaudada consiste na criação de uma lesão na substância branca frontal, inferiormente à cabeça do núcleo caudado, projetada para interromper as conexões frontotalâmicas. Knight realizou estes procedimentos pela primeira vez no início da década de 1960 usando a colocação estereotáxica de sementes radioativas de ítrio-90 para produzir uma lesão focal.[16] Houve poucos dados de resultados com este procedimento a era de medidas pela YBOCS (> 1990) e, na prática moderna, ele raramente é realizado como um procedimento isolado.

A combinação de cingulotomia e tractomia subcaudada é chamada de leucotomia límbica e foi introduzida por Kelly no início da década de 1970.[17] Este procedimento pode ser realizado como uma cirurgia isolada,[18] ou como um procedimento em estágios, onde a tractomia subcaudada é realizada em pacientes que não respondam à cingulotomia.[14,19]

Desde os primeiros dias da neurocirurgia estereotáxica humana, a estimulação cerebral existiu lado a lado com os procedimentos lesionais como outra ferramenta para o tratamento de transtornos psiquiátricos, mas não ganhou fôlego nas primeiras décadas em virtude da limitação na tecnologia dos dispositivos. Em 1954, Pool descreveu a implantação de um eletrodo e estimulação do núcleo caudado de um paciente com depressão grave, levando a uma melhora do apetite e do humor.[20] A estimulação cerebral profunda (DBS) em sua forma moderna foi desenvolvida na década de 1980 por Benabid[21] e transformou-se em uma adição extremamente valiosa aos recursos neurocirúrgicos para tratamento de transtornos do movimento. Ela foi aplicada para transtornos psiquiátricos pela primeira vez em 1999, quando Nuttin relatou os primeiros casos de DBS para OCD, constatando que três de quatro pacientes implantados demonstraram resposta clínica à estimulação do ALIC.[22] Embora naquela época fosse considerado que a DBS atuasse como lesão funcional, pesquisas posteriores indicaram um efeito mais complexo da estimulação,[23-25] levantando questões sobre este suposto mecanismo de ação.

11.3 Fisiopatologia do OCD

A metade da década de 1980 testemunhou o desenvolvimento das principais ideias sobre a organização dos circuitos corticais e subcorticais, assim como sua integração para regulação do comportamento. Estas teorias propuseram a existência de circuitos corticais-gânglios da base-talamocorticais (CBTC) que transmitem as informações ao longo de conexões que envolvem o córtex, o núcleo estriado, o globo pálido, o núcleo subtalâmico e o tálamo.[26] Estes circuitos distintos, porém sobrepostos, regulam o controle das ações motoras, assim como a emoção, o humor e comportamentos de tomada de decisão. Uma disfunção destes circuitos pode provocar uma alteração destes comportamentos, que se manifesta na forma de vários transtornos neuropsiquiátricos. O corolário importante é que a identificação da disfunção abre as portas para intervenções dirigidas (como DBS) para tentar restaurar a funcionalidade e tratar os distúrbios. Talvez os mais compreendidos sejam os circuitos CBTC que regulam o movimento, como evidenciado pelo sucesso de DBS para transtornos do movimento. Vários outros circuitos envolvem regiões do encéfalo que controlam comportamentos que sofrem perturbações em doenças psiquiátricas, incluindo as regiões pré-frontais como o córtex orbitofrontal (OFC), pré-frontal dorsolateral (dlPFC) e o córtex cingulado anterior (ACC).

A teoria prevalecente atual sobre a fisiopatologia do OCD é baseada nesta teoria de CBTC e disfunção nos circuitos pré-frontais.[20] Um dos trechos do circuito implicados envolve o OFC e o núcleo caudado ventromedial; acredita-se que seja o responsável pela mediação do modo como uma pessoa responde a estímulos emocionais salientes. Como em todos os circuitos CBTC, este compreende uma via direta excitatória e uma via indireta inibitória que existe em equilíbrio em indivíduos saudáveis. Contudo, acredita-se que a via direta esteja patologicamente hiperativa em pacientes com OCD, gerando assim uma alça de *feedback* positivo não controlada neste primeiro circuito.[20] Foi proposto que esta hiperatividade, observada de modo robusto e constante em pacientes com OCD em estudos de imagem funcional,[27-29] seria manifestada como uma atenção exagerada a ameaças percebidas, consequentemente, contribuindo para as obsessões do OCD.[30] As compulsões poderiam se desenvolver, então, como um meio para lidar com estas obsessões e o alívio temporário obtido por estas compulsões produziria seu reforço e entranhamento dos comportamentos estereotipados do OCD. Na verdade, estudos optogenéticos em modelos de camundongos demonstraram que a ativação crônica das vias entre o OFC e o estriado gera comportamentos repetitivos semelhantes ao OCD.[31]

Outro circuito de CBTC implicado envolve o dlPFC e o caudado dorsolateral.[22] Esta via sustenta a função executiva e facilita a flexibilidade cognitiva. Parece estar hipoativa em pacientes com OCD, produzindo inflexibilidade cognitiva e tornando-os incapazes de evitar as compulsões ritualísticas.[32,33] Juntamente com o circuito CBTC aberrante já mencionado, a atividade patológica nestes circuitos gera obsessões causadoras de ansiedade, comportamentos compulsivos anormais que aliviam temporariamente esta ansiedade e ausência da flexibilidade necessária para abandonar estes padrões comportamentais rígidos.[34]

O ACC também foi implicado na fisiopatologia do OCD. Como um centro de funções de controle cognitivo, o ACC realiza a integração com várias outras regiões frontais envolvidas.[35] Ele conta com extensas conexões corticais recíprocas com o dlCPF e tem um papel importante na modulação da flexibilidade cognitiva e função executiva.[36,37] Além disso, o ACC emite projeções para o córtex primário, pré-motor e suplementar, o que teoricamente ajudar a governar a execução e o término do comportamento.[27,38] Níveis de atividade anormais foram observados no ACC de pacientes com OCD, tanto no estado de repouso quanto em estudos de imagem funcionais com provocação de sintomas.[39-42] Além disso, o envolvimento do ACC na fisiopatologia do OCD também é respaldado pela eficácia da cingulotomia para alívio dos sintomas de OCD.[15]

11.4 Desenvolvimento de Alvos para DBS no OCD

Vários alvos foram desenvolvidos para DBS em OCD (▶Fig. 11.1). O primeiro alvo, e o mais usado, foi escolhido como uma extensão direta da experiência de capsulotomia, visando o ALIC.[28] Os alvos na vizinhança destas regiões foram definidos com nomes diferentes. ALIC refere-se a toda a estrutura de substância branca e os estudos originais sobre capsulotomia visaram toda esta região. Outro termo de alvo muito usado é cápsula ventral/estriado ventral (VC/VS), que se refere à porção mais ventral do ALIC e substância cinzenta subjacente do VS imediatamente abaixo dele. A referência ao alvo como ALIC ou VC/VS enfatiza a ideia de que o alvo possa estar na verdade na substância branca, de modo que o objetivo da estimulação seria influenciar as fibras que passam por esta região. Ao visar estas fibras, a estimulação pode influenciar as regiões que conectam, ou seja, PFC e regiões subcorticais, pelo circuito CBTC. A ênfase em um alvo na substância branca está se tornando prevalente neste campo.[43,44] Mesmo assim, alguns estudos mais antigos enfatizaram a substância cinzenta como alvo cirúrgico real, referindo-se a ele como o VS ou o *nucleus accumbens* (NAc).

O mecanismo terapêutico da DBS nesta região do alvo provavelmente se estende além da criação de uma lesão reversível que impeça parcialmente a transferência de informações.[45,46] DBS também pode afetar as vias de substância branca ao gerar uma ativação axonal constante por estimulação supraliminar.[23] Além disso, a estimulação provavelmente afeta estruturas de substância cinzenta adjacentes como o estriado; recentemente foi proposto que os efeitos da estimulação de VC/VS sobre o núcleo da estria terminal possa ser crucial para a eficácia do alvo.[47]

O núcleo subtalâmico (STN) também é utilizado como alvo para DBS em OCD. O STN é um componente essencial da via indireta dos circuitos de CBTC.[48] Ele conta com múltiplas subdivisões, incluindo um território motor (que é um alvo para DBS na doença de Parkinson), um território oculomotor, um território associativo e um território límbico.[49] Embora o mecanismo seja

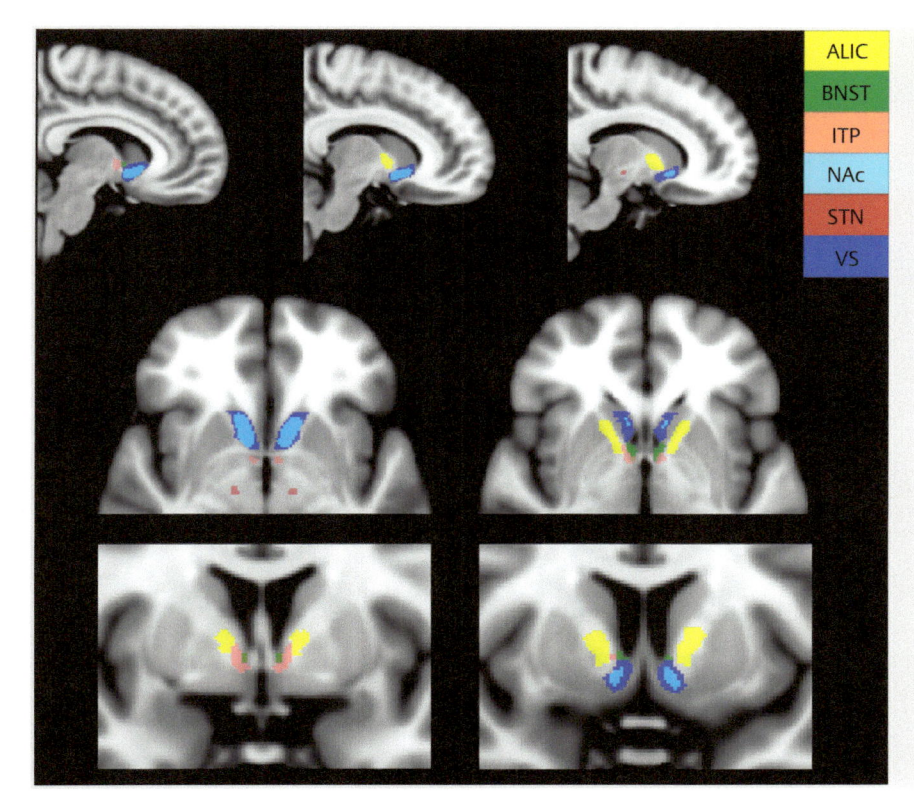

Fig. 11.1 Regiões historicamente visadas na DBS para OCD. A figura apresenta as porções das respectivas regiões visadas em estudos publicados sobre DBS para OCD. ALIC, membro anterior da cápsula interna (*amarelo*); BNST, núcleo da estria terminal (*verde*); ITP, pedúnculo talâmico inferior (*salmão*); NAc, *nucleus accumbens* (*ciano*); STN, núcleo subtalâmico (*vermelho*); VS, estriado ventral (*azul royal*).

compreendido apenas parcialmente, acredita-se que a estimulação elétrica do território límbico modifique a interação do STN com os circuitos CBTC implicados no OCD e, como consequência, diminuam a intensidade dos sintomas.[50]

11.5 Critérios para Candidatos

Os candidatos para DBS em OCD devem satisfazer essencialmente os mesmos critérios adotados para procedimentos lesionais em décadas passadas. As principais categorias de critérios são diagnóstico, cronicidade, gravidade e refratariedade. O diagnóstico primário deve ser OCD. Outros diagnósticos comuns são transtornos do humor, ansiedade, transtornos alimentares e outros, mas estes não devem ser os diagnósticos primários. Algumas comorbidades constituem exclusões, como exemplificado a seguir. Os critérios de cronicidade típicos correspondem a ≥ 5 anos desde o diagnóstico. Alguns grupos também adotam uma duração mínima de sintomas graves. A gravidade geralmente é classificada pela Escala de Sintomas Obsessivos-Compulsivos de Yale Brown (YBOCS), uma medida da gravidade da doença em OCD.[51] A maioria dos grupos utiliza uma pontuação mínima de aproximadamente 28, ou aproximadamente 14 se apenas obsessões ou apenas compulsões estiverem presentes. A refratariedade é medida em relação ao tratamento farmacológico e terapia comportamental cognitiva. Os requisitos típicos correspondem a no mínimo três tentativas por ≥ 12 semanas das máximas doses toleradas de inibidores da recaptação de serotonina (seletivos ou não), incluindo uma tentativa com clomipramina, no mínimo duas estratégias de potencialização como o uso de medicamentos antipsicóticos ou antidepressivos tricíclicos e pelo menos 20 horas de terapia de exposição/prevenção de resposta (ERP) específica para OCD com especialistas (embora uma participação mais curta possa ser permitida se a não aderência for decorrente de intolerância à terapia). Outros critérios de inclusão típicos são a idade (18 a 75 anos), capacidade de fornecer o consentimento livre e esclarecido e demonstrações de expectativas apropriadas em relação ao resultado da cirurgia. Os critérios de exclusão incluem transtornos psiquiátricos comórbidos com potencial de interferir no tratamento, condições clinicamente significativas que afetem a função ou a estrutura do encéfalo, capacidade cognitiva extremamente baixa, transtorno de uso de substância atual e tentativa de suicídio recente ou ideação suicida ativa e estabelecida.

11.6 Eficácia de DBS para OCD

Nuttin relatou a primeira série de pacientes sobre a eficácia de DBS para OCD em 1999.[28] Eletrodos bilaterais foram implantados no ALIC de quatro pacientes com OCD grave. O estudo relatou efeitos benéficos em três dos quatro pacientes, com uma diminuição autorrelatada de 90% dos comportamentos compulsivos e ritualísticos em um paciente. Os resultados relatados foram descritivos, sem incorporar medidas usando a escala padronizada de sintomas, a YBOCS.[51] Mesmo assim, demonstraram a segurança e a possível viabilidade de DBS para alívio dos sintomas de OCD.

Desde este relatório inicial, houve vários estudos sobre DBS para OCD, variando de séries de casos não controlados a estudos cegos randomizados. Destacamos aqui os resultados de estudos com coortes de no mínimo seis pacientes (▶ Tabela 11.1). Excluímos os estudos cujos resultados tenham sido incluídos em uma publicação posterior[52,53] para evitar duplicação. Até o momento, um total de 8 estudos satisfez estes critérios.[28,29,47,50,54-57] Um estudo empregou DBS unilateral[54] e os outros sete usaram estratégias de implantação bilateral. Seis dos oito estudos implantaram eletrodos nas regiões do ALIC ou VC/VS, embora com uma variedade de nomes para os alvos nominais, incluindo o NAc,[54,55] VC/VS,[56,57] núcleo da estria terminal (BNST)[47] e pedúnculo talâmico inferior

Tabela 11.1 Estudos de DBS para OCD

Primeiro autor	Alvo	N	Desenho	Achados	Taxa de resposta
Nuttin et al.[28]	ALIC	4	Aberto	Estudo exploratório mostrando que a estimulação de VC/VS pode produzir alívio sintomático dos sintomas de OCD	N/A
Mallet et al.[50]	STN	17	Duplo-cego, randomizado, cruzado, estimulação ativa versus simulada	A estimulação ativa versus simulada foi significativamente diferente, com o paciente médio tratado por estimulação simulada apresentando YBOCS de 28 e paciente médio de estimulação apresentando YBOCS de 19	N/A
Huff et al.[54]	NAc direito	10	Duplo-cego, randomizado, cruzado, estimulação ativa versus simulada	Não foi observada uma diferença entre a estimulação ativa e simulada. Aos 12 meses, a pontuação YBOCS média da coorte diminuiu em sete pontos. Apenas 1 de 10 demonstrou redução de YBOCS de 35% ou mais	1/10 (10%)
Denys et al.[55]	NAc	16	Aberto, otimização seguida por um período duplo-cego, randomizado, cruzado, estimulação ativa versus simulada	Ao comparar a estimulação com a simulação, foi observada uma redução de 8,3 pontos na pontuação de YBOCS. Com aproximadamente 2 anos de acompanhamento, 9 de 16 pacientes apresentaram respostas	9/16 (56%)
Goodman et al.[56]	VC/VS	6	Duplo-cego, randomizado, início em estágios	Nenhuma diferença entre a estimulação ativa e simulada para a pequena coorte. Após 1 ano, 4 de 6 pacientes apresentaram resposta	4/6 (66%)
Greenberg et al.[57]	VC/VS	26	Aberto	No acompanhamento em longo prazo, 16 de 26 pacientes foram considerados como portadores de resposta a DBS	16/26 (62%)
Jimenez et al.[29]	ITP	6	Aberto	Todos os 6 de 6 pacientes responderam à estimulação após 1 ano. Em média, a YBOCS do grupo diminuiu para metade do valor basal	6/6 (100%)
Luyten et al.[47]	ALIC/BNST	24	Aberto, otimização seguida por um período duplo-cego, randomizado, cruzado, estimulação ativa versus simulada	A diminuição mediana correspondeu a 37% na comparação entre estimulação e simulação. Para os 17 de 24 pacientes que ainda estavam usando DBS 4 anos após o implante, foi observada uma diminuição mediana de 66% e 15 de 24 ainda tinham o implante e demonstravam resposta no último acompanhamento. Os autores também alegam que a proximidade com o BNST melhorou os resultados	15/24 (63%)
Tyagi et al.[58]	STN + VC/VS	6	Duplo-cego, randomizado, cruzado, estimulação ativa versus simulada	Estudos breves de estimulação de 3 meses de duração mostraram que são obtidos melhores resultados com a estimulação de VC/VS em comparação ao NST e que a combinação dos dois produz resultados discretamente melhores nas pontuações da YBOCS	5/6 (83%)

Abreviações: ALIC, membro anterior da cápsula interna; BNST, núcleo da estria terminal; DBS, estimulação cerebral profunda; ITP, pedúnculo talâmico inferior; N/A, não disponível; NAc, *nucleus accumbens*; STN, núcleo subtalâmico; VC/VS, cápsula ventral/estriado ventral; YBOCS, Escala de Sintomas Obsessivos-Compulsivos de Yale-Brown.

(ITP).²⁹ Um estudo foi dirigido para o STN⁵⁰ e o estudo mais recente usou as regiões de VC/VS e STN como alvos para comparar a eficácia nos dois locais.⁵⁸

Em 2008, um consórcio francês publicou seus resultados sobre o estudo dos efeitos da estimulação do STN em um estudo cruzado, duplo-cego, multicêntrico de 16 pacientes tratados com estimulação do território anterior do STN.⁵⁰ Após uma fase de recuperação pós-implantação de 2 meses, os pesquisadores testaram uma série de parâmetros de estimulação em todos os contatos para estabelecer o conjunto de parâmetros ideal para cada indivíduo. Os pacientes foram então randomizados a 1:1 para receber estimulação ativa ou simulada (DBS desativada) por 3 meses, usando o conjunto de parâmetros individualizados como ponto de partida. Houve um período sem tratamento de 1 mês (DBS desativada para ambos os grupos), seguido por outro período de 3 meses, no qual cada paciente passou para o outro tratamento. Portanto, oito pacientes estavam no grupo ativado-desativado e os outros oito estavam no grupo desativado-ativado, onde cada paciente serviu como seu próprio controle. A resposta clínica foi medida no fim de cada fase de cruzamento. É interessante observar que o critério de resposta na YBOCS correspondeu a uma diminuição de 25%, um limiar mais baixo que o critério típico de redução de 35% usado na maioria dos estudos de DBS. A medida de resultados primária do estudo foi a alteração da pontuação na YBOCS no fim da estimulação em comparação ao período simulado. O estudo atingiu seu objetivo primário, já que as pontuações da YBOCS foram significativamente mais baixas (ou seja, sintomas menos graves) após a estimulação ativa que após a estimulação simulada (19 versus 28, respectivamente, p = 0,01). Como avaliações secundárias, a avaliação global do funcionamento e a impressão clínica global também melhoraram de modo significante durante a estimulação ativa, sugerindo uma melhora importante da intensidade dos sintomas e da qualidade de vida. As medidas neuropsicológicas, de depressão e ansiedade não mudaram de modo significativo com a estimulação ativa. Portanto, este estudo fornece evidências de nível I de que a estimulação ativa do STN reduz os sintomas de OCD.⁵⁹

Dois anos mais tarde, o grupo de Cologne, Alemanha, relatou seus resultados unicêntricos usando um desenho cruzado duplo-cego com estimulação unilateral do ALIC e NAc direitos em 10 pacientes.⁵⁴ Os pacientes receberam o implante de um único eletrodo de DBS no lado direito, com os dois contatos distais no NAc e dois contatos proximais no ALIC ventral. Os pacientes foram então randomizados para 3 meses de estimulação ativa ou simulada antes de passarem para o outro grupo no segundo período de 3 meses. Não houve um período sem tratamento intercalado entre os dois períodos de estimulação. Esta porção duplo-cega foi seguida por um período de extensão aberta de 12 meses após a cirurgia.

A medida de resultados primária foi a alteração da pontuação de YBOCS aos 12 meses. Nesse momento, apenas um paciente (10%) tinha obtido uma resposta completa (usando o critério padrão de redução ≥ 35%), mas a alteração geral da pontuação de YBOCS em comparação ao valor basal pré-cirúrgico foi significante (32,2-25,4, p = 0,012). Outros quatro pacientes (40%) obtiveram uma resposta parcial (redução de 25-34%). Limitando a análise ao período cruzado cego, houve uma diferença significante entre os valores basais e durante a estimulação (32,2 versus 27,9, respectivamente, p = 0,033), mas nenhuma diferença entre os valores com estimulação desativada e estimulação ativada (31,1 versus 27,9, respectivamente, p = 0,205). Portanto, apesar da eventual diminuição significativa da pontuação da YBOCS durante a fase aberta, a ausência de uma diferença entre os períodos de estimulação ativa e simulada fornece evidência insuficientes para favorecer DBS unilateral de ALIC /NAc.⁵⁹

Outros três estudos publicados em 2010 descreveram os efeitos da estimulação bilateral da região VC/VS. O grupo de Amsterdã, Países Baixos, implantou eletrodos de DBS bilaterais com NAc como alvo em 16 pacientes.⁵⁵ O estudo consistiu em três fases. Após a implantação, os pacientes foram submetidos, inicialmente, à estimulação de modo aberto por 8 meses. Aproximadamente 2 meses após o início dessa fase, a terapia de exposição focada em OCD foi adicionada à DBS. Após a fase aberta, os pacientes passaram por uma fase duplo-cega, controlada por simulação, de 4 semanas. Foram designados aleatoriamente para estimulação ativa ou simulada por 2 semanas e então cruzaram para o outro grupo durante 2 semanas, sem um período sem tratamento intercalado. A terceira fase de "manutenção" consistiu em estimulação de modo aberto.

Durante a fase aberta, as pontuações de YBOCS na coorte diminuíram em 46% (p < 0,001) e 9 de 16 pacientes (56%) obtiveram os critérios de resposta (usando o critério padrão de redução ≥ 35%). Durante a fase de cruzamento cego, houve uma diferença no padrão de resposta entre o grupo ativado-desativado (primeiro com estimulação, depois sem) em comparação ao grupo desativado-ativado. O primeiro não apresentou uma alteração significativa (ou seja, 25,8 com estimulação para 30,7 sem estimulação, p = 0,18), o que possivelmente foi determinado pela preocupação com a possível retirada da estimulação durante o período cego (efeito nocebo), produzindo maiores pontuações na YBOCS na primeira etapa do cruzamento. Em contraste, o grupo desativado-ativado exibiu uma alteração significante (ou seja, 29,5 sem estimulação para 17,6 com estimulação, p = 0,009). Quando combinado em toda a coorte, o grupo de estimulação ativa obteve uma redução da pontuação da YBOCS significativamente maior que o grupo de simulação (8,3 pontos, redução de 25%, p = 0,004). As pontuações da YBOCS diminuíram de modo significativo durante a fase de manutenção aberta final, em comparação aos valores basais pré-operatórios (17,5 pontos, redução de 52%, p = 0,001). As medidas de depressão e ansiedade também diminuíram de modo significante com a estimulação ativa. Em termos de localização do alvo, os efeitos benéficos foram observados principalmente com o uso de contatos na borda entre a camada externa do NAc e a substância branca da cápsula, em vez da região central do NAc. As limitações deste estudo são seu desenho unicêntrico, a fase cega de curta duração e a presença de uma fase aberta longa antes do período cego, que pode ter fornecido aos pacientes uma indicação de sua alocação cega. Este estudo fornece evidência de nível II para suporte de DBS bilateral no NAc/ALIC.⁵⁹

Um grupo multi-institucional nos USA, centralizado na University of Florida em Gainesville, FL, relatou os resultados de um estudo duplo-cego iniciado em estágios sobre DBS no VC/VS em seis pacientes.⁵⁶ Após a implantação, três pacientes tiveram o dispositivo ativado após 30 dias e os outros três tiveram o dispositivo ativado após 60 dias, de um modo duplo-cego. O tratamento cego foi descontinuado após 120 dias e seguido por estimulação fornecida de modo aberto. Não houve uma diferença significativa entre os grupos de início precoce e tardio no mês 2, embora o estudo fosse limitado por um poder relativamente baixo para observar essa diferença e por estágios relativamente curtos. Por outro lado, houve uma diminuição significativa da pontuação da YBOCS durante os 12 meses de estudo (15,7 pontos, p = 0,0392) e 4 de 6 (67%) pacientes exibiram respostas (definidas como redução ≥ 35% e pontuação da YBOCS ≤ 16) no mês 12. No decorrer do estudo, também foi constatada uma melhora importante dos sintomas depressivos. Este estudo fornece evidências de nível III para suporte de DBS bilateral em VC/VS.

Em outro estudo em 2010, Greenberg *et al* da Brown University em Providence, RI, relataram sua experiência multicêntrica internacional com DBS para OCD.[57] Esta coorte consistiu em 26 pacientes tratados em quatro centros da Bélgica e Estados Unidos usando um desenho aberto, com a região de VC/VS como alvo. Após 1 mês de estimulação, sete pacientes (28%) satisfizeram o critério de resposta (diminuição ≥ 35% na pontuação da YBOCS). Aos 3 meses, a taxa de resposta correspondeu a 50% e a pontuação da YBOCS média na coorte tinha diminuído de 34,0 na avaliação basal pré-operatória para 21,0 (38%). No último acompanhamento, em uma média de 31,4 meses após a cirurgia, a taxa de resposta correspondeu a 61,5%. Esta melhora progressiva ao longo do tempo é típica dos estudos sobre DBS para OCD e provavelmente está relacionada com a busca de parâmetros de estimulação ideais e à indução lenta de plasticidade no circuito neurológico visado, entre outros fatores.

Além de incluir várias instituições, este estudo também abrangeu quase uma década. Nos quatro centros, os pacientes com eletrodos de implantação mais recente obtiveram melhores resultados sintomáticos. Uma vez que a seleção dos pacientes foi semelhante durante todo o período, esta melhora ao longo do tempo provavelmente reflete o refinamento da definição do alvo cirúrgico. O alvo anatômico evoluiu no decorrer do estudo, basicamente movendo-se na direção posterior. Antes, os pacientes recebiam o implante em um local vários milímetros anterior à comissura anterior (AC), na vizinhança da área tradicionalmente visada durante procedimentos de capsulotomia. Pacientes mais tardios receberam um implante mais posterior, aproximadamente nivelado com a AC. O alvo de estimulação também se moveu para uma posição discretamente medial de modo a permanecer no interior do ALIC. Em decorrência deste movimento do alvo, foi observada uma redução da voltagem necessária para estimulação, assim como melhores respostas, sugerindo que a localização mais posteromedial estivesse mais próxima do alvo ideal. É importante destacar que os resultados deste estudo incentivaram a Food and Drug Administration (FDA) nos U.S. a conceder a aprovação limitada de DBS para OCD em 2009 na forma de uma Isenção para Dispositivo Humanitário (HDE).

Em 2013, um grupo da Cidade do México relatou os resultados de seu estudo aberto, com o ITP como alvo em uma coorte de seis pacientes.[29] Como descrito pelos autores, este alvo foi escolhido com o reconhecimento da importância das fibras que contém, que conectam o tálamo e o OFC. Os autores definiram o alvo ITP a alguns milímetros lateralmente ao fórnice e aproximadamente 4 mm posterior à AC, um local apenas alguns milímetros posteriores ao alvo final no relato de Greenberg *et al*.[57] Portanto, o alvo ITP também pode ser considerado na família de alvos da região do ALIC. Houve uma diminuição estável das pontuações da YBOCS no decorrer do período de acompanhamento de 36 meses. Após 12 meses, a pontuação mediana da YBOCS tinha diminuído em relação ao valor basal pré-operatório de 35,8 para 17,5, uma alteração estatisticamente significante, e todos os seis pacientes apresentaram uma redução ≥ 40%. Contudo, aos 24 meses, três pacientes tinha desistido e desse modo, embora os três pacientes restantes ainda apresentassem melhores pontuações, o poder estatístico foi muito baixo para demonstrar uma alteração significante. Este estudo fornece evidências de nível III a favor de DBS no ITP, com resultados promissores que necessitam de confirmação usando uma coorte maior e um desenho controlado.

O grupo belga que introduziu DBS para OCD pela primeira vez, subsequentemente, conduziu um estudo maior em 24 pacientes.[47] Os resultados foram publicados em 2015, mas o estudo abordou implantes que ocorreram durante um período de 12 anos, de 1998 a 2010. O grupo inicialmente definiu o alvo no ALIC, aproximadamente 15 mm anterior à AC, mas moveu o alvo em uma direção cada vez mais posterior no decorrer do estudo. Os últimos pacientes receberam o implante usando um alvo imediatamente posterior à AC. O contato mais profundo foi colocado na substância cinzenta do BNST, um pequeno núcleo discretamente lateral aos fórnices e núcleos septais, posterior ao NAc e pouco nivelado na direção anteroposterior com a AC. Como no estudo de Greenberg *et al*.,[57] esta evolução foi determinada por observações clínica de melhores resultados com um alvo mais posterior.

Após a implantação, os pacientes foram otimizados de modo aberto por alguns meses. Em seguida, entraram em uma fase cruzada, duplo-cega, randomizada, onde permaneceram com ou sem estimulação por até 3 meses e então cruzaram para o outro grupo. Um total de 17 pacientes concluiu a porção de cruzamento do estudo. Durante a fase de cruzamento, os pacientes exibiram uma melhora significativa na pontuação da YBOCS (mediana de 37%) durante a estimulação ativa em relação à estimulação simulada. Do mesmo modo, foram observadas melhoras significantes nas medidas de depressão, ansiedade e funcionamento global durante a estimulação ativa. No ponto de tempo de 4 anos após a implantação e no último acompanhamento, a pontuação dos pacientes na YBOCS melhorou significativamente (mediana de 45%) e 16 dos 24 pacientes (67%) apresentaram respostas.

Os autores também estratificaram os 24 pacientes com base no alvo anatômico: principalmente no ALIC (n = 6), principalmente no BNST (n = 15) ou de modo comparável nos dois (n = 3). Usando esta classificação, 1 de 6 pacientes no subgrupo de ALIC, 12 de 15 pacientes no subgrupo de BNST e todos os 3 pacientes no subgrupo de ALIC / BNST apresentaram respostas no último acompanhamento, sugerindo que a estimulação do BNST ou a estimulação do ALIC próxima ao BNST tenha proporcionado resultados superiores e de longa duração. Este estudo fornece evidências convincentes de que DBS na região do BNST seja eficaz para OCD. É interessante observar que BNST não é um componente clássico do circuito CBTC. Estudos em animais descreveram seu papel na regulação do medo e da ansiedade,[60] mas sua função em seres humanos não é bem descrita. Este estudo levanta a questão de se a estimulação deste núcleo por si só é fundamental para a resposta sintomática ou se ele é um marcador útil para tratos de substância branca vizinhos que representam o alvo crítico real.

Mais recentemente, o grupo de Oxford no Reino Unido concluiu um estudo inspirado por trabalhos anteriores nos alvos STN e VC/VS.[58] Os resultados foram publicados na forma de um resumo em 2017, com a publicação integral do manuscrito pendente no momento em que este texto foi escrito. O grupo efetuou implantes simultâneos em seis pacientes usando alvos tanto em STN quanto em VC/VS e empregou um protocolo cruzado duplo-cego com 12 semanas em cada braço para comparar a eficácia relativa. A taxa de resposta correspondeu a 3/6 com a estimulação apenas do STN (redução média da pontuação da YBOCS de 42%), 5/6 com estimulação apenas de VC/VS (redução média de 53%) e 5/6 com a estimulação dos dois alvos (redução média de 62%). Os autores concluíram que a estimulação de VC/VS foi mais efetiva que a estimulação do STN. Também constaram que os contatos em VC/VS mais efetivos estavam na substância branca ventral da cápsula e não na substância cinzenta do VS. O tamanho da amostra do estudo é pequeno e a ausência de um grupo de simulação impede a consideração de fatores de confusão por placebo, mas a comparação direta dos alvos é uma contribuição importante.

Um estudo final que deve ser mencionado ainda não relatou seus resultados no momento em que este texto foi escrito. O grupo da Brown University está conduzindo um estudo duplo-cego, randomizado, controlado com simulação sobre a estimulação cerebral profunda de VC/VS em 27 pacientes com randomização antecipada, algumas semanas após a implantação (NCT00640133). Os pacientes recebem estimulação ativa ou simulada por 3 meses, seguida por estimulação em um desenho aberto. No momento da redação deste texto, a inclusão está completa, mas os resultados ainda não foram divulgados.

11.7 Eventos Adversos

Os eventos adversos associados à DBS para OCD podem ser classificados como resultantes do procedimento cirúrgico, resultantes do dispositivo implantado ou resultantes da estimulação ou do término da estimulação. Os eventos adversos relacionados com o procedimento mais notável envolvem hemorragia intracerebral (ICH) e infecções superficiais da ferida. Entre 98 pacientes nos estudos de DBS para OCD que relataram eventos adversos sérios,[47,50,54-57] cinco apresentaram uma ICH durante a implantação; todos os casos foram assintomáticos, com exceção de um, que produziu paralisia permanente do dedo da mão e outro que resultou em apatia transitória. Cinco pacientes apresentaram infecções da ferida, que algumas vezes exigiram a remoção do dispositivo. Os pacientes também apresentaram cefaleias transitórias e desconforto no local da cirurgia. Os eventos adversos relacionados ao dispositivo envolveram três pacientes com fraturas da derivação e quatro pacientes com extensões defeituosas, e todos os casos exigiram substituição.

Vários pacientes apresentaram eventos adversos relacionados com a estimulação no humor. Uma depressão do humor foi observada ocasionalmente durante a titulação aguda. Durante a estimulação crônica de VC/VS, 6 de 58 pacientes apresentaram aumento de depressão ou episódios de ideação suicida e outros 3 tentaram o suicídio. No estudo sobre a estimulação do BNST, 12 de 24 pacientes relataram pensamentos suicidas, embora fosse identificado que havia pouca probabilidade de terem sido induzidos pela estimulação. Uma piora do humor ou aumento da ansiedade em geral foram os primeiros sintomas apresentados por pacientes com falhas dos dispositivos, tanto por desligamento inadvertido quando por depleção da bateria com interrupção abrupta da estimulação. Tipicamente, estes sintomas foram resolvidos com a restauração da estimulação, levando os centros a estimarem a vida da bateria com o objetivo de substituir as baterias antecipadamente antes da depleção total.

Os pacientes também relataram, ocasionalmente, sintomas maníacos transitórios (p. ex., desinibição, elevação do humor, hiperatividade, logorreia e aumento da libido). Entre os 98 pacientes nos estudos que descreveram eventos adversos, 26 satisfizeram temporariamente os critérios para hipomania, que desapareceu espontaneamente ou com o ajuste dos parâmetros de estimulação. Além disso, alterações do peso e dos padrões de sono relacionadas com a estimulação foram confirmadas por vários pacientes.

Após a estimulação, às vezes os pacientes descrevem alterações neuropsicológicas subjetivas (p. ex., alterações da memória, "turvação" e dificuldade de concentração).[47,54,55,57] Contudo, avaliações objetivas usando baterias neuropsicológicas não produziram padrões significativos de alterações.[56,57] Por exemplo, o grupo sediado na University of Florida relatou que, 1 anos após a implantação, 7,1% das comparações neuropsicológicas dos pacientes com a condição inicial demonstraram um declínio em relação ao quadro basal, enquanto 15,5% demonstraram melhora.[56]

11.8 Resumo dos Estudos

Os estudos descritos fornecem vários dados importantes sobre a terapia com DBS para OCD. Em primeiro lugar, a região do ALIC ou VC/VS vem emergindo como a região visada com mais frequência. O estudo multicêntrico francês forneceu respaldo ao alvo STN, mas usou um limiar mais baixo para definir resposta. O trabalho digno de nota subsequente usando o alvo VC/VS reforçou sua eficácia e dados recentes comparando diretamente os dois alvos sugerem uma vantagem para VC/VS.

Em segundo lugar, evidências empíricas de mais de uma década pressionaram a localização do alvo VC/VS em uma região mais posterior. A definição do alvo de DBS inicialmente replicou a determinação do alvo para capsulotomia que, na década de 1990, era dirigida a um ponto 10 a 15 mm anterior à AC. Os estudos mais recentes sobre DBS buscam um alvo mais próximo da AC ou até mesmo posterior a ela. Ao mesmo tempo, várias análises da localização de contatos efetivos respaldam a noção de que este alvo é uma estrutura da substância branca, e não um alvo de substância cinzenta. As fibras desta região da cápsula conectam o tálamo ao córtex ventromedial e OFC,[44] sugerindo que a modulação destas regiões CBTC seja crucial para reverter a fisiopatologia do OCD. Embora a nomenclatura varie entre os estudos (ALIC, VC/VS, ITP, BNST), esta premissa parece ser reprodutível.

Por fim, elaborando-se a partir do ponto anterior, os dados disponíveis respaldam a ideia que a DBS tem efeito por meio de sua influência em uma rede mais ampla que apenas a região de estimulação. A modulação de um trato de substância branca permite que a influência da intervenção atinja regiões difusas, conectadas pelas fibras do trato. Esta conclusão não é surpreendente, considerando a teoria de CBTC da disfunção no OCD. Este transtorno não está localizado em uma única região do encéfalo, e sim em uma rede difusa. Como consequência, a inclusão da rede mais ampla na esfera de influência da terapia deve ser mais efetiva. A latência de semanas a meses entre o início da estimulação e uma melhora perceptível, observada nestes estudos, é compatível com esta teoria de rede. Podemos deduzir que as alterações induzidas pela estimulação na influência de diferentes regiões da rede e a comunicação entre elas demoram algum tempo para se desenvolver. Os poucos estudos existentes usando imagens funcionais para rastrear as alterações induzidas pela DBS para OCD também são coerentes com esta interpretação de rede.[61,62]

11.9 Considerações para o Desenho de Estudos

A pesquisa de DBS para OCD enfrenta desafios, em particular quanto ao desenho dos estudos. DBS para transtornos do movimento como a doença de Parkinson ou o tremor essencial tem a vantagem de um *feedback* sintomático relativamente imediato após a ativação da estimulação. Durante uma sessão de programação inicial de 1 a 1,5 horas, o médico pode pesquisar os contatos do eletrodo e ter uma boa ideia dos contatos mais efetivos. No caso do OCD, a melhora sintomática pode demorar semanas a meses para se manifestar por completo. Esta latência temporal representa um desafio para o programador. Além disso, ajuste da medicação, eventos de vida e a variação natural dos sintomas podem ocorrer no período de latência intermediário, apresentando outros fatores de confusão que não podem ser controlados com facilidade. Estes fatores dificultam a atribuição de uma causalidade direta entre um ajuste da programação e uma alteração sintomática.

Os pesquisadores que projetaram os estudos clínicos sobre DBS para OCD precisaram reconhecer e lidar com estes efeitos. Estudos que randomizam os pacientes para estimulação ativa *versus* simulada devem ter uma duração suficiente em cada braço para permitir o aparecimento de diferenças, tipicamente no mínimo 3 meses. Como exemplo desta dificuldade, um período randomizado curto demais pode ter contribuído para a ausência de uma diferença observada em estudos recentes sobre DBS para depressão.[63-65] Obviamente estudos mais longos são mais dispendiosos e, portanto, restrições de custos e financiamento representam um desafio adicional.

Outra questão é se a randomização deve ser antecipada[50,54,58] ou seguir um período aberto de otimização.[47,55] Existem limitações com as duas estratégias. Com a randomização antecipada, muitas vezes há uma limitação da capacidade de explorar o espaço de parâmetros e identificar os parâmetros de estimulação ideais. Apesar do longo tempo desde a primeira introdução de DBS para OCD em 1999 e a aprovação de HDE pela FDA em 2009, a experiência com esta terapia ainda é relativamente limitada. Portanto, encontrar os parâmetros ideais em pacientes individuais pode levar tempo. A randomização antecipada acarreta o risco de se comparar uma estimulação ativa não aperfeiçoada com a simulação, potencialmente reduzindo as diferenças entre os grupos. Este risco aumenta ainda mais ao considerar a melhora de 10 a 20% observada com a estimulação simulada, que pode ser atribuída a um efeito placebo e/ou um efeito da inserção/microlesão (acredita-se que esses dois fatores de confusão sejam os mais potentes imediatamente após a cirurgia). A inclusão de um período de espera após a cirurgia e/ou um início cego em estágios[56] poderia ajudar a aliviar parcialmente os efeitos associados à simulação.

Estas preocupações com a randomização antecipada levaram alguns autores a adotar uma otimização aberta seguida por randomização.[47,55] Esta estratégia diminui a preocupação com o espaço de parâmetros não explorados, mas introduz outros fatores de confusão. Muitas vezes os pacientes conseguem discernir se a estimulação está ativada ou desativada após a experiência com ela por vários meses. A desativação do dispositivo em um desenho deste tipo acarreta o risco de revelar o cegamento ao paciente e, portanto, aumentar artificialmente a possibilidade de se observar uma mudança. Acelerar a ativação ou desativação da estimulação a cada 1 a 2 semanas pode mitigar esta preocupação. Outro fator é a possibilidade do efeito nocebo, onde um paciente pode piorar por conta da perspectiva de estar desativado durante o período randomizado. Este feito ocorreria no ponto de randomização e, portanto, seria particularmente notável no grupo randomizado para tratamento ativo e depois simulado, pois produziria piora dos sintomas apesar da estimulação ativa continuada.[55] A entrada no período de randomização em estágios poderia ajudar a aliviar este efeito. Por fim, a perspectiva de descontinuação da terapia com certeza pode fazer com que o paciente abandone o estudo. Desse modo, as duas estratégias, randomização antecipada e randomização após um período de aperfeiçoamento, apresentam desafios. Alguns aspectos do desenho podem mitigar as respectivas limitações, mas cada aspecto adicional aumenta a complexidade dos estudos (com os custos associados e o potencial de enganos). Estas considerações devem ser avaliadas com cuidado quando se projeta um estudo sobre DBS para OCD.

11.10 Direções Futuras

Vários estudos apresentaram evidências de alto nível para suporte da eficácia de DBS para OCD e a FDA concedeu uma HDE fornecendo aprovação limitada da terapia. Entretanto, vários desafios estão no caminho da adoção disseminada desta técnica. Questões práticas importantes incluem a falta de conhecimento do tema na comunidade psiquiátrica, a relutância em encaminhar os pacientes a centros com experiência para avaliação e a hesitação dos pacientes em realizar uma cirurgia cerebral, mesmo que minimamente invasiva. O acesso também é difícil, já que poucos centros no mundo ou nos Estados Unidos têm experiência suficiente para avaliar os pacientes do modo adequado, discutir adequadamente as alternativas, realizar o procedimento e manejar o dispositivo. Por fim, após o paciente ter passado por estas questões, a cobertura de seguro representa um problema. Com a aprovação da FDA, os Centos de Serviços de Medicare e Medicaid (CMS) locais devem fornecer cobertura aos pacientes com Medicare e Medicaid nos Estados Unidos, mas o processo pode ser difícil.[66] Também é impossível prever se seguradoras privadas seguirão esse exemplo e fornecerão a cobertura.[67]

Além de abordar as dificuldades práticas, o trabalho futuro deve abordar lacunas importantes no conhecimento. Dois pontos mais salientes são o aperfeiçoamento da base fisiológica para a terapia em si e a identificação dos pacientes que têm maior probabilidade de resposta. Os estudos descritos anteriormente fizeram progressos na identificação de subcomponentes dos circuitos que devem ser visados. O consenso em progresso é que a estimulação de tratos de substância branca na porção mais ventral do ALIC na dimensão superior-inferior e próximos à AC na dimensão anterior-posterior produz melhores resultados. Em sua maior parte, porém, os estudos anteriores limitaram a exploração do espaço de parâmetros de estimulação a uma faixa semelhante à DBS para transtornos do movimento. A exploração de uma faixa mais ampla de frequências e amplitudes de pulso nos ajudará a compreender as propriedades de resposta do circuito. Além disso, provavelmente serão necessárias métricas alternativas, já que as escalas clínicas padrão como a YBOCS não são sensíveis a alterações sutis, nem são projetadas para administração múltiplas vezes em um dia. Medidas objetivas em tempo real, como a expressão facial[68] ou respostas fisiológicas forneciam uma solidez muito necessária.

Talvez o método mais promissor para detecção de respostas fisiológicas seja o uso de medidas obtidas em outras regiões de circuito usando registros intracranianos. Esta abordagem será testada em vários estudos que começaram muito recentemente, com o apoio da iniciativa BRAIN com financiamento federal nos EUA. Dois destes estudos utilizarão registros intracranianos do próprio eletrodo de DBS, juntamente com o registro cortical de locais de rede distantes, em combinação com um dispositivo de DBS de próxima geração capaz de registrar e estimular de modo crônico (NCT03184454, NCT03457675). Estes pesquisadores teorizam que os registros fisiológicos intracranianos serão mais sensíveis que as classificações clínicas. A alimentação destes dados em tempo real em modelos computadorizados com treinamento apropriado, que, eventualmente, poderão estar situados no dispositivo, permitirá ajustes mais efetivos dos parâmetros de estimulação em um modo de circuito fechado, como foi demonstrado recentemente em outras patologias.[69-71] Outra abordagem usada em um estudo recém-lançado sobre DBS em depressão também emprega registros intracranianos, mas estes são pareados com um dispositivo de DBS capaz de "controle" direcional da corrente (NCT03437928). Estes pesquisadores esperam individualizar a estimulação de rede usando os registros fisiológicos, escolhendo assim estratégias de estimulação aperfeiçoadas para cada paciente. Espera-se que estas estratégias aumentem a eficácia da terapia e identifiquem os pacientes e as assinaturas fisiológicas que sejam mais passíveis de tratamento com DBS.

11.11 Conclusão

Aa duas primeiras décadas de experiência com DBS para OCD avançaram de modo estável. Vários estudos bem conduzidos, usando desenhos randomizados, duplos-cegos, controlados com simulação, demonstraram o benefício da estimulação ativa.

As taxas de resposta permanecem na faixa de 50 a 80%, uma realização notável considerando-se a gravidade e a refratariedade dos pacientes nestes estudos, que apresentaram respostas mínimas a outros tratamentos. Estudos multicêntricos demonstraram que as melhores práticas podem ser generalizadas e adotadas por vários centros. A FDA nos EUA concedeu a aprovação na forma de uma HDE, transformando o OCD no quarto distúrbio e único transtorno psiquiátrico com indicação aprovada para DBS. Vários estudos com novos desenhos e dispositivos de nova geração estão no horizonte, com a promessa de esclarecer as minúcias dos circuitos encefálicos subjacentes. Equipes clínicas de psiquiatras, psicólogos e neurocirurgiões estão trabalhando com engenheiros, neurocientistas computacionais e estatísticos para obter informações expressivas a partir do tremendo volume de dados que serão obtidos nestes novos estudos. Embora ainda permaneçam vários desafios importantes, as comunidades clínica e científica continuam a enfrentá-los com determinação crescente, armadas com novas abordagens e melhores ferramentas.

Referências Bibliográficas

[1] Greenberg BD, Price LH, Rauch SL, et al. Neurosurgery for intractable obsessive-compulsive disorder and depression: critical issues. Neurosurg Clin NAm. 2003; 14(2):199-212
[2] Ruscio AM, Stein DJ, Chiu WT, Kessler RC. The epidemiology of obsessivecompulsive disorder in the National Comorbidity Survey Replication. Mol Psychiatry. 2010; 15(1):53-63
[3] Eisen JL, Goodman WK, Keller MB, et al. Patterns of remission and relapse in obsessive-compulsive disorder: a 2-year prospective study. J Clin Psychiatry. 1999; 60(5):346-351, quiz 352
[4] Spiegel EA, Wycis HT, Marks M, Lee AJ. Stereotaxic apparatus for operations on the human brain. Science. 1947; 106(2754):349-350
[5] Talairach J, Hecaen H, David M. Lobotomie préfrontale limitée par électrocoagulation des fibres thalamo-frontales à leur émergence du bras antérieur de la capsule interne. Rev Neurol. 1949; 83:59
[6] Leksell L, Herner T, Liden K. Stereotactic radiosurgery of the brain: report of a case. Kungl Fysiograf Sällsk Lund Förh. 1955; 25:142
[7] Sheehan JP, Patterson G, Schlesinger D, Xu Z. γ knife surgery anterior capsulotomy for severe and refractory obsessive-compulsive disorder. J Neurosurg. 2013; 119(5):1112-1118
[8] Kondziolka D, Flickinger JC, Hudak R. Results following gamma knife radiosurgical anterior capsulotomies for obsessive compulsive disorder. Neurosurgery. 2011; 68(1):28-32, discussion 23-3
[9] Lopes AC, Greenberg BD, Canteras MM, et al. Gamma ventral capsulotomy for obsessive-compulsive disorder: a randomized clinical trial. JAMA Psychiatry. 2014; 71(9):1066-1076
[10] Foltz EL, White LE, Jr. Pain "relief" by frontal cingulumotomy. J Neurosurg. 1962; 19:89-100
[11] Ballantine HT, Jr, Bouckoms AJ, Thomas EK, Giriunas IE. Treatment of psychiatric illness by stereotactic cingulotomy. Biol Psychiatry. 1987; 22(7):807-819
[12] Ballantine HT, Jr, Cassidy WL, Flanagan NB, Marino R, Jr. Stereotaxic anterior cingulotomy for neuropsychiatric illness and intractable pain. J Neurosurg. 1967; 26(5):488-495
[13] Papez JW. A proposed mechanism of emotion. Arch Neurol Psychiatry. 1937;38(4):725-743
[14] Sheth SA, Neal J, Tangherlini F, et al. Limbic system surgery for treatment-refractory obsessive-compulsive disorder: a prospective long-term follow-up of 64 patients. J Neurosurg. 2013; 118(3):491-497
[15] Dougherty DD, Baer L, Cosgrove GR, et al. Prospective long-term follow-up of 44 patients who received cingulotomy for treatment-refractory obsessivecompulsive disorder. Am J Psychiatry. 2002; 159(2):269-275
[16] Knight G. Stereotactic tractotomy in the surgical treatment of mental illness. J Neurol Neurosurg Psychiatry. 1965; 28:304-310
[17] Kelly D, Richardson A, Mitchell-Heggs N, Greenup J, Chen C, Hafner RJ. Stereotactic limbic leucotomy: a preliminary report on forty patients. Br J Psychiatry. 1973; 123(573):141-148
[18] Montoya A, Weiss AP, Price BH, et al. Magnetic resonance imaging-guided stereotactic limbic leukotomy for treatment of intractable psychiatric disease. Neurosurgery. 2002; 50(5):1043-1049, discussion 1049-1052
[19] Bourne SK, Sheth SA, Neal J, et al. Beneficial effect of subsequent lesion procedures after nonresponse to initial cingulotomy for severe, treatment-refractory obsessive-compulsive disorder. Neurosurgery. 2013; 72(2):196-202, discussion 202
[20] McGovern RA, Sheth SA. Role of the dorsal anterior cingulate cortex in obsessive-compulsive disorder: converging evidence from cognitive neuroscience and psychiatric neurosurgery. J Neurosurg. 2017; 126(1):132-147
[21] Benabid AL, Pollak P, Louveau A, Henry S, de Rougemont J. Combined (thalamotomy and stimulation) stereotactic surgery of the VIM thalamic nucleus for bilateral Parkinson disease. Appl Neurophysiol. 1987; 50(1-6):344-346
[22] Saxena S, Rauch SL. Functional neuroimaging and the neuroanatomy of obsessive-compulsive disorder. Psychiatr Clin North Am. 2000; 23(3):563-586
[23] Lujan JL, Chaturvedi A, McIntyre CC. Tracking the mechanisms of deep brain stimulation for neuropsychiatric disorders. Front Biosci. 2008; 13:5892-5904
[24] McIntyre CC, Savasta M, Kerkerian-Le Goff L, Vitek JL. Uncovering the mechanism(s) of action of deep brain stimulation: activation, inhibition, or both. Clin Neurophysiol. 2004; 115(6):1239-1248
[25] McIntyre CC, Savasta M, Walter BL, Vitek JL. How does deep brain stimulation work? Present understanding and future questions. J Clin Neurophysiol. 2004; 21(1):40-50
[26] Alexander GE, DeLong MR, Strick PL. Parallel organization of functionally segregated circuits linking basal ganglia and cortex. Annu Rev Neurosci. 1986; 9:357-381
[27] Paus T, Tomaiuolo F, Otaky N, et al. Human cingulate and paracingulate sulci: pattern, variability, asymmetry, and probabilistic map. Cereb Cortex. 1996; 6(2):207-214
[28] Nuttin B, Cosyns P, Demeulemeester H, Gybels J, Meyerson B. Electrical stimulation in anterior limbs of internal capsules in patients with obsessive-compulsive disorder. Lancet. 1999; 354(9189):1526
[29] Jiménez F, Nicolini H, Lozano AM, Piedimonte F, Salín R, Velasco F. Electrical stimulation of the inferior thalamic peduncle in the treatment of major depression and obsessive compulsive disorders. World Neurosurg. 2013; 80(3-4):S30.e17-30.e25
[30] Pauls DL, Abramovitch A, Rauch SL, Geller DA. Obsessive-compulsive disorder: an integrative genetic and neurobiological perspective. Nat Rev Neurosci. 2014; 15(6):410-424
[31] Ahmari SE, Spellman T, Douglass NL, et al. Repeated cortico-striatal stimulation generates persistent OCD-like behavior. Science. 2013; 340(6137):1234-1239
[32] Gu BM, Park JY, Kang DH, et al. Neural correlates of cognitive inflexibility during task-switching in obsessive-compulsive disorder. Brain. 2008; 131(Pt 1):155-164
[33] van den Heuvel OA, Veltman DJ, Groenewegen HJ, et al. Frontal-striatal dysfunction during planning in obsessive-compulsive disorder. Arch Gen Psychiatry. 2005; 62(3):301-309
[34] van den Heuvel OA, van der Werf YD, Verhoef KM, et al. Frontal-striatal abnormalities underlying behaviours in the compulsive-impulsive spectrum. J Neurol Sci. 2010; 289(1-2):55-59
[35] Seeley WW, Menon V, Schatzberg AF, et al. Dissociable intrinsic connectivity networks for salience processing and executive control. J Neurosci. 2007; 27(9):2349-2356
[36] MacDonald AW, III, Cohen JD, Stenger VA, Carter CS. Dissociating the role of the dorsolateral prefrontal and anterior cingulate cortex in cognitive control. Science. 2000; 288(5472):1835-1838
[37] Brewer JA, Worhunsky PD, Gray JR, Tang YY,Weber J, Kober H. Meditation experience is associated with differences in default mode network activity and connectivity. Proc Natl Acad Sci USA. 2011; 108(50):20254-20259
[38] Paus T. Primate anterior cingulate cortex: where motor control, drive and cognition interface. Nat Rev Neurosci. 2001; 2(6):417-424
[39] Breiter HC, Rauch SL, Kwong KK, et al. Functional magnetic resonance imaging of symptom provocation in obsessive-compulsive disorder. Arch Gen Psychiatry. 1996; 53(7):595-606
[40] Koch K, Wagner G, Schachtzabel C, et al. Aberrant anterior cingulate activation in obsessive-compulsive disorder is related to task complexity. Neuropsychologia. 2012; 50(5):958-964
[41] Perani D, Colombo C, Bressi S, et al. [18F]FDG PET study in obsessive-compulsive disorder. A clinical/metabolic correlation study after treatment. Br J Psychiatry. 1995; 166(2):244-250

[42] Swedo SE, Schapiro MB, Grady CL, et al. Cerebral glucose metabolism in childhood-onset obsessive-compulsive disorder. Arch Gen Psychiatry. 1989; 46(6):518-523
[43] van den Munckhof P, Bosch DA, Mantione MH, Figee M, Denys DA, Schuurman PR. Active stimulation site of nucleus accumbens deep brain stimulation in obsessive-compulsive disorder is localized in the ventral internal capsule. Acta Neurochir Suppl (Wien). 2013; 117:53-59
[44] Nanda P, Banks GP, Pathak YJ, Sheth SA. Connectivity-based parcellation of the anterior limb of the internal capsule. Hum Brain Mapp. 2017; 38(12):6107-6117
[45] Agnesi F, Connolly AT, Baker KB, Vitek JL, Johnson MD. Deep brain stimulation imposes complex informational lesions. PLoS One. 2013; 8(8):e74462
[46] Grill WM, Snyder AN, Miocinovic S. Deep brain stimulation creates an informational lesion of the stimulated nucleus. Neuroreport. 2004; 15(7):1137-1140
[47] Luyten L, Hendrickx S, Raymaekers S, Gabriëls L, Nuttin B. Electrical stimulation in the bed nucleus of the stria terminalis alleviates severe obsessivecompulsive disorder. Mol Psychiatry. 2016; 21(9):1272-1280
[48] Parent A, Hazrati LN. Functional anatomy of the basal ganglia. II. The place of subthalamic nucleus and external pallidum in basal ganglia circuitry. Brain Res Brain Res Rev. 1995; 20(1):128-154
[49] Benarroch EE. Subthalamic nucleus and its connections: Anatomic substrate for the network effects of deep brain stimulation. Neurology. 2008; 70(21):1991-1995
[50] Mallet L, Polosan M, Jaafari N, et al. STOC Study Group. Subthalamic nucleus stimulation in severe obsessive-compulsive disorder. N Engl J Med. 2008; 359(20):2121-2134
[51] Goodman WK, Price LH, Rasmussen SA, et al. The Yale-Brown Obsessive Compulsive Scale. I. Development, use, and reliability. Arch Gen Psychiatry. 1989;46(11):1006-1011
[52] Greenberg BD, Malone DA, Friehs GM, et al. Three-year outcomes in deep brain stimulation for highly resistant obsessive-compulsive disorder. Neuropsychopharmacology. 2006; 31(11):2384-2393
[53] Nuttin BJ, Gabriëls LA, Cosyns PR, et al. Long-term electrical capsular stimulation in patients with obsessive-compulsive disorder. Neurosurgery. 2003; 52(6):1263-1272, discussion 1272-1274
[54] Huff W, Lenartz D, Schormann M, et al. Unilateral deep brain stimulation of the nucleus accumbens in patients with treatment-resistant obsessive-compulsive disorder: Outcomes after one year. Clin Neurol Neurosurg. 2010; 112(2):137-143
[55] Denys D, Mantione M, Figee M, et al. Deep brain stimulation of the nucleus accumbens for treatment-refractory obsessive-compulsive disorder. Arch Gen Psychiatry. 2010; 67(10):1061-1068
[56] Goodman WK, Foote KD, Greenberg BD, et al. Deep brain stimulation for intractable obsessive compulsive disorder: pilot study using a blinded, staggered-onset design. Biol Psychiatry. 2010; 67(6):535-542
[57] Greenberg BD, Gabriels LA, Malone DA, Jr, et al. Deep brain stimulation of the ventral internal capsule/ventral striatum for obsessive-compulsive disorder: worldwide experience. Mol Psychiatry. 2010; 15(1):64-79
[58] Tyagi H, Zrinzo L, Akram H, et al. A randomised controlled trial of deep brain stimulation in obsessive compulsive disorder: a comparison of ventral capsule/ventral striatum and subthalamic nucleus targets. J Neurol Neurosurg Psychiatry. 2017; 88(8):A8.2-A9
[59] Hamani C, Pilitsis J, Rughani AI, et al. American Society for Stereotactic and Functional Neurosurgery, Congress of Neurological Surgeons, CNS and American Association of Neurological Surgeons. Deep brain stimulation for obsessive-compulsive disorder: systematic review and evidence-based guideline sponsored by the American Society for Stereotactic and Functional Neurosurgery and the Congress of Neurological Surgeons (CNS) and endorsed by the CNS and American Association of Neurological Surgeons. Neurosurgery. 2014; 75(4):327-333, quiz 333
[60] Walker DL, Toufexis DJ, Davis M. Role of the bed nucleus of the stria terminalis versus the amygdala in fear, stress, and anxiety. Eur J Pharmacol. 2003;463(1-3):199-216
[61] Dougherty DD, Chou T, Corse AK, et al. Acute deep brain stimulation changes in regional cerebral blood flow in obsessive-compulsive disorder. J Neurosurg. 2016; 125(5):1087-1093
[62] Figee M, Luigjes J, Smolders R, et al. Deep brain stimulation restores frontostriatal network activity in obsessive-compulsive disorder. Nat Neurosci. 2013; 16(4):386-387
[63] Dougherty DD, Rezai AR, Carpenter LL, et al. A Randomized Sham-Controlled Trial of Deep Brain Stimulation of the Ventral Capsule/Ventral Striatum for Chronic Treatment-Resistant Depression. Biol Psychiatry. 2015; 78(4):240-248
[64] Holtzheimer PE, Husain MM, Lisanby SH, et al. Subcallosal cingulate deep brain stimulation for treatment-resistant depression: a multisite, randomised, sham-controlled trial. Lancet Psychiatry. 2017; 4(11):839-849
[65] Bari AA, et al. Charting the road forward in psychiatric neurosurgery: proceedings of the 2016 American Society for Stereotactic and Functional Neurosurgery workshop on neuromodulation for psychiatric disorders. J Neurol Neurosurg Psychiatry. 2018; 89(8):886-896
[66] Deeb W, et al. Proceedings of the Fourth Annual Deep Brain Stimulation Think Tank: A Review of Emerging Issues and Technologies. Front Integr Neurosci. 2016; 10:38
[67] Vora AK, Ward H, Foote KD, Goodman WK, Okun MS. Rebound symptoms following battery depletion in the NIH OCD DBS cohort: clinical and reimbursement issues. Brain Stimul. 2012; 5(4):599-604
[68] Girard JM, Cohn JF, Jeni LA, Sayette MA, De la Torre F. Spontaneous facial expression in unscripted social interactions can be measured automatically. Behav Res Methods. 2015; 47(4):1136-1147
[69] Herron JA, Thompson MC, Brown T, Chizeck HJ, Ojemann JG, Ko AL. Chronic electrocorticography for sensing movement intention and closed-loop deep brain stimulation with wearable sensors in an essential tremor patient. J Neurosurg. 2017; 127(3):580-587
[70] Molina R, et al. Report of a patient undergoing chronic responsive deep brain stimulation for Tourette syndrome: proof of concept. J Neurosurg. 201 8; 129:308-314
[71] Chang EF, Englot DJ, Vadera S. Minimally invasive surgical approaches for temporal lobe epilepsy. Epilepsy Behav. 2015; 47:24-33

12 Estimulação Cerebral Profunda na Epilepsia

Alexander Ksendzovsky ■ *Kareem A. Zaghloul*

Sumário

A estimulação cerebral profunda (DBS) tornou-se um novo tratamento promissor para epilepsia. Ao longo dos anos, vários alvos foram investigados para estimulação em modelos animais e estudos clínicos. Estes alvos incluem o cerebelo, o tálamo, gânglios da base e hipocampo. Contudo, ainda não está certo qual é a localização ideal para cada tipo de convulsão, quais são os parâmetros de estimulação ideais ou quais são os mecanismos subjacentes. Neste capítulo, examinaremos cada alvo proposto para estimulação em DBS.

Palavras-chave: estimulação cerebral profunda, epilepsia, cerebelo, núcleo anterior do tálamo, núcleo centromediano do tálamo, gânglios da base, hipocampo.

12.1 Introdução

A epilepsia afeta aproximadamente 70 milhões de pacientes no mundo todo.[1] Trinta por cento dos pacientes continuam a apresentar convulsões apesar do tratamento clínico. Neste grupo, as convulsões contínuas e a polifarmácia foram associadas à qualidade de vida insatisfatória.[2] Em 2001, Wiebe *et al.* estabeleceram a cirurgia como uma opção terapêutica viável para epilepsia clinicamente refratária.[3] Desde então, muitos pacientes com convulsões não controladas foram submetidos à cirurgia com bons resultados. Infelizmente, cerca de 75% dos pacientes que apresentam convulsões persistentes durante o uso de medicamentos antiepiléticos não são candidatos para cirurgia de ressecção.[4,5] Este grupo inclui pacientes com convulsões originadas no córtex eloquente, pacientes com múltiplos focos de convulsão ou pacientes com epilepsia generalizada. Para estes pacientes, além do controle médico contínuo, outras opções terapêuticas incluem estimulação do nervo vago (VNS) e neuroestimulação responsiva (RNS). Contudo, estas opções apresentam eficácia limitada, uma vez que apenas 8% dos pacientes ficam livres de convulsões com múltiplos medicamentos,[3] 7% com VNS[6] e 20% com RNS.[7] Portanto, são necessárias novas estratégias terapêuticas para a epilepsia clinicamente refratária.

Recentemente, vários autores investigaram a estimulação cerebral profunda (DBS) como possível opção cirúrgica em pacientes com epilepsia clinicamente refratária. DBS ganhou aceitação disseminada como uma opção terapêutica segura e efetiva para transtornos do movimento.[8] Contudo, sua eficácia no tratamento da epilepsia clinicamente refratária ainda precisa ser determinada. Em parte isto ocorre porque, ao contrário da doença de Parkinson, os circuitos neurais da epilepsia não são bem definidos. Além disso, no momento, não existe um consenso atual sobre questões como o motivo pelo qual a estimulação funciona, quais locais devem ser estimulados, quais paradigmas de estimulação seriam usados ou que tipo de convulsão responde à estimulação.

Em razão do efeito promissor na modulação dos circuitos neurais, vários estudos pesquisaram o uso de DBS em vários locais. Neste capítulo, examinaremos os principais estudos de DBS que descrevem os circuitos relevantes e estudos pré-clínicos e clínicos relacionados com a epilepsia. Os alvos cirúrgicos incluem o cerebelo, o tálamo, os gânglios da base e o hipocampo.

12.2 Cerebelo

O cerebelo foi o primeiro alvo de DBS na epilepsia em humanos. Originalmente, este alvo foi escolhido por conta da natureza inibitória geral das células de Purkinje, que enviam projeções para os núcleos cerebelares profundos.[7] Foi levantada a hipótese de que a inibição das células de Purkinje pela estimulação potencializaria o efeito inibitório do núcleos cerebelares profundos sobre o tálamo, causando assim uma diminuição dos estímulos predominantemente excitatórios do tálamo para o córtex.[9,10] A estimulação cerebelar foi dividida em dois possíveis alvos: o córtex cerebelar e os núcleos cerebelares profundos.

12.2.1 Estimulação do Córtex Cerebelar

Estudos anteriores revelaram oscilações sincronizadas no córtex cerebelar, núcleos cerebelares profundos e tálamo[11-13] durante as convulsões. Além da função inibitória conhecida das células de Purkinje, isto tornou o córtex cerebelar um alvo atraente para experimentos de DBS.[14] A DBS cerebelar foi investigada inicialmente nos estudos iniciais em animais que começaram nos meados do século XX. Em 1955, Cooke *et al.* demonstraram que a estimulação cortical cerebelar diminuiu as convulsões em gatos estimulados.[15] Em 1976, Hablitz *et al.* publicaram seus resultados usando estimulação cortical vermiana em gatos para tratar epilepsia generalizada. Nestes experimentos, a estimulação cortical de alta e baixa frequência provocou uma redução do número e da amplitude das descargas corticais gerais.[16]

Contudo, experimentos posteriores em animais mostraram-se inconsistentes. Em 1980, Ebner *et al.* usaram um modelo de gel de alumínio em primatas para caracterizar o impacto da estimulação cerebelar sobre a atividade dos neurônios no foco convulsivo. Eles não conseguiram encontrar qualquer alteração estatisticamente significante.[17] Do mesmo modo, Hablitz e Myers *et al.* não conseguiram demonstrar qualquer efeito em modelos animais induzidos por penicilina.[16,18]

De modo semelhante os estudos em animais, os estudos em seres humanos sobre a estimulação do córtex cerebelar também não mostraram consistência. No início da década de 1970, Irving Cooper *et al.* implantaram eletrodos cerebelares corticais em 32 pacientes com convulsão de etiologias variáveis. Eles demonstraram uma redução das convulsões de mais de 50 em 56,2% dos pacientes, que foi mantida por uma média de 18 meses.[19-21] Enquanto isso, um ano mais tarde, outro grupo relatou a estimulação cortical cerebelar em 6 pacientes. Cinco dos seis pacientes apresentaram diminuição da frequência de convulsões após a estimulação.[22] Contudo, em um estudo separado, a estimulação de pacientes com convulsões generalizadas demonstrou redução significativa em apenas dois de seis pacientes.[23] Krauss *et al.* resumiram os resultados das duas décadas subsequentes de estudos abertos em humanos. Eles demonstraram que, entre 36 pacientes incluídos nestes vários estudos, 91,6% apresentaram alguma redução das convulsões, mas apenas 12 pacientes ficaram livres de convulsões.[24]

Apesar destes dados flutuantes nos estudos em animais e abertos em humanos, vários estudos duplos-cegos foram tentados. Velasco *et al.* estudaram 5 pacientes com semiologia heterogênea da convulsão. Eletrodos cerebelares corticais foram colocados e foram "ativados" em 3 e "desativados" em 2 pacientes. Neste estudo, houve diminuição apenas de 33% na atividade convulsiva em pacientes que receberam estimulação em comparação àqueles que não receberam estimulação.²⁵ Três estudos cegos menores também demonstraram sucesso limitado. Entre o total de 14 pacientes que receberam estimulação, apenas dois obtiveram algum benefício.[26-28]

Os últimos 40 anos de estimulação cortical cerebelar questionam esta técnica como um meio de tratamento da epilepsia. Parece que, em termos mecanicistas, a hipótese inicial de que a estimulação por DBS de células de Purkinje reduziria o estímulo inibitório nos núcleos cerebelares profundos a jusante, que então reduziria de modo efetivo a atividade convulsiva, pode ser mais complicada que o previsto. Na verdade, vários estudos realizados em tecido cerebelar obtido por amostras em pacientes com epilepsia demonstraram degeneração das células de Purkinje. Esta degeneração sugere que a diminuição geral do volume de células de Purkinje poderia confundir os efeitos da estimulação cerebelar direta sobre núcleos subsequentes.[24]

12.2.2 Núcleos Cerebelares Profundos

Poucos estudos foram realizados para examinar a eficácia da estimulação dos núcleos cerebelares profundos e, como na estimulação cortical, os resultados são conflitantes. Os núcleos cerebelares profundos estão diretamente conectados ao tálamo e, portanto, são mais bem posicionados para modular fluxo talâmico. Os núcleos cerebelares profundos são divididos em três grupos funcionais e anatômicos que se projetam para núcleos distintos no tálamo, que, por sua vez, se projetam para regiões distintas no córtex (▶ Fig. 12.1). Os três núcleos cerebelares são o núcleo lateral (denteado), núcleos interpósitos (globoso e emboliforme) e núcleo do fastígio. O núcleo lateral se projeta de preferência para o núcleo parafascicular (Pf) e ventral lateral do tálamo (VL). Os núcleos interpósitos projetam-se, principalmente, para o complexo nuclear talâmico posterior (Po) juntamente com VL. O núcleo do fastígio envia projeções para o tálamo ventral medial (VM) e Pf. Estas projeções são ainda mais complicadas, uma vez que cada conjunto de núcleos cerebelares profundos apresenta algumas projeções, embora não preferenciais, para todos os principais núcleos do tálamo, juntamente com as conexões já mencionadas.[24] Por sua vez, o tálamo apresenta amplas projeções para várias áreas do córtex. VL projeta-se principalmente para o córtex motor primário e sensorial enquanto Pf e Po são dirigidos para amplas áreas corticais, incluindo o córtex pré-frontal, córtex primário sensorial e motor, giro cingulado, lobo temporal, córtex frontal e a tonsila. Por fim, VM também se projeta amplamente para o córtex primário sensorial e motor, giro do cíngulo, lobo temporal, córtex frontal e a tonsila. Apesar destas conexões diretas, porém, a complexidade desta rede e as vias redundantes provavelmente explicam os resultados inconstantes observados com a estimulação cerebelar profunda, que é descrita a seguir.

No primeiro estudo em animais que utilizou a estimulação cerebelar profunda, Dow *et al.* demonstraram inibição da atividade de rajadas corticais em um modelo de epilepsia cortical focal por cobalto em ratos.[29] Em 1972, Hutton *et al.* compararam diretamente a estimulação cortical e cerebelar profunda em um modelo de epilepsia focal por penicilina em gatos. Eles mostraram uma redução da convulsão com estimulação cortical e nuclear profunda.[30] Subsequentemente, Babb *et al.* mostraram uma diminuição na frequência de convulsões e na duração da convulsão em um modelo de epilepsia hipocampal por cobalto[31] com estimulação nuclear profunda. Por fim, um estudo recente em 2004 mostrou resultados equívocos com a estimulação do pedúnculo cerebelar superior (SCP) em ratos com estimulação da tonsila. Os investigadores constataram que a estimulação do SCP potencializou o início da convulsão límbica, mas diminuiu a generalização secundária.[32]

A literatura sobre a estimulação cerebelar profunda em humanos é escassa, descreve tipos de convulsões heterogêneos e também é um pouco conflitante. Em 1976, Sramka *et al.* relatou em 4 pacientes com convulsões focais, generalizadas motoras e mioclônicas que foram submetidos à estimulação do núcleo denteado a 10 e 100 Hz. Estes quatro pacientes apresentaram melhora moderada na frequência de convulsões, mas foi observado que a melhora foi apenas temporária.[33]

12.3 Tálamo

O tálamo apresenta conexões corticais disseminadas. É o local de transmissão de toda a informação sensorial, com exceção da olfatória, que envia estímulos diretos para o córtex.[7] O tálamo também modula as informações do cerebelo, gânglios da base e

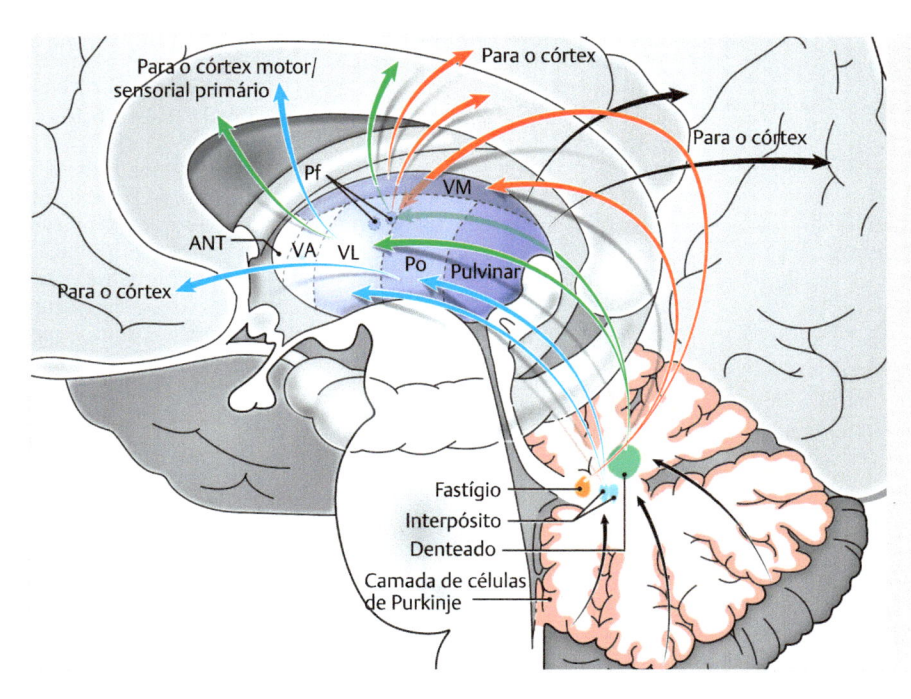

Fig. 12.1 Projeções cerebelares para o tálamo e além. *Verde*: O núcleo denteado envia projeções para os núcleos parafascicular (Pf) e ventral lateral do tálamo (VL). VL envia projeções para o córtex motor e sensorial e Pf exibe vastas projeções corticais. *Azul*: Os núcleos interpósitos projetam-se para o complexo de núcleos talâmicos posteriores (Po) e para VL. VL envia projeções para o córtex motor e sensorial e Po exibe vastas projeções corticais. *Laranja*: O núcleo do fastígio projeta-se para o núcleo ventral medial do tálamo (VM) e Pf. Vm e Pf apresentam vastas projeções corticais.

sistemas límbicos. Cada núcleo talâmico, com exceção do núcleo reticular envia projeções corticais recíprocas.[26] Por este motivo, o tálamo é um alvo para estimulação na epilepsia. Os estudos clínicos concentram-se no núcleo centro-mediano do tálamo (CMT) e no núcleo anterior do tálamo (ANT) e estudos em animais enfocam o seu equivalente em mamíferos, como descrito a seguir.

12.3.1 Núcleo Centro-Mediano

O CMT faz parte do sistema talâmico inespecífico que consiste nos núcleos intralaminar, paralaminar e da linha média.[34-36] O CMT é o maior destes núcleos e está localizado no nível da comissura posterior.[37] Os núcleos talâmicos inespecíficos recebem estímulos da formação reticular e acredita-se que desempenhem um papel importante no despertar.[37] Eles apresentam projeções difusas para outros núcleos talâmicos, gânglios da base e córtex cerebral (▶ Fig. 12.2). O CMT foi implicado na epilepsia já em 1951[38] e seu maior tamanho faz com que seja passível de uso como alvo cirúrgico.[37]

Não existe um corolário animal direto para o CMT. Contudo, o núcleo reticular talâmico murino (TRN)[39] apresenta projeções semelhantes para e do sistema reticular e foi usado como substituto do CMT. TRN aloja principalmente neurônios gabaérgicos (ácido gama aminobutírico-GABA), que são considerados um retransmissor entre as projeções corticotalâmicas e talamocorticais.[40,41] Neurônios corticais e talâmicos enviam axônios glutaminérgicos para o TRN, enquanto o TRN envia projeções gabaérgicas a outros núcleos talâmicos.[40,42,43]

A maioria dos estudos em animais e humanos investigou o efeito da estimulação do CMT sobre convulsões multifocais, motoras focais generalizadas e não motoras. Pantoja-Jimenez et al. investigaram a estimulação do TRN em um modelo de epilepsia generalizada por pentilenotetrazol (PTZ) em ratos. A estimulação de alta frequência prolongou a latência até convulsões tônico-clônicas e estado epilético. Embora o mecanismo não esteja completamente claro, Jiminez et al. demonstraram que a modificação da sincronia corticotalâmica induzida pela convulsão pode ter um papel nos efeitos antiepilépticos observados na estimulação do TRN.[39]

Em seres humanos, grande parte da evidência clínica para suporte da estimulação do CMT para epilepsia contou com Velasco e colaboradores como pioneiros. Em 1987, Velasco et al. relataram os primeiros cinco pacientes com estimulação do CMT para convulsões generalizadas ou multifocais refratárias. Eles mostraram uma redução de 80% nas convulsões tônico-clônicas generalizadas e redução de 60% nas convulsões não motoras generalizadas. Um paciente ficou livre de convulsões e três pacientes conseguiram reduzir as medicações.[44] Em uma tentativa de replicar estes resultados, um grupo separado, liderado por Fisher et al. em 1992, realizou um estudo cruzado duplo-cego de implantação de eletrodos no CMT em sete pacientes. Ao contrário de seus predecessores, eles não demonstraram diferenças terapêuticas significantes.[45] Contudo, em um estudo de acompanhamento aberto do mesmo grupo, metade dos pacientes apresentou uma redução de 50% na frequência de convulsões.[45]

Em um estudo maior, Velasco et al. relataram 15 pacientes que foram submetidos à estimulação do CMT e foram acompanhados por 41,2 meses. Todos os pacientes apresentaram convulsões intratáveis de longa duração e não eram bons candidatos para cirurgia de ressecção. Eles dividiram a coorte de pacientes em dois grupos: grupo da síndrome de Lennox-Gastaut (LG) e o grupo de convulsões focais com generalização secundária. Os pacientes no grupo LG apresentaram uma redução de 81,6% na frequência de convulsões enquanto os pacientes do segundo grupo apresentaram uma redução geral de 57,3% na frequência de convulsões.[46] Em um estudo de acompanhamento testando especificamente a estimulação do CMT para LG, Velasco et al. novamente demonstraram uma taxa de redução de 80% da convulsão geral em 18 meses em 13 pacientes do grupo de LG.[47] A análise subsequente revelou que a colocação incorreta do eletrodo foi associada a um pior controle da convulsão. Pacientes com colocação adequada

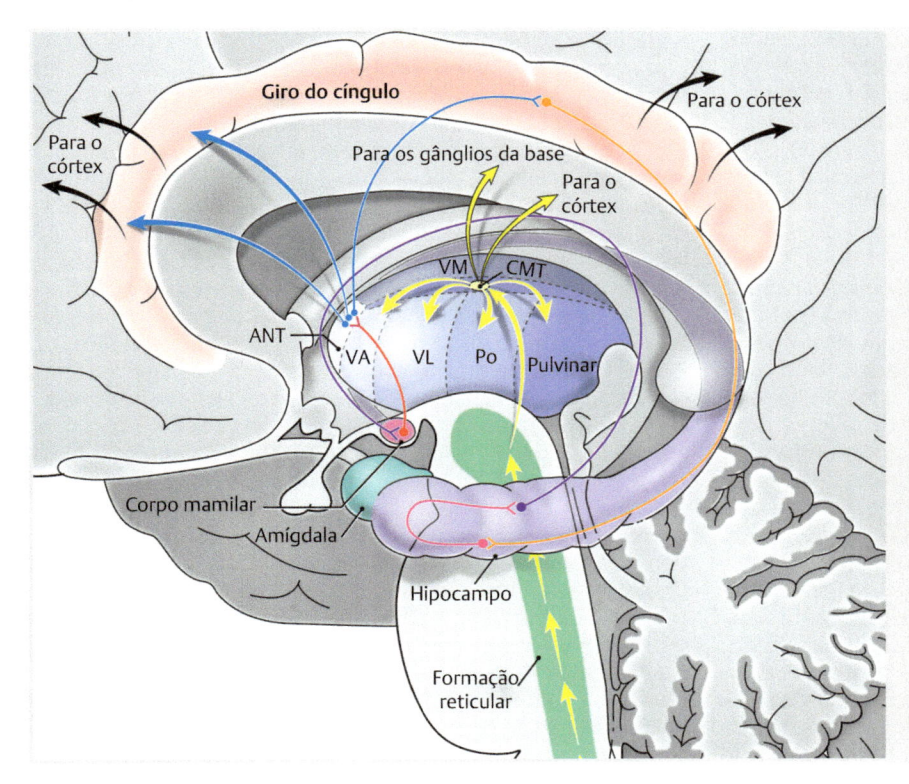

Fig. 12.2 Formação reticular e circuito de Papez. *CMT modula as convulsões por meio da formação reticular (amarelo)*: CMT recebe os impulsos da formação reticular e apresenta projeções difusas para outros núcleos talâmicos, os gânglios da base e o córtex cerebral. *ANT modula as convulsões por meio do circuito de Papez*: Os corpos mamilares projetam-se para o núcleo anterior do tálamo pelo trato mamilotalâmico (*vermelho*). O ANT envia projeções para o giro cingulado pelas fibras talamocorticais (*azul*) que, então, enviam projeções para o giro para-hipocampal e o córtex entorrinal pelo cíngulo (*laranja*), que, por fim, projeta-se de volta para o hipocampo pela via perfurante (*rosa*). O hipocampo envia projeções para os corpos mamilares pelo fórnice (*roxo*). O giro cingulado envia projeções para várias estruturas corticais superiores.

do eletrodo apresentaram uma redução das convulsões acima de 87%, validando ainda mais o CMT como alvo para LG.[47]

Desde estes estudos, houve várias tentativas de replicar estes resultados em pacientes com epilepsia generalizada. Em 2013, Valentin et al relataram 11 pacientes tratados com DBS no CMT para epilepsia generalizada primária e do lobo frontal refratária a medicação ou ressecção cirúrgica. O estudo foi projetado com 3 meses de tratamento simulado, 3 meses de estimulação e 6 meses de estimulação não cega. Em geral, todos os 6 pacientes com convulsões generalizadas apresentaram redução das convulsões de mais de 50% enquanto o tratamento permaneceu cego e cinco dos seis pacientes apresentaram redução de mais de 50% posteriormente. No grupo de epilepsia no lobo frontal, apenas um paciente apresentou uma redução de mais de 50% durante o período cego e três apresentaram resposta terapêutica após o período cego.[48]

Em conjunto, estes estudos sugerem que a DBS do CMT possa ser benéfica para pacientes com a síndrome LG. Além disso, a investigação sobre a estimulação do CMT para convulsões generalizadas envolvendo o sistema reticular ou o tálamo pode ser considerada de modo mais específico em estudos futuros.

12.3.2 Núcleo Anterior do Tálamo

O ANT está localizado em um ponto central no circuito de Papez.[49] O circuito de Papez transmite informações do hipocampo e subículo para os corpos mamilares pelo fórnice. Os corpos mamilares projetam-se para o ANT pelo trato mamilotalâmico. O ANT por sua vez projeta-se para o giro do cíngulo que subsequentemente envia projeções para o giro hipocampal e para o córtex entorrinal, que finalmente se projeta de volta para o hipocampo pela via perfurante (▶ Fig. 12.2).[50] O giro do cíngulo também envia projeções para várias estruturas corticais superiores.[7]

Considerando que as convulsões frequentemente têm origem em estruturas temporais mesiais e, por conta das conexões disseminadas entre o giro do cíngulo e as regiões corticais, o circuito de Papez foi implicado na propagação de convulsões pelo restante do encéfalo.[50,51] Anormalidades como uma mudança no sinal de ressonância magnética e esclerose foram encontradas nos componentes do circuito de Papez em pacientes[51] e em modelos animais de epilepsia.[52] Por estes motivos, o ANT tornou-se um alvo promissor para DBS e foi estudado em epilepsias generalizada, focal e do lobo temporal.

O impacto da DBS no ANT para epilepsia generalizada foi avaliado em modelos de epilepsia com pilocarpina e PTZ em ratos. Contudo, estes dados foram testados com parâmetros de estimulação incongruentes, o que pode explicar alguns dos resultados discordantes observados mais tarde nos estudos em seres humanos. Hamani et al. utilizaram o modelo com pilocarpina em ratos para comparar a talamotomia anterior com a estimulação de alta frequência do ANT. Os ratos no grupo de estimulação ainda desenvolveram estado epilético, porém sua latência foi prolongada de modo significativo. Curiosamente, o grupo de talamotomia nunca desenvolveu convulsões.[53] Em um estudo de acompanhamento para caracterizar os parâmetros de estimulação necessários, o mesmo grupo mostrou que a corrente de estimulação, e não a frequência, está relacionada com a alteração da latência de convulsão.[54] Adicionalmente, Mirski et al. mostraram que a estimulação de alta frequência (100 Hz) era necessária para elevar o limiar convulsivo em ratos com PTZ, enquanto a estimulação de baixa frequência (8 Hz) na verdade o reduzia.[55] Esta ausência de consistência na literatura em relação aos parâmetros de estimulação para epilepsia generalizada exigiu sua exploração subsequente. Conovolan et al exploraram os parâmetros de estimulação no ANT em ratos com convulsão crônica por pilocarpina.

A estimulação de alta frequência (130 Hz) a 100 μA reduziu as convulsões em 52%, enquanto a corrente mais alta (500 μA) na mesma frequência aumentou a atividade convulsiva em 5,1 vezes em comparação ao procedimento simulado.[56] Este estudo também sugeriu que a corrente de estimulação foi responsável pelo controle de convulsões mediadas por ANT em modelos animais.

Do mesmo modo, estudos em humanos para epilepsia generalizada foram realizados com parâmetros de estimulação variáveis, produzindo resultados inconstantes. Em 2002, Hodaie et al. mostraram uma redução da convulsão de 54% após estimulação bilateral do ANT, com um acompanhamento de 14,9 meses. Nestes pacientes, períodos de ativação e inativação da estimulação (até 2 meses) não alteraram a frequência de convulsões, levantando a possibilidade de que as reduções gerais na atividade convulsiva pudessem estar relacionadas simplesmente com a colocação das derivações. Na verdade, foi observada uma redução das convulsões antes da estimulação na maioria dos pacientes.[57] Vários anos mais tarde, o mesmo grupo relatou resultados em longo prazo (acompanhamento médio de 5 anos) nesta coorte de pacientes. Após a estimulação a longo prazo, cinco pacientes apresentaram redução das convulsões de mais de 50%.[58] No ano seguinte, em 2007, Lim et al. demonstraram redução das convulsões em quatro pacientes heterogêneos que também tinham um efeito lesional. Infelizmente, eles não foram capazes de discernir se a estimulação ou as lesões tinham sido responsáveis pela redução das convulsões.[59]

Poucos estudos exploraram a estimulação do ANT na epilepsia do lobo temporal (TLE). Zhong et al. usaram um modelo de ratos com estimulação da tonsila para avaliar a estimulação do ANT. A estimulação bilateral em baixa frequência reduziu a incidência de convulsões e a gravidade das convulsões.[60] Considerando as incertezas relativas à frequência de estimulação em estudos anteriores, Stypulkowski et al. avaliaram os parâmetros de estimulação do ANT em um modelo de TLE por penicilina em ovelhas. Apenas a estimulação acima de 80 Hz reduziu a atividade convulsiva e a atividade voltou após a estimulação ser desligada.[61] Isto sugeriu que a estimulação de alta frequência era necessária para controle das convulsões. Apenas um estudo avaliou a estimulação do ANT em pacientes com TLE. Osorio et al. mostraram uma impressionante redução das convulsões de 75,6% em TLE no decorrer de 36 meses de estimulação do ANT. Esta redução das convulsões foi associada à melhor qualidade de vida.[62]

A maioria dos casos de sucesso observados com a estimulação do ANT foi encontrada em pacientes com epilepsia focal com e sem generalização. O modelo de ácido caínico murino foi usado para explorar a eficácia da estimulação do ANT na epilepsia cortical focal. Em um estudo de Takebayashi et al., em 2007, a estimulação unilateral de alta frequência do ANT reduziu de modo significante a frequência de convulsões e a estimulação bilateral eliminou as convulsões por completo.[63] Infelizmente, estes resultados não foram replicados por Lado et al. em ratos com epilepsia crônica (após estado epilético induzido por ácido caínico), onde os resultados mostraram um aumento da frequência de convulsões após estimulação de alta frequência do ANT.[64] Mesmo assim, os estudos em seres humanos para epilepsias focais mostraram resultados promissores. O primeiro estudo clínico sobre DBS no ANT foi realizado em 1987 em pacientes com convulsões corticais focais por Upton et al. Neste estudo, quatro dos seis pacientes mostraram uma redução estatisticamente significativa das convulsões após a colocação da derivação de DBS.[65] Além disso, um grupo separado relatou dados de 5 pacientes com convulsões focais com e sem generalização. Após 6 a 36 meses de monitoramento, quatro de cinco pacientes apresentaram redução da gravidade das convulsões e redução da generalização, enquanto apenas um paciente apresentou uma redução da frequência das convulsões.[66]

Estes resultados promissores levaram ao primeiro estudo multicêntrico, randomizado e controlado para DBS na epilepsia. O estudo de Estimulação do Núcleo Anterior do Tálamo para Epilepsia (SANTE) foi realizado em várias instituições e incluiu 110 pacientes com epilepsia clinicamente refratária (convulsões corticais focais com generalização). Os pacientes receberam um eletrodo bilateral no ANT e foram randomizados para estimulação ou nenhuma estimulação. Os mesmos parâmetros de estimulação foram usados em todas as instituições (pulsos de 5 V, 90 μs e 145 pulsos/segundo). A frequência de convulsões mediana geral no fim do período cego de 3 meses diminuiu em 14,5% no grupo de controle e 40,4% no grupo tratado. Após o fim do período cego, houve uma redução geral das convulsões de 56% durante 2 anos e 54% dos pacientes apresentaram um declínio de pelo menos 50% na frequência de convulsões. Quatorze pacientes estavam livres de convulsão em 6 meses. Curiosamente, pacientes com início no lobo temporal apresentaram melhor redução das convulsões que pacientes com início nos lobos parietal ou frontal. Não houve alteração significativa na mortalidade e a morbidade mis comum foi infecção no local da cirurgia (9,1%).[67] Recentemente, foi relatado o acompanhamento de 5 anos dos pacientes do SANTE. Após 5 anos, a redução média das convulsões aumentou de 43% em 1 ano para 68 e 16% dos pacientes estavam livres de convulsão. Uma melhora significativa da qualidade de vida foi também observada em 5 anos, em comparação a 1 ano após a estimulação.[68]

Após os resultados otimistas iniciais em 2 anos, agências regulatórias da Europa e Canadá aprovaram o uso de DBS do ANT para epilepsia. Nos Estados Unidos, porém, a Food and Drug Administration (FDA) foi mais hesitante e exigiu dados de eficácia mais convincentes. Além disso, a FDA levantou preocupações relacionadas com os participantes individuais do estudo SANTE, que apresentaram aumentos significantes da atividade convulsiva, e à taxa de infecção relativamente alta.[69] Em razão dos dados de acompanhamento a longo prazo de 5 anos, um reencaminhamento para aprovação pela FDA está sendo considerado no momento.[70] O estudo SANTE foi uma etapa em uma direção positiva para o uso de DBS na epilepsia. Como no SANTE, os estudos futuros devem permanecer cegos, incluir uma grande coorte de pacientes, e manter os mesmos parâmetros de estimulação para obter uma avaliação mais precisa da eficácia da DBS.

12.4 Gânglios da Base

O núcleo caudado e o subtalâmico (STN) emergiram recentemente como alvos de estimulação na epilepsia. O papel dos gânglios da base, e em particular destes dois núcleos, na epilepsia foi originado de várias décadas de investigações que exploraram a conectividade do caudado e do STN. Em geral, estes estudos mostraram conexões entre os gânglios da base e o colículo superior que supostamente regulam a atividade cortical e as descargas epilépticas.[71] Estas vias e sua modulação da atividade cortical são conhecidas como teoria de controle nigral.[71] Os dois primeiros estudos que investigaram este mecanismo examinaram projeções dos gânglios da base e forneceram contexto para o modo como os gânglios da base poderiam modular as convulsões. Gale e Iadorola mostraram que projeções gabaérgicas para substância negra têm origem no estriado.[72] No contexto da epilepsia, acredita-se que estas projeções nigrais tenham um papel na atividade anticonvulsivante mediada por GABA.[72,73] Estudos subsequentes constataram que a parte reticular da substância negra (SNpr) tem um papel central no controle nigral e mantém o controle inibitório de um grupo de neurônios, descritos como a zona anticonvulsivante dorsal do mesencéfalo (DMAZ), que é adjacente ao colículo superior. Estes neurônios apresentam projeções disseminadas para o córtex e, portanto, acredita-se que modulem a atividade cortical.[71] A SNpr inibe de modo tônico a DMAZ por projeções inibitórias gabaérgicas. Quando a SNpr é desativada, ocorre maior atividade na DMAZ, provocando a inibição de áreas corticais epileptogênicas.[72,74-81] Portanto, tirando vantagem desta via, uma possibilidade seria que a modulação da inibição de DMAZ pela SNpr, por meio da estimulação do caudado no estriado dorsal, provocaria o controle das convulsões (▶ Fig. 12.3).

SNpr também recebe estímulos excitatórios tônicos do STN[82-84] e estímulos fásicos inibitórios da parte externa do globo pálido (GPe).[83,85] Portanto, teoricamente, a inibição de STN e a ativação fásica de GPe poderiam ativar o controle nigral da epilepsia por meio do DMAZ. Desde esta descoberta original, vários estudos lesionais e de ativação de STN, estriado, GPe, e SNpr mostraram, diretamente, que a modulação da DMAZ suprime a atividade epiléptica.[71]

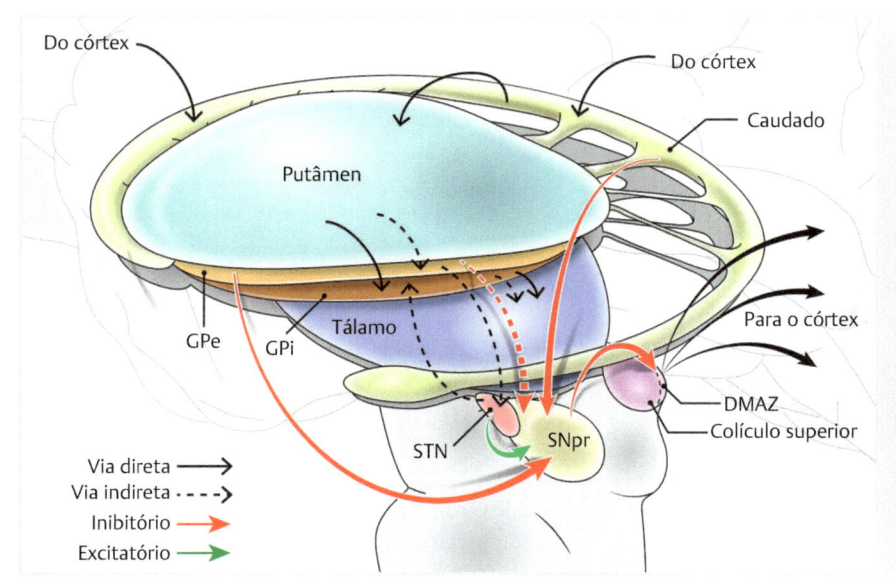

Fig. 12.3 Circuitos dos gânglios da base e teoria do controle nigral. *Via estriatal*: O núcleo caudado envia projeções inibitórias para a parte reticular da substância negra (SNpr). SNpr inibe então de modo tônico (*setas sólidas*) a zona anticonvulsivante mesencefálica dorsal (DMAZ). DMAZ exibe amplas projeções corticais. Quando SNpr é desativada, ocorre aumento da atividade em DMAZ, que provoca a inibição da área epileptogênica cortical. *Via do núcleo subtalâmico (STN)*, núcleo caudado (CN) e parte externa do globo pálido (GPe): O STN envia impulsos excitatórios tônicos para a SNpr. CN envia impulsos inibitórios tônicos (*seta vermelha sólida*) para SNpr. GPe envia projeções inibitórias fásicas (*seta vermelha tracejada*) para SNpr. A inibição do STN, a ativação do CN e a ativação fásica de GPe podem modular a DMAZ por meio de SNpr. *Outras conexões para os gânglios da base (seta preta fina)*.

12.4.1 Núcleo Subtalâmico

O papel do STN na modulação da convulsão foi explorado inicialmente por medidas farmacológicas e ablativas. A inibição do STN com antagonistas N-metil-D-aspartato (NMDA)[82] e agonistas GABA[86,87] demonstrou supressão da atividade convulsiva em modelos de epilepsia em animais. Além disso, a lesão do STN provocou a diminuição da ativação neuronal com desinibição subsequente da DMAZ.[88] Considerando os dados acima, o STN tornou-se um alvo natural para estimulação de alta frequência em modelos animais e pequenos estudos clínicos.

Em 1998, Vercueli *et al.* mostraram uma redução da convulsão em um modelo de epilepsia generalizada, não convulsivante, em ratos com estimulação bilateral de alta frequência (130 Hz) do STN.[89] No ano seguinte, o mesmo grupo também demonstrou diminuição das convulsões motoras focais em um modelo de ácido caínico em ratos com estimulação unilateral e bilateral do STN.[89] Recentemente, Prabhu *et al.* reduziram convulsões com estimulação de alta frequência no STN em dois primatas que foram submetidos à injeção de penicilina no córtex motor.[90]

Ao longo dos anos, os dados acima e os extensos dados de segurança observados para DBS em transtornos do movimento tornou a estimulação do STN uma opção atraente para controle da epilepsia. Alim Benabid mostrou o controle de convulsões pela estimulação do STN no primeiro paciente, uma menina com displasia cortical focal clínica e cirurgicamente refratária.[91] Desde então, vários estudos em pequena escala examinaram a utilidade da estimulação do STN para controle das convulsões. Em 2002, Chabardes *et al.* estimularam o STN em cinco pacientes com início heterogêneo da convulsão e mostraram uma redução de 64% na frequência das convulsões em quatro de cinco pacientes.[92] Além disso, Handforth *et al.* mostraram uma redução da frequência de convulsões em dois pacientes com estimulação bilateral do STN, também com doença heterogênea.[93] Em 2011, Wille *et al.* implantaram eletrodos de DBS no STN em 5 pacientes com epilepsia mioclônica progressiva, que foram acompanhados por 12 a 42 meses. Eles exibiram uma redução das convulsões de 30 a 100% e todos apresentaram melhora da qualidade de vida.[94]

Embora clinicamente encorajadores, os estudos em humanos não fornecem evidências concretas de que a via nigral seja responsável pelo controle das convulsões. Uma via corticosubtalâmica foi descrita em humanos[95] e animais[96] conectando áreas motoras frontais,[97] áreas somatossensoriais[98] e o córtex insular[97] ao STN. Portanto, é possível que a ativação retrógrada de neurônios inibitórios nestas áreas corticais possa ser o verdadeiro responsável pelas propriedades antiepilépticas da ativação do STN.[99]

12.4.2 Núcleo Caudado

Como é o caso do STN, a base inicial para estimulação do núcleo caudado (CN) foi a rede cortico-estriato-talâmica, especificamente pela via de controle nigral. Ao contrário das projeções do STN, contudo, o caudado envia fibras eferentes inibitórias gabaérgicas para a SNpr. Portanto, a ativação (não a inibição) do CN teoricamente inibiria SNpr, consequentemente liberando a inibição tônica dos neurônios DMAZ do colículo superior (▶ Fig. 12.3).[71]

Houve alguns estudos em animais que examinaram a estimulação do CN. No início de 1969, Mutani *et al.* realizaram estimulação do CN em 10 gatos com convulsões focais induzidas por cobalto. Os autores conseguiram prevenir a ocorrência de convulsões com a estimulação do CN.[100] Vários anos mais tarde, Wagner *et al.* mostraram diminuição da atividade epiléptica focal com estimulação do CN no modelo de penicilina-hipocampo em gatos.[101] Oakley e Ojemann investigaram a estimulação do CN em um modelo crônico de alumínio em primatas para epilepsia cortical focal. Eles mostraram diminuição da frequência de convulsões com estimulação de baixa frequência e um aumento da frequência de convulsões com estimulação de alta frequência, confirmando a teoria de controle nigral para a estimulação do caudado.[102] Estes resultados respaldam a ideia de que a ativação do CN libere o controle inibitório da SNpr para a DMAZ, potencializando assim a atividade antiepiléptica.

Em certo grau, os estudos em humanos sobre a estimulação do CN confirmam os estudos em animais e, portanto, também a teoria de controle nigral. Começando logo após os primeiros estudos em animais, vários estudos confirmaram o possível benefício da estimulação de baixa frequência do CN.[103] Em 1997, Chkhenkeli *et al.* colocaram uma variedade de eletrodos permanentes e externalizados no CN, assim como em outros locais, em 57 pacientes. A estimulação de baixa frequência (4–6 Hz) provocou uma diminuição da atividade e descargas epilépticas nos focos epilépticos temporais. Além disso, a estimulação de baixa frequência interrompeu a disseminação destas convulsões após sua formação. A estimulação de alta frequência a 50 a 100 Hz teve um efeito oposto.[104] Em um estudo de acompanhamento em 2004, o mesmo grupo testou a estimulação de eletrodos estereoeletroencefalográficos (SEEG) sobre a atividade epileptiforme e a frequência de convulsões em um grande número de pacientes monitorados. Mais uma vez, eles mostraram que a estimulação de baixa frequência no CN diminuiu as descargas interictais e as descargas epilépticas nas estruturas mesiais e corticais. A atividade epileptiforme aumentou com a estimulação de alta frequência (50-100 Hz).[105]

Apesar dos dados limitados e das populações de pacientes heterogêneas, STN e CN continuam sendo alvos para estudos subsequentes. A eficácia da estimulação de baixa frequência do CN em conjunto com estimulação de alta frequência do STN gera credibilidade para a teoria de controle nigral da epilepsia, sugerindo que esta via possa fornecer vários possíveis alvos para investigação mecanicista e terapêutica.

12.5 Hipocampo

A estimulação do foco convulsivo para controle da epilepsia foi investigada recentemente como possível técnica para abordar diretamente a atividade convulsiva.[7] A maioria dos estudos de controle direto foi realizada com estimulação direta das estruturas mesiais durante convulsões do lobo temporal. Em razão de seu papel como gerador de convulsões no TLE e suas amplas conexões corticais, o hipocampo é um alvo promissor para estudos de estimulação direta. Em resumo, as principais vias de saída hipocampais percorrem o fórnice e o córtex entorrinal. O fórnice conecta a formação hipocampal ao giro cingulado por meio do circuito de Papez, como descrito anteriormente. O giro do cíngulo envia então projeções para o córtex temporal, córtex frontal e o córtex olfatório. Em um segundo trajeto, o hipocampo conecta o córtex entorrinal por meio do subículo e da tonsila. Daqui, estas estruturas são conectadas a vastas regiões corticais. Além disso, os aferentes hipocampais são originados de diversos pontos incluindo o córtex entorrinal, cingulado, córtex temporal e orbital, e córtex olfatório (▶ Fig. 12.2).[49,50]

Vários estudos em animais levaram ao desenvolvimento de estudos clínicos e um suposto mecanismo de ação para estimulação hipocampal. Wyckhuys *et al.* mostraram que estimulação de alta frequência do hipocampo diminui as convulsões em uma modelo de TLE em ratos estimulados.[106] A estimulação em sete ratos estimulados foi então comparada a cinco ratos de controle e foi observada uma diminuição das pós-descargas no hipocampo estimulado. O mecanismo por trás do efeito de estimulação de alta frequência sobre descargas hipocampais foi avaliado por Lian *et al.* usando uma cultura de cortes hipocampais. Estes suprimiram a atividade epileptiforme induzida por picrotoxina e por alto potássio com estimulação de alta frequência *in vitro*. Este modelo não apenas favoreceu a estimulação de alta frequência como o parâmetro preferido, mas também sugeriu que um aumento do potássio extracelular e o bloqueio da despolarização neuronal seriam mecanismos possíveis para controle das convulsões.[107]

O primeiro grande estudo em humanos sobre estimulação hipocampal em epilepsia foi realizado por Velasco *et al.* em 13 pacientes com convulsões do lobo temporal.[108] Dez pacientes foram submetidos à estimulação de alta frequência por 2 a 3 semanas antes de lobectomia temporal anterior. Após vários dias de estimulação, estes pacientes apresentaram uma diminuição dos picos interictais e da frequência de convulsões. Três pacientes restantes foram testados cronicamente após implantação permanente de eletrodos de estimulação. A estimulação interrompeu as convulsões do lobo temporal por 3 a 4 meses.[108] Em um estudo de acompanhamento a longo prazo, Velasco *et al.* avaliaram nove pacientes por 18 meses. Estes pacientes receberam inicialmente um implante de eletrodos hipocampais bilaterais para monitoramento, mas não foram considerados bons candidatos para ressecção cirúrgica. Os eletrodos foram então substituídos por derivações de estimulação permanente para examinar se a estimulação a longo prazo poderia atenuar a atividade convulsiva. Quatro de nove pacientes estavam livres de convulsão. Curiosamente, estes pacientes não apresentavam esclerose hipocampal na MR. Os 4 pacientes que apresentavam esclerose hipocampal em imagens pré-operatórias apresentaram uma melhora na frequência de convulsões de 50 a 70%.[109]

No mesmo ano, Boon *et al.* descreveram 11 pacientes com estimulação hipocampal crônica de alta frequência por 33 meses. Um paciente ficou livre de convulsões, um paciente apresentou redução de mais de 90% das convulsões e cinco pacientes apresentaram redução de mais de 50% das convulsões. Os demais pacientes apresentaram redução menor que 50%.[110] Este grupo de paciente foi acompanhado por mais 8,5 anos. Os pacientes que não responderam à estimulação unilateral foram trocados para estimulação bilateral. Após o acompanhamento a longo prazo, 6 dos 11 pacientes apresentaram redução de mais de 90% das convulsões (3 permanecendo sem convulsão), 3 pacientes apresentaram redução das convulsões de 40 a 70% e o restante apresentou redução menor que 30%.[111] Curiosamente, metade destes pacientes não tinha início mesial, consequentemente confundindo as implicações mais amplas destes resultados.

Um estudo de Boex *et al.*, em 2011, descreveu sua experiência em oito pacientes que receberam implantes de eletrodos unilaterais no hipocampo no hemisfério mais epileptogênico, determinado por monitoramento invasivo. Curiosamente, neste estudo o eletrodo de DBS foi colocado ao longo do eixo longo do hipocampo e não ortogonalmente. Dois pacientes ficaram livres de convulsões, quatro pacientes apresentaram redução das convulsões de 50 a 90% e os outros dois não apresentaram alterações na frequência das convulsões. Por fim, um estudo mais recente examinou nove pacientes com estimulação hipocampal unilateral (lesões positivas na MR) e bilateral (pacientes negativos na MR). Em média, eles apresentaram uma redução de 66 a 100% das convulsões após 30 meses.[112]

Em decorrência dos resultados destes pequenos estudos, dois estudos clínicos em larga escala foram abertos para inclusão: Estudo de controle randomizado de estimulação *versus* ressecção (CoRaStiR), e o estudo de terapia médica *versus* elétrica para epilepsia do lobo temporal (METTLE). Infelizmente, nenhum estudo publicou seus resultados. O METTLE foi encerrado por ausência de inclusões e o CoRaStiR terminou as inclusões em 2015, mas seu estado é atualmente indeterminado.

Um volume paralelo de literatura emergiu recentemente usando estimulação do fórnice para tratar TLE com estimulação de baixa frequência.[113] Esta ideia emergiu dos estudos em animais que mostraram uma diminuição das convulsões pela estimulação de baixa frequência tonsila em ratos estimulados.[114,115,116] Um benefício teórico desta abordagem é que ela poderia minimizar o impacto da ressecção cirúrgica que o hipocampo pode ter sobre a memória. Em 2013, Koubeissi *et al.* estimularam o fórnice em 11 pacientes com epilepsia do lobo temporal mesial (MTLE) durante o monitoramento intracraniano. Eles demonstraram uma redução nos picos interictais hipocampais, assim como uma redução da propensão a convulsões durante 2 dias após a estimulação. Curiosamente, a estimulação melhorou a memória e a rememoração.[113] Estes estudos constituíram a base de um estudo clínico aberto em 2015 para investigar a estimulação elétrica de baixa frequência do fórnice em MTLE não tratável (MTLE-DBS).

12.6 Neuroestimulação Responsiva

Os protocolos de estimulação de DBS acima são derivados da literatura sobre transtornos do movimento e, portanto, têm "circuito aberto". A maioria destes protocolos fornece estimulação contínua do alvo de interesse. Os protocolos contínuos limitam a vida da bateria e, em alguns casos, foi demonstrado que exacerbam as convulsões. Isto foi observada em um estudo com estimulação do ANT e de SNpr.[64] Por este motivo, surgiu um grande volume na literatura avaliando a estimulação em circuito fechado. Em um sistema de circuito fechado, ou neuroestimulação adaptativa (responsiva) (RNS), a estimulação é fornecida apenas quando uma convulsão é detectada.[117] Desse modo, a técnica depende do registro constante de sinais, identificação da convulsão em tempo real e estimulação subsequente, criando espaço para um esforço de pesquisa significativo.

Até o momento, existem poucos estudos avaliando a função inicial da RNS. Fanselow *et al.* relataram uma redução das convulsões com estimulação do nervo trigêmeo em resposta à identificação da convulsão no núcleo ventral posteromedial (VPM) do tálamo e córtex somatossensorial de camundongos PTZ.[118] Saillet *et al.* apresentaram resultados de mitigação de convulsões em ratos com Epilepsia por Ausência Genética de Strasbourg (GAER) usando estimulação em circuito fechado do SNpr durante o registro do córtex, estriado e tálamo.[119] A segurança da RNS em humanos foi testada pela primeira vez por Kossoff *et al.* em 2004 em 4 pacientes com eletrodos subdurais ou profundos testados externamente. O procedimento foi bem tolerado, as convulsões foram alteradas e frequência das convulsões diminuiu.[120] Subsequentemente, um grupo separado demonstrou uma redução de 41% das convulsões com RNS do ANT.[121] Por conta destes resultados encorajadores, um estudo multicêntrico randomizado foi realizado de modo cego em 191 pacientes com convulsões focais, com ou sem generalização.[122] Após 1 mês, a frequência das convulsões diminuiu em 37,9% no grupo de estimulação em comparação a uma redução de 17,3% no grupo sem estimulação.[122] No acompanhamento interino, os autores relataram uma redução de 44% das convulsões em 1 ano e redução de 53% das convulsões em 2 anos. Vinte por cento dos pacientes obtiveram um estado livre de convulsões aos 6 meses.[123,124] O acompanhamento a longo prazo neste mesmo grupo mostrou uma redução mediana das convulsões de 51% aos 3 anos e 72% aos 7 anos. Vinte e nove por cento dos pacientes apresentaram mais de 6 meses sem convulsões e 16% permaneceram livres de convulsões por mais de 1 ano. O dispositivo de RNS recebeu aprovação da FDA em 2013 e estudos adicionais estão sendo realizados atualmente.

Dados de dois estudos recentes demonstraram a eficácia da RNS para convulsões originadas no lobo temporal e áreas neocorticais eloquentes.[125,126] Geller et al. relataram 111 pacientes com TLE mesial não cirúrgica refratária acompanhados por 6,1 anos. Em comparação à condição basal pré-operatória, a redução média das convulsões correspondeu a 70%. Vinte e nove e quinze por cento dos pacientes apresentaram um período sem convulsões de 6 meses e 1 ano, respectivamente. Curiosamente, não houve correlação entre a redução das convulsões e a localização dos eletrodos em relação ao hipocampo, refletindo um mecanismo complexo subjacente à eficácia de RNS.[125] Jobst et al. descreveram RNS em 126 pacientes com convulsões neocorticais não cirúrgicas, também com 6,1 anos de acompanhamento. Eles demonstraram uma taxa de redução das convulsões de 70% em pacientes com convulsões frontal e parietal, redução de 58% em pacientes com convulsões neocorticais temporais e redução de 51% em pacientes com convulsões multifocais. Vinte e seis por cento dos pacientes apresentaram um período sem convulsões de 6 meses e 14% tiveram 1 ano sem convulsões. Os pacientes com lesões positivas na MR obtiveram o benefício de melhores resultados e a estimulação de áreas eloquentes não causou déficits neurológicos.[126] Os dois estudos mostraram a segurança relativa da estimulação por RNS, com infecção no local do implante como o evento adverso mais comum, em taxas semelhantes às observadas em outros procedimentos de neuroestimulação.[125,126]

12.7 Conclusão

Apesar dos resultados encorajadores do tratamento cirúrgico de pacientes com esclerose temporal mesial, uma proporção significativa de pacientes clínica e cirurgicamente refratários ainda permanece sem tratamento. Para estes pacientes, DBS tornou-se um tratamento promissor. Contudo, a literatura é incerta sobre a localização ideal para cada tipo de convulsão, parâmetros de estimulação ou os mecanismos subjacentes à eficácia. Cada possível alvo traz consigo inconstâncias e problemas, abrindo espaço para grandes estudos multicêntricos.

Ao examinar a literatura, é possível tirar várias conclusões sobre cada alvo. O cerebelo foi a primeira estrutura a ser estimulada. Contudo, evidências crescentes sugerem que a estimulação cortical cerebelar é ineficaz e isto levantou questões em relação à teoria das células de Purkinje. Os núcleos cerebelares profundos estão mais próximos do tálamo e, portanto, são melhores alvos. Contudo, o circuito de fluxo cerebelar pode ser muito complexo para que a estimulação de núcleos profundos tenha eficácia clínica. O tálamo tornou-se um alvo óbvio em razão de suas conexões corticais disseminadas. O estudo SANTE foi encorajador para pacientes com convulsões focais, com ou sem generalização. Os futuros estudos em grande escala devem ser realizados para entender o papel da estimulação do ANT no tratamento de epilepsia generalizada e TLE. A estimulação do CMT foi eficaz em pacientes LG e sugeriu que explorações subsequentes nesta coorte de pacientes seriam benéficas. Por causa das conexões do CMT com o sistema ativador reticular, ele também representaria um possível alvo para pacientes com epilepsia generalizada. A teoria do controle nigral da epilepsia fornece uma abordagem mecanicista convincente para o tratamento de convulsões. A partir da experiência com transtornos do movimento, os gânglios da base tornaram-se um alvo muito seguro para DBS. Os dados clínicos para estimulação do STN ou CN, porém, são originados de poucos estudos e pacientes heterogêneos. A maioria dos estudos em animais que examinaram a estimulação de STN ou CN consiste em modelos de convulsões focais. Seria prudente continuar os estudos clínicos com estimulação dos gânglios da base em pacientes com convulsões corticais focais. Por fim, a estimulação direta do hipocampo e das estruturas vizinhas surgiu como novo alvo para TLE. Este pode ser um alvo encorajador para pacientes com TLE que não sejam passíveis de ressecção cirúrgica.

Referências Bibliográficas

[1] Ngugi AK, Bottomley C, Kleinschmidt I, Sander JW, Newton CR. Estimation of the burden of active and life-time epilepsy: a meta-analytic approach. Epilepsia.2010; 51(5):883–890
[2] Jetté N, Sander JW, Keezer MR. Surgical treatment for epilepsy: the potential gap between evidence and practice. Lancet Neurol. 2016; 15(9):982–994
[3] Wiebe S, BlumeWT, Girvin JP, Eliasziw M, Effectiveness and Efficiency of Surgery for Temporal Lobe Epilepsy Study Group. A randomized, controlled trial of surgery for temporal-lobe epilepsy. N Engl J Med. 2001; 345(5):311–318
[4] Nagel SJ, Najm IM. Deep brain stimulation for epilepsy. Neuromodulation. 2009; 12(4):270–280
[5] Saillet S, Langlois M, Feddersen B, et al. Manipulating the epileptic brainusing stimulation: a review of experimental and clinical studies. Epileptic Disord. 2009; 11(2):100–112
[6] Morris GL, III, Gloss D, Buchhalter J, Mack KJ, Nickels K, Harden C. Evidencebased guideline update: vagus nerve stimulation for the treatment of epilepsy: report of the Guideline Development Subcommittee of the American Academy of Neurology. Neurology. 2013; 81(16):1453–1459
[7] Fisher RS, Velasco AL. Electrical brain stimulation for epilepsy. Nat Rev Neurol. 2014; 10(5):261–270
[8] Pahwa R, Factor SA, Lyons KE, et al. Quality Standards Subcommittee of the American Academy of Neurology. Practice parameter: treatment of Parkinson disease with motor fluctuations and dyskinesia (an evidencebased review): report of the Quality Standards Subcommittee of the American Academy of Neurology. Neurology. 2006; 66(7):983–995
[9] Fountas KN, Kapsalaki E, Hadjigeorgiou G. Cerebellar stimulation in the management of medically intractable epilepsy: a systematic and critical review. Neurosurg Focus. 2010; 29(2):E8
[10] Lega BC, Halpern CH, Jaggi JL, Baltuch GH. Deep brain stimulation in the treatment of refractory epilepsy: update on current data and future directions. Neurobiol Dis. 2010; 38(3):354–360
[11] Kandel A, Buzsáki G. Cerebellar neuronal activity correlates with spike and wave EEG patterns in the rat. Epilepsy Res. 1993; 16(1):1–9
[12] Krook-Magnuson E, Szabo GG, Armstrong C, Oijala M, Soltesz I. Cerebellar directed optogenetic intervention inhibits spontaneous hippocampal seizures in a Mouse model of temporal lobe epilepsy. eNeuro. 2014; 1(1):1
[13] Kros L, Eelkman Rooda OH, Spanke JK, et al. Cerebellar output controls generalized spike-and-wave discharge occurrence. Ann Neurol. 2015; 77(6):1027–1049
[14] Kros L, Eelkman Rooda OHJ, De Zeeuw CI, Hoebeek FE. Controlling cerebellar output to treat refractory epilepsy. Trends Neurosci. 2015; 38(12):787–799
[15] Cooke PM, Snider RS. Some cerebellar influences on electrically-induced cerebral seizures. Epilepsia. 1955; 4:19–28
[16] Hablitz JJ, McSherry JW, Kellaway P. Cortical seizures following cerebellar stimulation in primates. Electroencephalogr Clin Neurophysiol. 1975; 38(4):423–426
[17] Ebner TJ, Bantli H, Bloedel JR. Effects of cerebellar stimulation on unitary activity within a chronic epileptic focus in a primate. Electroencephalogr Clin Neurophysiol. 1980; 49(5-6):585–599
[18] Myers RR, Burchiel KJ, Stockard JJ, Bickford RG. Effects of acute and chronic paleocerebellar stimulation on experimental models of epilepsy in the cat: studies with enflurane, pentylenetetrazol, penicillin, and chloralose. Epilepsia. 1975; 16(2):257–267
[19] Cooper IS, Amin I, Gilman S. The effect of chronic cerebellar stimulation upon epilepsy in man. Trans Am Neurol Assoc. 1973; 98:192–196
[20] Cooper IS, Amin I, Upton A, Riklan M, Watkins S, McLellan L. Safety and efficacy of chronic stimulation. Neurosurgery. 1977; 1(2):203–205
[21] Cooper IS, Upton AR, Rappaport ZH, Amin I. Correlation of clinical and physiological effects of cerebellar stimulation. Acta Neurochir Suppl (Wien). 1980; 30:339–344
[22] Gilman S DG, Tennyson VM, Kremzner LT, Defendini, R CJ. Clinical, morphological, biochemical, and physiological effects of cerebellar stimulation. In: Hambrecht FT. Functional Electrical Stimulation: Applications in Neural Prosthesis 1977:191–226

[23] Levy LF, Auchterlonie WC. Chronic cerebellar stimulation in the treatment of epilepsy. Epilepsia. 1979; 20(3):235–245
[24] Krauss GL, Koubeissi MZ. Cerebellar and thalamic stimulation treatment for epilepsy. Acta Neurochir Suppl (Wien). 2007; 97(Pt 2):347–356
[25] Velasco F, Carrillo-Ruiz JD, Brito F, et al. Double-blind, randomized controlled pilot study of bilateral cerebellar stimulation for treatment of intractable motor seizures. Epilepsia. 2005; 46(7):1071–1081
[26] Krauss GL, Fisher RS. Cerebellar and thalamic stimulation for epilepsy. Adv Neurol. 1993; 63:231–245
[27] Van Buren JM, Wood JH, Oakley J, Hambrecht F. Preliminary evaluation of cerebellar stimulation by double-blind stimulation and biological criteria in the treatment of epilepsy. J Neurosurg. 1978; 48(3):407–416
[28] Wright GD, McLellan DL, Brice JG. A double-blind trial of chronic cerebellar stimulation in twelve patients with severe epilepsy. J Neurol Neurosurg Psychiatry. 1984; 47(8):769–774
[29] Dow RS, Fernandez-Guardiola A, Manni E. The influence of the cerebellum on experimental epilepsy. Electroencephalogr Clin Neurophysiol. 1962; 14:383–398
[30] Hutton JT, Frost JD, Jr, Foster J. The influence of the cerebellum in cat penicillin epilepsy. Epilepsia. 1972; 13(3):401–408
[31] Babb TL, Mitchell AG, Jr, Crandall PH. Fastigiobulbar and dentatothalamic influences on hippocampal cobalt epilepsy in the cat. Electroencephalogr Clin Neurophysiol. 1974; 36(2):141–154
[32] Rubio C, Custodio V, Juárez F, Paz C. Stimulation of the superior cerebellar peduncle during the development of amygdaloid kindling in rats. Brain Res. 2004; 1010(1–2):151–155
[33] Sramka M, Fritz G, Galanda M, Nádvornik P. Some observations in treatment stimulation of epilepsy. Acta Neurochir (Wien). 1976(23) Suppl:257–262
[34] Jasper H. Diffuse projection systems: the integrative action of the thalamic reticular system. Electroencephalogr Clin Neurophysiol. 1949; 1(4):405–419, discussion 419–420
[35] Velasco M, Velasco F, Velasco AL, et al. Electrocortical and behavioral responses produced by acute electrical stimulation of the human centromedian thalamic nucleus. Electroencephalogr Clin Neurophysiol. 1997; 102(6):461–471
[36] Velasco M, Velasco F, Velasco AL, Jiménez F, Brito F, Márquez I. Acute and chronic electrical stimulation of the centromedian thalamic nucleus: modulation of reticulo-cortical systems and predictor factors for generalized seizure control. Arch Med Res. 2000; 31(3):304–315
[37] Velasco F, Velasco AL, Velasco M, Jiménez F, Carrillo-Ruiz JD, Castro G. Deep brain stimulation for treatment of the epilepsies: the centromedian thalamic target. Acta Neurochir Suppl (Wien). 2007; 97(Pt 2):337–342
[38] Starzl TE, Taylor CW, Magoun HW. Ascending conduction in reticular activating system, with special reference to the diencephalon. J Neurophysiol. 1951; 14(6):461–477
[39] Pantoja-Jiménez CR, Magdaleno-Madrigal VM, Almazán-Alvarado S, Fernández-Mas R. Anti-epileptogenic effect of high-frequency stimulation in the thalamic reticular nucleus on PTZ-induced seizures. Brain Stimul. 2014;7(4):587–594
[40] Pinault D. The thalamic reticular nucleus: structure, function and concept. Brain Res Brain Res Rev. 2004; 46(1):1–31
[41] Zikopoulos B, Barbas H. Prefrontal projections to the thalamic reticular nucleus form a unique circuit for attentional mechanisms. J Neurosci. 2006; 26(28):7348–7361
[42] Huguenard JR, McCormick DA. Thalamic synchrony and dynamic regulation of global forebrain oscillations. Trends Neurosci. 2007; 30(7):350–356
[43] Jones BE. From waking to sleeping: neuronal and chemical substrates. Trends Pharmacol Sci. 2005; 26(11):578–586
[44] Velasco F, Velasco M, Ogarrio C, Fanghanel G. Electrical stimulation of the centromedian thalamic nucleus in the treatment of convulsive seizures: a preliminary report. Epilepsia. 1987; 28(4):421–430
[45] Fisher RS, Uematsu S, Krauss GL, et al. Placebo-controlled pilot study of centromedian thalamic stimulation in treatment of intractable seizures. Epilepsia. 1992; 33(5):841–851
[46] Velasco F, Velasco M, Jiménez F, et al. Predictors in the treatment of difficult-to-control seizures by electrical stimulation of the centromedian thalamic nucleus. Neurosurgery. 2000; 47(2):295–304, discussion 304–305
[47] Velasco AL, Velasco F, Jiménez F, et al. Neuromodulation of the centromedian thalamic nuclei in the treatment of generalized seizures and the improvement of the quality of life in patients with Lennox-Gastaut syndrome. Epilepsia. 2006; 47(7):1203–1212
[48] Valentín A, García Navarrete E, Chelvarajah R, et al. Deep brain stimulation of the centromedian thalamic nucleus for the treatment of generalized and frontal epilepsies. Epilepsia. 2013; 54(10):1823–1833
[49] MacLEAN PD. Psychosomatic disease and the visceral brain; recent developments bearing on the Papez theory of emotion. PsychosomMed. 1949; 11(6):338–353
[50] Papez JW. A proposed mechanism of emotion. 1937. J Neuropsychiatry Clin Neurosci. 1995; 7(1):103–112
[51] Oikawa H, Sasaki M, Tamakawa Y, Kamei A. The circuit of Papez in mesial temporal sclerosis: MRI. Neuroradiology. 2001; 43(3):205–210
[52] Mirski MA, Ferrendelli JA. Selective metabolic activation of the mammillary bodies and their connections during ethosuximide-induced suppression of pentylenetetrazol seizures. Epilepsia. 1986; 27(3):194–203
[53] Hamani C, Ewerton FI, Bonilha SM, Ballester G, Mello LE, Lozano AM. Bilateral anterior thalamic nucleus lesions and high-frequency stimulation are protective against pilocarpine-induced seizures and status epilepticus. Neurosurgery. 2004; 54(1):191–195, discussion 195–197
[54] Hamani C, Hodaie M, Chiang J, et al. Deep brain stimulation of the anterior nucleus of the thalamus: effects of electrical stimulation on pilocarpineinduced seizures and status epilepticus. Epilepsy Res. 2008; 78(2–3):117–123
[55] Mirski MA, Rossell LA, Terry JB, Fisher RS. Anticonvulsant effect of anterior thalamic high frequency electrical stimulation in the rat. Epilepsy Res. 1997;28(2):89–100
[56] Covolan L, de Almeida AC, Amorim B, et al. Effects of anterior thalamic nucleus deep brain stimulation in chronic epileptic rats. PLoS One. 2014; 9(6):e97618
[57] Hodaie M, Wennberg RA, Dostrovsky JO, Lozano AM. Chronic anterior thalamic stimulation for intractable epilepsy. Epilepsia. 2002; 43(6):603–608
[58] Andrade DM, Zumsteg D, Hamani C, et al. Long-term follow-up of patients with thalamic deep brain stimulation for epilepsy. Neurology. 2006; 66(10):1571–1573
[59] Lim SN, Lee ST, Tsai YT, et al. Electrical stimulation of the anterior nucleus of the thalamus for intractable epilepsy: a long-term follow-up study. Epilepsia. 2007; 48(2):342–347
[60] Zhong XL, Lv KR, Zhang Q, et al. Low-frequency stimulation of bilateral anterior nucleus of thalamus inhibits amygdale-kindled seizures in rats. Brain Res Bull. 2011; 86(5–6):422–427
[61] Stypulkowski PH, Giftakis JE, Billstrom TM. Development of a large animal model for investigation of deep brain stimulation for epilepsy. Stereotact Funct Neurosurg. 2011; 89(2):111–122
[62] Osorio I, Overman J, Giftakis J, Wilkinson SB. High frequency thalamic stimulation for inoperable mesial temporal epilepsy. Epilepsia. 2007; 48(8):1561–1571
[63] Takebayashi S, Hashizume K, Tanaka T, Hodozuka A. Anti-convulsant effect of electrical stimulation and lesioning of the anterior thalamic nucleus on kainic acid-induced focal limbic seizure in rats. Epilepsy Res. 2007; 74(2–3):163–170
[64] Lado FA. Chronic bilateral stimulation of the anterior thalamus of kainate-treated rats increases seizure frequency. Epilepsia. 2006; 47(1):27–32
[65] Upton AR, Amin I, Garnett S, Springman M, Nahmias C, Cooper IS. Evoked metabolic responses in the limbic-striate system produced by stimulation of anterior thalamic nucleus in man. Pacing Clin Electrophysiol. 1987; 10(1 Pt 2):217–225
[66] Kerrigan JF, Litt B, Fisher RS, et al. Electrical stimulation of the anterior nucleus of the thalamus for the treatment of intractable epilepsy. Epilepsia. 2004; 45(4):346–354
[67] Fisher R, Salanova V, Witt T, et al. SANTE Study Group. Electrical stimulation of the anterior nucleus of thalamus for treatment of refractory epilepsy. Epilepsia. 2010; 51(5):899–908
[68] Salanova V, Witt T, Worth R, et al. SANTE Study Group. Long-term efficacy and safety of thalamic stimulation for drug-resistant partial epilepsy. Neurology. 2015; 84(10):1017–1025
[69] Tekriwal A, Baltuch G. Deep brain stimulation: expanding applications. Neurol Med Chir (Tokyo). 2015; 55(12):861–877
[70] Lawrence S. Medtronic prepares to head back to FDA with deep brain stimulation for epilepsy. https://www.fiercebiotech.com/medical-devices/medtronic-prepares-to-head-back-to-fda-deep-brain-stimulation-for-epilepsy. Published Feb 20, 2015. Accessed Feb 20, 2015
[71] Loddenkemper T, Pan A, Neme S, et al. Deep brain stimulation in epilepsy. J Clin Neurophysiol. 2001; 18(6):514–532
[72] Gale K, Iadarola MJ. GABAergic denervation of rat substantia nigra: functional and pharmacological properties. Brain Res. 1980; 183(1):217–223
[73] Iadarola MJ, Gale K. Substantia nigra: site of anticonvulsant activity mediated by gamma-aminobutyric acid. Science. 1982; 218(4578):1237–1240

[74] Xu SG, Garant DS, Sperber EF, Moshé SL. Effects of substantia nigra gammavinyl-GABA infusions on flurothyl seizures in adult rats. Brain Res. 1991;566(1–2):108–114

[75] Redgrave P, Simkins M, overton P, Dean P. Anticonvulsant role of nigrotectal projection in the maximal electroshock model of epilepsy–I. Mapping of dorsal midbrain with bicuculline. Neuroscience. 1992; 46(2):379–390

[76] Parent A, Hazrati LN. Functional anatomy of the basal ganglia. II. The place of subthalamic nucleus and external pallidum in basal ganglia circuitry. Brain Res Brain Res Rev. 1995; 20(1):128–154

[77] Garant DS, Iadarola MJ, Gale K. Substance P antagonists in substantia nigra are anticonvulsant. Brain Res. 1986; 382(2):372–378

[78] Garant DS, Gale K. Infusion of opiates into substantia nigra protects against maximal electroshock seizures in rats. J Pharmacol Exp Ther. 1985; 234(1):45–48

[79] Depaulis A, Snead OC, III, Marescaux C, Vergnes M. Suppressive effects of intranigral injection of muscimol in three models of generalized non-convulsive epilepsy induced by chemical agents. Brain Res. 1989; 498(1):64–72

[80] De Sarro G, De Sarro A, Meldrum BS. Anticonvulsant action of 2-chloroadenosine injected focally into the inferior colliculus and substantia nigra. Eur J Pharmacol. 1991; 194(2–3):145–152

[81] Chevalier G, Vacher S, Deniau JM, Desban M. Disinhibition as a basic process in the expression of striatal functions. I. The striato-nigral influence on tecto-spinal/tecto-diencephalic neurons. Brain Res. 1985; 334(2):215–226

[82] Velísková J, Velsek L, Moshé SL. Subthalamic nucleus: a new anticonvulsant site in the brain. Neuroreport. 1996; 7(11):1786–1788

[83] Smith Y, Bevan MD, Shink E, Bolam JP. Microcircuitry of the direct and indirect pathways of the basal ganglia. Neuroscience. 1998; 86(2):353–387

[84] Browning RA, Wang C, Nelson DK, Jobe PC. Effect of precollicular transection on audiogenic seizures in genetically epilepsy-prone rats. Exp Neurol. 1999;155(2):295–301

[85] Depaulis A, Vergnes M, Marescaux C. Endogenous control of epilepsy: the nigral inhibitory system. Prog Neurobiol. 1994; 42(1):33–52

[86] Deransart C, Lê BT, Marescaux C, Depaulis A. Role of the subthalamo-nigral input in the control of amygdala-kindled seizures in the rat. Brain Res. 1998;807(1–2):78–83

[87] Dybdal D, Gale K. Postural and anticonvulsant effects of inhibition of the rat subthalamic nucleus. J Neurosci. 2000; 20(17):6728–6733

[88] Ryan LJ, Sanders DJ. Subthalamic nucleus and globus pallidus lesions alter activity in nigrothalamic neurons in rats. Brain Res Bull. 1994; 34(1):19–26

[89] Vercueil L, Benazzouz A, Deransart C, et al. High-frequency stimulation of the subthalamic nucleus suppresses absence seizures in the rat: comparison with neurotoxic lesions. Epilepsy Res. 1998; 31(1):39–46

[90] Prabhu S, Chabardès S, Sherdil A, et al. Effect of subthalamic nucleus stimulation on penicillin induced focal motor seizures in primate. Brain Stimul. 2015; 8(2):177–184

[91] Benabid AL, Minotti L, Koudsié A, de Saint Martin A, Hirsch E. Antiepileptic effect of high-frequency stimulation of the subthalamic nucleus (corpus luysi) in a case of medically intractable epilepsy caused by focal dysplasia: a 30-month follow-up: technical case report. Neurosurgery. 2002; 50(6):1385–1391, discussion 1391–1392

[92] Chabardès S, Kahane P, Minotti L, Koudsie A, Hirsch E, Benabid AL. Deep brain stimulation in epilepsy with particular reference to the subthalamic nucleus. Epileptic Disord. 2002; 4 Suppl 3:S83–S93

[93] Handforth A, DeSalles AA, Krahl SE. Deep brain stimulation of the subthalamic nucleus as adjunct treatment for refractory epilepsy. Epilepsia. 2006; 47(7):1239–1241

[94] Wille C, Steinhoff BJ, Altenmüller DM, et al. Chronic high-frequency deepbrain stimulation in progressive myoclonic epilepsy in adulthood–report of five cases. Epilepsia. 2011; 52(3):489–496

[95] Meyer M. A study of efferent connexions of the frontal lobe in the human brain after leucotomy. Brain. 1949; 72(3):265–296, 3 pl

[96] Magill PJ, Bolam JP, Bevan MD. Relationship of activity in the subthalamic nucleus-globus pallidus network to cortical electroencephalogram. J Neurosci. 2000; 20(2):820–833

[97] Canteras NS, Shammah-Lagnado SJ, Silva BA, Ricardo JA. Afferent connections of the subthalamic nucleus: a combined retrograde and anterograde horseradish peroxidase study in the rat. Brain Res. 1990; 513(1):43–59

[98] Carpenter MB, Carleton SC, Keller JT, Conte P. Connections of the subthalamic nucleus in the monkey. Brain Res. 1981; 224(1):1–29

[99] Baker KB, Montgomery EB. Cortical evoked potentials from STN stimulation (Abstract). Soc Neurosci Abstr. 2000; 26:1226

[100] Mutani R, Fariello R. Effect of low frequency caudate stimulation on the EEG of epileptic neocortex. Brain Res. 1969; 14(3):749–753

[101] La Grutta V, Sabatino M, Gravante G, Morici G, Ferraro G, La Grutta G. A study of caudate inhibition on an epileptic focus in the cat hippocampus. Arch Int Physiol Biochim. 1988; 96(2):113–120

[102] Oakley JC, Ojemann GA. Effects of chronic stimulation of the caudate nucleus on a preexisting alumina seizure focus. Exp Neurol. 1982; 75(2):360–367

[103] Chkhenkeli SA. The inhibitory influence of the nucleus caudatus electrostimulation on the human amygdala and hippocampal activity at temporal lobe epilepsy. Bull Georgian Acad Sci. 1978; 4/6:406–411

[104] Chkhenkeli SA, Chkhenkeli IS. Effects of therapeutic stimulation of nucleus caudatus on epileptic electrical activity of brain in patients with intractable epilepsy. Stereotact Funct Neurosurg. 1997; 69(1–4 Pt 2):221–224

[105] Chkhenkeli SA, Sramka M, Lortkipanidze GS, et al. Electrophysiological effects and clinical results of direct brain stimulation for intractable epilepsy. Clin Neurol Neurosurg. 2004; 106(4):318–329

[106] Wyckhuys T, De Smedt T, Claeys P, et al. High frequency deep brain stimulation in the hippocampus modifies seizure characteristics in kindled rats. Epilepsia. 2007; 48(8):1543–1550

[107] Lian J, Bikson M, Sciortino C, Stacey WC, Durand DM. Local suppression of epileptiform activity by electrical stimulation in rat hippocampus in vitro. J Physiol. 2003; 547(Pt 2):427–434

[108] Velasco AL, Velasco M, Velasco F, et al. Subacute and chronic electrical stimulation of the hippocampus on intractable temporal lobe seizures: preliminary report. Arch Med Res. 2000; 31(3):316–328

[109] Velasco AL, Velasco F, Velasco M, Trejo D, Castro G, Carrillo-Ruiz JD. Electrical stimulation of the hippocampal epileptic foci for seizure control: a doubleblind, long-term follow-up study. Epilepsia. 2007; 48(10):1895–1903

[110] Boon P, Vonck K, De Herdt V, et al. Deep brain stimulation in patients with refractory temporal lobe epilepsy. Epilepsia. 2007; 48(8):1551–1560

[111] Hauptmann C, Roulet JC, Niederhauser JJ, et al. External trial deep brain stimulation device for the application of desynchronizing stimulation techniques. J Neural Eng. 2009; 6(6):066003

[112] Boëx C, Seeck M, Vulliémoz S, et al. Chronic deep brain stimulation in mesial temporal lobe epilepsy. Seizure. 2011; 20(6):485–490

[113] Koubeissi MZ, Kahriman E, Syed TU, Miller J, Durand DM. Low-frequency electrical stimulation of a fiber tract in temporal lobe epilepsy. Ann Neurol. 2013; 74(2):223–231

[114] Weiss SR, Eidsath A, Li XL, Heynen T, Post RM. Quenching revisited: low level direct current inhibits amygdala-kindled seizures. Exp Neurol. 1998; 154 (1):185–192

[115] Weiss SR, Li XL, Rosen JB, Li H, Heynen T, Post RM. Quenching: inhibition of development and expression of amygdala kindled seizures with low frequency stimulation. Neuroreport. 1995; 6(16):2171–2176

[116] Zhong K, Wu DC, Jin MM, et al. Wide therapeutic time-window of low-frequency stimulation at the subiculum for temporal lobe epilepsy treatment in rats. Neurobiol Dis. 2012; 48(1):20–26

[117] Kahane P, Depaulis A. Deep brain stimulation in epilepsy: what is next? Curr Opin Neurol. 2010; 23(2):177–182

[118] Fanselow EE, Reid AP, Nicolelis MA. Reduction of pentylenetetrazoleinduced seizure activity in awake rats by seizure-triggered trigeminal nerve stimulation. J Neurosci. 2000; 20(21):8160–8168

[119] Saillet SCG, Gharbi S, et al. Closed-loop control of seizures in a rat model of absence epilepsy using the BioMEA 14 system. Proceedings of Neural Engineering 4th International IEEE/EMBS Conference 2009;29 April to 2 May 2009; Antalya, Turkey. pp. 693–696

[120] Kossoff EH, Ritzl EK, Politsky JM, et al. Effect of an external responsive neurostimulator on seizures and electrographic discharges during subdural electrode monitoring. Epilepsia. 2004; 45(12):1560–1567

[121] Osorio I, Frei MG, Sunderam S, et al. Automated seizure abatement in humans using electrical stimulation. Ann Neurol. 2005; 57(2):258–268

[122] Morrell MJ, RNS System in Epilepsy Study Group. Responsive cortical stimulation for the treatment of medically intractable partial epilepsy. Neurology. 2011; 77(13):1295–1304

[123] Morrell M, Nair D. Long-term safety and efficacy of responsive brain stimulation in adults with medically intractable partial onset seizures. Neurology. 2017

[124] Bergey GK, Morrell MJ, Mizrahi EM, et al. Long-term treatment with responsive brain stimulation in adults with refractory partial seizures. Neurology. 2015; 84(8):810–817

[125] Geller EB, Skarpaas TL, Gross RE, et al. Brain-responsive neurostimulation in patients with medically intractable mesial temporal lobe epilepsy. Epilepsia. 2017; 58(6):994–1004

[126] Jobst BC, Kapur R, Barkley GL, et al. Brain-responsive neurostimulation in patients with medically intractable seizures arising from eloquent and other neocortical areas. Epilepsia. 2017; 58(6):1005–1014

13 Estimulação Cerebral Profunda no Transtorno Depressivo Maior

Ian H. Kratter ▪ R. Mark Richardson ▪ Jordan F. Karp

Sumário

A estimulação cerebral profunda (DBS) emergiu como tratamento em potencial para transtorno depressivo maior grave e refratário a tratamento. Têm sido feitos avanços significativos, ao longo das últimas décadas, nos conhecimentos científicos dos circuitos neurais que regulam o humor. A DBS pode oferecer uma oportunidade de perturbar terapeuticamente vias específicas para produzir um efeito antidepressivo. Desde o ensaio clínico inicial, publicado em 2005, ensaios clínicos atuais têm buscado avaliar a eficácia e a segurança da estimulação de um dentre vários alvos cerebrais distintos. Neste capítulo, revemos a história da DBS para depressão, a fundamentação para a maioria dos alvos estudados e os resultados, até o momento, que sugerem que a DBS poderia ser um tratamento efetivo para pelo menos um subgrupo de pacientes. Discutimos as atuais limitações e sugerimos rumos futuros com base no progresso conceitual e tecnológico em nossos conhecimentos de depressão e seu tratamento. Finalmente, consideramos a segurança e as implicações éticas deste tratamento investigativo e invasivo.

Palavras-chave: depressão, antidepressivo, DBS, bipolar, neuromodulação, circuito, resposta, remissão, tratografia, resistente ao tratamento.

13.1 Introdução

O tratamento depressivo maior, aqui denominado simplesmente depressão, é uma síndrome clínica definida na edição mais recente do Manual de Diagnóstico e Estatística dos Transtornos Mentais como aflição ou disfunção clinicamente significativa com duração de pelo menos 2 semanas em decorrência de humor deprimido ou anedonia, juntamente com sintomas adicionais que podem incluir sensações de autodepreciação, comprometimento da concentração, pensamentos de morte ou suicídio recorrentes ou alterações do apetite, sono e da atividade motora basais.[1] A depressão representa um problema considerável de saúde pública: o marco de 2010 da Organização Mundial da Saúde Global Burden of Disease Study,[2] bem como sua atualização de 2013,[3] relataram a depressão como sendo a segunda causa de anos vividos com incapacitação no mundo. Isso se deve, pelo menos em parte, à epidemiologia da depressão, que é notável por uma alta prevalência durante o tempo de vida (relacionada com sua cronicidade), taxas de recorrência altas e falta substancial de acesso ao tratamento efetivo no mundo todo.[4]

Os tratamentos padrão de primeira e segunda escolhas para depressão incluem psicoterapia e/ou vários antidepressivos. Embora esses tratamentos sejam efetivos para muitos, o efeito terapêutico da farmacoterapia demora a ocorrer e muitas vezes exige experimentar múltiplos medicamentos antes de se alcançar uma resposta satisfatória. Na verdade o estudo Sequenced Treatment Alternatives to Relieve Depression (STAR*D), financiado pelo National Institute of Mental Health (NIMH), verificou que não ocorria remissão em 63% dos pacientes tratados com um antidepressivo de primeira escolha,[5] e que somente cerca de metade em que se tentavam adequadamente dois antidepressivos tinha remissão.[6] Conquanto a terminologia não esteja padronizada,[7,8] a depressão resistente ao tratamento (TRD), em geral, é definida como falta de resposta clinicamente significativa a tentativas de tratamento com dois antidepressivos em dose e duração adequadas.[6,9]

Relata-se que a TRD varia de 10 a 40% de todos os pacientes depressivos, traduzindo-se em uma prevalência de 1 a 3% nos Estados Unidos.[10-12] A TRD se associa consistentemente a piores resultados clínicos[13] e a custos exorbitantes para a sociedade.[14]

Essa taxa relativamente alta de TRD representa uma grande necessidade clínica não atendida e tem motivado o uso contínuo e a tentativa de várias abordagens terapêuticas intervencionistas,[15] incluindo eletroconvulsoterapia (ECT), estimulação magnética transcraniana, estimulação transcraniana por corrente direta, terapia magnética para crises convulsivas, estimulação do nervo vago e estimulação cortical epidural. Dessas, a ECT tem sido a abordagem mais extensamente estudada que continua a oferecer uma resposta terapêutica relativamente rápida e continua sendo o tratamento antidepressivo mais eficaz à disposição.[16] Os limites ao seu uso incluem efeitos adversos, particularmente cognitivos,[17,18] recidiva da depressão depois de interrompida a ECT (mesmo quando os medicamentos são reiniciados),[19] e constante estigma na sociedade.

O tratamento para depressão grave também inclui procedimentos neurocirúrgicos ablativos.[20] A estimulação cerebral profunda (DBS) emergiu como descendente reversível moderno das intervenções ablativas e, dada a urgente necessidade de terapias antidepressivas mais efetivas, a DBS está sendo ativamente explorada como tratamento experimental para TRD. Neste capítulo, revemos a história que leva à DBS como tratamento em potencial para depressão, as regiões cerebrais que têm sido alvos com base em um conhecimento emergente da depressão como transtorno dos circuitos neurais e os resultados dos ensaios clínicos associados. Discutimos então as atuais limitações e elaboramos alguns dos problemas e avanços que provavelmente desempenham papel crucial na melhora dos resultados terapêuticos da DBS para TRD. Concluímos com uma consideração das questões éticas e riscos inerentes a essa intervenção invasiva e atualmente em investigação.

13.2 Atual Posição da DBS para Transtorno Depressivo Maior

No século XIX, os médicos começaram a descrever atentamente as correlações entre distintas lesões cerebrais e alterações comportamentais, levando à hipótese de que estados mentais patológicos pudessem ser tratados com a remoção de um local em particular.[20] A primeira cirurgia terapêutica para pacientes portadores de esquizofrenia foi descrita por Buckhardt em 1888.[21] À medida que os conhecimentos biológicos da função cerebral cresceram, a suposta importância dos circuitos cerebrais, e não dos locais distintos, tornou-se hipótese cada vez mais adotada como responsável pelo comportamento, e os tratamentos neurocirúrgicos, consequentemente, começaram a mudar em direção ao rompimento de tratos de substância branca.[22] Em 1936, Moniz descreveu a primeira experiência clínica da atualmente infame leucotomia pré-frontal para doença psiquiátrica, incluindo a depressão.[23] A popularidade desse procedimento pairou ao longo das duas décadas seguintes, retrocedendo somente com a descoberta da clorpromazina e de outros medicamentos psicotrópicos paralelamente ao crescimento dos interesses éticos com relação à neurocirurgia psiquiátrica.[24] Ainda mais, o desenvolvimento de técnicas estereotáxicas mais avançadas para neurocirurgia levou à experiência com ablações focais para patologias intratáveis, conforme exemplificado pelo cingulotomia anterior para depressão e para transtorno obsessivo-compulsivo (TOC).[25,26]

Concomitantemente com esse refinamento nos procedimentos neurocirúrgicos, ocorreu o advento das técnicas para estimulação intracraniana repetitiva, que finalmente levaram ao desenvolvimento da DBS moderna. Embora a eficácia e a segurança da DBS ficassem estabelecidas por seu uso sistemático em transtornos dos movimentos,[20] o conceito tem sido aplicado a problemas psiquiátricos desde o seu início.[27] Todavia, a publicação de 1991 de que a estimulação crônica poderia funcionar como "lesão reversível" e que simularia seguramente o efeito da talamotomia no tratamento de tremor[28] marcou o ponto crítico na emergência generalizada da DBS. Oito anos mais tarde, Nuttin et al. relataram que a estimulação crônica do ramo anterior da cápsula interna (ALIC) levava à melhora sintomática em três de quatro pacientes com TOC intratável,[29] preparando o palco para a aplicação de DBS em casos de TRD.

Agora analisaremos os principais resultados dessa aplicação por alvo. Veja na ▶ Tabela 13.1 a lista de todos os ensaios clínicos de DBS descritos neste capítulo e os relatos de casos adicionais de um ou dois sujeitos que não são discutidos no texto principal.

13.2.1 Aplicação Inicial do DBS em Depressão: Tendo como Destino o Córtex Cingulado Subcaloso

Primeiros Estudos Modernos de DBS para Depressão

Utilizando resultados obtidos do campo com avanços rápidos das neuroimagens, especialmente a tomografia por emissão de pósitrons (PET), Mayberg, em 1997, propôs uma hipótese ligando a depressão à desregulação cortical, subcortical e límbica.[30] A hipótese dela sintetizava resultados de imagens de pacientes com depressão depois de uma lesão cerebral traumática, indução de tristeza transitória em sujeitos saudáveis e alterações no metabolismo cerebral após tratamento antidepressivo farmacológico bem-sucedido. Especificamente, o córtex cingulado subcaloso (SCC) (também conhecido como córtex cingulado subgenual ou área 25 de Brodmann) é metabolicamente hiperativo na depressão, e a diminuição do metabolismo na mesma região se correlaciona com a resposta clínica a vários tratamentos antidepressivos. Com base nessa hipótese, Mayberg et al. primeiramente iniciaram um ensaio clínico de DBS de alta frequência da substância branca do SCC em seis sujeitos com DRT grave usando a abordagem padrão para DBS usada nos transtornos de movimento.[31] Nessa coorte inicial descrita em 2005, todos os sujeitos relataram efeitos antidepressivos agudos pós-implantação em conjunto com a estimulação. Os exemplos incluíram diminuição dos sentimentos de vazio, aumento da sensação de conscientização e iluminação do quarto com detalhes visuais mais nítidos.[31] Depois de 6 meses de estimulação crônica, quatro dos sujeitos atendiam aos critérios para resposta ao tratamento, sendo que três demonstravam remissão completa ou quase completa.

Estudos Subsequentes Abertos Controlados e Pequenos

Dado o sucesso desse pequeno ensaio clínico aberto e a ausência de efeitos adversos importantes ligados à DBS aguda ou crônica, o estudo foi expandido até um total de 20 sujeitos em 2008. Observaram-se benefícios clínicos nos primeiros meses e foram progressivos até alcançarem um platô estável depois de 6 meses.

Depois de 1 ano de estimulação, 55% dos sujeitos eram responsivos, e 35% obtiveram remissão completa ou quase remissão completa.[32] Exame por PET de oito responsivos demonstraram alterações generalizadas no metabolismo límbico e cortical, fornecendo correlatos biológicos plausíveis da resposta ao tratamento. As alterações metabólicas específicas incluíram diminuição da atividade no córtex orbital, no córtex frontal medial e na ínsula, bem como aumento da atividade no córtex pré-frontal lateral e parietal, áreas cingulada média anterior e cingulada posterior.[32] O acompanhamento por prazo mais longo dos mesmos sujeitos, em 2011, revelou taxas de resposta média e de remissão de 55 e 35%, respectivamente, no controle final 3 a 6 anos depois do procedimento.[33] Os eventos adversos sérios incluíram dois suicídios que ocorreram depois de certo grau de resposta ter sido obtido, embora a análise sugerisse que ambos os casos fossem secundários a uma recidiva aguda de um episódio depressivo, e não a um efeito adverso de qualquer alteração dos parâmetros de estimulação ou a própria DBS crônica.

Para expansão além do desenho aberto, em 2012, o ensaio clínico seguinte da substância branca do SCC incluiu uma fase inicial de simples-cega de 4 semanas com estimulação falsa. Esta foi seguida por 24 semanas de estimulação ativa aberta e depois uma fase de descontinuação simples-cega antes de ser retomado o tratamento ativo por 2 anos. Notavelmente, esse estudo também incluiu sujeitos com transtorno bipolar tipo II.[34] Os primeiros três sujeitos submetidos à fase de descontinuação apresentaram recidiva completa em 2 semanas, com significativa aflição e ideação suicida. Pela preocupação com a segurança dos sujeitos, essa fase foi removida do restante dos sujeitos. Os resultados foram notáveis para um efeito antidepressivo significativo, mas leve do tratamento falso inicial, seguido por um efeito progressivamente mais robusto da DBS crônica durante o transcorrer de múltiplos meses. Depois de 2 anos, a taxa de remissão clínica foi de 58% sem distinção entre os sujeitos com depressão unipolar ou bipolar e sem emergirem episódios de hipomania ou mania.[34]

Com o sucesso continuado, os investigadores buscaram, em 2012, replicar esses resultados em três centros médicos diferentes no Canadá com um ensaio clínico prospectivo aberto de 21 sujeitos por 12 meses.[35] A melhora foi novamente progressiva ao longo dos primeiros meses, observando-se ganhos clínicos em 3 meses, em geral mantidos após 1 ano. No entanto, os resultados foram menos impressionantes, com uma taxa de resposta de 29%, embora, se a definição de resposta ao tratamento tivesse sido liberalizada de uma redução de 50% da carga de sintomas para uma melhora de 40%, então, a taxa de resposta teria aumentado para 62%. Conquanto todos os estudos prévios tivessem feito a estimulação usando geradores de pulsos controlados pela voltagem, esse estudo utilizou uma modalidade de transmissão de corrente constante com base na teoria de que tal estimulação seria independente da impedância variável da interface eletrodo-tecido. Sendo assim, seria preciso menor ajuste dos parâmetros de estimulação, embora não ficasse claro que tivesse sido esse o caso na verdade.

A promessa da DBS tendo como objetivo o SCC para TRD, conforme relatado pelos estudos iniciais descritos anteriormente, levou a que investigadores adicionais seguissem com seus próprios ensaios clínicos. Em 2012, um grupo na Espanha publicou pela primeira vez melhora clinicamente significativa depois de 3 a 6 meses de estimulação, tendo uma taxa de remissão em 12 meses de 50% em um estudo aberto com oito sujeitos.[36] Esse grupo relatou que, usando estimulação bipolar (dois contatos no eletrodo são ativados — um como cátodo e outro como ânodo), melhoraram a eficácia clínica, enquanto que estudos prévios de DBS nesse alvo tinham utilizado estimulação monopolar (um

Tabela 13.1 Resumo de todos os trabalhos publicados sobre DBS para depressão em MEDLINE (a partir de 29/11/2017)

Autor	Alvo	Lateralidade	Pacientes	Modalidade de estimulação	Amplitude de corrente	Frequência (Hz)	Largura do pulso (µs)	Acompanhamento (meses)	Resposta/remissão no ponto final do tempo	Comentários
Mayberg et al.[31]	SCC	Bilateral	6	Monopolar	4 V	130	60	6	66%/33%	Um responsivo também obteve quase remissão
Lozano et al.[32]	SCC	Bilateral	20	Monopolar	3,5-5 V	130	90	12	55%/15%	Inclui 6 pacientes de Mayberg et al.[31]; 1 paciente com transtorno bipolar II; 35% obtiveram quase remissão
Neimat et al.[37]	SCC	Bilateral	1	Monopolar	4,5 V	130	60	30	100%/100%	Relato de caso de paciente tratado com DBS ~ 1 ano depois da cingulotomia ablativa terapêutica
Guinjoan et al.[38]	SCC	Unilateral e bilateral	1	Monopolar	4,5 V	120	90	18	100%/100%	Relato de caso
Kennedy et al.[33]	SCC	Unilateral e bilateral	20	Monopolar	4,3 V	124,7	70,6	36-72 (média 42,1)	55%/35%	Mesmos 20 pacientes que em Lozano et al.[32] somente 14 completaram o acompanhamento; taxas de resposta/remissão com base na análise por intenção de tratar; 2 prováveis suicídios
Holtzheimer et al.[15]	SCC	Bilateral	17	Monopolar	5-10 mA	130	91	24	92%/58%	Sete pacientes com transtorno bipolar tipo II
Lozano et al.[35]	SCC	Bilateral	21	NR	5,2 mA	128,1	93,9	12	29%/NR	Sessenta e dois por cento dos pacientes mostraram resposta se definida como redução de 40% dos sintomas; 1 suicídio
Puigdemont et al.[36]	SCC	Bilateral	8	Bipolar	4,2 V	135	90	12	63%/50%	
Merkl et al.[39]	SCC	Bilateral	6	Monopolar	5 V	130	90	6-8	33%/33%	Imagens de controle de um paciente que chegou à remissão revelaram contatos de estimulação localizados no giro reto posterior bilateralmente (v. Accolla et al.[40])
Ramasubbu et al.[41]	SCC	Bilateral	4	Monopolar	0-10,5 V	2-185	60-450	6	50%/0%	Acompanhamento por 6 meses não inclui 3 meses iniciais de testes randomizados dos parâmetros de estimulação
Torres et al.[42]	SCC	Bilateral	1	NR	6 mA	130	91	9	100%/100%	Transtorno bipolar I com características psicóticas
Puigdemont et al.[43]	SCC	Bilateral	5	Bipolar	3,5-5 V	130-135	120-240	6	N/A	Estudo duplo-cego, randomizado, controlado com estimulação falsa e cruzada de um subgrupo de pacientes de Puigdemont et al.[36]

Tabela 13.1 Resumo de todos os trabalhos publicados sobre DBS para depressão em MEDLINE (a partir de 29/11/2017)

Autor	Alvo	Lateralidade	Pacientes	Modalidade de estimulação	Média (ou variação) dos parâmetros de estimulação			Acompanhamento (meses)	Resposta/remissão no ponto final do tempo	Comentários
					Amplitude de corrente	Frequência (Hz)	Largura do pulso (μs)			
Accolla et al.40	SCC	Bilateral	2	Monopolar	5 V	130	90	6	0%/0%	Resultados de 2 de 5 pacientes (#1 e #5), pois outros 3 pacientes incluídos já publicados em Merkl et al.39
Torres et al.44	SCC	Bilateral	2		6-8 mA	130	90-91	25-46	100%/100%	Acompanhamento prolongado de paciente de Torres et al.42 além de 1 paciente com transtorno bipolar II com ciclagem rápida
Riva-Posse et al.45	SCC	Bilateral	11	Monopolar	6-8 mA	130	90	12	82%/55%	Testes de alvos em perspectiva de feixes de axônios usando tractografia
Holtzheimer et al.46	SCC	Bilateral	90	Monopolar	4-8 mA	130	91	6	N/A	Ensaio clínico duplo-cego, randomizado e controlado com estimulação falsa com fase aberta subsequente que foi encerrada precocemente; 2 suicídios
Schlaepfer et al.47	NAcc	Bilateral	3	Monopolar	0-5 V	145	90	1,4-5,1	33%/0%	Quarenta e dois por cento de melhora em HDRS depois de 1 semana de estimulação
Bewernick et al.48	NAcc	Bilateral	10	Ambas	1,5-10 V	100-150	60-210	12	50%/30%	1 suicídio
Bewernick et al.49	NAcc	Bilateral	11	Ambas	1,5-10 V	100-150	60-210	12-48	46%/9%	Inclui 10 pacientes de Bewernick et al.;48 1 suicídio
Sousa et al.50	NAcc	Bilateral	1	Bipolar	4,2 V	150	150	5	100%/100%	Paciente com transtorno bipolar I comórbido e OCD realmente implantado no alvo para OCD refratário e se viu remissão da depressão; desenvolveu crises de pânico com subsequentes ajustes dos parâmetros de estimulação
Malone et al.51	VC/VS	Bilateral	15	Ambas	6,7 V	127	113	6-51 (média 23,5)	53%/40%	Um paciente com transtorno bipolar I incluído e apresentou dois episódios de hipomania que se resolveram com estimulação e ajustes da medicação
Dougherty et al.52	VC/VS	Bilateral	30	Ambas	0-8 V	NR	90-210	24	23%/20%	Dados da fase de continuação aberta depois de fase cega inicial de RCT foram completados; 1 suicídio

Tabela 13.1 Resumo de todos os trabalhos publicados sobre DBS para depressão em MEDLINE (a partir de 29/11/2017)

Autor	Alvo	Lateralidade	Pacientes	Modalidade de estimulação	Média (ou variação) dos parâmetros de estimulação			Acompanhamento (meses)	Resposta/ remissão no ponto final do tempo	Comentários
					Amplitude de corrente	Frequência (Hz)	Largura do pulso (μs)			
Bergfeld et al.[53]	vALIC	Bilateral	25	Monopolar	2,5-6 V	30-190	60-150	12	40%/20%	Resultados representam final da fase aberta; melhora média de 9,5 pontos na escala HAMD 17 entre as condições estimulação ativa e falsa na fase de cruzamento
Schlaepfer et al.[54]	sIMFB	Bilateral	7	Bipolar	2-3 V	130	60	2,8-7,6	86%/57%	Um paciente com transtorno bipolar; taxas de resposta e remissão baseadas em MADRS, e não HDRS e seria mais baixa se tivesse sido usada HDRS
Fenoy et al.[55]	sIMFB	Bilateral	4	Bipolar	3 V	130	60	6	75%/25%	Um paciente deixou de ter contato no início do tratamento, e a pontuação de classificação final foi transportada à frente
Bewernick et al.[56]	sIMFB	Bilateral	8	Bipolar	2-3 V	130	60	12	75%/50%	Inclui 7 pacientes de Schlaepfer et al.[62]; taxas de resposta e remissão basearam-se em MADRS, e não em HDRS, e seriam mais baixas se tivesse sido usada HDRS
Blomstedt et al.[57]	sIMFB	Bilateral	1	Bipolar	2,8-3 V	130	60	24	0%/0%	Anorexia nervosa comórbida; ensaio clínico abortado em decorrência de efeitos colaterais visuais intoleráveis, e o paciente foi submetido a um segundo procedimento de DBS em BNST (v. referência adiante)
Jiménez et al.[58]	ITP	Bilateral	1	Bipolar	2,5 V	130	450	24	100%/100%	Transtorno de personalidade *borderline* e bulimia comórbidos; explante depois de 3 anos por razões não esclarecidas sem recidiva por Jiménez et al.[60]
Sartorius et al.[59]	LHb	Bilateral	1	Monopolar	10,5 V	165	60	12	100%/100%	O alvo foi a estria medular do tálamo, o principal feixe aferente da LHb; um segundo paciente implantado nesse local é referenciado em Klening e Sartorius[61], mas são fornecidas informações insuficientes para listar aqui
Blomstedt et al.[57]	BNST	Bilateral	1	Monopolar	4,3 V	130	120	12	100%/100%	Anorexia nervosa comórbida; segundo procedimento de DBS depois de abortado ensaio clínico no MFB (v. mesma referência anteriormente)

Abreviações: BNST, núcleo do leito da estria terminal; HDRS, Escala de Hamilton de Classificação de Depressão; ITP, pedúnculo talâmico inferior; LHb, habênula lateral; N/A, não se aplica; NAcc, núcleo *acumbens*; NR, não relatado; SCC, córtex cingulado subcaloso; sIMFB, feixe prosencefálico medial superolateral; vALIC, ramo anterior ventral da cápsula interna; VC/VS, cápsula ventral/estriado ventral.

dos contatos no eletrodo é programado para ser cátodo à caixa geradora de pulsos implantada). A estimulação monopolar leva à difusão radial da corrente, partindo do eletrodo estimulador de maneira esférica, enquanto que a estimulação bipolar cria um campo mais estreito e com mais foco, tendo efeito máximo próximo ao cátodo.[62]

Para levar mais longe sua análise, o grupo de Barcelona seguiu esses resultados iniciais com um estudo duplo-cego, randomizado, controlado por tratamento falso e cruzado em 2015 para confirmar a eficácia e medir os efeitos da descontinuação em um subgrupo dos mesmos sujeitos.[43] Os sujeitos que tinham recebido implante e tinham obtido pelo menos 3 meses de remissão clínica sustentada foram randomizados para receber 3 meses de estimulação falsa seguidos por 3 meses de estimulação ativa ou vice-versa. Durante a estimulação ativa, quatro dos cinco sujeitos mantiveram pontuações de resposta e nenhum recidivou. Durante a estimulação falsa, apenas dois sujeitos permaneceram em remissão, e um sujeito foi retirado do ensaio clínico por conta de uma recidiva séria durante a fase falsa. A análise estatística revelou um efeito estatisticamente significativo da estimulação ativa. Limitações dessa importante etapa para seguir adiante incluíram tamanho pequeno da amostra e viés de amostragem inerente ao desenho do estudo.

Um grupo alemão publicou seus resultados iniciais em 2013, logo depois da primeira publicação do grupo espanhol. Eles estudaram estimulação aguda e crônica em um grupo de seis sujeitos com TRD. Verificou-se que a estimulação de alta intensidade por 24 horas com pares de contato homólogos rotatórios durante 5 dias consecutivos depois da cirurgia teve efeitos antidepressivos modestos na melhor das hipóteses, mas a estimulação crônica ao longo de aproximadamente 6 meses de fato levou à remissão em dois sujeitos.[39] Vale ressaltar que imagens subsequentes revelaram que os contatos de estimulação em um dos responsivos realmente se localizaram no giro reto posterior bilateralmente.[40]

Contemporaneamente, um grupo canadense procurou abordar dúvidas persistentes com referência a parâmetros ideais de estimulação, justando a frequência e a largura dos pulsos em quatro sujeitos de maneira duplo-cega e aleatória ao longo dos primeiros 3 meses após a implantação de eletrodos e depois monitorando sintomas por mais 6 meses.[41] Em 2013, eles relataram que, depois da estimulação com os parâmetros otimizados, dois sujeitos preencheram os critérios para resposta ao tratamento. Os autores também observaram que aumento da largura dos pulsos pareceu se associar à melhora clínica.

Estudo Controlado em Múltiplos Centros com Poder para Testes de Eficácia

Esses relatos relativamente consistentes de eficácia clínica em número significativo de sujeitos levaram ao início de um ensaio clínico multicêntrico, prospectivo, randomizado e controlado (RCT) para TRD. O estudo foi conhecido como BROdmann Area 25 DEep brain Neuromodulation (BROADEN) e foi patrocinado pela indústria (St. Jude Medical), a fase randomizada do ensaio clínico durou 6 meses e comparou condições ativas versus falsas em paradigma duplo-cego. O ensaio clínico foi suspenso cedo em 2013 pelo patrocinador do estudo porque falhou em uma análise de futilidade a curto prazo.[63] Os resultados completos foram publicados em 2017.[46] Noventa sujeitos receberam implantação em 13 locais de investigação, sendo 60 sujeitos randomizados para tratamento ativo, e os restantes 30 receberam estimulação falsa. Ambos os grupos demonstravam melhora estatisticamente significativa e leve dos sintomas depressivos depois de 6 meses, mas não houve diferença estatística de resposta entre os grupos de tratamento nem nas taxas de remissão (20 e 5% para estimulação *versus* 17 e 7% na estimulação falsa, respectivamente).

Depois de 6 meses, todos os sujeitos elegíveis e dispostos a continuar entraram em uma fase aberta de estimulação com duração de mais 6 meses. Os sujeitos e os investigadores permaneceram cegos quanto a se cada participante havia recebido estimulação ativa ou falsa durante a fase randomizada, e o cegamento teve sucesso com base na incapacidade dos sujeitos de conjeturar corretamente sua condição de tratamento além do acaso aleatório. Ao final desse período adicional, em comparação com a carga de sintomas ao final da fase randomizada, ambos os grupos demonstraram melhora leve e progressiva que não chegou à significância estatística. Setenta e sete sujeitos continuaram em um estudo de acompanhamento por até 4 anos. Dados de até 30 meses foram publicados porque nem todos os sujeitos chegaram ao ponto no tempo final antes do término do estudo. Com tratamento por prazo mais longo, as taxas de resposta/remissão em 12, 18 e 24 meses foram de 29%/14%, 53%/18% e 49%/26%, respectivamente. De um modo geral, a DBS crônica foi bem tolerada, e os eventos adversos mais sérios foram atribuídos ao transtorno do humor primário. Ocorreram duas mortes por suicídio, ambas durante a fase aberta de 6 meses em sujeitos que tinham recebido estimulação falsa durante a fase randomizada. As taxas de resposta no controle de 18 e 24 meses de aproximadamente 50% sustentam o efeito clínico cumulativo da estimulação crônica e sugerem que se possam adiar os testes confirmatórios de eficácia até depois de pelo menos 1 ano de DBS para TRD.

13.2.2 Núcleo *Accumbens* como Alvo

O núcleo *accumbens* (NAcc) desempenha papel crítico na busca de recompensa, motivação e adição.[64,65] Schlaeffer *et al.* levantaram a hipótese de que a DBS nessa região poderia ser eficaz na TRD por meio de modulação da apatia e anedonia que, frequentemente, fazem parte da síndrome da depressão. Sua breve primeira publicação em 2008 incluía três sujeitos (dois eram gêmeos monozigóticos), que alternaram entre estimulação bilateral ou nenhuma estimulação de maneira duplo-cega ao longo de várias semanas.[47] Observou-se melhora média de 42% para as classificações de depressão depois da primeira semana, e a melhora dos sintomas depressivos se correlacionou com a estimulação, mas não com o controle. De fato, a piora sintomática durante a fase de controle foi intensa o suficiente para exigir retomada da estimulação antes do final do período cego com placebo por 4 semanas em dois dos sujeitos. Embora a melhora fosse rápida – observada em uma escala de dias a semanas – o estudo durou apenas alguns meses e, consequentemente, não foi capaz de avaliar a estabilidade da resposta.

Com base nesse sucesso preliminar, em 2010, os autores expandiram o estudo para um ensaio clínico aberto com 10 sujeitos que foram seguido por 1 ano.[48] O estudo havia inicialmente sido planejado para ser controlado por procedimento falso, mas esse desenho foi abandonado depois da inscrição dos três primeiros sujeitos em razão de piora aguda dos sintomas durante a fase falsa. Viram-se respostas em 1 mês e foram progressivas durante todo o ensaio clínico. Depois de 1 ano, 50% dos sujeitos eram responsivos, e 30% atendiam aos critérios para remissão. Uma medida secundária de ansiedade também demonstrou melhora significativa, e os sujeitos estavam envolvidos em um aumento dos níveis de atividade (retorno ao trabalho em tempo parcial, início de um novo *hobby*, estabelecimento de uma estrutura diária, conhecer novas pessoas). Vale observar que a PET, depois de 6 meses de estimulação, demonstrou diminuição significativa do metabolismo na tonsila dos responsivos, em comparação com a dos não responsivos, o que é semelhante ao que se viu da atividade da amígdala em estudos do tratamento bem-sucedido com antidepressivos.[66] Eventos adversos notáveis após ajuste de parâmetros incluíram um sujeito com psicose e dois sujeitos com hipomania. Um sujeito cometeu suicídio, embora isso não parecesse atribuível propriamente à DBS. Uma publicação subsequente, em 2012, mostra o acompanhamento de alguns desses sujeitos por até 4 anos e verificou que o efeito antidepressivo (ou falta de resposta ao tratamento) permanecia estável.[49]

13.2.3 Cápsula Ventral/Estriado Ventral como Alvos

A fundamentação para estender o alvo no NAcc (estriado ventral) para TRD, incluindo a substância branca adjacente (ramo anterior ventral da cápsula interna), uma região coletivamente denominada como cápsula ventral/estriado ventral (VC/VS), veio de ensaios clínicos de DBS para OCD refratária, os quais descreviam melhora concomitante dos sintomas depressivos.[67,68] Consequentemente, Malone et al. procederam a um ensaio clínico aberto inicial estendendo-se a três locais clínicos, tendo como alvo VC/VS em 15 sujeitos com TRD (1 com depressão bipolar) em 2009. Viu-se uma resposta máxima depois de 3 meses de estimulação e se registrou uma taxa de resposta de 40% depois de 6 meses. Ao final do estudo (média de 23,5 meses), a taxa de resposta foi de 53%, e a taxa de remissão foi de 40%.[51] Em um artigo não revisado por pares no ano seguinte, o autor principal publicou que o acréscimo de mais dois sujeitos e um acompanhamento estendendo-se a 67 meses (média de 37,4 meses) tinha melhorado os resultados para 71% de taxa de resposta e 35% de taxa de remissão.[69]

Ensaio Clínico em Múltiplos Centros, Randomizado, Duplo-Cego e Controlado por Procedimento Falso

Esses resultados promissores levaram ao primeiro RCT de DBS de VC/VS para TRD em 2015. No que deveria ser um estudo com adequado poder estatístico para testar eficácia (n = 208), o RCT RECLAIM foi desenhado como estudo randomizado, duplo-cego e controlado por procedimento falso por 16 semanas, seguidas por uma fase de continuação aberta por pelo menos 2 anos. O ensaio clínico foi suspenso cedo em decorrência de resultados desapontadores dos primeiros 30 sujeitos.[52] Durante a fase controlada, somente 3 de 15 sujeitos que recebera estimulação ativa responderam, em comparação com 2 de 14 sujeitos controles. A fase de continuação resultou apenas em melhora escassa da taxa de resposta (23%). Um sujeito cometeu suicídio durante o estudo. É importante notar que, como a estimulação monopolar tem mais probabilidade de levar a efeitos físicos notáveis (parestesias no local gerador dos pulsos), o que poderia quebrar o cegamento, usou-se a estimulação bipolar exclusivamente durante a fase cega. Fato interessante é que apenas os sujeitos submetidos ao tratamento ativo apresentaram aumento de frequência de eventos adversos relacionados com o humor, incluindo três sujeitos que apresentaram episódios hipomaníacos ou maníacos apesar de não terem antecedentes de transtorno bipolar.

Ensaio Clínico Randomizado Controlado por Procedimento Falso Depois de Otimização Aberta

Apesar desse revés, um grupo holandês que previamente descrevera resposta antidepressiva significativa durante suas experiências com DBS de VC/VS para OCD refratário ao tratamento prosseguiu com um ensaio clínico separado desse alvo para TRD em 2016. Com referência ao ALIC (ramo anterior da cápsula interna) ventral (vALIC) como alvo da DBS, eles estudaram 25 sujeitos com um desenho aberto por 1 ano, durante o qual se tentou otimização da configuração, seguida por uma fase duplo-cego, randomizada e cruzada por dois blocos de 6 semanas.[53] As primeiras respostas foram notadas depois de aproximadamente 2 meses e, ao final da fase aberta, 40% dos sujeitos eram responsivos, e 20% estava em remissão clínica. Dezesseis sujeitos permaneceram no estudo e prosseguiram para a fase cruzada. Impressionantemente, todos os responsivos da fase aberta tiveram de ser prematuramente cruzados da fase falsa para a fase ativa por conta do aumento dos sintomas depressivos. A DBS ativa levou a uma melhora estatisticamente significativa da intensidade da depressão, com melhora média de 9,5 pontos na Escala Hamilton de Classificação de Depressão (HDRS).[70] Não se perdeu a significância com a inclusão *post-hoc* dos nove sujeitos que não prosseguiram para a fase cruzada, argumentando contra o resultado ter sido atribuível a um viés em potencial. Os eventos adversos notáveis incluíram cinco tentativas de suicídio (nenhuma claramente ligada à própria estimulação), mania em dois sujeitos e hipomania em um sujeito. Dois sujeitos que se desligaram do estudo e cuja DBS, consequentemente, havia sido suspensa, morreram pouco depois, um por suicídio e outro por eutanásia legal na Holanda.

13.2.4 Feixe Prosencefálico Medial como Alvo

Partindo de resultados anteriores que sugeriam que a estimulação do NAcc poderia modular o circuito intrínseco de recompensa do cérebro, assim produzindo efeitos antidepressivos, outros componentes dos circuitos de recompensa funcionalmente conectados também foram estudados clinicamente como alvos para DBS. O ramo superolateral do feixe prosencefálico medial (slMFB) é um componente central do circuito de recompensa dopaminérgico mesolímbico e conecta múltiplas regiões cerebrais envolvidas no processamento de recompensa, como a área tegmentar ventral (VTA), hipotálamo lateral e medial, VS, NAcc e córtex pré-frontal límbico.[71] Em 2013, o grupo de Bonn publicou um ensaio clínico aberto inicial de DBS tendo como alvo o slMFB em um grupo de sete sujeitos com TRD.[54] Notavelmente, o slMFB não pode ser identificado com ressonância magnética (MR) convencional, e cada sujeito foi submetido a imagens por tensores de difusão para identificar o alvo de implantação. Observou-se resposta ao tratamento muito rapidamente, em comparação com ensaios clínicos prévios sobre DBS: seis sujeitos apresentaram melhora dos sintomas em 2 dias, e quatro atenderam ao critério para resposta ao tratamento depois de 1 semana. Os sujeitos fora seguidos por até 33 semanas (mínimo de 12) e, na última observação, 86% e 57% eram responsivos e estavam em remissão, respectivamente. Medidas secundárias de ansiedade e funcionalidade também melhoraram. Todos os sujeitos apresentaram eventos adversos oculomotores com certas configurações de estimulação, o que foi condizente com o alvo estar localizado perto das fibras do nervo oculomotor.

Com esses resultados animadores iniciais, o grupo atualizou sua experiência em uma publicação de 2017, incluindo mais um sujeito e descrevendo o acompanhamento mais longo.[56] Com 1 ano de acompanhamento, seis dos oito sujeitos eram responsivos, quatro dos quais também estavam em remissão. Alguns sujeitos foram seguidos por até 4 anos, e a resposta pareceu estável e durável. Os efeitos oculomotores continuaram a ser um evento adverso universal. Curiosamente, um sujeito que tinha apresentado remissão estável solicitou retirada do dispositivo contra aconselhamento médico depois de 27 meses, mas permaneceu em remissão no ano seguinte.

Para examinar melhor o alvo slMFB, um grupo no Texas começou um ensaio clínico para replicar achados prévios e, em 2016, publicaram um trabalho preliminar com dados de seus quatro primeiros sujeitos.[55] Uma semana após a implantação, os sujeitos entraram em uma fase de estimulação falsa simples-cega que durou 4 semanas, depois da qual foi retirado o cegamento durante os 12 meses subsequentes de estimulação. As classificações médias de depressão melhoraram consideravelmente durante o período de estimulação falsa, mas não alcançaram o nível de significância estatística ($p = 0,101$). Em 1 semana de estimulação ativa, contudo, a diferença se tornou estatisticamente significativa, e três dos quatro sujeitos atenderam ao critério para resposta. Infelizmente, perdeu-se o contato com um dos responsivos, mas, depois de 6 meses, os dois responsivos tinham mantido a resposta e até continuavam a melhorar. Todos os sujeitos apesentaram diplopia vertical, mas tais eventos adversos oculomotores foram, em sua maioria, transitórios. Um achado adicional potencialmente importante foi que a conectividade estrutural entre os pontos de estimulação e o córtex pré-frontal medial foi muito mais forte nos três responsivos do que no não responsivo.[55]

Vale observar que todos os ensaios clínicos no slMFB utilizaram a Escala Montgomery-Åsberg de Classificação de Depressão (MADRS)[72] para calcular as taxas de resposta e de remissão, enquanto que todos os estudos prévios descritos nesta revisão usaram o HDRS para avaliar o desfecho primário da depressão. A comparação dos resultados da MADRS com a HDRS, nesses estudos, indica que o uso da MADRS levou à proporção mais alta de sujeitos que atenderam aos critérios para eficácia do tratamento, levantando várias dúvidas, que incluíram: (1) a possibilidade de a MADRS ser uma medida mais sensível de depressão para uso em futuros estudos e (2) a possibilidade de o uso da MADRS nos estudos do slMFB ter inflado artificialmente as taxas de resposta, em comparação com os estudos de outros alvos que usaram a HDRS.

13.2.5 DBS para Depressão Bipolar

Os episódios depressivos encontrados no transtorno bipolar representam outro desafio ao tratamento para a psiquiatria moderna, sendo que apenas alguns medicamentos disponíveis têm a aprovação da Food and Drug Administration (FDA) para tal condição. A TRD no transtorno bipolar é um dilema clínico comum.[73] Embora a neurociência moderna tenha revelado claras diferenças na patologia da depressão unipolar e a do transtorno bipolar, também existem evidências de envolvimento de redes neurais semelhantes durante os episódios depressivos, e mania e hipomania têm sido efeitos colaterais raramente relatados com a DBS para TRD e transtornos dos movimentos.[73] Consequentemente, a DBS tem sido considerada nos casos graves de TRD bipolar.[74] Na verdade, vários ensaios clínicos já descritos neste capítulo, tendo como alvo SCC,[32,34] VC/VS[51] e slMFB[54] incluíram indivíduos que apresentavam depressão bipolar, e a eficácia e a tolerabilidade globais foram indistinguíveis dos sujeitos com TRD unipolar nesse pequeno tamanho de amostragem. O tratamento bem-sucedido adicional da TRD bipolar com DBS também é descrito em vários relatos de casos (▶ Tabela 13.1), mas, de um modo geral, essa área de estudo ainda está dando seus primeiros passos.

13.2.6 Ensaios Clínicos com DBS em Andamento

Vários ensaios clínicos de DBS para TRD estão em planejamento, em andamento ou aguardando os resultados. Realizou-se uma busca em clinicaltrials.gov em 18 de outubro de 2017 usando os termos de interrogação "*deep brain stimulation*" e "*depression*" sem filtrar por país. Os resultados foram então separados para refletir apenas estudos que testaram a eficácia do tratamento em um transtorno primário do humor (depressão unipolar ou bipolar). Finalmente, os estudos classificados como retirados ou finalizados e com resultados disponíveis também foram excluídos. As regiões cerebrais pretendidas incluem SCC, VC/VS, NAcc e slMFB, conforme anteriormente discutido, além do pedúnculo talâmico inferior e a cápsula interna/núcleo do leito da estria terminal; os resultados dessa busca podem ser encontrados na ▶ Tabela 13.2. Vale notar que alguns ensaios clínicos identificados não atualizaram seu *status* por algum tempo e podem refletir estudos já completados e publicados ou jamais lançados.

13.3 O Futuro da DBS para Transtorno Depressivo Maior

Uma cuidadosa revisão das evidências publicadas demonstra que a DBS pode ser um tratamento efetivo para TRD. Conquanto tenha havido considerável variabilidade, as taxas de resposta na faixa de 30 a 50% (algumas vezes mais altas; ▶ Tabela 13.1), juntamente com os casos de remissão sustentada e os casos de reaparecimento dos sintomas intensos ao cruzar da estimulação ativa para a falsa, são resultados bastante impressionantes, particularmente no contexto de uma população de pacientes com doença grave que já teria tido falha de tratamento pelas pontuações com intervenções farmacológicas, psicoterapêuticas e por estimulação não invasiva. Embora mania, hipomania, psicose, efeitos motores e suicídios tenham sido relatados durante esses ensaios clínicos, em geral, a DBS para TRD é bem tolerada e há pelo menos cinco alvos distintos, mas promissores atualmente em estudo. Como o tratamento com medicamentos antidepressivos, parece que o início dos efeitos antidepressivos significativos e sustentados da DBS leva semanas a meses. No entanto, diferentemente dos medicamentos antidepressivos, a recidiva, quando a DBS é abruptamente suspensa (consequente ao descarregamento da bateria ou ao cruzamento de estimulação ativa para falsa), é muito mais rápida.

Apesar da promessa, restam muitas limitações e dúvidas. Embora alguns sujeitos respondam simplesmente à DBS, os fatores subjacentes à resposta permanecem obscuros, devendo ser sempre considerado um viés de expectativa como fonte da variabilidade de resposta. A apresentação clínica não prediz a resposta e, atualmente, não há meios fundamentados válidos que liguem um paciente em particular ao alvo mais promissor da DBS para aquele paciente. Além disso, as medidas mais apropriadas de resposta ao tratamento continuam questionáveis, e os desafios diagnósticos constantes e problemas éticos continuam na vanguarda coletiva do campo de estudo. Essas limitações são sublinhadas pelo término precoce de dois dos três RCTs que ocorreram até o presente (os ensaios clínicos BROADEN e RECLAIM).

Conquanto os desafios sejam grandes, a necessidade de tratamentos efetivos para TRD é maior. Os resultados, até aqui, sugerem fortemente que a DBS tem o potencial não apenas de ajudar a atender às necessidades, mas também de contribuir para a compreensão de redes neurais afetivas, de tal modo que tratamentos antidepressivos altamente efetivos, porém menos invasivos, sejam desenvolvidos. No restante deste capítulo, elaboramos alguns desses desafios, discutimos supostas explicações para resultados discordantes obtidos e sugerimos orientação para futuros ensaios clínicos, com ênfase em confirmar o envolvimento de alvos.

Tabela 13.2 Estudos em andamento do DBS para depressão resistente ao tratamento indexados em clinictrials.gov (em 18/10/2017)

Número NCT	Título	Recrutamento	Alvo	Inscrição	Desenho do estudo	Medida(s) do desfecho primário da depressão	Patrocinador/ colaboradores	Data da finalização
NCT00296920	Estimulação Cerebral Profunda para Transtorno Depressivo Maior Refratário	Completo	SGC	10	Aberto	HDRS	University Health Network, Toronto/ National Alliance for Research on Schizophrenia and Depression	Não listada
NCT01435148	Estimulação Cerebral Profunda em Depressão Resistente ao Tratamento	Não listado	SGC ou VACNAC	8	Duplo-cego, randomizado, cruzado	MADRS	North Bristol NHS Trust/ University of Bristol	Dezembro 2012
NCT02889250	Estimulação Cerebral Profunda para Aliviar Depressão	Ainda não recrutando	SCCWM	6	Aberto	MADRS, potencial suicida	University of Pittsburgh	Março 2020
NCT00367003	Estimulação Cerebral Profunda em Depressão Resistente ao Tratamento	Recrutando	SCCWM	20	Aberto	HDRS	Emory University/ The Dana Foundation	Setembro 2018
NCT00122031	Estimulação Cerebral Profunda para Transtorno Depressivo Maior Refratário ao Tratamento	Completo	VC/VS	13	Aberto	HDRS	Hospital Universitário, Bonn/ Medtronic	Janeiro 2011
NCT03254017	Estimulação Cerebral Profunda Remotamente Programada da Habênula Bilateral para Transtorno Depressivo Maior Resistente ao Tratamento: Ensaio Clínico Piloto Aberto	Recrutando	Habênula	6	Aberto	MADRS, HDRS	Ruijin Hospital	Agosto 2019
NCT00555698	Possibilidade de Execução, Segurança e Eficácia da Estimulação Cerebral Profunda para Depressão	Completo	ALIC	8	Aberto	MADRS, HDRS	Medtronic/The Cleveland Clinic/ Ohio state University	Fevereiro 2011
NCT01973478	Estimulação Cerebral Profunda em Pacientes com Depressão Resistente ao Tratamento Crônico	Ativo, não recrutando	NAcc	40	Duplo-cego, randomizado, controlado com estimulação falsa	HDRS	Hospital Universitário de Rennes	Fevereiro 2020
NCT01801319	Avaliação Clínica da Estimulação Cerebral Profunda do Giro Cingulado Subcaloso para Depressão Resistente ao Tratamento	Ativo, não recrutando	SCG	40	Duplo-cego, randomizado, controlado com placebo, cruzado	HDRS	St. Jude Medical	Dezembro 2017
NCT01898429	Estimulação Cerebral Profunda (DBS) para Depressão Resistente ao Tratamento (TRD)	Completo	SCCWM	5	Duplo-cego, randomizado, cruzado	HDRS	Dartmouth-Hitchcock Medical Center	Dezembro 2016

Tabela 13.2 (Cont.) Estudos em andamento do DBS para depressão resistente ao tratamento indexados em clinictrials.gov (em 18/10/2017)

Número NCT	Título	Recrutamento	Alvo	Inscrição	Desenho do estudo	Medida(s) do desfecho primário da depressão	Patrocinador/ colaboradores	Data da finalização
NCT01569711	Estimulação Cerebral Profunda do Núcleo Acumbens para Transtorno Depressivo Maior Crônico e Resistente	Completo	NAcc	6	Aberto	HDRS	Hospital Universitário de Rennes	Maio 2013
NCT01778790	Estimulação Cerebral Profunda do Feixe Superolateral do Feixe Prosencefálico Medial (slMFB) para o Tratamento de Transtorno Depressivo Maior Refratário	Não listado	slMFB	12	Randomizado, controlado com estimulação falsa	MADRS	Hospital Universitário, Bonn	Agosto 2015
NCT01095263	Efeitos da Estimulação Cerebral Profunda no Transtorno Depressivo Maior Resistente ao Tratamento	Não listado	slMFB	7	Duplo-cego, randomizado, controlado com estimulação falsa	MADRS	Hospital Universitário, Bonn	Junho 2015
NCT00531726	Estudo de Berlim da Estimulação Cerebral Profunda em Depressão	Não listado	SCCWM	20	Multicêntrico, duplo-cego, randomizado, controlado com estimulação falsa	MADRS, HDRS	Charite University, Berlim, Alemanha/Hospital Universitário Carl Gustav Carus/ Ludwig-Maximillians – Universidade de Munique/ Escola de Medicina de Hannover	Setembro 2013
NCT02046330	Terapia com Estimulação Cerebral Profunda (DBS) para Depressão Resistente ao Tratamento	Recrutando	slMFB	10	Aberto	MADRS	The University of Texas Health Science Center, Houston/ Medtronic	Novembro 2019
NCT01331330	Estudo Europeu de Estimulação Cerebral Profunda (DBS) em Depressão	Completo	SCCWM	9	Multicêntrico, duplo-cego, randomizado, duas configurações de tratamento	MADRS	St. Jude Medical	Janeiro 2015
NCT01834560	Estimulação Cerebral Profunda SubGenual CG25 em Depressão Resistente Grave	Ativo, não recrutando	SCCWM	5	Aberto	HDRS	Hospital Universitário, Grenoble	Dezembro 2017
NCT01921543	Estimulação Cerebral Profunda na Depressão Refratária ao Tratamento	Encerrado	ITP & CI/ BNST	7	Duplo-cego, randomizado, cruzado	HDRS	Universitaire Ziekenhuizen Leuven/Medtronic	Outubro 2013

Tabela 13.2 (Cont.) Estudos em andamento do DBS para depressão resistente ao tratamento indexados em clinictrials.gov (em 18/10/2017)

Número NCT	Título	Recrutamento	Alvo	Inscrição	Desenho do estudo	Medida(s) do desfecho primário da depressão	Patrocinador/ colaboradores	Data da finalização
NCT01984710	DBS para TRD Medtronic Activa PC + S	Recrutando	SCCWM	20	Aberto	HDRS	Emory University/ Hope for Depression Research Foundation/The Dana Foundation	Setembro 2023
NCT01798407	DBS da Habênula Lateral na Depressão Resistente ao Tratamento	Recrutando	Habênula	6	Aberto por 1 ano, responsivos e depois entrada em fase de descontinuação duplo-cega	HDRS	Baylor College of Medicine	Fevereiro 2020
NCT01268137	DBS no Transtorno Depressivo Maior Resistente ao Tratamento	Não listado	SCCWM	8	Aberto por 6-9 meses e depois fase duplo-cega cruzada	HDRS	Fundació Institut de Recerca de l'Hospital de la Santa Creu i Sant Pau/Fondo de Investigacion Sanitaria	Junho 2011
NCT01476527	Estimulação Cerebral Profunda para o Tratamento do Transtorno Bipolar Refratário	Não listado	Não relatado	6	Aberto	MADRS, HDRS	University Health Network, Toronto	Não listada
NCT01372722	Estimulação Cerebral Profunda (DBS) para o Transtorno Bipolar Resistente ao Tratamento	Não listado	NAcc	12	Duplo-cego, randomizado, cruzado	MADRS	Hospital Universitário, Bonn	Julho 2015
NCT01069952	Estimulação Elétrica da Cápsula Interna para Depressão Intratável	Completo	CI/VS	5	Não relatado	HDRS	Butler Hospital/Medtronic	Não listada

Abreviações: CI/BNST, cápsula interna/núcleo do leito da estria terminal; ITP, pedúnculo talâmico inferior; SCCWM, substância branca do cingulado subcaloso; SCG, córtex cingulado subcaloso; SCG, giro cingulado subcaloso; sIMFB, ramo superolateral do feixe prosencefálico medial principal; SGC, córtex cingulado subgenual; VACNAC, cápsula anterior ventral núcleo *acumbens*.

13.3.1 A Depressão é Heterogênea e Seu Tratamento é Suscetível à Resposta ao Placebo

A depressão é uma síndrome clínica definida por uma combinação de sintomas e sinais relatados e observados. É inerentemente heterogênea, e os critérios diagnósticos podem ser cumpridos por numerosas associações de sintomas[1] que ocorrem juntamente com estressores sociais e ambientais particulares que sinergizam de maneira disfuncional. Conquanto historicamente os clínicos dividam a depressão em vários subtipos fenomenológicos, como melancólica ou atípica, esses não são preditivos de resposta ao tratamento nem de biologia subjacente. Tentativas de melhorar a validade do diagnóstico e da resposta ao tratamento permanecem obstaculizadas pela falta de biomarcadores validados, embora resultados promissores recentes sugiram o potencial para inovações a esse respeito.[75-78] Finalmente, a comorbidade com outras doenças psiquiátricas – ou franco diagnóstico equivocado – apresenta grandes desafios à execução de ensaios clínicos válidos e generalizáveis.

A maioria dos ensaios clínicos publicados até aqui tem desenho aberto. Conquanto isso reflita a natureza experimental da intervenção e os objetivos de prova de conceito de muitos desses ensaios clínicos, também isso é atribuível à crença de que os sujeitos selecionados para esses ensaios clínicos, estando gravemente doentes e já tendo sofrido falhas em dezenas de combinações de medicamentos e em modalidades de tratamento intervencionistas, são minimamente suscetíveis a uma resposta ao placebo.[79] Os resultados de RCT de VC/VS[52] e de fases de estimulação falsa de ensaios clínicos de maneira geral não cegos[34,43,55] colocam em dúvida tal pressuposto. De fato, o desespero desses pacientes que esgotaram quase todas as outras opções de tratamento e que podem perder toda a esperança se "a cirurgia cerebral não pode consertá-los", combinado à intensidade da intervenção cirúrgica e às exigências do estudo, pode criar um cenário em que um efeito placebo poderia ser antecipado, e não dispensado. Isso realça a importância de futuros estudos que tentem incluir uma condição de controle de duração suficiente que permita conclusões mais definitivas com referência à eficácia do tratamento.

13.3.2 Lições Tiradas do Desenho Randomizado Controlado dos Ensaios Clínicos

Até o presente, existem três RCTs duplos-cegos e controlados por procedimento falso, e cada um merece um escrutínio mais próximo. No ensaio clínico RECLAIM, Doughtery et al. publicaram um RCT duplo-cego, multicêntrico e controlado por procedimento falso tendo como alvo VC/VS, suspenso depois de 30 sujeitos em razão da resposta clínica mínima.[52] Os sujeitos no braço do tratamento ativo apresentaram uma taxa mais alta de eventos adversos relacionados com o humor, como mania, até na ausência de uma história de transtorno bipolar, argumentando assim pelo envolvimento, pelo menos em alguns sujeitos, de circuitos neurais relevantes para o humor.

Por que, então, faltaram efeitos clínicos terapêuticos estatisticamente significativos? Conquanto tenham sido oferecidas várias explicações – inclusive duração inadequada do tratamento, variabilidade entre os locais de tratamento e insuficiência de medidas sensíveis de resposta ao tratamento[80] – outra possível explicação poderia ser a falta de parâmetros de estimulação aperfeiçoados. Todos os ensaios clínicos sobre DBS incluem atenção rígida à escolha de quais contatos usar para a estimulação crônica e à escolha de parâmetros de estimulação (amplitude, frequência e largura dos pulsos) para promover uma resposta antidepressiva.

Esse processo repetitivo de pesquisar contatos e ajustar parâmetros pode promover ou, ao contrário, adiar o início do benefício clínico, dada a falta de indicadores imediatos de resposta sustentada (que, ao contrário, geralmente são observados com a DBS aguda para transtornos dos movimentos). Essa abordagem também pode resultar em configurações de estimulação mais altas do que realmente necessárias para um efeito antidepressivo. O projeto RECLAIM, contudo, escolheu configurações para a fase cega com base em dois ensaios clínicos durante uma noite. Além disso, permitiu-se apenas estimulação bipolar durante a fase cega, pois se acreditava que reduziria o risco de quebrar o cegamento. Finalmente, a fase cega final durou apenas 16 semanas. Depois disso, os sujeitos continuaram em uma fase de tratamento aberto e novamente se permitiu que os parâmetros de estimulação fossem modificados. A melhora, conquanto ainda de menor magnitude do que a observada em estudos prévios, foi mais significativa depois de 24 meses de estimulação contínua, fato novamente condizente com outras observações de demora do início do efeito terapêutico e do papel crucial do aperfeiçoamento progressivo e sistemático dos parâmetros de estimulação durante essa escala por tempo mais longo.

No caso do ensaio clínico BROADEN, Holtzheimer e outros publicaram o maior RCT de DBS até o momento, com 90 sujeitos recebendo implantação que tinha como alvo a substância branca do SCC. Embora se notasse melhora sintomática, o tratamento ativo não foi estatisticamente diferente do tratamento falso, e uma análise de futilidade indicou que o estudo tinha uma chance de 17% de sucesso se continuasse. A indústria patrocinadora do ensaio clínico, consequentemente, escolheu encerrar as inscrições, embora valha a pena observar que esse resultado não cumpriu realmente a definição pré-especificada de futilidade do acordo da FDA para aprovação do ensaio clínico (10%)[46] e, provavelmente, reflete, até certo ponto, a presença de considerações financeiras.

Conquanto claramente representando mais um resultado desapontador, o BROADEN também oferece lições para futuros ensaios clínicos. Em particular, o desenho experimental e o procedimento de seleção da estimulação novamente merecem inspeção mais de perto. O alvo cirúrgico foi escolhido em base puramente anatômica e não houve testes intraoperatórios para efeitos agudos da estimulação. De fato, o contato escolhido para estimulação crônica foi selecionado por um subgrupo dos autores com base na aparente proximidade com o alvo predefinido. Depois de 2 semanas de recuperação pós-operatória, iniciou-se a estimulação monopolar no contato escolhido e em ajustes de estimulação predefinidos. Se fosse observada melhora de pelo menos 10% duas semanas mais tarde, então se aumentava a amplitude. Depois de mais 4 semanas, esse processo era repetido. Outras 4 semanas mais tarde (agora 10 semanas depois do início da estimulação), ativava-se um segundo contato se a resposta permanecesse insuficiente. Não se permitiu a modificação de outros parâmetros nem se permitiram outras alterações de estimulação além de 10 semanas. O período do ensaio clínico de 26 semanas não foi prolongado mesmo se a otimização tivesse continuado durante as primeiras 10 semanas, o que significa que alguns participantes podem ter recebido apenas 16 semanas de estimulação parcialmente otimizada antes da avaliação do resultado primário. Dado que a população de sujeitos desse estudo tinha uma duração média de seu corrente episódio depressivo de 12 anos, o que é considerado mais longo do que aquilo que se viu em estudos anteriores que tinham como alvo o SCC,[46] a duração do tratamento pode simplesmente ter sido curta demais para captar uma resposta terapêutica mais robusta capaz de se separar do placebo, especialmente na configuração possível de otimização inadequada da estimulação. Os resultados significativamente melhorados obtidos depois de maiores ajustes dos parâmetros de estimulação e um adicional de 18 a 24 meses de estimulação dão respaldo a essa noção.

Esses desenhos de estudos contrastam notavelmente com o paradigma empregado por Bergfeld e colegas em seu ensaio clínico DBS em vALIC.[53] Eles recrutaram 25 sujeitos que foram submetidos a uma fase de otimização aberta depois da implantação. Os parâmetros de estimulação foram ajustados sequencialmente com base na avaliação da resposta e em quaisquer eventos adversos apenas depois da manutenção das configurações por no mínimo 1 semana, e essa estratégia de otimização continuou até ser mantida uma resposta estável por 4 semanas consecutivas ou depois de um máximo de 52 semanas. (Essa fase, inicialmente, deveria durar um máximo de 6 meses, mas foi finalmente prolongada durante o ensaio clínico, e seis sujeitos ainda excederam o novo máximo por razões logísticas.) Somente então foi randomizado um sujeito de maneira duplo-cega para blocos de tratamento falso ou ativo por 6 semanas cada. Notavelmente, a duração média da fase de otimização foi de quase 1 ano, embora o tempo médio até a resposta mais precoce detectável, no subconjunto de sujeitos que responderam, foi de apenas 53 dias e meio. Dado o sucesso relativo desse ensaio clínico, pode ser necessário um período mais longo e mais sustentado de otimização da estimulação, juntamente com aumento da duração do tratamento, para melhora da eficácia. Além disso, pode ser obrigatório certo grau de flexibilidade no desenho do ensaio clínico para captar isso.

Os críticos destacarão, contudo, que esse desenho de estudo tende a levar a aumento da desistência relativa dos não responsivos, um viés de seleção que pode resultar em eficácia falsamente inflada apesar das tentativas dos autores de levá-la em conta estatisticamente. Também há preocupação com a piora rápida de sintomas depois da transição para estimulação falsa, que poderia representar um efeito de rebote ou descontinuação atribuível diretamente à parada abrupta da estimulação (algo semelhante às síndromes de descontinuação apresentadas depois da interrupção de antidepressivos, o que pode incluir depressão do humor e irritabilidade, mas não representam recorrência da depressão sindrômica), e não cessação de um efeito terapêutico direto, fator de distorção não bem abordado pelo desenho do estudo.[81,82] Finalmente, essa piora abrupta poderia representar um "efeito nocebo"[83]; embora os sujeitos estivessem em cegamento, puderam predizer com acurácia a configuração de estimulação.[53]

13.3.3 Confirmação do Envolvimento com um Alvo Funcional – Etapa Seguinte Necessária?

Embora muitos dos estudos tenham sido não controlados, as evidências, até o momento, sugerem que a DBS possa levar à melhora e, algumas vezes, à remissão completa em um subgrupo de pacientes com TRD grave. Isso talvez seja mais bem ilustrado pelo número de estudos e publicações que notaram piora sintomática nos responsivos ao tratamento quando a estimulação foi intencional ou involuntariamente descontinuada.[34,43,47,48,53,59,58] Infelizmente, muitos pacientes não respondem; mesmo depois da estimulação da otimização por 1 ano no ensaio clínico vALIC, apenas cerca de 40% dos sujeitos responderam ao tratamento.[53] O que poderia explicar por que alguns sujeitos respondem robustamente, enquanto outros não respondem absolutamente?

O envolvimento de fibras axonais específicas e, por extensão, dos circuitos neurais específicos que elas servem pode ser crucial para a resposta. A implantação da DBS se baseia, principalmente, em coordenadas anatômicas, e não em modelagem prospectiva da ativação dos tratos de fibras em particular por várias doses de campos elétricos. Conquanto as modernas técnicas neurocirúrgicas sejam bem precisas, as variações aceitáveis para implantação dos eletrodos ainda são suficientemente grandes para que o alvo desejado talvez não seja consistentemente envolvido.[84] Inversamente, o alvo da DBS slMFB não pode ser identificado por imagens estruturais convencionais e exige o uso de tratografia à base de difusão para estimativa da localização precisa do feixe de axônios a ser buscado. Conquanto resultados iniciais promissores com a mira em slMFB possam ser simplesmente atribuíveis a que isso represente um alvo superior para TRD, outra possibilidade é que a natureza funcional da mira aumente a probabilidade de que os circuitos cerebrais pretendidos sejam estimulados.

Como já foi destacado por outros,[85] os estudos de estimulação cerebral para outras indicações também dão suporte ao conceito de envolver um circuito funcionalmente conectado. A estimulação direta para zumbido intratável, por exemplo, é efetiva apenas se o alvo demonstrar conectividade funcional com as vias auditivas desejadas.[86,87] De maneira mais geral, a conectividade funcional no estão de repouso prediz o sucesso da estimulação cerebral invasiva e não invasiva de alvos anatômicos distintos para vários transtornos neuropsiquiátricos.[88] No caso da DBS para TRD, a tractografia pré-operatória, juntamente com a análise retrospectiva, revelou que todos os 11 sujeitos que finalmente responderam à estimulação do SCC tinham os eletrodos localizados de tal modo que envolveram um grupo distinto de feixes convergentes de substância branca (fibras do fórceps menor, do fascículo uncinado, do cingulado e frontoestriatais), enquanto os não responsivos não mostraram consistentemente essas conexões.[89] Essa abordagem conectômica agora tem sido aplicada, prospectivamente, pelo uso de tractografia probabilística para planejar o alvo cirúrgico, assim aumentando a probabilidade de envolvimento das fibras desejadas (▶ Fig. 13.1).[45] Foi necessário aperfeiçoamento consideravelmente menor dos parâmetros de estimulação com essa abordagem e, em uma nova coorte de 11 sujeitos, 8 e 9 foram responsivos depois de 6 e 9 meses de estimulação respectivamente.

Em que grau o envolvimento do alvo poderia ser confirmado no intraoperatório? A cirurgia de implantação de DBS tradicionalmente depende da confirmação da colocação do eletrodo no ponto anatômico desejado com base em registros de microeletrodos nos pacientes acordados, permitindo a caracterização funcional das descargas de neurônio único, além de estar a estimulação. Mais recentemente, a implantação intervencionista/intraoperatória guiada por MRI sob anestesia geral foi validada como técnica acurada para implantar eletrodos no alvo anatômico desejado, produzindo resultados funcionais esperados na doença de Parkinson (Cap. 4, Implante de Eletrodo Orientado por Investigação Intraoperatória por Imagens). Os alvos anatômicos na TRD, contudo, são menos bem definidos em termos de suas assinaturas eletrofisiológicas, sugerindo que a cirurgia guiada por MRI com o paciente adormecido poderia ser uma abordagem razoável para colocar eletrodos em um alvo de estimulação desejado. Tal cirurgia guiada por MRI também facilitaria o uso prospectivo da tractografia ou de outros dados de imagens para o direcionamento dos eletrodos a estruturas de interesse. A troca para cirurgia de DBS com o paciente adormecido obviamente deixa de dar a capacidade para testar efeitos colaterais indesejáveis que ocorram agudamente com a estimulação, o que pode ser de fundamental importância em pacientes com TRD. Por último, o melhor método para implantação de eletrodos na TRD provavelmente será determinado por uma combinação de conhecimentos sobre a fisiologia funcional e estrutural subjacente da rede do alvo, necessidade de testar os benefícios clínicos e/ou os

Evolução da mira cirúrgica para DBS do SCC para depressão

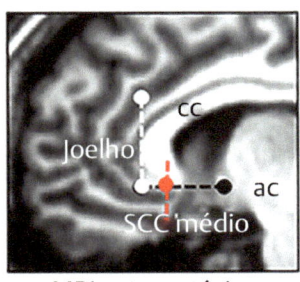

| MRI estereotáxica do alvo anatômico | Volume de tecido ativado com DBS terapêutica | Tratos comuns da substância branca impactados pela DBS efetiva | Alvo cirúrgico guiado por tractografia em paciente único |

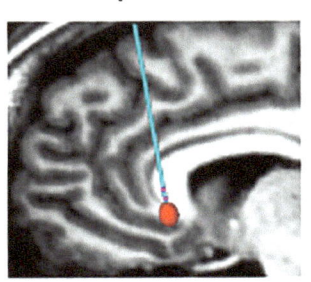

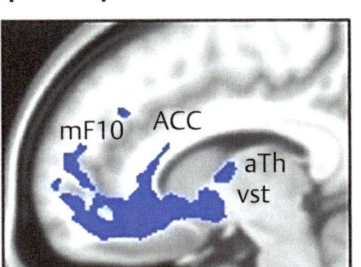

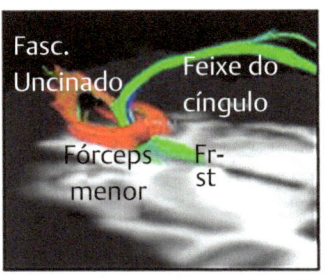

Fig. 13.1 Evolução da mira cirúrgica da região cingulada subcalosa. A progressão (*da esquerda para a direita*) de um alvo na "substância cinzenta" anatômica até a identificação dos tratos de "substância branca" ativados, até a tractografia, permitindo a identificação das vias envolvidas. Esta abordagem permite refinamento do alvo individualizado e produz melhora dos resultados terapêuticos. Joelho, joelho do corpo caloso; SCC médio, cingulado subcaloso médio; Ac, comissura anterior; mF10, área 10 de Brodmann medial frontal; ACC, córtex cingulado anterior; aTh, tálamo anterior; vSt, estriado ventral; Fr-st, fibras estriatais frontais. (Reutilizada com permissão de Deeb *et al.*, Proceedings of the Fourth Annual Deep Brain Stimulation Think Tank: A Review of Emerging Issues and Technologies. Front Integr Neurosci, 2016 Nov. 22;10:38.)

efeitos colaterais e a capacidade de um dado paciente de passar por cirurgia acordado.

13.3.4 Neuroética da DBS para TRD

As implicações filosóficas e práticas da implantação de um dispositivo no cérebro de um ser humano que tenha doença psiquiátrica resistente a tratamento precisam ser consideradas a fim de que o campo prossiga de maneira que assegure beneficência, respeito pelas pessoas e justiça.[90] Reconhecendo a necessidade de pesquisa em neuroética para proceder paralelamente com a neurociência de ponta e a investigação de dispositivos cerebrais, a Divisão de Neuroética de Pesquisas em Cérebro do grupo de Trabalho com Múltiplos Conselhos de *Brain Research through Advancing Innovative Neurotechnologies* (BRAIN)* escreveu na publicação *BRAIN 2025: A Scientific Vision*: "Embora a pesquisa cerebral englobe questões éticas comuns a outras áreas da ciência biomédica, engloba também considerações éticas especiais. Como o cérebro dá origem à consciência, a nossos pensamentos mais íntimos e a nossas necessidades humanas mais básicas, estudos mecanísticos do cérebro já resultaram em novas questões sociais e éticas."[91] Para alcançar esse objetivo, os National Institutes of Health anunciaram recentemente uma verba de apoio para exploração de questões de neuroética relacionadas com a pesquisa da iniciativa BRAIN.[92] Conquanto o campo seja rico em várias averiguações éticas relacionadas com a DBS, prevemos que áreas de ponta da pesquisa neuroética, que se desenvolverão durante a próxima década, incluam: (1) minimizar falsos conceitos terapêuticos de doentes graves que participem dos ensaios clínicos;[93,94] (2) procedimentos de consentimento livre e esclarecido com pacientes apresentando doença psiquiátrica;[94,95] (3) segurança digital e propriedade de grandes dados gerados de dispositivos implantados que estimulem e registrem a atividade neural e capturem posicionamento global[96] e (4) obrigações éticas dos investigadores clínicos, fabricantes de aparelhos e seguradoras no fornecimento contínuo de atendimento aos que encerram sua participação nos ensaios clínicos de DBS na ausência de uma indicação aprovada pela FDA nem reembolso associado pelas empresas de seguro saúde e pelo Medicare.[95]

13.4 Conclusão

Como a TRD representa enorme carga de doença para o mundo, a DBS tem surgido como modalidade promissora de tratamento e oportunidade ímpar para aprender mais sobre os circuitos cerebrais subjacentes à depressão e à resposta a antidepressivos. Embora muitos pequenos estudos tenham sugerido eficácia do tratamento, os resultados de ensaios clínicos randomizados têm sido menos animadores, e apenas um subgrupo de pacientes parece responder ao tratamento. Felizmente, as tecnologias e abordagens emergentes que identificam biomarcadores objetivos de depressão e mirem precisamente as vias neurais definidas dão razão ao otimismo. Enfim, a otimização do tratamento pode exigir uma combinação de abordagens. Os pacientes inicialmente podem ser submetidos à MRI funcional e ao eletroencefalograma (EEG), juntamente com avaliação de biomarcadores séricos, para identificar subtipos neurofisiológicos de depressão que tenham maior probabilidade de responder à estimulação de um alvo cerebral específico.[75,76,97] Depois, poderiam ser usados tractografia e conectômica avançada para identificar precisamente o alvo cirúrgico.[45] Finalmente, o EEG, a magnetoencefalografia, outras imagens e/ou biomarcadores séricos podem ser utilizados como medidas complementares de resposta ao tratamento e para guiar a continuação da otimização. Dados os riscos de efeitos adversos e as múltiplas questões éticas que se associam ao emprego de um procedimento neurocirúrgico experimental em população de pacientes muito doentes e altamente vulneráveis, os estudos em andamento devem prosseguir deliberada e metodicamente.

Referências Bibliográficas

[1] American Psychiatric Association. Diagnostic and Statistical Manual of Mental Disorders. 5th ed. Arlington, VA: American Psychiatric Publishing; 2013

---

* N.T.: Pesquisa Cerebral por meio do Avanço de Neurotecnologias Inovadora.

[2] Vos T, Flaxman AD, Naghavi M, et al. Years lived with disability (YLDs) for 1160 sequelae of 289 diseases and injuries 1990-2010: a systematic analysis for the Global Burden of Disease Study 2010. Lancet. 2012; 380(9859):2163-2196

[3] Vos T, Barber RM, Bell B, et al. Global Burden of Disease Study 2013 Collaborators. Global, regional, and national incidence, prevalence, and years lived with disability for 301 acute and chronic diseases and injuries in 188 countries, 1990-2013: a systematic analysis for the Global Burden of Disease Study 2013. Lancet. 2015; 386(9995):743-800

[4] Thornicroft G, Chatterji S, Evans-Lacko S, et al. Undertreatment of people with major depressive disorder in 21 countries. Br J Psychiatry. 2017; 210(2):119-124

[5] Trivedi MH, Rush AJ, Wisniewski SR, et al. STAR*D Study Team. Evaluation of outcomes with citalopram for depression using measurement-based care in STAR*D: implications for clinical practice. Am J Psychiatry. 2006; 163(1):28-40

[6] Fava M. Diagnosis and definition of treatment-resistant depression. Biol Psychiatry. 2003; 53(8):649-659

[7] Berlim MT, Turecki G. What is the meaning of treatment resistant/refractory major depression (TRD)? A systematic review of current randomized trials. Eur Neuropsychopharmacol. 2007; 17(11):696-707

[8] Conway CR, George MS, Sackeim HA. Toward an evidence-based, operational definition of treatment-resistant depression: when enough is enough. JAMA Psychiatry. 2017; 74(1):9-10

[9] Souery D, Papakostas GI, Trivedi MH. Treatment-resistant depression. J Clin Psychiatry. 2006; 67 Suppl 6:16-22

[10] Holtzheimer PE, Mayberg HS. Stuck in a rut: rethinking depression and its treatment. Trends Neurosci. 2011; 34(1):1-9

[11] Kornstein SG, Schneider RK. Clinical features of treatment-resistant depression. J Clin Psychiatry. 2001; 62 Suppl 16:18-25

[12] Narang P, Retzlaff A, Brar K, Lippmann S. Deep brain stimulation for treatment-refractory depression. South Med J. 2016; 109(11):700-703

[13] Fekadu A, Wooderson SC, Markopoulo K, Donaldson C, Papadopoulos A, Cleare AJ. What happens to patients with treatment-resistant depression? A systematic review of medium to long term outcome studies. J Affect Disord. 2009; 116(1-2):4-11

[14] Mrazek DA, Hornberger JC, Altar CA, Degtiar I. A review of the clinical, economic, and societal burden of treatment-resistant depression: 1996-2013. Psychiatr Serv. 2014; 65(8):977-987

[15] Holtzheimer PE, Mayberg HS. Neuromodulation for treatment-resistant depression. F1000 Med Rep. 2012; 4(November):22

[16] Kellner CH, Greenberg RM, Murrough JW, Bryson EO, Briggs MC, Pasculli RM. ECT in treatment-resistant depression. Am J Psychiatry. 2012; 169(12):1238-1244

[17] Ingram A, Saling MM, Schweitzer I. Cognitive side effects of brief pulse electroconvulsive therapy: a review. J ECT. 2008; 24(1):3-9

[18] Tielkes CEM, Comijs HC, Verwijk E, Stek ML. The effects of ECT on cognitive functioning in the elderly: a review. Int J Geriatr Psychiatry. 2008; 23(8):789-795

[19] Flint AJ, Gagnon N. Effective use of electroconvulsive therapy in late-life depression. Can J Psychiatry. 2002; 47(8):734-741

[20] Cleary DR, Ozpinar A, Raslan AM, Ko AL. Deep brain stimulation for psychiatric disorders: where we are now. Neurosurg Focus. 2015; 38(6):1-24

[21] Manjila S, Rengachary S, Xavier AR, Parker B, Guthikonda M. Modern psychosurgery before Egas Moniz: a tribute to Gottlieb Burckhardt. Neurosurg Focus. 2008; 25(1):E9

[22] Holtzheimer PE, Mayberg HS. Deep brain stimulation for psychiatric disorders. Annu Rev Neurosci. 2011; 34:289-307

[23] Moniz E. Prefrontal leucotomy in the treatment of mental disorders. Am J Psychiatry. 1937; 93(6):1379-1385

[24] Wind JJ, Anderson DE. From prefrontal leukotomy to deep brain stimulation: the historical transformation of psychosurgery and the emergence of neuroethics. Neurosurg Focus. 2008; 25(1):E10

[25] Patel SR, Aronson JP, Sheth SA, Eskandar EN. Lesion procedures in psychiatric neurosurgery. World Neurosurg. 2013; 80(3-4):31.e9-31.e16

[26] Volpini M, Giacobbe P, Cosgrove GR, Levitt A, Lozano AM, Lipsman N. The history and future of ablative neurosurgery for major depressive disorder. Stereotact Funct Neurosurg. 2017; 95(4):216-228

[27] Hariz MI, Blomstedt P, Zrinzo L. Deep brain stimulation between 1947 and 1987: the untold story. Neurosurg Focus. 2010; 29(2):E1

[28] Benabid AL, Pollak P, Gervason C, et al. Long-term suppression of tremor by chronic stimulation of the ventral intermediate thalamic nucleus. Lancet. 1991; 337(8738):403-406

[29] Nuttin B, Cosyns P, Demeulemeester H, Gybels J, Meyerson B. Electrical stimulation in anterior limbs of internal capsules in patients with obsessivecompulsive disorder. Lancet. 1999; 354(9189):1526

[30] Mayberg HS. Limbic-cortical dysregulation: a proposed model of depression. J Neuropsychiatry Clin Neurosci. 1997; 9(3):471-481

[31] Mayberg HS, Lozano AM, Voon V, et al. Deep brain stimulation for treatmentresistant depression. Neuron. 2005; 45(5):651-660

[32] Lozano AM, Mayberg HS, Giacobbe P, Hamani C, Craddock RC, Kennedy SH. Subcallosal cingulate gyrus deep brain stimulation for treatment-resistant depression. Biol Psychiatry. 2008; 64(6):461-467

[33] Kennedy SH, Giacobbe P, Rizvi SJ, et al. Deep brain stimulation for treatmentresistant depression: follow-up after 3 to 6 years. Am J Psychiatry. 2011; 168(5):502-510

[34] Holtzheimer PE, Kelley ME, Gross RE, et al. Subcallosal cingulate deep brainstimulation for treatment-resistant unipolar and bipolar depression. Arch Gen Psychiatry. 2012; 69(2):150-158

[35] Lozano AM, Giacobbe P, Hamani C, et al. A multicenter pilot study of subcallosal cingulate area deep brain stimulation for treatment-resistant depression. J Neurosurg. 2012; 116(2):315-322

[36] Puigdemont D, Pérez-Egea R, Portella MJ, et al. Deep brain stimulation of the subcallosal cingulate gyrus: further evidence in treatment-resistant major depression. Int J Neuropsychopharmacol. 2012; 15(1):121-133

[37] Neimat JS, Hamani C, Giacobbe P, et al. Neural stimulation successfully treats depression in patients with prior ablative cingulotomy. Am J Psychiatry. 2008; 165(6):687-693

[38] Guinjoan SM, Mayberg HS, Costanzo EY, et al. Asymmetrical contribution of brain structures to treatment-resistant depression as illustrated by effects of right subgenual cingulum stimulation. J Neuropsychiatry Clin Neurosci. 2010;22(3):265-277

[39] Merkl A, Schneider GH, Schönecker T, et al. Antidepressant effects after short-term and chronic stimulation of the subgenual cingulate gyrus in treatment-resistant depression. Exp Neurol. 2013; 249:160-168

[40] Accolla EA, Aust S, Merkl A, et al. Deep brain stimulation of the posterior gyrus rectus region for treatment resistant depression. J Affect Disord. 2016;194:33-37

[41] Ramasubbu R, Anderson S, Haffenden A, Chavda S, Kiss ZHT. Double-blind optimization of subcallosal cingulate deep brain stimulation for treatmentresistant depression: a pilot study. J Psychiatry Neurosci. 2013; 38(5):325-332

[42] Torres CV, Ezquiaga E, Navas M, de Sola RG. Deep brain stimulation of the subcallosal cingulate for medication-resistant type I bipolar depression: case report. Bipolar Disord. 2013; 15(6):719-721

[43] Puigdemont D, Portella M, Pérez-Egea R, et al. A randomized double-blind crossover trial of deep brain stimulation of the subcallosal cingulate gyrus in patients with treatment-resistant depression: a pilot study of relapse prevention. J Psychiatry Neurosci. 2015; 40(4):224-231

[44] Torres CV, Ezquiaga E, Navas M, García Pallero MA, Sola RG. Long-term Results of Deep Brain Stimulation of the Subcallosal Cingulate for Medication-Resistant Bipolar I Depression and Rapid Cycling Bipolar II Depression. Biol Psychiatry. 2017; 81(4):e33-e34

[45] Riva-Posse P, Choi KS, Holtzheimer PE, et al. A connectomic approach for subcallosal cingulate deep brain stimulation surgery: prospective targeting in treatment-resistant depression. Mol Psychiatry. 2018; 23:843-849

[46] Holtzheimer PE, Husain MM, Lisanby SH, et al. Subcallosal cingulate deep brain stimulation for treatment-resistant depression: a multisite, randomised, sham-controlled trial. Lancet Psychiatry. 2017; 4(11):839-849

[47] Schlaepfer TE, Cohen MX, Frick C, et al. Deep brain stimulation to reward circuitry alleviates anhedonia in refractory major depression. Neuropsychopharmacology. 2008; 33(2):368-377

[48] Bewernick BH, Hurlemann R, Matusch A, et al. Nucleus accumbens deep brain stimulation decreases ratings of depression and anxiety in treatment-resistant depression. Biol Psychiatry. 2010; 67(2):110-116

[49] Bewernick BH, Kayser S, Sturm V, Schlaepfer TE. Long-term effects of nucleus accumbens deep brain stimulation in treatment-resistant depression: evidence for sustained efficacy. Neuropsychopharmacology. 2012; 37(9):1975-1985

[50] Sousa MB, Reis T, Reis A, Belmonte-De-Abreu P. New-onset panic attacks after deep brain stimulation of the nucleus accumbens in a

patient with refractory obsessive-compulsive and bipolar disorders: A case report. Rev Bras Psiquiatr. 2015; 37(2):182-183

[51] Malone DA, Jr, Dougherty DD, Rezai AR, et al. Deep brain stimulation of the ventral capsule/ventral striatum for treatment-resistant depression. Biol Psychiatry. 2009; 65(4):267-275

[52] Dougherty DD, Rezai AR, Carpenter LL, et al. A randomized sham-controlled trial of deep brain stimulation of the ventral capsule/ventral striatum for chronic treatment-resistant depression. Biol Psychiatry. 2015; 78(4):240-248

[53] Bergfeld IO, Mantione M, Hoogendoorn MLC, et al. Deep brain stimulation of the ventral anterior limb of the internal capsule for treatment-re-sistant depression: a randomized clinical trial. JAMA Psychiatry. 2016; 73(5):456-464

[54] Schlaepfer TE, Bewernick BH, Kayser S, Mädler B, Coenen VA. Rapid effects of deep brain stimulation for treatment-resistant major depression. Biol Psychiatry. 2013; 73(12):1204-1212

[55] Fenoy AJ, Schulz P, Selvaraj S, et al. Deep brain stimulation of the medial forebrain bundle: distinctive responses in resistant depression. J Affect Disord. 2016; 203:143-151

[56] Bewernick BH, Kayser S, Gippert SM, Switala C, Coenen VA, Schlaepfer TE. Deep brain stimulation to the medial forebrain bundle for depression- longterm outcomes and a novel data analysis strategy. Brain Stimul. 2017; 10(2):664-671

[57] Blomstedt P, Naesström M, Bodlund O. Deep brain stimulation in the bed nucleus of the stria terminalis and medial forebrain bundle in a patient with major depressive disorder and anorexia nervosa. Clin case reports. 2017; 5(5):679-684

[58] Jiménez F, Velasco F, Salin-Pascual R, et al. A patient with a resistant major depression disorder treated with deep brain stimulation in the inferior thalamic peduncle. Neurosurgery. 2005; 57(3):585-593, discussion 585-593

[59] Sartorius A, Kiening KL, Kirsch P, et al. Remission of major depression under deep brain stimulation of the lateral habenula in a therapy-refractory patient. Biol Psychiatry. 2010; 67(2):e9-e11

[60] Jiménez F, Nicolini H, Lozano AM, Piedimonte F, Salín R, Velasco F. Electrical Stimulation of the Inferior Thalamic Peduncle in the Treatment of Major Depression and Obsessive Compulsive Disorders. World Neurosurg. 2013; 80(3-4):S30.e17-S30.e25

[61] Kiening K, Sartorius A. A new translational target for deep brain stimulation to treat depression. EMBO Mol Med. 2013; 5(8):1151-1153

[62] Deli G, Balas I, Nagy F, et al. Comparison of the efficacy of unipolar and bipolar electrode configuration during subthalamic deep brain stimulation. Parkinsonism Relat Disord. 2011; 17(1):50-54

[63] Morishita T, Fayad SM, Higuchi M-A, Nestor KA, Foote KD. Deep brain stimulation for treatment-resistant depression: systematic review of clinical outcomes. Neurotherapeutics. 2014; 11(3):475-484

[64] Han MH, Nestler EJ. Neural substrates of depression and resilience. Neurotherapeutics. 2017; 14(3):677-686

[65] Cooper S, Robison AJ, Mazei-Robison MS. Reward circuitry in addiction. Neurotherapeutics. 2017; 14(3):687-697

[66] Drevets WC. Neuroimaging abnormalities in the amygdala in mood disorders. Ann N Y Acad Sci. 2003; 985(1):420-444

[67] Greenberg BD, Malone DA, Friehs GM, et al. Three-year outcomes in deep brain stimulation for highly resistant obsessive-compulsive disorder. Neuropsychopharmacology. 2006; 31(11):2384-2393

[68] Nuttin BJ, Gabriëls LA, Cosyns PR, et al. Long-term electrical capsular stimulation in patients with obsessive-compulsive disorder. Neurosurgery. 2003; 52(6):1263-1272, discussion 1272-1274

[69] Malone DA, Jr. Use of deep brain stimulation in treatment-resistant depression. Cleve Clin J Med. 2010; 77 Suppl 3:S77-S80

[70] Hamilton M. A rating scale for depression. J Neurol Neurosurg Psychiatry. 1960; 23(23):56-62

[71] Gálvez JF, Keser Z, Mwangi B, et al. The medial forebrain bundle as a deep brain stimulation target for treatment resistant depression: A review of published data. Prog Neuropsychopharmacol Biol Psychiatry. 2015; 58:59-70

[72] Montgomery SA, Åsberg M. A new depression scale designed to be sensitive to change. Br J Psychiatry. 1979; 134(4):382-389

[73] Lipsman N, McIntyre RS, Giacobbe P, Torres C, Kennedy SH, Lozano AM. Neurosurgical treatment of bipolar depression: defining treatment resistance and identifying surgical targets. Bipolar Disord. 2010; 12(7):691-701

[74] Gippert SM, Switala C, Bewernick BH, et al. Deep brain stimulation for bipolar disorder-review and outlook. CNS Spectr. 2017; 22(3):254-257

[75] Drysdale AT, Grosenick L, Downar J, et al. Resting-state connectivity biomarkers define neurophysiological subtypes of depression. Nat Med. 2017; 23(1):28-38

[76] Gadad BS, Jha MK, Czysz A, et al. Peripheral biomarkers of major depression and antidepressant treatment response: current knowledge and future outlooks. J Affect Disord. 201 8; 233:3-14

[77] Downar J, Geraci J, Salomons TV, et al. Anhedonia and reward-circuit connectivity distinguish nonresponders from responders to dorsomedial prefrontal repetitive transcranial magnetic stimulation in major depression. Biol Psychiatry. 2014; 76(3):176-185

[78] Yuan H, Mischoulon D, Fava M, Otto MW. Circulating microRNAs as biomarkers for depression: many candidates, few finalists. J Affect Disord. 201 8; 233

[79] Schatzberg AF, Kraemer HC. Use of placebo control groups in evaluating efficacy of treatment of unipolar major depression. Biol Psychiatry. 2000; 47(8):736-744

[80] Schlaepfer TE. Deep brain stimulation for major depression—steps on a long and winding road. Biol Psychiatry. 2015; 78(4):218-219

[81] Etkin A. A glimmer of hope for depression. Sci Transl Med. 2016; 8(335): 335ec62

[82] Bentzley BS, Pannu J, Badran BW, Halpern CH, Williams NR. It takes time to tune. Ann Transl Med. 2017; 5(7):171-174

[83] Youngerman BE, Sheth SA. Deep brain stimulation for treatment-resistant depression: optimizing interventions while preserving valid trial design. Ann Transl Med. 2017; 5 Suppl 1:S1

[84] Richardson RM, Ghuman AS, Karp JF. Results of the first randomized controlled trial of deep brain stimulation in treatment-resistant depression. Neurosurgery. 2015; 77(2):N23-N24

[85] De Ridder D, Vanneste S, Langguth B. Deep brain stimulation of the ventral anterior limb of the internal capsule for treatment-resistant depression: possibilities, limits and future perspectives. Ann Transl Med. 2017; 5(7):167

[86] De Ridder D, Vanneste S. Targeting the parahippocampal area by auditory cortex stimulation in tinnitus. Brain Stimul. 2014; 7(5):709-717

[87] De Ridder D, Joos K, Vanneste S. Anterior cingulate implants for tinnitus: report of 2 cases. J Neurosurg. 2016; 124(4):893-901

[88] Fox MD, Buckner RL, Liu H, Chakravarty MM, Lozano AM, Pascual-Leone A. Resting-state networks link invasive and noninvasive brain stimulation across diverse psychiatric and neurological diseases. Proc Natl Acad Sci U S A. 2014;111(41):E4367-E4375

[89] Riva-Posse P, Choi KS, Holtzheimer PE, et al. Defining critical white matter pathways mediating successful subcallosal cingulate deep brain stimulation for treatment-resistant depression. Biol Psychiatry. 2014; 76(12):963-969

[90] National Commission for the Protection of Human Subjects of Biomedical and Behavioral Research. The Belmont Report: Ethical Principles and Guidelines for the Protection of Human Subjects of Research. Bethesda, MD; 1978.http://ohsr.od.nih.gov/guidelines/belmont.html

[91] Brain Research through Advancing Innovative Neurotechnologies (BRAIN) Working Group. BRAIN 2025: A Scientific Vision.; 2014. https://www.braininitiative.nih.gov/2025/index.htm

[92] National Institutes of Health. RFA-MH-18-500. BRAIN Initiative: Research on the Ethical Implications of Advancements in Neurotechnology and Brain Science (R01). 2017. https://grants.nih.gov/grants/guide/rfa-files/RFA-MH-18-500.html

[93] Leykin Y, Christopher PP, Holtzheimer PE, et al. Participants' perceptions of deep brain stimulation research for treatment-resistant depression: risks, benefits, and therapeutic misconception. AJOB Prim Res. 2011; 2(4):33-41

[94] Fisher CE, Dunn LB, Christopher PP, et al. The ethics of research on deep brainstimulation for depression: decisional capacity and therapeutic misconception. Ann N Y Acad Sci. 2012; 1265:69-79

[95] Rabins P, Appleby BS, Brandt J, et al. Scientific and ethical issues related to deep brain stimulation for disorders of mood, behavior, and thought. Arch Gen Psychiatry. 2009; 66(9):931-937

[96] Pycroft L, Boccard SG, Owen SLF, et al. Brainjacking: implant security issues in invasive neuromodulation.World Neurosurg. 2016; 92:454-462

[97] Broadway JM, Holtzheimer PE, Hilimire MR, et al. Frontal theta cordance predicts 6-month antidepressant response to subcallosal cingulate deep brainstimulation for treatment-resistant depression: a pilot study. Neuropsychopharmacology. 2012; 37(7):1764-1772

14 Estimulação Cerebral Profunda na Síndrome de Tourette

Fatu S. Conteh ▪ Ankur Butala ▪ Kelly Mills ▪ Christina Jackson ▪ William S. Anderson ▪ Shenandoah Robinson

Sumário

A síndrome de Tourette (TS) é um transtorno neuropsiquiátrico caracterizado por tiques motores e vocais repetitivos e estereotipados; costuma ser acompanhada por sintomas de transtorno obsessivo-compulsivo ou de transtorno do déficit da atenção e hiperatividade. A intensidade dos sintomas varia consideravelmente, tendo muitos pacientes tiques refratários a várias experiências farmacológicas ou psicoterapêuticas. Para esses pacientes, a estimulação cerebral profunda (DBS) surge como opção de tratamento viável. Neste capítulo, revemos o diagnóstico, conduta e fisiopatologia da TS relevantes para a neuromodulação. A transmissão de corrente pelos eletrodos da DBS permite alteração dos circuitos corticoestriatotalâmicos implicados na DBS. Analisamos o perfil de segurança, a reversibilidade relativa e a titulabilidade da DBS. Numerosas publicações e estudos sobre DBS na TS dão apoio à eficácia, variando de 30% a mais de 90% para os sintomas da TS avaliados por meio de escalas de classificação padronizadas. Consideramos a seleção dos pacientes e a consideração cirúrgica e analisamos os alvos de eletrodos publicados: núcleos talâmicos, núcleo subtalâmico, globo pálido, cápsula interna ventral, núcleo *accumbens* e substância negra. Finalmente, analisamos as limitações, inclusive o *status* de isenção de dispositivos de investigação da Food and Drug Administration, compreensão incompleta da fisiopatologia ou de biomarcadores estabelecidos que informem a programação da DBS pós-implantação. No entanto, à medida que surgem pesquisas com melhor desenho nessas áreas, a DBS provavelmente comprovará ser uma opção indispensável para tratamento da TS.

Palavras-chave: síndrome de Tourette, tiques, estimulação cerebral profunda, neuromodulação.

14.1 Introdução

A síndrome de Gilles de la Tourette (TS) é um transtorno neuropsiquiátrico e do neurodesenvolvimento complexo cujo tratamento tem sido um desafio desde que o Dr. Gilles de la Tourette a descreveu pela primeira vez em 1885.[1-4] Sua epidemiologia em evolução, a etiologia indefinível e o caráter heterogêneo estão impulsionando mudanças no diagnóstico e tratamento. A estimulação cerebral profunda (DBS) está emergindo como tratamento promissor para pacientes com TS refratária grave, e as pesquisas sobre sua aplicação e segurança continuam a se desdobrar.

14.2 Epidemiologia da Síndrome de Tourette

Antes considerada um transtorno raro, a TS agora se tem mostrado prevalente em todas as culturas,[5-7] com ampla variação de incidência relatada no mundo todo. Relatam-se taxas de prevalência entre 0,03 e 5,26%[5,7,8] em vários estudos de prevalência populacional, mas é seguro assumir uma prevalência internacional da TS de 1%.[6,8] Para os Estados Unidos, pelo menos, uma estimativa mais confiável é a de *The Diagnostic and Statistical Manual of Mental Disorders-5* (DSM-5), que dá faixas de prevalência de 3 a 8 por 1.000 crianças em idade escolar e 3 por 1.000 na população dos EUA, variando a proporção masculina/feminina de 2:1 a 4:1, com uma frequência mais baixa nos afro-americanos e hispânicos.[9] Variações de prevalência assim tão amplas refletem as amplas diferenças de metodologias de estudo, de critérios de diagnóstico e variações na conscientização culturas sobre a TS. No entanto, à medida que mais fatores estudados adquirem precisão, será mais bem quantificada a necessidade e o impacto dos novos tratamentos, como a DBS.

14.3 Características da Síndrome de Tourette

A descrição inicial da TS incluía, entre outros sintomas, tiques motores e tiques vocais de variável complexidade, intensidade, duração e frequência.[2,4] Os tiques são definidos como movimentos motores ou vocalizações súbitas, rápidas, recorrentes, estereotipadas e não rítmicas com intensidade, frequência e duração variáveis.[9] Os critérios para diagnosticar TS, de acordo com o DSM-5, são que o indivíduo deve ter múltiplos tiques motores e um ou mais tiques vocais não causados por uma substância ou uma doença clínica, iniciando-se antes dos 18 anos de idade e durando pelo menos 1 ano.[9] A presença de tiques motores e vocais é importante para distinguir a TS de outros transtornos com tiques caracterizados por tiques motores ou vocais. Há outros critérios de diagnóstico para TS como na Classificação de Transtornos Mentais e Comportamentais da CID-10 e na Classificação Chinesa de Transtornos Mentais-3 (CCMD-3), ambas sendo comparáveis ao DSM-5, embora haja prevalência mais alta de TS com a CCMD-3.[10,11]

Os tiques geralmente começam entre as idades de 4 e 6 anos, alcançam o máximo de frequência por volta dos 10 anos e diminuem durante a adolescência e a idade adulta. A maioria dos indivíduos jamais consegue remissão completa.[7] De acordo com a descrição do DSM-5, os tiques podem ser simples ou complexos, com uma frequência de melhoras e pioras.[9] Os tiques motores simples incluem piscamento dos olhos, meneio dos ombros, extensão das extremidades ou rotação da cabeça.[9] Os tiques vocais simples variam de pigarreio a grunhidos ou fungadas. Os tiques complexos envolvem uma combinação de tiques motores e/ou vocais e incluem copropraxia (movimentos obscenos ou sexuais), ecopraxia (imitação dos movimentos de alguém), palilalia (repetição de sons), ecolalia (repetição da última palavra ou frase ouvida) ou coprolalia (fala obscena, étnica, religiosa ou socialmente inaceitável).[9] Coprolalia é um tique vocal incomum com 10 a 15% de prevalência nos pacientes com TS e geralmente ocorre em uma idade posterior.[5] Entre outras características dos tiques estão sua supressibilidade – os indivíduos podem, voluntariamente, suprimir um tique, embora ele geralmente apresente rebote com uma intensidade maior. Os tiques também se caracterizam por desejos premonitórios que são sensações somáticas precedentes ao tique e podem ser suprimidos. Como muitos tiques ocorrem em resposta a desejos patológicos em que é possível certo grau de supressibilidade, o termo "involuntário" é aplicado para enfatizar sua localização em um espectro entre comportamento voluntário e involuntário.[12]

14.3.1 Comorbidades

O desafio diagnóstico e a complexidade da TS se encontram não somente no caráter variado dos tiques que podem se apresentar em um paciente, mas também em vários transtornos psiquiátricos, do humor e da personalidade geralmente comórbidos com os tiques. Os mais comuns pelo DSM-5 são transtorno do espectro do autismo (ASD), transtorno obsessivo-compulsivo (OCD) ou comportamento obsessivo-compulsivo (OCB), transtorno do déficit da atenção e hiperatividade (ADHD), transtorno desafiador e de oposição (ODD), distúrbio de conduta (CD), ansiedade e depressão. As enxaquecas também são comuns nos pacientes com TS e se relata que ocorram em 25% dos casos.[13,14] Comportamentos autoprejudiciais comórbidos, embora raros, podem colocar a vida em risco e justificam intervenção.[15,16] Em um estudo transversal,[17] conduziram-se entrevistas diagnósticas de participantes com TS e seus familiares para descobrir a prevalência durante a vida, a herdabilidade, idades de risco máximo, idade de início e associações com a gravidade dos sintomas dos transtornos comórbidos com TS. Verificou-se que 85,7% dos pacientes com TS têm um ou mais transtornos psiquiátricos comórbidos, sendo que 57,7% dos pacientes têm pelo menos dois.[17] A maioria da população do estudo (72,1% preenchia os critérios para OCD ou ADHD, e outros transtornos do humor, como ansiedade e comportamento disruptivo, sendo cada um diagnosticado em 30% dos entrevistados. O OCD foi mais comum no gênero feminino, em adultos e adolescentes, e o ADHD foi mais prevalente no gênero masculino e em crianças.[17] No entanto, o estudo não isolou especificamente a prevalência de comportamentos autoprejudiciais, que são uma das comorbidades com impacto significativo e selecionar pacientes com TS para DBS.[17-19]

14.3.2 Escalas de Medida dos Tiques

Foram desenvolvidas várias ferramentas de medida e de triagem para auxiliar no diagnóstico e tratamento da TS e outros transtornos com tiques. Uma das escalas mais amplamente usadas é a Yale Global Tic Severity Scale (YGTSS), escala de 15 a 20 minutos classificada pelo clínico cobrindo múltiplos aspectos dos tiques do paciente, incluindo número, frequência, intensidade, complexidade, interferência e comprometimento global.[2,20] A vantagem da YGTSS reside em sua consistência interna, confiabilidade entre classificadores e validade convergente e divergente.[20] Além disso, a subpontuação total de intensidade dos tiques da YGTSS pode identificar alterações clinicamente significativas dos tiques,[20] o que é útil para avaliar respostas ao tratamento no contexto clínico ou de pesquisa. No entanto, a exigência de treinamento e a duração de tempo necessária para administrar a YGTSS podem limitar seu uso, especialmente em um contexto ambulatorial rápido. Outras escalas de medida, como a Premonitory Urges for Tics Scale (PUTS) e a Rush Video-Based Tic Rating Scale (RVBTRS) são diferentes nas dimensões que abordam e na metodologia de avaliação dos tiques, respectivamente, e são recomendadas como complementos da YGTSS.[21] A PUTS é a única escala que avalia desejos premonitórios, que são característica definidora dos tiques.[20] Uma desvantagem importante dessa escala é que sua métrica tem baixo rendimento em pacientes com menos de 10 anos de idade.[20] Semelhante à YGTSS, a RVBTRS avalia os tiques ao longo de uma lista de dimensões, sem bem que seja uma lista menos exaustiva.[20] É, contudo, a única escala validada que usa registros em vídeo para permitir aos clínicos conseguir uma medida objetiva dos tiques e também medir a capacidade do paciente de inibir ativamente os tiques.[20] Escalas específicas, como a Tourette Disorder Scale, Motor tic, Obsessions and compulsions, Vocal tic Evaluation Survey (MOVES) e Autism-Tics, AD/HD and Other Comorbidities Inventory (A-TAC) também são disponibilizadas para pesquisar tiques e suas condições comórbidas.

14.4 Fisiopatologia da Síndrome de Tourette

A etiologia da TS ainda é desconhecida, mas vários estudos têm sugerido forte influência genética.[22,23] Estudos com gêmeos têm descrito a concordância de até 86% em gêmeos monozigóticos, e estudos em famílias têm mostrado que os parentes em primeiro grau de indivíduos com TS têm o maior risco de desenvolver TS.[2,24] Além disso, estudos genéticos de TS argumentam a favor de uma etiologia multigenética, o que poderia explicar a coocorrência de alguns transtornos psiquiátricos com tiques. Estudos de associação no genoma todo (GWAS) têm identificado vários genes que poderiam estar relacionados com a TS, mas apenas um gene no cromossomo 2p, *NRXN1* (Neurexina 1) alcançou significância no genoma todo.[25,26] Muitos dos genes implicados na TS estão conectados a neurotransmissores como a dopamina e a serotonina, que têm demonstrado papéis importantes em vários transtornos dos movimentos.[21,23,25] Por exemplo, o receptor D2 da dopamina (DRD2), a monoamina oxidase A (MAO-A) e o transportador 1 da dopamina (DAT1) são todos suspeitos com apoio clínico na eficácia dos antagonistas da dopamina em suprimir os tiques.[24,25,27]

A cirurgia para tratar sintomas de TS se baseia na teoria de que rupturas da rede corticostriatotalamocortical (CSTC) são subjacentes à fisiopatologia da TS.[2,27] A via CSTC inclui circuitos que conectam o córtex frontal com estruturas subcorticais profundas, como o tálamo e os núcleos da base (BG), nos quais circuitos paralelos são segregados com base nas regiões corticais e funções. Notavelmente, os BG são estação moduladora crucial para os circuitos da alça CSTC, desinibindo e inibindo o tálamo por via direta (estriado → GPi e SNr → tálamo) e indireta (STN → GPi e SNr → tálamo), respectivamente (▶ Fig. 14.1).[2,27] Acredita-se que o estriado participe da formação de comportamentos preservativos complexos e de movimentos faciais, bem como dos comportamentos estereotipados característicos da TS e do OCD.[27] Evidências neuropatológicas e neuroanatômicas sugerem que a TS seja o resultado de um foco aberrante de neurônios do estriado que inibem os neurônios da parte interna do globo pálido (GPi) e da parte reticulada da substância negra (SNr), resultando em desinibição de padrões motores que competem entre si e a execução de comportamentos adventícios (tiques) (▶ Fig. 14.1).[27]

14.5 Tratamento para a Síndrome de Tourette

Como a frequência dos tiques piora e melhora, alguns indivíduos com TS conseguem tolerar seus tiques com desconforto moderado. No entanto, para aqueles nos quais os tiques se tornam um comprometimento psicossocial, criam problemas funcionais ou causam desconforto físico, indica-se o tratamento.[24,28] Em muitos casos, a abordagem de tratamento também tem de ser direcionada às comorbidades frequentemente mais debilitantes do que os tiques e que podem confundir os resultados do tratamento.[24,29,30] Os métodos de modificação comportamental e o tratamento farmacológico são a primeira escolha e podem ser usados exclusivamente ou combinados.[24,28]

Os métodos de modificação comportamental incluem vários refinamentos da terapia cognitivo-comportamental (CBT) que se mostraram efetivos para redução dos tiques com e sem medicação.[24] Exemplos de CBT incluem controle de contingências, treinamento de relaxamento, treinamento de reversão de hábitos (HRT) e intervenções comportamentais abrangentes (CBIT). O controle de contingências tem como objetivo controlar os tiques por meio das contingências que cercam os tiques (elogios, recompensas

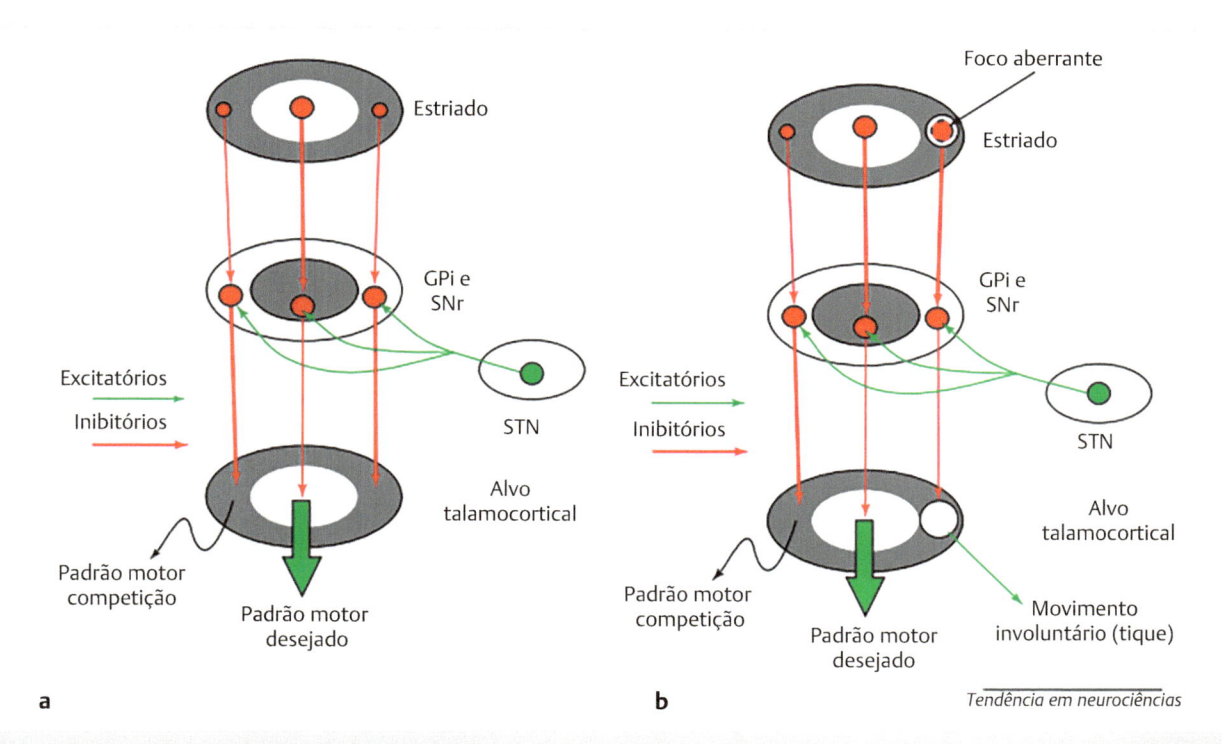

Fig. 14.1 Os núcleos da base em **(a)** paciente normal *versus* **(b)** paciente com TS. Nos circuitos normais, a inibição estriatal do globo pálido interno (GPi) e da parte reticulada da substância negra (SNr) é menor, e o núcleo subtalâmico excita, predominantemente, os neurônios inibitórios do GPi e da SNr, o que inibe os alvos talamocorticais e impede os movimentos involuntários (tiques). No entanto, nos circuitos da TS, um foco aberrante de neurônios inibitórios estriatais faz com que predomine a inibição estriatal do GPi, causando desinibição do alvo talamocortical, permitindo que ocorram movimentos involuntários (tiques). (Usada com permissão de Albin RL, Mink JW. Recent advances in Tourette syndrome Research. Trends in Neurosciences. Elsevier, 2006.)

e punição).[24] O treinamento de relaxamento reduz fatores que exacerbam os tiques, como o estresse e a ansiedade, e se mostra efetivo, embora seus efeitos tenham curta duração.[24] CBIT combina vários aspectos de outros métodos comportamentais, sendo o componente primário o HRT. Também há publicações de possíveis benefícios com acupuntura e terapias com dietas alternativas.[24]

O controle farmacológico da TS envolve vários medicamentos que alteram os neurotransmissores, como a dopamina, norepinefrina, serotonina e ácido gama-aminobutírico (GABA). Esses medicamentos permitem uma melhora dos tiques de 30 a 65%, embora as evidências de sua efetividade sejam mínimas a razoáveis.[24,28] É preciso observar que, antes de iniciar qualquer tricúspide farmacológico, é importante identificar o propulsor primário da incapacidade, pois condições comórbidas como OCD ou ADHD respondem bem a medicamentos específicos.

Recomenda-se uma abordagem em dois níveis na seleção da medicação.[24] Os medicamentos do primeiro nível geralmente são para os sintomas leves da TS e incluem não neurolépticos, como a clonidina, guanfacina, topiramato, baclofeno e os benzodiazepínicos (▶ Tabela 14.1).[24] Esses medicamentos atuam primariamente diminuindo a neurotransmissão noradrenérgica ou GABAérgica. Seu efeito de supressão de tiques é menor do que o dos neurolépticos, mas são especialmente úteis nos pacientes com TS com ADHD (clonidina, guanfacina) ou ansiedade (benzodiazepínicos) concomitantes.[24,28,29] A sedação é efeito colateral comum com a clonidina, a guanfacina e os benzodiazepínicos.[29] A variabilidade da pressão arterial é preocupação especial com a clonidina, e a guanfacina pode causar mania nos pacientes com alto risco de transtorno bipolar.[29]

Os medicamentos do nível 2 são os neurolépticos típicos, como o haloperidol e a pimozida, e os neurolépticos atípicos, como a risperidona e a olanzapina. Esses medicamentos são antagonistas clássicos de D2 e diminuem a aferência dopaminérgica para os BG. Demonstram um sucesso de 70 a 80% em suprimir os tiques.[24] No entanto, é preciso notar que os medicamentos do nível 2 quase sempre são usados apenas depois da falha da medicação do nível 1 ou para tiques intensos. Os neurolépticos típicos, especialmente o haloperidol, demonstram ser muito efetivos em suprimir tiques intensos; entretanto, seus efeitos colaterais, incluindo sedação, ganho de peso, desarranjos metabólicos e sintomas extrapiramidais como parkinsonismo e discinesia tardia, limitam seu uso.[24,28,29] Consequentemente, os neurolépticos atípicos estão suplantando os neurolépticos típicos para o tratamento de tiques intensos, e alguns deles, como a risperidona, mostram-se igualmente efetivos.[31,32] Diferentemente dos neurolépticos típicos, como o haloperidol, com atividade predominantemente antagonista de D2, os neurolépticos atípicos, como a risperidona, são antagonistas nos receptores D2, 5-HT2-A e 5-HT2-C.[28] No entanto, desarranjos metabólicos, especialmente ganho de peso, são preocupação importante, e os pacientes devem ser submetidos a testes regulares da função hepática, lipídios, prolactina e glicose enquanto em uso de neurolépticos atípicos.[28,29]

Mais recentemente, o inibidor do transportador 2 da monoamina vesicular (VMAT2) valbenazina tem sido considerado em ensaios clínicos e tem mostrado resultados promissores com melhora significativa dos sintomas medidos pela escala Clinical Global Impression.[33] No entanto, ensaios clínicos para outros inibidores de VMAT2, como a tetrabenazina e a deutetrabenazina,

Tabela 14.1 Abordagens de tratamento para síndrome de Tourette

Terapia não farmacológica	Terapia farmacológica	Abordagens cirúrgicas
Métodos de modificação comportamental	**Nível 1**	DBS
Controle das contingências Treinamento do relaxamento Terapia cognitivo-comportamental HRT CBIT	Clonidina Guanfacina Topiramato Baclofeno Levetiracetam Clonazepam	
Terapias alternativas com dieta	**Nível 2**	Lesão
Vitamina B6 Magnésio Receita de Qufeng Zhidong Planta *Clerodendrum inerme*	Pimozida Flufenazina Risperidona Aripiprazol Haloperidol Ziprasidona Olanzapina Quetiapina	
Acupuntura	**Outros medicamentos (nível 3)**	
TMS repetitiva	Tetrabenazina Agonistas da dopamina Pergolida Pramipexol Δ-9-THC Donepezila Toxina botulínica Sulpirida e tiaprida	
Abordagem do tratamento		
Primeira escolha	**Segunda escolha**	**Terceira escolha**
Métodos de modificação comportamental e/ou nível 1	Inicie a medicação do nível 2 e/ou do nível 1 ou nível 3	Nível 3 DBS

Abreviações: CBIT, intervenção comportamental abrangente para tiques; DBS, estimulação cerebral profunda; HRT, treinamento de reversão de hábitos; TMS, estimulação magnética transcraniana.
Fonte: Adaptada de Singer.[24]

não têm sido convincentes.[34,35] Outros dados de ensaios clínicos para terapias como os canabinoides para TS, especificamente o delta 9-tetra-hidrocanabinol (Δ-9-THC), permanecem inconclusivos com melhoras positivas, embora pequenas, da frequência e intensidade dos tiques.[36,37,38]

A maioria dos pacientes com TS tem tiques benignos que não causam comprometimento funcional;[16] entretanto, cerca de 5% dos pacientes com TS desenvolvem TS maligna, que é definida em um estudo como a necessidade de duas ou mais passagens por serviços de emergência ou uma ou mais hospitalizações por sintomas de TS ou de suas comorbidades.[15,16] Em alguns casos, os indivíduos com TS podem ter tiques motores violentos que resultem em graves lesões neurológicas, como mielopatia cervical, acidente vascular encefálico, traumatismo medular (especialmente com abalos violentos da cabeça) e dissecção arterial.[3,16] Para esses pacientes, a neurocirurgia pode ser uma forte consideração (▶ Tabela 14.1).

14.5.1 Historia do Uso de Lesões

A neurocirurgia para tratar TS iniciou-se com várias intervenções ablativas em localizações que variaram do lobo frontal a várias estruturas subcorticais e o cerebelo.[39,40] Relata-se que muitas dessas cirurgias diminuíram a frequência dos tiques com mínimos efeitos colaterais, mas algumas não tiveram efeito, não possuíam escalas precisas de medida dos tiques nem seguimento, e resultaram em complicações importantes, como tetraplegia.[39] As talamotomias de Hassler e de Dieckmann, realizadas na década de 1970, foram notáveis por sua localização, isto é, núcleos intralaminares e talâmicos mediais, e ventral-oral interno (Voi).[1,39] lesionados em cada um dos três pacientes.[39] Estudos talâmicos com DBS em datas posteriores relatariam colocação de eletrodos no complexo núcleo centromediano–substância periventricular–Voi (CM-Spv-Voi), estimulação esta que englobaria os núcleos lesionados por Hassler e Dieckmann.[39]

14.5.2 Estimulação Cerebral Profunda para a Síndrome de Tourette

A transição do uso de lesões para a DBS começou com o trabalho de 1999 de Vandewalle, no qual realizaram DBS de alta frequência em um homem de 42 anos com TS intratável, colocando os eletrodos no complexo CM-Spv-Voi, tendo como alvo os núcleos talâmicos lesionados por Hassler.[39,41] Depois desse caso, seguiram-se mais dois outros semelhantes e se relatou redução de 70 a 90% dos tiques em todos os três pacientes.[39,41,42] Vandewalle et al. escolheram a DBS por sua segurança, reversibilidade e ajustabilidade e, desde então, o número de casos e alvos da DBS têm crescido continuamente.[39,43] Em sua revisão de DBS para TS, Schrock et al. identificaram pelo menos sete alvos diferentes entre os 120 casos relatados, incluindo: tálamo, GPi (postrema e anteromedial), GPe, cápsula interna anterior ventral, núcleo *accumbens* e substância negra.[19] Entre eles, o complexo CM-Spv-Voi do tálamo e o GPi são os alvos mais frequentes.

Uma revisão sistemática de 2016 e metanálise de DBS mostrou uma redução significativa dos sintomas em 80% dos pacientes, com uma redução absoluta da pontuação na YGTSS de 43,5 pontos.[44] Além disso, sua análise de estudos randomizados, duplos-cegos controlados mostrou que a DBS foi efetiva no tratamento de tiques vocais e motores em GTS, com redução significativamente maior dos tiques vocais do que dos motores.[44]

Tálamo

O tálamo é um alvo importante da DBS para tratamento de TS. Muitos estudos têm como alvo o tálamo motor, mas, apesar do uso de uma nomenclatura comum para descrever os territórios objetivados, a área específica que foi estimulada varia entre os estudos. Duas nomenclaturas amplamente usadas para o tálamo motor humano são a de Hassler e a de Hirai e Jones.[45] Na classificação de Hassler, o tálamo motor é dividido em segmentos lateral-polar (*lateropolar, Lpo*) oral (*Ventral oral anterior, Voa*; *ventral-oral posterior, Vop* e *ventral-oral intermediário, Voi*), intermediário (*ventrointermediário, Vim*) e caudal (*ventrocaudal, Vc*).[45] Diferentemente, Hirai e Jones dividiram o tálamo motor em ventral anterior (VA), ventral medial (VM), ventral lateral (VL) e ventral posterior (lateral, VPL).[45] No entanto, há certo nível de sobreposição entre os dois sistemas. O Lpo, Voa e Vop de Hassler correspondem a VA e VL (anterior) de Jones, que recebem aferentes palidais e se projetam ao córtex pré-motor. O VL (posterior) de Jones corresponde ao Vim e Voi de Hassler, que recebem aferentes cerebelares profundas e se projetam ao córtex motor.[45] O segmento caudal do sistema de Hassler corresponde ao segmento posterior de Jones, recebe aferentes do lemnisco medial e envia eferentes ao córtex somatossensorial (▶ Fig. 14.2 e ▶ Tabela 14.2).

Os núcleos intralaminares (o CM e o núcleo parafascicular, Pf) e a Spv são frequentemente usados na DBS para TS. Esses núcleos formam conexões que se acredita regularem os circuitos corticais, límbicos e estriatais cuja disfunção é implicada na fisiopatologia da TS.[43,47-49] A Spv tem conexões com o córtex pré-frontal, o núcleo *accumbens* e a tonsila e participa da conscientização de estímulos viscerossensoriais e da resposta ao estresse.[47] O complexo CM-Pf é notável por suas conexões prevalentes com as áreas motora e límbica dos BG e é implicado na aprendizagem sensitivomotora.[47,49] Apesar de suas projeções distintas, essas regiões nucleares são essencialmente semelhantes em sua morfologia, eletrofisiologia e conexões com o córtex cerebral, estriado e núcleos límbicos específicos.[43,47,49] Elas contêm células da matriz, que são diferentes das células de retransmissão talâmicas típicas em suas projeções difusas à camada 1 do córtex cerebral e recebem a aferência principal do sistema reticular ativador, o que poderia explicar os efeitos colaterais resultantes em nível de alerta e níveis de energia quando esses núcleos são estimulados.[19,41,42,47,49]

Os estudos que relatam estimulação apenas dos núcleos talâmicos demonstram melhora de 19 a 100% na pontuação YGTSS.[19] Por exemplo, a DBS do complexo Vop-Voa-Voi, em dois pacientes, resultou em 75 a 100% de melhora da pontuação YGTSS.[19] No entanto, esse é um dentre alguns estudos que miram o complexo Vop-Voa-Voi. Muitos estudos de DBS talâmica têm como alvo o Voi, os núcleos periventriculares e o complexo intralaminar-Pf. Em suas publicações iniciais de 1993 e 2003, Visser-Vandewalle e

Tabela 14.2 Núcleos talâmicos e suas projeções corticais

Aferência	Hassler	Hirai e Jones	Projeção cortical
Pálido	Voa, Vop	VLa	Pré-motora
Cerebelar profunda	Vim, Voi	VLp	Motora
Lemnisco medial	Vci, Vce	VPM, VPL	Somatossensitiva

Abreviações: Voa, ventral-oral anterior; Vop, ventral-oral posterior; Vim, ventrointermediário; Voi, ventral-oral interno; VPL, ventral lateral posterior; VLa, núcleo ventral lateral anterior; VLp, núcleo ventral lateral posterior; VPM, núcleo ventral posterior medial.

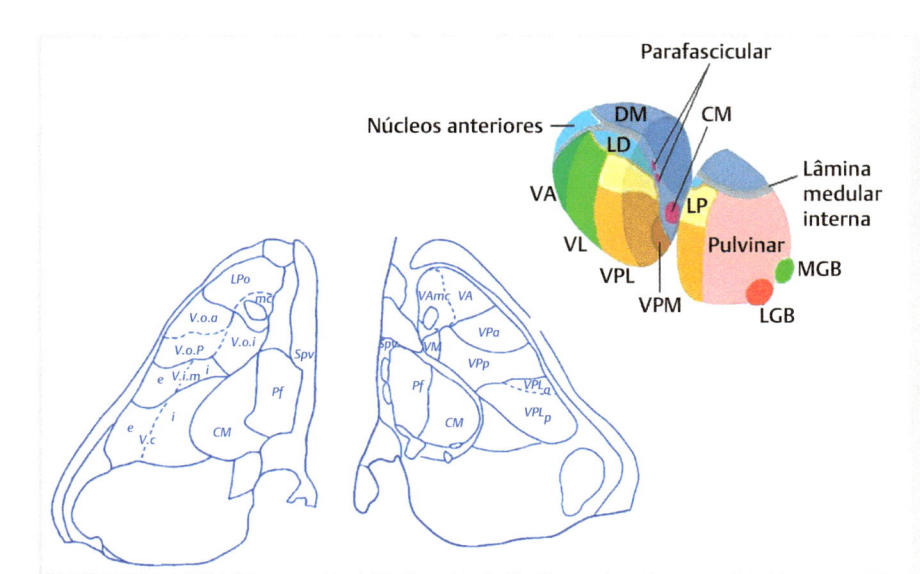

Fig. 14.2 Classificação dos núcleos talâmicos de acordo com Hassler (*esquerda*) e Hirai e Jones (*direita*).[45,46] (Reutilizada com permissão de Oxford Journals and University of Texas Health Science Center at Houston.)

colega relataram estimulação do complexo CM-Spv-Voi e obtiveram eliminação quase completa dos tiques, o que foi medido pela RVBTRS.[19,41,42] Os efeitos colaterais da DBS nesses alvos incluíram redução dos níveis de energia e disfunção sexual. O primeiro ensaio clínico randomizado controlado (RCT) mirando o complexo CM-Pf, em cinco pacientes, relatou melhora média de 43,6% para os tiques pela YGTSS.[50] Dois pacientes, contudo, tiveram um aumento de 4,3 a 260,9% de exacerbação dos tiques, e um paciente teve um efeito adverso de psicose aguda.

Outras combinações de núcleos talâmicos também têm sido usadas como alvos. Em seu estudo de terapia com DBS para 18 pacientes com TS grave, o maior ensaio clínico prospectivo de DBS em TS até o presente, Servello teve como alvo o complexo CM-Pf, juntamente com Voa, e obteve uma média de 64,7% de melhora dos tiques na YGTSS.[19,51] Todos os 18 casos de TS foram resistentes ao tratamento clínico tradicional e a intervenções psicocomportamentais por 6 meses. Os eventos adversos relatados incluem vertigem e déficits visuais transitórios.

Globo Pálido Parte Interna (GPi)

O GPi é frequentemente estimulado na doença de Parkinson (DP) e na distonia com bons resultados.[52-54] Vários relatos de casos de DBS mirando o GPi posterior-ventral-lateral para TS tem mostrado até 88% de melhoras dos tiques na YGTSS.[19,55] Um estudo controlado, duplo-cego, randomizado e cruzado com eletrodos no GPi e no complexo CM-Pf relatou melhora de 65 a 96% dos tiques pela YGTSS quando o GPi foi estimulado, e melhora de 30 a 64% quando complexo CM-Pf foi estimulado, com um melhora de 43 a 76% quando ambos os núcleos foram estimulados.[56] Os efeitos adversos de estimular o GPi incluem hemorragia e bradicinesia.

Globo Pálido Parte Externa (GPe)

Relatos de casos de estimulação do GPe para TS demonstraram uma redução de 81 a 71% dos tiques em 6 meses, mas com piora significativa em 2 anos em razão da falha da bateria.[19,57,58] É interessante observar que essas publicações mostram reduções significativas das condições comórbidas medidas por suas respectivas escalas de medida. Não houve relato de eventos adversos.[19,57,58]

Cápsula Interna Ventral/Estriado Ventral (VC/VS)

A DBS do VC/VS está aprovada para o tratamento de OCD refratária nos Estados Unidos sob um Humanitarian Device Exemption (HDE) da Food and Drug Administration (FDA). Quando aplicada ao tratamento de TS, os trabalhos são conflitantes em termos de eficácia. Flahery *et al.* Realizaram DBS mirando VC/VS em mulher de 37 anos com TS grave e relataram uma redução de 25% dos tiques depois de 18 meses.[19,59] Shields *et al.* relataram resultados semelhantes com estimulação de VC em mulher de 40 anos com tiques envolvendo a cabeça.[60] No entanto, uma extensão do condutor nessa paciente fraturou em decorrência dos tiques residuais da cabeça e, então, os eletrodos foram removidos e reimplantados no CM, depois do que a paciente viu redução significativa dos tiques.[60] Servello demonstrou melhora dos tiques quando o complexo VC/VS foi estimulado concomitantemente com o tálamo.[19,61] Outros estudos têm relatado uma melhora de 41 a 56% na pontuação da YGTSS com estimulação da cápsula interna/núcleo *accumbens*.[19]

Núcleo Subtalâmico (STN)

Até o presente, há apenas um relato de estimulação do STN em um homem de 38 anos com TS e PD.[62] O paciente apresentou uma redução de 97% dos seus tiques pela RVTRS, não foram relatadas complicações, mas se fez apenas acompanhamento por curto prazo (1 ano).

14.5.3 Critérios de Seleção

A natureza heterogênea de apresentação da TS e sua evolução tornam a seleção de pacientes um procedimento muito difícil. Reconhecendo o interesse crescente pelo uso de DBS para tratar tiques em pacientes com ST, a Tourette Syndrome Association (TSA) reuniu um grupo de especialistas em ST e em DBS para desenvolver as diretrizes de 2006 da TSA para orientar a seleção de DBS para ST. Essas diretrizes incluíram critérios de exclusão e inclusão para ensaios clínicos e recomendações para medidas de desfechos e monitoração confiáveis. Em 2014, constituiu-se mais um painel para revisar as diretrizes de 2006 com base em evidências cada vez mais encontradas para DBS em TS.

Diretrizes Básicas

Nas diretrizes de 2006, recomendou-se um diagnóstico de TS pelo DSM-IV, que foi então revisado para um diagnóstico por DSM-5 nas diretrizes mais recentes.[19,43] O limite de idade de 25 anos nas diretrizes prévias também foi removido e também se sugeriu consulta a um comitê de ética para casos em pacientes com menos de 18 anos.[19,43] As recomendações para avaliação da intensidade dos tiques permaneceu inalterada – o transtorno dos tiques precisa levar a comprometimento funcional, tendo uma pontuação na YGTSS acima de 35/50 e precisa ser documentado com avaliação por vídeo padronizada.[19] Os critérios referentes às comorbidades neuropsiquiátricas acompanhantes também permaneceram inalterados – os tiques devem ser o sintoma principal causador de incapacidade, e as condições comórbidas devem ser estavelmente tratadas e avaliadas usando escalas de classificação válidas.[19] Os critérios para falha da terapia convencional foram modificados para incluir oferecimento de uma experiência com CBT, e não a antiga recomendação de pesquisar no paciente a adequação de intervenções comportamentais.[19] Para os fatores psicossociais, acrescentou-se uma recomendação de que um cuidador deveria estar disponível para acompanhar o paciente em retornos frequentes e que tiques psicogênicos, invenção de detalhes, sintomas fictícios, transtornos de personalidade e simulação sejam reconhecidos e abordados.[19] Por fim, incluiu-se uma recomendação de documentação ausência de ideação suicida ou de ideação homicida (SI/HI).[19]

Critérios de Inclusão e Exclusão

Os critérios de inclusão mais recentes são semelhantes aos mencionados nas diretrizes básicas com acréscimo de estipulações de que os indivíduos deveriam demonstrar a capacidade de aderir aos tratamentos recomendados e que o perfil neuropsicológico dos candidatos deveria mostrar que ele ou ela poderia tolerar as demandas da cirurgia, do acompanhamento pós-operatório e um possível desfecho insatisfatório (v. lista adiante).[19] Os pacientes com TS devem ser excluídos da possibilidade de DBS se houver história de SI/HI ativa nos 6 meses anteriores à cirurgia ou uso abusivo de substância ativo ou recente.[19] O sujeito também deve ser excluído se houver alguma lesão estrutural à ressonância magnética (MR) cerebral, simulação, transtorno fictício ou tiques psicogênicos e se tiver algum transtorno clínico, neurológico ou psiquiátrico que aumente o risco de falha da DBS ou de interferência com a conduta pós-operatória.[19] Estudos como o ensaio clínico de 2014 aprovado pela FDA para TS no Johns Hopkins (NCT 01817517) adotam a maioria das diretrizes da TSA, inclusive os critérios de inclusão e exclusão, com poucas modificações.

Critérios de Inclusão e Exclusão da TSA para DBS para TS

Critérios de Inclusão

- Diagnóstico de TS pelo DSM-V por clínico especialista.
- A idade não é um critério rígido. O envolvimento do comitê de ética local para casos incluindo pessoas com menos de 18 anos e para considerados "urgentes" (paralisia iminente por tiques envolvendo a cabeça).
- Intensidade dos tiques: pontuação YGTSS > 35/50.
- Os tiques são a causa primária da incapacidade.
- Os tiques são refratários à terapia conservadora (falhas nas tentativas de medicação de 3 classes, oferecida CBIT).
- Transtornos clínicos, neurológicos e psiquiátricos comórbidos e tratados e estáveis por 6 meses.
- Ambiente psicossocial estável.
- Demonstrada capacidade para seguir os tratamentos recomendados.
- O perfil neuropsicológico indica que o candidato pode tolerar as demandas da cirurgia, do controle pós-operatório e a possibilidade de um resultado insatisfatório.

Critérios de Exclusão

- Ideação suicida ou homicida ativa nos 6 meses anteriores.
- Uso abusivo ativo ou recente de substâncias psicoativas.
- Lesões estruturais encontradas na MRI cerebral.
- Transtornos clínicos, neurológicos ou psiquiátricos que aumentem o risco de falha do procedimento ou de interferência com a conduta pós-operatória.
- Simulação, transtorno fictício ou tiques psicogênicos.

Fonte: Adaptada de Schrock et al.[19]

Medidas Pré e Pós-Operatórias do Resultado

A aplicação bem-sucedida da DBS para TS não apenas exige seleção cuidadosa dos pacientes, mas também reunir informações pré e pós-operatórias relevantes cruciais para a cirurgia e para a conduta subsequente. As informações pré-operatórias importantes necessárias incluem medida do tipo e intensidade dos tiques, avaliação de comorbidades usando medida validada e escalas de classificação (YGTSS, RVTRS etc.), documentação dos medicamentos para TS, incluindo experiências falhas com datas de início e de parada e medida da qualidade de vida ou função.[19] Além disso, são importantes as localizações do(s) alvo(s) e conexões, MR ou tomografia (CT) pós-operatória para verificação dos eletrodos e geometria da estimulação (bipolar versus monopolar, espaçamento de contato dos eletrodos e localização relativamente ao alvo).[19] No pós-operatório, deve-se observar a programação do gerador de pulsos implantado (IPG) e o registro dos resultados e eventos adversos. Os efeitos colaterais comuns a procurar incluem exacerbação dos tiques, comorbidades psiquiátricas, discinesias e complicações cirúrgicas imediatas, como hemorragia e acidente vascular encefálico.[63-65]

14.6 Fluxo Cirúrgico e Colocação do Eletrodo da DBS

A cirurgia para colocação do eletrodo de DBS na TS não foi padronizada, mas geralmente é realizada com o paciente intubado com ou sem registros por microeletrodos (MER) para auxiliar com a localização e macroestimulação para procurar efeitos induzidos pela estimulação, como tetania. Apesar da variação dos alvos nucleares para TS, há etapas fundamentais comuns entre os acessos cirúrgicos. As etapas incluem definir a localização dos alvos, refinar a localização dos alvos com um sistema de MER e confirmar a colocação apropriada dos eletrodos com imagens.

Pode-se definir a localização do alvo indiretamente pelo uso de coordenadas estereotáxicas ou diretamente por visualização do núcleo alvo à MR. Na localização indireta do alvo, usam-se imagens de MR ou CT para permitir a determinação em alta resolução das coordenadas estereotáxicas relativas a um ponto de referência comum, como a linha AC-PC.[66] O uso de localização direta ou indireta do alvo frequentemente depende do núcleo visado. Por exemplo, muitos casos de colocação do eletrodo de DBS no núcleo subtalâmico (STN) têm usado visualização direta por MRI, e alguns estudos têm mostrado que a visualização direta é superior à localização indireta para colocação de eletrodo no STN.[67]

Além disso, também se podem usar técnicas de MR baseadas no quadro, independentes do quadro ou intraoperatórias para colocação do condutor.[66,68] Nos procedimentos com base no quadro, é importante a fixação correta do quadro para correspondência entre as estruturas anatômicas e os sinais de MER no refino da localização do alvo para colocação do condutor de ECP.

O MER identifica o potencial de ação (ou "pontas") de neurônios únicos ou o potencial de campo local (LFPs) de um grupo de neurônios. Embora os MERs de vários núcleos possam diferir entre estados patológicos,[69] estruturas cerebrais subcorticais específicas ainda podem ser precisamente localizadas com base na amplitude, frequência e padrão característicos de seu potencial de ação neuronal no LFP. Registros dos núcleos talâmicos (Vo/Cm-Pf) em pacientes com TS tipicamente exibem baixa frequência (2,5-8 Hz) como seu padrão de descargas de células de retransmissão talâmica com LFPs alfa (8-13 Hz),[70,71] e a frequência dos potenciais de ação em VC, Vim e Vop foi previamente descrita em pacientes com tremor e doença de Parkinson.[72] Além disso o GPe se caracteriza por padrões de frequência irregular e mais alta (50 21 Hz) das células em pausa com padrões intermitentes de frequência mais baixa (18 ± 12 Hz) de células que efetuam descargas,[72] e o GPi mostra um padrão constante de potenciais de ação de alta frequência (82 ± 24 Hz).[72] Os registros no núcleo *accumbens* mostram LFPs beta mais altos,[71] e o STN pode ser identificado por seu ruído de fundo alto e frequentes descargas espontâneas.[69] Essa etapa de refino da localização do alvo com base em MER pode ser importante depois da localização estereotáxica por MR, pois as imagens da MR podem demonstrar distorção. No entanto, o uso de MER geralmente aumenta o tempo de cirurgia e pode aumentar o risco de complicações como hemorragia de vasos subcorticais por múltiplas passagens do eletrodo[73] (▶ Fig. 14.3).

Depois de o alvo ter sido refinado e o eletrodo da DBS ter sido posicionado no alvo desejado, antes da ancoragem do eletrodo, testa-se a localização final do eletrodo no intraoperatório com estimulação teste. Durante a estimulação teste, aumenta-se a voltagem e se examinam as extremidades do paciente em busca de respostas tetânicas ou parestesias no caso de alvos talâmicos. Os efeitos adversos específicos desencadeados informam o neurocirurgião sobre a proximidade do eletrodo de DBS relativamente a certas estruturas e também podem ajudar a guiar a programação pós-operatória do IPG.

14.7 Programação Pós-Operatória do Gerador de Pulsos para o Sistema de DBS

A programação pós-operatória do IPG é realizada pela via transcutânea e tem como objetivo encontrar os parâmetros de estimulação ideais que produzirão máxima supressão de tiques com mínimos efeitos colaterais e vida prolongada da bateria (▶ Tabela 14.3 traz um exemplo ilustrativo do ensaio clínico no Johns Hopkins). O sistema típico de DBS consiste em um eletrodo tetrapolar fixado a um condutor conectado ao neuroestimulador/IPG por meio de uma extensão do condutor. Cada configuração do gerador é uma associação de alguns parâmetros: polaridade do eletrodo, largura de pulso, amplitude e frequência.

A polaridade do eletrodo pode ser estabelecida como monopolar, que geralmente envolve programar um contato do eletrodo como cátodo com a caixa do IPG como ânodo para produzir uma corrente difusa que estimule um volume em torno do contato. Configurações bipolares tratam dois contatos do eletrodo como ânodo ou cátodo para criar um volume de estimulação mais estreito e mais concentrado.[74] A amplitude de estimulação determina o diâmetro ou a duração do volume de estimulação. De igual modo, mostra-se que a falta de homogeneidade e a anisotropia do tecido influenciam a forma do volume de estimulação.[75] A largura do pulso estabelece a duração da corrente, e a frequência determina a taxa em que a corrente é oferecida. A frequência de estimulação do tálamo, do GPi e de CI/Nac varia de 60 a 200 Hz, as amplitudes variam entre 1,5 e 6 V com estimulação em voltagem constante, e a largura do pulso pode variar de 60 a 210 μsegundo.[43,74,76-79]

No presente não existe consenso sobre os parâmetros ideais pós-operatórios de DBS na TS, e as faixas gerais utilizadas são análogas às observações de outros transtornos. Na prática, o desejo premonitório ou desconforto subjetivo ou a frequência dos tiques motores/vocais no consultório são utilizados como substitutos para ajustes da estimulação. Por exemplo, certos efeitos colaterais, como vertigem e sedação, muitas vezes podem responder a alterações de amplitude e a alterações de frequência.[43] Na ausência de um correlato clínico claro, os princípios básicos de programação incluem remodelar ou mudar o volume de ativação tecidual para evitar a estimulação de estruturas que causem efeitos colaterais e aumentar a amplitude e modificar a largura do pulso se os sintomas persistirem.[77]

A programação da DBS na TS, em particular, destaca as limitações de sistemas de alça abertos existentes. Nos sistemas de alça aberta, os sistemas de estimulação são programados pelo médico e se transmite a estimulação de maneira contínua e crônica, independentemente do ambiente neural local (▶ Fig. 14.4a).[80] Dada a natureza intermitente e variável da expressão dos tiques e que os pacientes com ST muitas vezes sofrem complicações induzidas pela estimulação, os sistemas de alça aberta na programação da DBS para TS podem não ser ideais. Os sistemas de alça aberta, como a DBS responsiva ou adaptativa (aDBS) agora estão sendo desenvolvidos como alternativa.[80] Esses sistemas permitem registros em tempo real da atividade neural para informar configuração "on" ou "off" do gerador, mudando para "on" somente quando os sintomas aparecem, prevenindo os efeitos colaterais e prolongando a vida da bateria.[43] Um dos desafios desse paradigma, contudo, reside na identificação da atividade neural indicativa de estado patológico ou tratado. Trabalhos mais antigos demonstraram correlatos eletrofisiológicos consistentes detectados

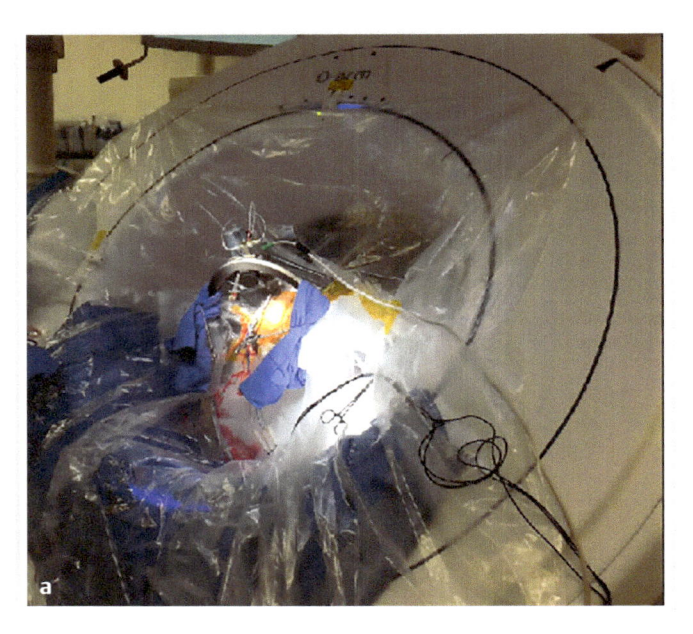

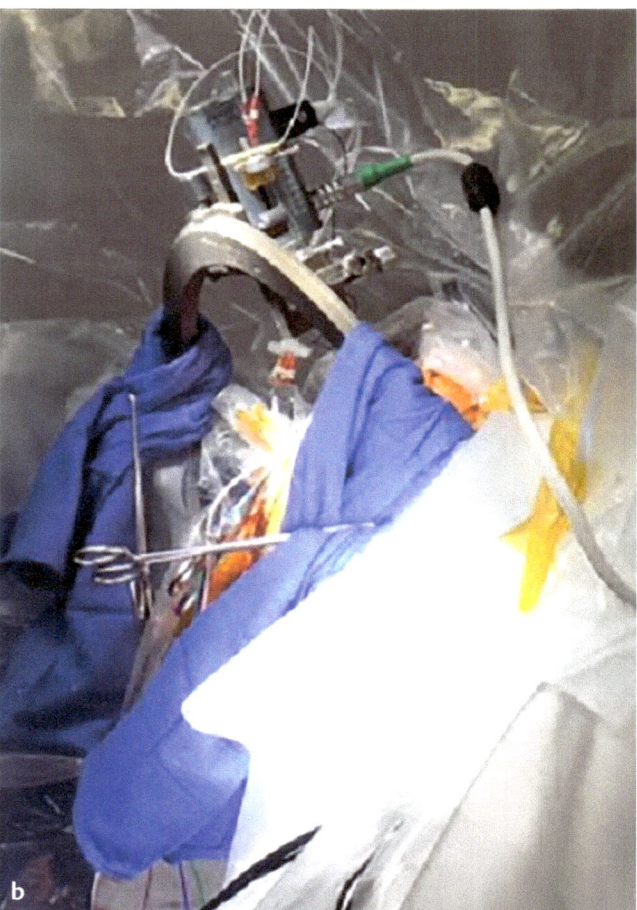

Fig.14.3 (a, b) Configuração para estimulação cerebral profunda com base em quadro padrão para colocação do condutor. O campo operatório foi posicionado dentro de um *scanner* de CT intraoperatória com Braço-O, ficando o quadro e as ferragens de registro por microeletrodos presos ao quadro.

Tabela 14.3 Configurações da DBS e resultados de um paciente em ensaio clínico de DBS em TS no Johns Hopkins

Avaliação	Mais alta antes da cirurgia	Nas configurações iniciais	2 semanas depois das configurações iniciais
Configurações da DBS		L – 4,0 V 130 Hz 60 μsec 1 – Case + | R – 4,0 V 130 Hz 60 μsec 10 – Case +	L – 5,0 V 130 Hz 60 μsec – Case + | R – 5,0 V 130 Hz 60 μsec 10 – Case +
Pontuação total para tiques motores	11	7	4
Pontuação total para tiques fônicos	18	11	7
Pontuação total dos tiques	28	18	11

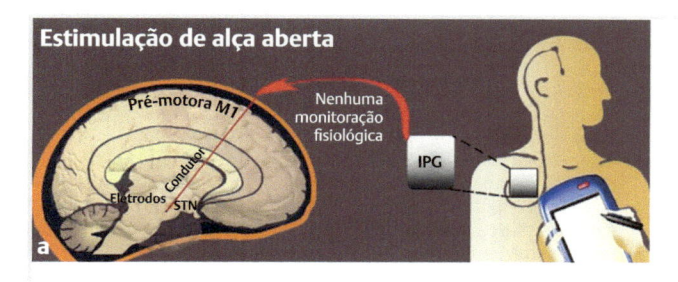

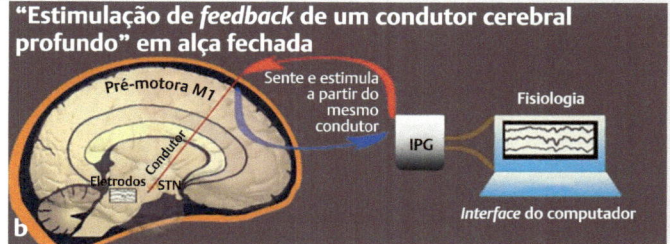

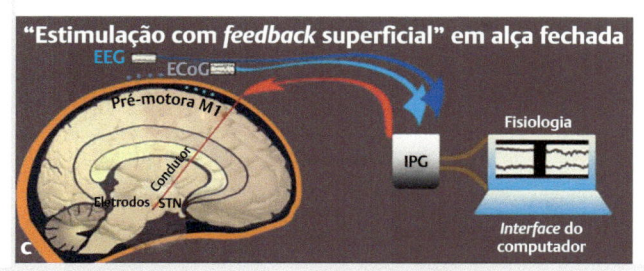

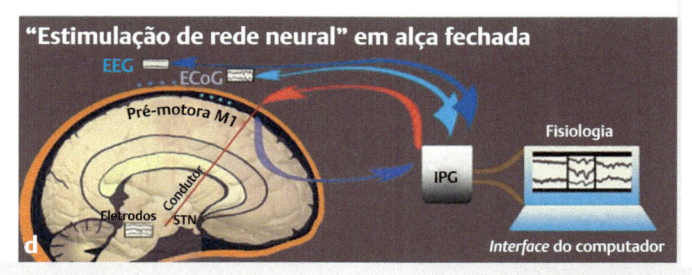

Fig. 14.4 Diferentes modalidades de DBS. **(a)** Os atuais sistemas de DBS são, principalmente, de alça aberta. **(b-d)** Possíveis modalidades de sistemas fechados. ECoG: eletrocorticografia, EEG: eletroencefalograma; LFP: potencial de campo local.[80]

por meio de tiras de eletrocorticografia colocadas no giro pré--central para tiques mais complexos ou mais longos tratados por ativação de estimulação de eletrodos profundos desencadeados pós-evento.[81] Outros trabalhos têm mostrado que os LFPs, potenciais de ação compostos eletricamente evocados (ECAP) ou o ambiente neuroquímico podem ser usados como *feedbacks* (▶ Fig. 14.4b).[80] Por exemplo, o aumento da atividade da banda gama talâmica mostra correlação com alívio dos sintomas após DBS em pacientes com TS.[82] Casos de estimulação intermitente mostrando eficácia dão apoio ao conceito de que a estimulação contínua pode não ser necessária para redução dos tiques e se relatou pelo menos um caso de DBS de alça fechada ("responsiva").[83,84]

14.8 Rumos Futuros

A DBS na TS tem sido um campo continuamente em crescimento, mas ainda é um campo pequeno com amplas variações relatadas de sua eficácia terapêutica, variando a melhora na YGTSS de 7 a 100%.[19] A falta de uma fisiopatologia coerente, a sintomatologia variável da TS e farmacoterapias inespecíficas têm levado os neurocirurgiões a estimularem numerosos alvos. No futuro, pesquisa com bom desenho e sistemas de alça fechada emergentes, como a DBS adaptativa podem oferecer mais discernimento sobre a fisiopatologia da TS, elucidar o efeito clínico de diferentes alvos de DBS na TS e potencializar nossos conhecimentos sobre o mecanismo da DBS na TS. Tudo isso ajudará a sintonizar precisamente os parâmetros de programação para maximizar a redução de tiques, prevenir efeitos colaterais e orientar a seleção e a aplicação da DBS na TS.

Referências Bibliográficas

[1] Rickards H, Wood C, Cavanna AE. Hassler and Dieckmann's seminal paper on stereotactic thalamotomy for Gilles de la Tourette syndrome: translation and critical reappraisal. Mov Disord. 2008; 23(14):1966–1972
[2] Gunduz A, Okun MS. A Review and Update on Tourette Syndrome: Where Is the Field Headed? Curr Neurol Neurosci Rep. 2016; 16(4):37
[3] Kumar A, Trescher W, Byler D. Tourette Syndrome and Comorbid Neuropsychiatric Conditions. Curr Dev Disord Rep. 2016; 3(4):217–221
[4] Lajonchere C, Nortz M, Finger S. Gilles de la Tourette and the discovery of Tourette syndrome. Includes a translation of his 1884 article. Arch Neurol. 1996; 53(6):567–574
[5] Robertson MM. The prevalence and epidemiology of Gilles de la Tourette syndrome Part 2: Tentative explanations for differing prevalence figures in GTS, including the possible effects of psychopathology, aetiology, cultural differences, and differing phenotypes. J Psychosom Res

[6] Robertson MM, Eapen V, Cavanna AE. The international prevalence, epidemiology, and clinical phenomenology of Tourette syndrome: a cross-cultural perspective. J Psychosom Res. 2009; 67(6):475–483
[7] Robertson MM. The prevalence and epidemiology of Gilles de la Tourette syndrome Part 1: The epidemiological and prevalence studies. J Psychosom Res
[8] Scharf JM, Miller LL, Gauvin CA, Alabiso J, Mathews CA, Ben-Shlomo Y. Population prevalence of Tourette syndrome: a systematic review and metaanalysis. Mov Disord. 2015; 30(2):221–228
[9] American Psychiatric Association. Diagnostic and Statistical Manual of Mental Disorders. 2013
[10] Yang C, Zhang L, Zhu P, Zhu C, Guo Q. The prevalence of tic disorders for children in China: A systematic review and meta-analysis. Medicine (Baltimore). 2016; 95(30):e4354
[11] World Health Organization. The ICD-10 Classification of Mental and Behavioural Disorders.
[12] The Tourette Syndrome Classification Study Group. Definitions and classification of tic disorders. Arch Neurol. 1993; 50(10):1013–1016
[13] Kwak C, Vuong KD, Jankovic J. Migraine headache in patients with Tourette syndrome. Arch Neurol. 2003; 60(11):1595–1598
[14] Singer HS. Tourette syndrome: from behaviour to biology. Lancet Neurol. 2005; 4(3):149–159
[15] Cheung M-YC, Shahed J, Jankovic J. Malignant Tourette syndrome. Mov Disord. 2007; 22(12):1743–1750
[16] Patterson AL, Choudhri AF, Igarashi M, McVicar K, Shah N, Morgan R. Severe Neurological Complications Associated With Tourette Syndrome. Pediatr Neurol. 2016; 61:99–106
[17] Hirschtritt ME, Lee PC, Pauls DL, et al. Tourette Syndrome Association International Consortium for Genetics. Lifetime prevalence, age of risk, and genetic relationships of comorbid psychiatric disorders in Tourette syndrome. JAMA Psychiatry. 2015; 72(4):325–333
[18] Ganos C. Tics and Tourette: update on pathophysiology and tic control. Curr Opin Neurol. 2016; 29(4):513–518
[19] Schrock LE, Mink JW, Woods DW, et al. Tourette Syndrome Association International Deep Brain Stimulation (DBS) Database and Registry Study Group. Tourette syndrome deep brain stimulation: a review and updated recommendations. Mov Disord. 2015; 30(4):448–471
[20] Martino D, Pringsheim TM, Cavanna AE, et al. Members of the MDS Committee on Rating Scales Development. Systematic review of severity scales and screening instruments for tics: Critique and recommendations. Mov Disord. 2017; 32(3):467–473
[21] Mink JW, Walkup J, Frey KA, et al. Tourette Syndrome Association, Inc. Patient selection and assessment recommendations for deep brain stimulation in Tourette syndrome. Mov Disord. 2006; 21(11):1831–1838
[22] Pauls DL, Fernandez TV, Mathews CA, State MW, Scharf JM. The Inheritance of Tourette Disorder: A review. J Obsessive Compuls Relat Disord. 2014; 3(4):380–385
[23] Georgitsi M, Willsey AJ, Mathews CA, State M, Scharf JM, Paschou P. The Genetic Etiology of Tourette Syndrome: Large-Scale Collaborative Efforts on the Precipice of Discovery. Front Neurosci. 2016; 10:351
[24] Singer HS. Treatment of tics and tourette syndrome. Curr Treat Options Neurol. 2010; 12(6):539–561
[25] Ünal D, Akdemir D. Neurobiology of Tourette Syndrome. [Article in Turkish]. Turk Psikiyatr Derg. 2016; 27(4):275–285
[26] Paschou P, Forde NJ, Rizzo R, Stern JS, Mathews CA. The First World Congress on Tourette Syndrome and Tic Disorders: Controversies and Hot Topics in Etiology and Treatment. 2016;10
[27] Albin RL, Mink JW. Recent advances in Tourette syndrome research. Trends in Neurosciences. 2006; 29(3):175–182
[28] Hartmann A, Worbe Y. Pharmacological treatment of Gilles de la Tourette syndrome. Neurosci Biobehav Rev. 2013; 37(6):1157–1161
[29] Roessner V, Plessen KJ, Rothenberger A, et al. ESSTS Guidelines Group. European clinical guidelines for Tourette syndrome and other tic disorders. Part II: pharmacological treatment. Eur Child Adolesc Psychiatry. 2011; 20(4):173–196
[30] Hartmann A, Martino D, Murphy T. Gilles de la Tourette syndrome—a treatable condition? Rev Neurol (Paris). 2016; 172(8-9):446–454
[31] Bruun RD, Budman CL. Risperidone as a treatment for Tourette syndrome. J Clin Psychiatry. 1996; 57(1):29–31
[32] Lombroso PJ, Scahill L, King RA, et al. Risperidone treatment of children and adolescents with chronic tic disorders: a preliminary report. J Am Acad Child Adolesc Psychiatry. 1995; 34(9):1147–1152
[33] Kim ES. Valbenazine: First Global Approval. Drugs. 2017; 77(10):1123–1129
[34] Jankovic J, Jimenez-Shahed J, Budman C, et al. Deutetrabenazine in Tics Associated with Tourette Syndrome. Tremor Other Hyperkinet Mov (N Y). 2016;6:422
[35] Jankovic J, Glaze DG, Frost JD, Jr. Effect of tetrabenazine on tics and sleep of Gilles de la Tourette syndrome. Neurology. 1984; 34(5):688–692
[36] Müller-Vahl KR, Schneider U, Koblenz A, et al. Treatment of Tourette syndrome with Δ9-tetrahydrocannabinol (THC): a randomized crossover trial. Pharmacopsychiatry. 2002; 35(2):57–61
[37] Müller-Vahl KR, Schneider U, Prevedel H, et al. Delta 9-tetrahydrocannabinol (THC) is effective in the treatment of tics in Tourette syndrome: a 6-week randomized trial. J Clin Psychiatry. 2003; 64(4):459–465
[38] Curtis A, Clarke CE, Rickards HE. Cannabinoids for Tourette Syndrome. Cochrane Database Syst Rev. 2009(4):CD006565
[39] Temel Y, Visser-Vandewalle V. Surgery in Tourette syndrome. Mov Disord. 2004; 19(1):3–14
[40] Anderson WS, Lenz FA. Lesioning and stimulation as surgical treatments for psychiatric disorders. Neurosurg Q. 2009; 19(2):132–143
[41] Vandewalle V, van der Linden C, Groenewegen HJ, Caemaert J. Stereotactic treatment of Gilles de la Tourette syndrome by high frequency stimulation of thalamus. Lancet. 1999; 353(9154):724
[42] Visser-Vandewalle V, Temel Y, Boon P, et al. Chronic bilateral thalamic stimulation: a new therapeutic approach in intractable Tourette syndrome. Report of three cases. J Neurosurg. 2003; 99(6):1094–1100
[43] Andrade P, Visser-Vandewalle V. DBS in Tourette syndrome: where are we standing now? J Neural Transm (Vienna). 2016; 123(7):791–796
[44] Baldermann JC, Schüller T, Huys D, et al. Deep Brain Stimulation for Tourette-Syndrome: A Systematic Review and Meta-Analysis. Brain Stimul. 2016; 9(2):296–304
[45] Hamani C, Dostrovsky JO, Lozano AM. The motor thalamus in neurosurgery. Neurosurgery. 2006; 58(1):146–158, discussion 146–158
[46] Neuroanatomy Online. Lab 8 - Higher Motor Function - Thalamic Nucleus. http://nba.uth.tmc.edu/neuroanatomy/L8/Lab08p10_index.html. Accessed October 28, 2017
[47] Benarroch EE. The midline and intralaminar thalamic nuclei: anatomic and functional specificity and implications in neurologic disease. Neurology. 2008; 71(12):944–949
[48] Bentivoglio M, Fiorella Contarino M, Lee KH, et al. Deep brain stimulation for Tourette syndrome: the case for targeting the thalamic centromedian–parafascicular complex. Mini Rev Front Neurol. 2016; 7:193
[49] Testini P, Zhao CZ, Stead M, Duffy PS, Klassen BT, Lee KH. centromedian-parafascicular complex deep brain stimulation for Tourette syndrome: a retrospective study. Mayo Clin Proc. 2016; 91(2):218–225
[50] Maciunas RJ, Maddux BN, Riley DE, et al. Prospective randomized doubleblind trial of bilateral thalamic deep brain stimulation in adults with Tourette syndrome. J Neurosurg. 2007; 107(5):1004–1014
[51] Servello D, Porta M, Sassi M, Brambilla A, Robertson MM. Deep brain stimulation in 18 patients with severe Gilles de la Tourette syndrome refractory to treatment: the surgery and stimulation. J Neurol Neurosurg Psychiatry. 2008;79(2):136–142
[52] Follett KA, Weaver FM, Stern M, et al. CSP 468 Study Group. Pallidal versus subthalamic deep-brain stimulation for Parkinson's disease. N Engl J Med. 2010; 362(22):2077–2091
[53] Zhang X-H, Li J-Y, Zhang Y-Q, Li Y-J. deep brain stimulation of the globus pallidus internus in patients with intractable Tourette syndrome: a 1-year follow-up study. Chin Med J (Engl). 2016; 129(9):1022–1027
[54] Perlmutter JS, Mink JW. Deep. Brain Stimul. 2006; 29:229–257
[55] Dehning S, Mehrkens J-H, Müller N, Bötzel K. Therapy-refractory Tourette syndrome: beneficial outcome with globus pallidus internus deep brain stimulation. Mov Disord. 2008; 23(9):1300–1302
[56] Welter M-L, Mallet L, Houeto J-L, et al. Internal pallidal and thalamic stimulation in patients with Tourette syndrome. Arch Neurol. 2008; 65(7):952–957
[57] Filho OV, Ragazzo PC, Silva DJ, Sousa JT, Ribeiro TMC, Oliveira PM. Bilateral globus pallidus externus deep brain stimulation (GPe-DBS) for the treatment of Tourette syndrome: An ongoing prospective controlled study. Stereotact Funct Neurosurg. 2007; 85(1):42–43
[58] Piedimonte F, Andreani JCM, Piedimonte L, et al. Behavioral and motor improvement after deep brain stimulation of the globus pallidus

externus in a case of Tourette syndrome. Neuromodulation. 2013; 16(1):55–58, discussion 58
[59] Flaherty AW, Williams ZM, Amirnovin R, et al. Deep brain stimulation of the anterior internal capsule for the treatment of Tourette syndrome: technical case report. Neurosurgery. 2005; 57(4 Suppl):E403; discussion E403
[60] Shields DC, Cheng ML, Flaherty AW, Gale JT, Eskandar EN. Microelectrode-guided deep brain stimulation for Tourette syndrome: within-subject comparison of different stimulation sites. Stereotact Funct Neurosurg. 2008; 86(2):87–91
[61] Servello D, Sassi M, Brambilla A, et al. De novo and rescue DBS leads for refractory Tourette syndrome patients with severe comorbid OCD: a multiple case report. J Neurol. 2009; 256(9):1533–1539
[62] Martinez-Torres I, Hariz MI, Zrinzo L, Foltynie T, Limousin P. Improvement of tics after subthalamic nucleus deep brain stimulation. Neurology. 2009; 72(20):1787–1789
[63] Lyons KE, Wilkinson SB, Overman J, Pahwa R. Surgical and hardware complications of subthalamic stimulation: a series of 160 procedures. Neurology. 2004; 63(4):612–616
[64] Seijo FJ, Alvarez-Vega MA, Gutierrez JC, Fdez-Glez F, Lozano B. Complications in subthalamic nucleus stimulation surgery for treatment of Parkinson's disease. Review of 272 procedures. Acta Neurochir (Wien). 2007; 149(9):867–875, discussion 876
[65] Vergani F, Landi A, Pirillo D, Cilia R, Antonini A, Sganzerla EP. Surgical, medical, and hardware adverse events in a series of 141 patients undergoing subthalamic deep brain stimulation for Parkinson disease. World Neurosurg. 2010; 73(4):338–344
[66] Dormont D, Seidenwurm D, Galanaud D, Cornu P, Yelnik J, Bardinet E. Neuroimaging and deep brain stimulation. Am J Neuroradiol. 2010; 31(1):15–23
[67] Schlaier J, Schoedel P, Lange M, et al. Reliability of atlas-derived coordinates in deep brain stimulation. Acta Neurochir (Wien). 2005; 147(11):1175–1180, discussion 1180
[68] Bjartmarz H, Rehncrona S. Comparison of accuracy and precision between frame-based and frameless stereotactic navigation for deep brain stimulation electrode implantation. Stereotact Funct Neurosurg. 2007; 85(5):235–242
[69] Kobayashi K, Katayama Y. Intraoperative microelectrode recording. In: Deep Brain Stimulation for Neurological Disorders. Cham: Springer International Publishing; 2015:39–48
[70] Marceglia S, Servello D, Foffani G, et al. Thalamic single-unit and local field potential activity in Tourette syndrome. Mov Disord. 2010; 25(3):300–308

[71] Priori A, Giannicola G, Rosa M, et al. Deep brain electrophysiological recordings provide clues to the pathophysiology of Tourette syndrome. Neurosci Biobehav Rev. 2013; 37(6):1063–1068
[72] Israel Z, Burchiel KJ. Microelectrode Recording in Movement Disorder Surgery. (Liu S, ed.). New York: Thieme Medical Publishers, Inc; 2004
[73] Maiti TK, Konar S, Bir S, Kalakoti P, Nanda A. Intra-operative microelectrode recording in functional neurosurgery: Past, present, future. J Clin Neurosci. 2016; 32:166–72.
[74] Volkmann J, Herzog J, Kopper F, Deuschl G. Introduction to the programming of deep brain stimulators. Mov Disord. 2002; 17 Suppl 3:S181–S187
[75] Mcintyre CC, Mori S, Sherman DL, Thakor N V, Vitek JL. Electric field and stimulating influence generated by deep brain stimulation of the subthalamic nucleus. Clin Neurophysiol. 2004; 115 3:589–595
[76] Motlagh MG, Smith ME, Landeros-Weisenberger A, et al. Lessons Learned from Open-label Deep Brain Stimulation for Tourette Syndrome: Eight Cases over 7 Years
[77] Neuner I, Podoll K, Lenartz D, Sturm V, Schneider F. Deep brain stimulation in the nucleus accumbens for intractable Tourette syndrome: follow-up report of 36 months. Biol Psychiatry.; 65:e5–e6
[78] Viswanathan A, Jimenez-Shahed J, Baizabal Carvallo JF, Jankovic J. Deep brainstimulation for Tourette syndrome: target selection. Stereotact Funct Neurosurg. 2012; 90(4):213–224
[79] Ackermans L, Temel Y, Cath D, et al. Dutch Flemish Tourette Surgery Study Group. Deep brain stimulation in Tourette syndrome: two targets? Mov Disord. 2006; 21(5):709–713
[80] Almeida L, Martinez-Ramirez D, Rossi PJ, Peng Z, Gunduz A, Okun MS. Chasing tics in the human brain: development of open, scheduled and closed loop responsive approaches to deep brain stimulation for Tourette syndrome. J Clin Neurol. 2015; 11(2):122–131
[81] Deeb W, Giordano JJ, Rossi PJ, et al. Proceedings of the Fourth Annual Deep Brain Stimulation Think Tank: A Review of Emerging Issues and Technologies. Front Integr Neurosci. 2016; 10:38
[82] Maling N, Hashemiyoon R, Foote KD, Okun MS, Sanchez JC. Increased Thalamic Gamma Band Activity Correlates with Symptom Relief following Deep Brain Stimulation in Humans with Tourette Syndrome. PLoS One. 2012; 7(9): e44215
[83] Molina R, Okun MS, Shute JB, et al. Report of a patient undergoing chronic responsive deep brain stimulation for Tourette syndrome: proof of concept. J Neurosurg. 201 8; 129(2):308–314
[84] Rossi PJ, Opri E, Shute JB, et al. Scheduled, intermittent stimulation of the thalamus reduces tics in Tourette syndrome. Parkinsonism Relat Disord. 2016;29:35–41

15 Estimulação Cerebral Profunda para Indicações Psiquiátricas Emergentes

Brett E. Youngerman ▪ *Smit Shah* ▪ *Sameer A. Sheth*

Sumário

A estimulação cerebral profunda (DBS) se tornou um tratamento de base para algumas condições neurológicas, incluindo doença de Parkinson, tremor essencial e distonia. Também tem sido promessa para algumas indicações psiquiátricas, incluindo transtorno obsessivo-compulsivo e depressão. Capítulos anteriores deste livro oferecem relatos detalhados e atualizados do estado da ciência para tais transtornos. O sucesso da DBS para essas indicações tem levado grupos no mundo todo a usar essa plataforma cirúrgica para tratar vários transtornos neuropsiquiátricos. O pressuposto implícito é que tais transtornos sejam manifestações de disfunção no nível de rede; se pudemos compreender a rede subjacente e identificar nós acessíveis nela, poderemos, talvez, tratar transtornos decorrentes de sua disfunção com terapia direcionada, como a DBS. Neste capítulo, analisamos o atual estado da DBS para essas indicações emergentes, incluindo anorexia nervosa, transtornos por adição e uso de substâncias psicoativas, comportamento agressivo e autoprejudicial, transtorno do estresse pós-traumático e esquizofrenia.

Palavras-chave: anorexia nervosa, transtorno do estresse pós-traumático, adição, comportamento autoprejudicial, esquizofrenia.

15.1 Introdução

Inspirada pelo sucesso da estimulação cerebral profunda (DBS) para o tratamento dos transtornos dos movimentos e pelos avanços nos conhecimentos sobre disfunção dos circuitos neurais subjacentes à doença cerebral, a última década viu uma tremenda renovação de interesse em intervenções neurocirúrgicas para o tratamento de transtornos psiquiátricos.[1,2] A DBS para transtornos dos movimentos, incluindo doença de Parkinson, tremor essencial e distonia, tem demonstrado eficácia robusta e se tornou prática padrão para pacientes adequadamente selecionados. Em 2009, a Food and Drug Administration (FDA) concedeu à DBS Humanitarian Device Exemption (HDE) para transtorno obsessivo-compulsivo (OCD), e as evidências continuam a se acumular em favor de sua eficácia.[2,3] Conforme é coberto em outro ponto deste livro, a DBS está sob investigação para o tratamento de epilepsia refratária, síndrome de Tourette e transtorno depressivo maior.

Neste capítulo, faz-se a revisão da literatura que investiga o uso da DBS para outras aplicações psiquiátricas emergentes, incluindo anorexia nervosa (AN), adição e transtorno pelo uso de substâncias psicoativas, comportamento agressivo e autoprejudicial, transtorno do estresse pós-traumático (PTSD) e esquizofrenia. Para cada indicação, fazemos breve revisão da epidemiologia e impacto de doença refratária. Discutimos avanços dos conhecimentos anatômicos e funcionais das doenças, inclusive imagens humanas selecionadas e achados em modelos animais, além da base teórica para os alvos propostos. Finalmente, resumimos a experiência clínica relatada com DBS para cada indicação.

15.2 Anorexia Nervosa

Anorexia nervosa (AN) é um transtorno alimentar caracterizado por padrões anormais do comportamento alimentar e imagem corporal distorcida.[4] As características incluem atitudes rígidas para com o peso e a forma corporais, juntamente com a percepção anormal da imagem corporal. Indivíduos com AN demonstram ingestão alimentar restrita, juntamente com um consumo ritualizado de dieta hipocalórica. A AN é mais comum em mulheres do que em homens, tendo uma prevalência durante a vida que chega a 2% nas mulheres estadunidenses.[5] Intervenções agudas incluem nutrição e tratamento de sequelas clínicas da falta de alimentação prolongada. As bases da terapia por um prazo mais longo com vistas à modificação de comportamento incluem medicamentos (inibidores seletivos da recaptação da serotonina e antipsicóticos) e terapia cognitivo-comportamental. No entanto, aproximadamente 30% dos pacientes não melhoram significativamente, e as taxas de mortalidade aproximam-se de 15%, incluindo complicações clínicas e suicídio.[6] A terapia familiar tem sido relativamente bem-sucedida para o tratamento de adolescentes, que têm o melhor prognóstico,[7] mas tem havido melhora mínima nos tratamentos para adultos, que costumam ser altamente refratários à intervenção.[4]

Estudos por imagens em pacientes com AN têm sugerido certos padrões reproduzíveis de disfunção neural. Estudos têm demonstrado sequelas gerais provavelmente relacionadas com má nutrição, incluindo atrofia cerebral tanto na substância cinzenta como na branca e um aumento relativo secundário do volume do líquido cefalorraquidiano. Mais especificamente, os pacientes anoréxicos têm respostas diferentes dos controles com relação à imagem corporal distorcida, incluindo hiperatividade do córtex pré-frontal e no lóbulo parietal inferior, sugerindo disfunção das vias da percepção.[8] Também podem ter diferente regulação do apetite e disfunção do sistema de recompensa, o que se associa a transtornos de humor comórbidos.[9] A exposição aos alimentos se associa à atividade anormal na ínsula, córtex orbitofrontal e múltiplas regiões do córtex cingulado. Esses pacientes também podem experimentar provocação de ansiedade e ativação da tonsila com a alimentação ou exposição a alimentos.[10]

A AN tem alta comorbidade com transtornos do humor e OCD e compartilha muitos dos fenótipos comportamentais. Há significativa sobreposição nos alvos neurocirúrgicos para OCD e depressão. No passado, procedimentos de lesão, incluindo capsulotomia anterior, talamotomia e sucesso demonstrado na leucotomia límbica para casos altamente refratários de AN, mas a adoção tem sido limitada, em grande parte pelo risco de efeitos colaterais permanentes.[11,12] O sucesso da DBS para OCD tem levado ao interesse em seu uso para tratamento de AN.

Tem sido feita DBS no sulco do cíngulo subcaloso (CSC), no núcleo *accumbens* (NAcc), na cápsula ventral/estriado ventral (VC/VS), todos tendo sido alvos para depressão, OCD ou ambos. No entanto, a investigação desses alvos na AN está em um estágio mais inicial com evidências limitadas a séries de casos e relatos estudados de modo aberto (▶ Tabela 15.1).

Lipsman *et al.*, inicialmente, demonstraram resultados promissores de DBS do CSC em 6 pacientes com AN em acompanhamento por 9 meses.[13] A partir de sua publicação mais recente, 16 pacientes com idades de 20 a 60 anos e com AN crônica (duração média de 18 anos) resistente ao tratamento (subtipo res-

Tabela 15.1 Estudos selecionados de DBS para anorexia nervosa

Autor	Pacientes	Tipo de estudo	Alvo	Acompanhamento	Resultado
Lipsman et al.[14]	16[a]	Prospectivo, aberto	SCC	1 ano	Aumento do BMI médio de 13,83 (SD = 1,49) para 17,34 (SD = 3,40), $p = 0,0009$ Melhora da depressão, ansiedade e regulação afetiva Alterações do metabolismo da glicose na PET
Lipsman et al.[13]	6	Prospectivo, aberto	SCC	9 meses	Três entre seis pacientes tiveram aumento do BMI Quatro em cada seis pacientes tiveram melhora da depressão, ansiedade, regulação afetiva e obsessões e compulsões relacionadas com a AN Alterações do metabolismo da glicose na PET
Wu et al.[18]	2	Série de casos	NAcc	1 ano	Aumento do BMI de 13,3 e 12,9, na condição basal, para 18 e 20,8, respectivamente Melhora da ansiedade, depressão e atitudes para com os alimentos
Wang et al.[17]	4	Série de casos	NAcc	Múltiplos anos	Aumento do BMI médio de 11,9 para 19,6 Remissão depois de explante da DBS
McClaughlin et al.[19]	1	Relato de casos	VC/VS	NA	Melhora dos hábitos alimentares e do BMI

Abreviações: AN, anorexia nervosa; BMI, índice de massa corporal; NA, não disponível; NAcc, núcleo *accumbens*; SCC, sulco cingulado subcaloso; VC/VS, cápsula ventral/estriado ventral.
[a] Inclui seis pacientes de Lipsman et al.[13]

tritivo ou de compulsão alimentar) foram submetidos à DBS do CSC e à estimulação contínua aberta.[14] Após 1 ano, o índice de massa corporal médio (IMC; faixa da normalidade de 18,5-25) aumentou de 13,83 (SD = 1,49) para 17,34 (SD = 3,40) kg/m² ($p = 0,0009$). Os pacientes também apresentaram melhoras significativas da depressão, ansiedade e regulação afetiva. Dada a saúde precária dos pacientes com anorexia crônica, o desfecho primário do ensaio clínico foi a segurança. Os eventos adversos sérios foram amplamente atribuíveis ao transtorno subjacente, havendo poucas complicações.

Imagens de tomografia por emissão de pósitrons (PET) após 6 e 12 meses mostraram alterações significativas do metabolismo da glicose em múltiplas estruturas cerebrais implicadas na AN, sugerindo que a DBS altere circuitos relevantes no cérebro. A atividade no CSC e no cíngulo anterior imediatamente adjacente foi reduzida com a estimulação crônica, e áreas parietais, incluindo o giro supramarginal e o cúneo, desenvolveram significativa hiperatividade com o passar do tempo. O cíngulo desempenha um papel importante no processamento seletivo e na atribuição de valor de recompensa a estímulos externos, ambos os quais são anormais em pacientes com AN.[15] Há projeções diretas do CSC às áreas parietais afetadas. Estudos prévios tinham mostrado hiperatividade no cíngulo anterior e hipometabolismo nas regiões parietais em pacientes na fase aguda e recuperados com AN.[16] Os achados de PET sugerem uma reversão das anormalidades das imagens funcionais vistas na AN e, desse modo, um mecanismo terapêutico em potencial para a intervenção.

A limitação primária do estudo foi seu desenho aberto, tornando-o suscetível ao efeito placebo e outros vieses. No entanto, a melhora clínica sustentada após acompanhamento de 1 ano e as alterações objetivas das imagens são promissoras. Os autores planejam acompanhamento a longo prazo continuado e são a favor de um ensaio clínico randomizado controlado por procedimento falso. Eles também são a favor da inclusão de marcadores hormonais em futuros ensaios clínicos, pois costuma haver significativos desequilíbrios hormonais em pacientes com AN, e tais biomarcadores oferecem métrica de resultados objetiva nem sempre disponível em estudos de doença psiquiátrica.

As evidências para NAcc e VC/VS são mais limitadas. Wu *et al.* publicaram sobre dois pacientes submetidos à DBS do NAcc e apresentaram aumentos do BMI de 13,3 e 12,9 na condição basal para 18,0 e 20,8 respectivamente, em 1 ano de acompanhamento.[17] Eles também tiveram melhora dos sintomas de ansiedade e depressão e nas atitudes para com os alimentos. Notavelmente, eles tiveram normalização da temperatura central e da frequência cardíaca. Em outra publicação, quatro pacientes que foram submetidos à DBS do NAcc apresentaram aumento do BMI médio de 11,9 para 19,6 durante períodos de tempo variáveis em múltiplos anos com persistente benefício depois da remoção.[18] No entanto, esses pacientes eram todos adolescentes com histórias relativamente curtas (menos de 2,5 anos) de AN. Dado que essa coorte tem mais probabilidade de apresentar resolução dos sintomas com medicação e terapia,[7] esses achados podem ser influenciados pela história natural. Finalmente, em um relato de caso único de DBS de VC/VS primariamente para OCD, o paciente teve melhora da AN comórbida, incluindo hábitos alimentares e BMI.[19]

15.3 Transtornos por Adição e Uso de Substâncias Psicoativas

Adição é uma categoria ampla de transtornos caracterizados por envolvimento compulsivo e repetitivo em comportamentos com consequências físicas, psicológicas ou sociais negativas.[20] A adição inclui transtornos por uso de substâncias psicoativas, bem como outros comportamentos potencialmente compulsivos, como jogo compulsivo. A prevalência anual fica acima de 30% para tabagismo, 7% para uso abusivo de álcool e 5% para uso de outras drogas ilícitas.[21] Conquanto haja, frequentemente, um componente de aumento da tolerância e de abstinência física nos transtornos por uso de substâncias psicoativas, ocorre preocupação com o comportamento aditivo e a recidiva na ausência desses efeitos ou depois que tenham desaparecido.[22] Essas observações clínicas, juntamente com numerosas imagens e estudos em modelos animais, sugerem que a adição envolve disfunção cerebral subjacente ou a longo prazo, mais provavelmente no sistema de recompensa.

Os mecanismos neurais de adição são bem estudados e têm levado a um foco no NAcc como alvo em potencial para estimulação. As substâncias psicoativas levam à ativação do sistema de recompensa. Neurônios dopaminérgicos se projetam da área tegmentar ventral (VTA) ao VS (incluindo o NAcc), a tonsila e núcleos septais e aos córtices pré-frontal e cingulado.[22-24] As conexões entre a VTA e o NAcc modulam a aprendizagem de recompensa e o comportamento repetitivo, tornando-os particularmente relevantes na adição.

Vários alvos têm sido estudados para lesões cirúrgicas em pacientes com adição. Lesões do cíngulo anterior, hipotálamo e substância branca subcalosa têm sido tentados em séries abertas, com medidas variáveis de eficácia e efeitos adversos.[23] Em 2003, Gao et al. publicaram 28 pacientes submetidos à ablação bilateral do NAcc para adição.[25] O estudo sofreu de pouco acompanhamento, mas se relatou remissão completa em 7 pacientes (acompanhamento médio de 15 meses), e um adicional de 10 pacientes recidivaram em 6 meses, mas apresentaram amenização dos sintomas de abstinência. Houve uma taxa de 19,2% de complicações sérias, incluindo perda de memória temporária e mudanças de personalidade, o que limitou ainda mais a adoção. No entanto, o advento da DBS tem oferecido a oportunidade de uma intervenção menos destrutiva titulável.

Estudos com animais têm demonstrado que a estimulação do NAcc atenua comportamentos aprendidos associados ao uso abusivo de substâncias psicoativas.[26-28] Não está claro se a estimulação atua reduzindo o valor da recompensa da substância psicoativa ou diminuindo a associação entre o comportamento e a recompensa.[29]

Há várias pequenas séries e relatos de casos descrevendo DBS para uso abusivo primário ou comórbido de heroína, álcool ou tabagismo (▶ Tabela 15.2). Dois relatos de casos descrevem pacientes tratados com estimulação bilateral do NAcc para adição à heroína. Zhou et al. publicaram sobre um paciente que foi explantado depois de 3 anos, mas permanecia abstinente no último controle depois de 6 anos.[30] O paciente tratado por Valencia-Alfonso et al. permaneceu abstinente em 6 meses. É interessante observar, nessa última publicação, que diferentes parâmetros de estimulação que, de acordo com relatos, correlacionavam-se confiavelmente com aumentos ou diminuições do uso de drogas, do desejo de uso e das respostas intracranianas por EEG a imagens de heroína.[31]

Kuhn e colegas publicaram sobre dois casos bem-sucedidos de DBS do NAcc para alcoolismo crônico. No primeiro caso, um paciente tratado de ansiedade e depressão graves não viu melhora desses sintomas, mas teve resolução do alcoolismo comórbido após 1 ano.[32] Um segundo paciente, mais tarde, foi submetido à implantação primariamente para alcoolismo crônico e estava em abstinência no controle de 1 ano.[33] Notavelmente, esse paciente também teve melhora da negatividade relacionada com o erro, um marcador eletrofisiológico ligado ao córtex do cíngulo anterior. Em uma pequena série inicial de três pacientes de outra instituição, dois dos três pacientes submetidos à DBS do NAcc para alcoolismo estavam abstinentes em 1 ano.[34] Em uma serie expandida de cinco pacientes, contudo, apenas dois permaneciam abstinentes após 4 anos, embora todos os pacientes tivessem reduções significativas do consumo de álcool e do desejo de fazer uso dele.[35]

As evidências para DBS do NAcc para tabagismo vem exclusivamente de alterações observadas em pacientes tratados para outras indicações primárias. Em relato de caso único, uma paciente que respondeu com sucesso ao tratamento de OCD também apresentou cessação concomitante do tabagismo (e perda de peso), que se manteve em um acompanhamento de 2 anos.[36] Em uma série de 10 tabagistas submetidos à DBS primariamente para síndrome de Tourette, OCD ou ansiedade, somente 3 pacientes tinham parado de fumar após 30 meses.[37] O uso de autoavaliação retrospectiva da dependência basal de nicotina limita a interpretação dos resultados nessa série, mas o abandono do tabagismo foi espontâneo, e a maioria dos pacientes exibiu diminuições do tabagismo.

Tabela 15.2 Estudos selecionados de DBS para adição e transtornos por uso de substâncias psicoativas

Autor	Pacientes	Tipo de estudo	Substância usada de modo abusivo	Alvo	Acompanhamento	Desfecho
Zhou et al.[30]	1	Relato de caso	Heroína	NAcc	6 anos	O paciente permaneceu abstinente
Valencia-Alfonso et al.[31]	1	Relato de caso	Heroína	NAcc	6 meses	O paciente permaneceu abstinente
Voges et al.[35]	5[a]	Série de casos	Álcool	NAcc	4 anos	Dois dos cinco pacientes permaneceram abstinentes; todos relataram redução dos impulsos de consumo
Müller et al.[34]	3	Série de casos	Álcool	NAcc	1 ano	Dois de três pacientes permaneceram abstinentes
Kuhn et al.[32]	1	Relato de caso	Álcool	NAcc	1 ano	O paciente diminuiu o consumo
Kuhn et al.[33]	1	Relato de caso	Álcool	NAcc	1 ano	O paciente permaneceu abstinente
Mantione et al.[36]	1	Relato de caso	Tabagismo	NAcc	2 anos	Cessação em um paciente
Kuhn et al.[37]	10	Série de casos	Tabagismo	NAcc	30 meses	Cessação em 3 de 10 pacientes (espontânea)

Abreviação: NAcc, núcleo accumbens.
[a]Inclui os três pacientes de Müller et al.[34]

15.4 Comportamento Agressivo e Autoprejudicial

A neurocirurgia tem sido historicamente empregada para tratar uma variedade de transtornos envolvendo agressividade e controle insatisfatório dos impulsos. O comportamento agressivo é cada vez mais comum em pacientes com várias lesões cerebrais associadas a retardo mental e epilepsia.[38] De modo semelhante, o comportamento autoprejudicial é observado em pacientes semelhantes, bem como naqueles com autismo grave. Esses comportamentos são notoriamente refratários a intervenções comportamentais e aos neurolépticos, pelo menos em doses que não sedam excessivamente.

A tonsila é um alvo em potencial para DBS em comportamento agressivo. A tonsila e suas projeções têm um papel no processamento da raiva, resposta ao medo e detecção de relevância.[39] Também tem um papel no processamento social, o que se acredita ser disfuncional no autismo. Historicamente, a ablação bilateral da tonsila foi usada no tratamento de epilepsia com agressividade comórbida, mas o comportamento aberrante finalmente se tornou a indicação primária nas décadas de 1960 e 1970.[2,39] Essas ablações se associaram à redução da resposta autônoma a estímulos estressantes e hipersexualidade (síndrome de Klüver-Bucy) e perdeu apoio com o uso cada vez maior de contenção farmacológica.[2] No entanto, as aplicações cada vez maiores da DBS e sua natureza reversível têm renovado o interesse na tonsila como alvo. Em um relato de caso,[40] um menino de 13 anos com comportamento autoprejudicial, retardo mental e autismo, que tinha apresentado falhas em múltiplas tentativas clínicas de terapia comportamental e farmacológica, foi submetido à DBS bilateral da tonsila basolateral (BLA) (▶ Tabela 15.3). O paciente apresentou melhora do comportamento autoprejudicial, bem como dos sintomas emocionais, sociais e cognitivos do espectro do autismo ao longo de 24 meses.

Outro alvo em potencial para DBS em agressividade é a região posterior do hipotálamo (PHR), uma área com conhecidas conexões com a tonsila e o circuito límbico medial. A PHR também tem sido alvo de lesão em pacientes com agressividade, epilepsia e retardo mental. A DBS da região foi publicada pela primeira vez por Franzini et al. no tratamento de cefalalgias autônomas trigeminais para reduzir a dor e as crises de agressividade associadas.[41] O mesmo grupo já publicou sobre DBS bilateral em 7 pacientes adultos com agressividade e retardo mental grave (QI 20-40).[42] Seis dos sete pacientes tiveram uma redução da agressividade e dos surtos de violência. Há dois outros relatos de casos de DBS da PHR para agressividade na literatura. Hernando et al.[43] publicaram sobre um paciente de 22 anos com agressividade e retardo mental que teve melhora significativa após 18 meses com estimulação em baixa frequência (15 Hz). Kuhn et al.[38] publicaram sobre uma mulher de 22 anos com comportamento autoprejudicial e lesão cerebral traumática grave, que teve resolução dos sintomas depois de 4 meses de DBS.

Mais recentemente, Giordano et al.[44] realizaram estimulação de VC/VS bilateralmente em um homem de 21 anos com transtorno explosivo intermitente e leve retardo mental secundário a hipóxia ao nascimento. Ele teve melhora significativa após 22 meses. Como a PHR, o complexo VC/VS é um nodo na via mesolímbica.

Finalmente, o comportamento autoprejudicial com a síndrome de Lesch-Nyhan pode se beneficiar de a DBS ser direcionada a diferentes vias. Taira et al.[45] publicaram sobre um jovem de 19 anos com a síndrome de Lesch-Nyhan e que foi submetido a uma DBS bilateral do globo pálido interno (GPi) primariamente para controle de movimentos involuntários distônicos, e teve resolução completa do comportamento de automutilação em 24 meses. O achado pode ser específico de pacientes com a síndrome de Lesch-Nyhan, sugerindo que comportamento de automutilação, nessa síndrome, seja mediado, pelo menos em parte, por vias dos núcleos da base ou secundário à distonia.

15.5 Transtorno do Estresse Pós-Traumático

O transtorno do estresse pós-traumático (PTSD) se caracteriza por uma constelação de sintomas psicológicos e físicos que ocorrem depois da exposição a um evento traumático. Os sintomas incluem pensamentos intrusivos ou experimentar novamente o evento traumático, evitar estímulos associados, alterações do

Tabela 15.3 Estudos selecionados de DBS para comportamento agressivo e autoprejudicial

Autor	Pacientes	Tipo de estudo	Indicação	Alvo	Acompanhamento	Desfecho
Sturm et al.[40]	1	Relato de caso	Comportamento autoprejudicial com MR e autismo	Tonsila	24 meses	Melhora do comportamento autoprejudicial e dos sintomas de autismo
Franzini et al.[42]	7	Série de casos	Agressividade e MR	PHR	1-9 anos	Seis de sete pacientes tiveram redução da agressividade e de surtos violentos
Hernando et al.[43]	1	Relato de caso	Agressividade e MR	PHR	18 meses	Melhora significativa
Kuhn et al.[38]	1	Relato de caso	Comportamento autoprejudicial e TBI	PHR	4 meses	Resolução do comportamento autoprejudicial
Giordano et al.[44]	1	Relato de caso	Agressividade e MR	VC/VS	22 meses	Melhora dos surtos explosivos
Taira et al.[45]	1	Relato de caso	Comportamento autoprejudicial e Síndrome Lesch-Nyhan	GPi	24 meses	Resolução do comportamento autoprejudicial

Abreviações: GPi, globo pálido interno; MR, retardo mental; PHR, região hipotalâmica posterior; TBI, lesão cerebral traumática.

humor e sintomas de excitabilidade aumentada.⁴⁶ Pode causar sofrimento significativo, interferir com a funcionalidade social e profissional e se associa a transtornos do humor comórbidos, ansiedade e uso abusivo de substâncias psicoativas.

Estima-se que a prevalência durante a vida nos Estados Unidos fique entre 5 e 8%,⁴⁷ com taxas significativamente mais altas entre soldados que entraram em combate. Aproximadamente 20 a 30% dos pacientes são considerados refratários a medicamentos e à psicoterapia.⁴⁸

Numerosos estudos verificaram uma associação entre PTSD e alterações na tonsila. Acredita-se que a tonsila tenha um papel importante no condicionamento ao medo, e o PTSD é um transtorno de extinção aberrante do medo. Estudos por imagens funcionais demonstram aumento da atividade da tonsila em pacientes com PTSD, correlacionando-se com a intensidade dos sintomas e diminuindo com a melhora clínica.⁴⁹ No entanto, a tonsila tem múltiplas sub-regiões com outras funções límbicas e associativas. O alvo preciso e os parâmetros de estimulação provavelmente influenciarão o efeito da estimulação. O dano à tonsila se correlaciona com o desenvolvimento de PTSD,⁵⁰ e a estimulação da tonsila pode produzir raiva, medo e ansiedade em sujeitos sem PTSD.⁴⁶ Modelos pré-clínicos em animais sobre medo e ansiedade condicionais têm sugerido que a estimulação de BLA seja ansiolítica e auxilie na extinção do medo.⁵¹⁻⁵³

Um ensaio clínico de DBS para a BLA atualmente está em andamento (NCT02091843).⁵⁴ No único relato de caso disponível, um veterano de combate que, submetido à DBS de BLA, teve uma redução de 37,8% na pontuação da Escala de PTSD Administrada pelo Clínico (CAPS), após 8 meses de acompanhamento.⁵⁵ A frequência dos pesadelos diminuiu de diária para mensal, e a média de sono ininterrupto aumentou de um intervalo de 2 horas para 5 horas. Os testes neuropsicológicos após 6 meses estavam inalterados.

Há várias outras regiões envolvidas em condicionamento e extinção do medo que foram propostas como alvos em potencial para DBS. Alguns têm-se mostrado promissores em modelos de animais, incluindo o hipocampo,⁵⁶ o VS⁵⁷ e o córtex pré-frontal.⁵⁸

15.6 Esquizofrenia

A esquizofrenia é um transtorno heterogêneo caracterizado por graus variáveis de sintomas positivos psicóticos, sintomas afetivos e sociais negativos e disfunção cognitiva.⁵⁹ A doença é um diagnóstico crônico que traz alteração da vida. Muitos pacientes não conseguem manter um emprego ou residência. O isolamento social e comorbidades médicas ocorrem comumente. A prevalência de esquizofrenia nos Estados Unidos é de aproximadamente 1,1%, e 10 a 30% dos pacientes têm pouca ou nenhuma resposta à medicação antipsicótica.⁶⁰ Existem tratamentos alternativos limitados para esses pacientes refratários.

A desregulação da dopamina desempenha um papel importante na esquizofrenia. Delírios e alucinações na esquizofrenia se associam à liberação excessiva de dopamina da VTA para o estriado. A desregulação de sinais dopaminérgicos tônicos e fásicos que normalmente têm um papel em prever erro e em atribuir saliência a estímulos que possam contribuir para o desenvolvimento cortical distal das alucinações.⁶¹ A saliência de incentivo também envolve uma rede cortical mais ampla, incluindo o córtex do cíngulo anterior, a ínsula e o giro frontal inferior.

Os ensaios clínicos com DBS para esquizofrenia, até aqui, tem focado o SCC e o NAcc no VS. Em um resumo apresentado na reunião Científica Anual da American Association of Neurological Surgeons (AANS), Roldán *et al.* apresentaram resultados preliminares de um ensaio clínico de DBS para tratamento de esquizofrenia (NCT02377505) em Barcelona, Espanha.⁶²,⁶³ Sete pacientes com esquizofrenia paranoide crônica resistente a tratamento foram randomizados a DBS do SCC ou NAcc. Os pacientes foram seguidos sob condições abertas e, se mantivessem a melhora clínica após 6 meses, entrariam em uma fase cruzada duplo-cega em que a estimulação seria ativada ou desativada a cada 3 meses. Todos os pacientes tiveram melhora progressiva dos sintomas de isolamento social e de alucinações auditivas após 12 meses. Os resultados finais estão pendentes com um paciente adicional planejado.

Um ensaio clínico aberto de DBS no NAcc/SV e VTA para tratamento de sintomas negativos, feito em Toronto, Canadá, foi retirado antes do recrutamento (NCT01725334). A Johns Hopkins University atualmente está recrutando para um ensaio clínico focado em tratar sintomas positivos com DBS da substância negra parte reticulada (NCT02361554). Ainda não foram publicados resultados desse ensaio clínico.

Outro alvo proposto para a DBS em esquizofrenia é o hipocampo.⁶¹ A ativação hipocampal em resposta a novos estímulos se associa à liberação de dopamina da VTA para o estriado. A hiperatividade hipocampal e a atrofia no longo prazo são vistas em pacientes com esquizofrenia e podem-se associar à liberação aberrante de dopamina. Nenhum ensaio clínico ainda foi publicado. Mais detalhes referentes às teorias da disfunção de circuitos na esquizofrenia e à adequação relativa desses alvos para DBS estão disponíveis em uma revisão recente de Mikell *et al.*⁶¹

15.7 Conclusão

Inspirada pelo sucesso da DBS para transtornos dos movimentos e pelos avanços nos conhecimentos de disfunção dos circuitos neurais subjacentes à doença cerebral, a última década viu tremenda renovação de interesse em intervenções neurocirúrgicas para o tratamento de transtornos psiquiátricos. O interesse convergiu sobre várias estruturas e vias cerebrais essenciais envolvidas em recompensa, previsão de erro, saliência e ansiedade. Essa convergência provavelmente reflete o alto grau de comorbidade visto em muitos dos transtornos psiquiátricos mencionados, e os rumos futuros podem enfocar o tratamento de complexos sintomáticos mais específicos e anormalidades de imagens funcionais ou estruturais, e não categorias amplas de doenças definidas por critérios diagnósticos.⁶⁴ Conquanto a crescente experiência com DBS sugira que possa ser realizada em ampla variedade de alvos cerebrais com efeitos colaterais mínimos e amplamente reversíveis, a DBS continua a ser um procedimento invasivo com riscos cirúrgicos associados (hemorragia, infecção, mau funcionamento do equipamento), bem como efeitos colaterais neurológicos significativos em potencial, que também são dependentes do alvo.

A demonstração da eficácia continua um desafio se o limiar for um ensaio clínico randomizado, duplo-cego, controlado por procedimento falso e com poder estatístico adequado. As indicações emergentes para DBS descritas aqui estão em estágios muito iniciais de prova de princípio. Um grande ensaio clínico seria muito caro e corre alto risco de falha para demonstrar eficácia. Uma corrida excessivamente zelosa a um grande ensaio clínico foi culpada pelos dois ensaios clínicos de DBS para depressão suspensos.⁶⁵ Uma lição importante aprendida daquela experiência é que um conhecimento mais profundo dos circuitos subjacentes é essencial antes de se embarcar em um grande e caro ensaio clínico. Desenvolver esses conhecimentos é particularmente desafiador para esses transtornos, pois envolvem muitas emoções e experiências humanas e, portanto, são difíceis de estudar em modelos animais. A etapa inicial seria projetar um ensaio clínico menor para testar se a DBS tem o efeito fisiológico pretendido na rede. Tal ensaio clínico mostraria se o alvo desejado está envolvido e demonstraria as propriedades de resposta da rede para estimulação entre vários parâmetros. Essa informação é crítica para informar o desenho de um ensaio clínico crucial mais tarde. Grandes ensaios clínicos também precisam ser eficientes na estratégia que empregam para programar ajustes. Já são caros, e passar um tempo incomum explorando o espaço dos parâmetros os tornaria inviáveis, bem como aumentaria o risco de desistências enviesadas de não responsivos antes da fase de cruzamento e retirada do cegamento durante eles. Um ensaio clínico menor seria "fácil de falhar" se o alvo escolhido não respondesse como predito, permitindo que o campo se movesse agilmente para outras ideias.

A DBS para essas indicações emergentes se depara com significativos desafios. O recrutamento de pacientes, o custo, a identificação e consistência dos alvos neurocirúrgicos e a exigência de expertise multidisciplinar suficiente são apenas alguns a citar. Todavia, a extrema refratariedade e carga de incapacidade desses transtornos, juntamente com a promessa mostrada ate o presente com a DBS, continuam a impulsionar esforços no mundo todo. Portanto, é altamente provável que futuros esforços continuem a abrir estradas significativas em direção ao progresso da DBS como opção de tratamento para um número cada vez maior de indicações psiquiátricas.

Referências Bibliográficas

[1] Youngerman BE, Chan AK, Mikell CB, McKhann GM, Sheth SA. A decade of emerging indications: deep brain stimulation in the United States. J Neurosurg. 2016; 125(2):461–471
[2] Cleary DR, Ozpinar A, Raslan AM, Ko AL. Deep brain stimulation for psychiatric disorders: where we are now. Neurosurg Focus. 2015; 38(6):E2–E24
[3] Hamani C, Pilitsis J, Rughani AI, et al. Deep brain stimulation for obsessivecompulsive disorder: systematic review and evidence-based guideline sponsored by the American Society for Stereotactic and Functional Neurosurgery and the Congress of Neurological Surgeons (CNS) and endorsed by the CNS and American Association of Neurological Surgeons. Neurosurgery. 2014; 75(4):327–33-333
[4] Zipfel S, Giel KE, Bulik CM, Hay P, Schmidt U. Anorexia nervosa: aetiology, assessment, and treatment. Lancet Psychiatry. 2015; 2(12):1099–1111
[5] Hoek HW, van Hoeken D. Review of the prevalence and incidence of eating disorders. Int J Eat Disord. 2003; 34(4):383–396
[6] Zipfel S, Löwe B, Reas DL, Deter HC, Herzog W. Long-term prognosis in anorexia nervosa: lessons from a 21-year follow-up study. Lancet. 2000; 355(9205):721–722
[7] Strober M, Freeman R, Morrell W. The long-term course of severe anorexia nervosa in adolescents: survival analysis of recovery, relapse, and outcome predictors over 10–15 years in a prospective study. Int J Eat Disord. 1997; 22(4):339–360
[8] Wagner A, Ruf M, Braus DF, Schmidt MH. Neuronal activity changes and body image distortion in anorexia nervosa. Neuroreport. 2003; 14(17):2193–2197
[9] Fladung A-K, Grön G, Grammer K, et al. A neural signature of anorexia nervosa in the ventral striatal reward system. Am J Psychiatry. 2010; 167(2):206–212
[10] Friederich H-C, Wu M, Simon JJ, Herzog W. Neurocircuit function in eating disorders. Int J Eat Disord. 2013; 46(5):425–432
[11] Morgan JF, Crisp AH. Use of leucotomy for intractable anorexia nervosa: a long-term follow-up study. Int J Eat Disord. 2000; 27(3):249–258
[12] Zamboni R, Larach V, Poblete M, et al. Dorsomedial thalamotomy as a treatment for terminal anorexia: a report of two cases. Acta Neurochir Suppl(Wien). 1993; 58:34–35
[13] Lipsman N, Woodside DB, Giacobbe P, et al. Subcallosal cingulate deep brainstimulation for treatment-refractory anorexia nervosa: a phase 1 pilot trial. Lancet. 2013; 381(9875):1361–1370
[14] Lipsman N, Lam E, Volpini M, et al. Deep brain stimulation of the subcallosal cingulate for treatment-refractory anorexia nervosa: 1 year follow-up of an open-label trial. Lancet Psychiatry. 2017; 4(4):285–294
[15] Drevets WC, Savitz J, Trimble M. The subgenual anterior cingulate cortex in mood disorders. CNS Spectr. 2008; 13(8):663–681
[16] Delvenne V, Goldman S, De Maertelaer V, Lotstra F. Brain glucose metabolism in eating disorders assessed by positron emission tomography. Int J Eat Disord. 1999; 25(1):29–37
[17] Wang J, Chang C, Geng N, Wang X, Gao G. Treatment of intractable anorexia nervosa with inactivation of the nucleus accumbens using stereotactic surgery. Stereotact Funct Neurosurg. 2013; 91(6):364–372
[18] Wu H, Van Dyck-Lippens PJ, Santegoeds R, et al. Deep-brain stimulation for anorexia nervosa.World Neurosurg. 2013; 80(3–4):29.e1–29.e10
[19] Mc, Cl, aughlin NCR, Didie ER, Machado AG, Haber SN, Eskandar EN, Greenberg BD. Improvements in anorexia symptoms after deep brain stimulation for intractable obsessive-compulsive disorder. Biol Psychiatry. 2013; 73(9):e29–e31
[20] Le Moal M, Koob GF. Drug addiction: pathways to the disease and pathophysiological perspectives. Eur Neuropsychopharmacol. 2007; 17(6–7):377–393
[21] United Nations Office on Drugs and Crime.World Drug Report 2016. Available at: https://www.unodc.org/wdr2016/. Accessed January 7, 2019.
[22] Koob GF, Simon EJ. The Neurobiology of Addiction:WhereWe Have Been and WhereWe Are Going. J Drug Issues. 2009; 39(1):115–132
[23] Stelten BML, Noblesse LHM, Ackermans L, Temel Y, Visser-Vandewalle V. The neurosurgical treatment of addiction. Neurosurg Focus. 2008; 25(1):E5
[24] Koob GF. The neurobiology of addiction: a neuroadaptational view relevant for diagnosis. Addiction. 2006; 101 Suppl 1:23–30
[25] Gao G, Wang X, He S, et al. Clinical study for alleviating opiate drug psychological dependence by a method of ablating the nucleus accumbens with stereotactic surgery. Stereotact Funct Neurosurg. 2003; 81(1–4):96–104
[26] Vassoler FM, Schmidt HD, Gerard ME, et al. Deep brain stimulation of the nucleusaccumbens shell attenuates cocaine priming-induced reinstatement of drug seeking in rats. J Neurosci. 2008; 28(35):8735–8739
[27] Goto Y, Grace AA. Limbic and cortical information processing in the nucleus accumbens. Trends Neurosci. 2008; 31(11):552–558
[28] Knapp CM, Tozier L, Pak A, Ciraulo DA, Kornetsky C. Deep brain stimulation of the nucleus accumbens reduces ethanol consumption in rats. Pharmacol Biochem Behav. 2009; 92(3):474–479
[29] Holtzheimer PE, Mayberg HS. Deep brain stimulation for psychiatric disorders. Annu Rev Neurosci. 2011; 34(1):289–307
[30] Zhou H, Xu J, Jiang J. Deep brain stimulation of nucleus accumbens on heroinseeking behaviors: a case report. Biol Psychiatry. 2011; 69(11):e41–e42
[31] Valencia-Alfonso C-E, Luigjes J, Smolders R, et al. Effective deep brain stimulation in heroin addiction: a case report with complementary intracranial electroencephalogram. Biol Psychiatry. 2012; 71(8):e35–e37
[32] Kuhn J, Lenartz D, Huff W, et al. Remission of alcohol dependency following deep brain stimulation of the nucleus accumbens: valuable therapeutic implications? J Neurol Neurosurg Psychiatry. 2007; 78(10):1152–1153
[33] Kuhn J, Gründler TOJ, Bauer R, et al. Successful deep brain stimulation of the nucleus accumbens in severe alcohol dependence is associated with changed performance monitoring. Addict Biol. 2011; 16(4):620–623
[34] Müller UJ, Sturm V, Voges J, et al. Successful treatment of chronic resistant alcoholism by deep brain stimulation of nucleus accumbens: first experience with three cases. Pharmacopsychiatry. 2009; 42(6):288–291
[35] Voges J, Müller U, Bogerts B, Münte T, Heinze H-J. Deep brain stimulation surgery for alcohol addiction.World Neurosurg. 2013; 80(3–4):28.e21–28.e31
[36] Mantione M, van de Brink W, Schuurman PR, Denys D. Smoking cessation and weight loss after chronic deep brain stimulation of the nucleus accumbens: therapeutic and research implications: case report. Neurosurgery. 2010; 66(1):E218–, discussion E218
[37] Kuhn J, Bauer R, Pohl S, et al. Observations on unaided smoking cessation after deep brain stimulation of the nucleus accumbens. Eur Addict Res. 2009;15(4):196–201

[38] Kuhn J, Lenartz D, Mai JK, Huff W, Klosterkoetter J, Sturm V. Disappearance of self-aggressive behavior in a brain-injured patient after deep brain stimulation of the hypothalamus: technical case report. Neurosurgery. 2008; 62(5):E1182–, discussion E1182

[39] Mpakopoulou M, Gatos H, Brotis A, Paterakis KN, Fountas KN. Stereotaic amygdalotomy in the management of severe aggressive behavioral disorders. Neurosurg Focus. 2008; 25(1):E6

[40] Sturm V, Fricke O, Bührle CP, et al. DBS in the basolateral amygdala improves symptoms of autism and related self-injurious behavior: a case report and hypothesis on the pathogenesis of the disorder. Front Hum Neurosci. 2013; 6:341

[41] Franzini A, Ferroli P, Leone M, Broggi G. Stimulation of the posterior hypothalamus for treatment of chronic intractable cluster headaches: first reported series. Neurosurgery. 2003; 52(5):1095–1099, discussion 1099–1101

[42] Franzini A, Broggi G, Cordella R, Dones I, Messina G. Deep-brain stimulation for aggressive and disruptive behavior. World Neurosurg. 2013; 80(3–4):S29.e11–14

[43] Hernando V, Pastor J, Pedrosa M, Peña E, Sola RG. Low-frequency bilateral hypothalamic stimulation for treatment of drug-resistant aggressiveness in a young man with mental retardation. Stereotact Funct Neurosurg. 2008; 86(4):219–223

[44] Giordano F, Cavallo M, Spacca B, et al. Deep brain stimulation of the anterior limb of the internal capsule may be efficacious for explosive aggressive behaviour. Stereotact Funct Neurosurg. 2016; 94(6):371–378

[45] Taira T, Kobayashi T, Hori T. Disappearance of self-mutilating behavior in a patient with Lesch–Nyhan syndrome after bilateral chronic stimulation of the globus pallidus internus. Case report. J Neurosurg. 2003; 98(2):414–416

[46] Reznikov R, Hamani C. Posttraumatic Stress Disorder: Perspectives for the Use of Deep Brain Stimulation. Neuromodulation. 2017; 20(1):7–14

[47] Kessler RC, Berglund P, Demler O, Jin R, Merikangas KR, Walters EE. Lifetime prevalence and age-of-onset distributions of DSM-IV disorders in the National Comorbidity Survey Replication. Arch Gen Psychiatry. 2005; 62(6):593–602

[48] Breslau N. Outcomes of posttraumatic stress disorder. J Clin Psychiatry. 2001; 62 Suppl 17:55–59

[49] Francati V, Vermetten E, Bremner JD. Functional neuroimaging studies in posttraumatic stress disorder: review of current methods and findings. Depress Anxiety. 2007; 24(3):202–218

[50] Koenigs M, Huey ED, Raymont V, et al. Focal brain damage protects against post-traumatic stress disorder in combat veterans. Nat Neurosci. 2008; 11(2):232–237

[51] Langevin J-P, De Salles AAF, Kosoyan HP, Krahl SE. Deep brain stimulation of the amygdala alleviates post-traumatic stress disorder symptoms in a rat model. J Psychiatr Res. 2010; 44(16):1241–1245

[52] Stidd DA, Vogelsang K, Krahl SE, Langevin J-P, Fellous J-M. Amygdala deep brain stimulation is superior to paroxetine treatment in a rat model of posttraumatic stress disorder. Brain Stimul. 2013; 6(6):837–844

[53] Saldívar-González JA, Posadas-Andrews A, Rodríguez R, et al. Effect of electrical stimulation of the baso-lateral amygdala nucleus on defensive burying shock probe test and elevated plus maze in rats. Life Sci. 2003; 72(7):819–829

[54] Koek RJ, Langevin J-P, Krahl SE, et al. Deep brain stimulation of the basolateral amygdala for treatment-refractory combat post-traumatic stress disorder (PTSD): study protocol for a pilot randomized controlled trial with blinded, staggered onset of stimulation. Trials. 2014; 15(1):356

[55] Langevin J-P, Koek RJ, Schwartz HN, et al. Deep brain stimulation of the basolateral amygdala for treatment-refractory posttraumatic stress disorder. Biol Psychiatry. 2016; 79(10):e82–e84

[56] Deschaux O, Thevenet A, Spennato G, Arnaud C, Moreau JL, Garcia R. Lowfrequency stimulation of the hippocampus following fear extinction impairs both restoration of rapid eye movement sleep and retrieval of extinction memory. Neuroscience. 2010; 170(1):92–98

[57] Rodriguez-Romaguera J, Do Monte FHM, Quirk GJ. Deep brain stimulation of the ventral striatum enhances extinction of conditioned fear. Proc Natl Acad Sci U S A. 2012; 109(22):8764–8769

[58] Milad MR, Vidal-Gonzalez I, Quirk GJ. Electrical stimulation of medial prefrontal cortex reduces conditioned fear in a temporally specific manner. Behav Neurosci. 2004; 118(2):389–394

[59] Howes OD, Murray RM. Schizophrenia: an integrated sociodevelopmentalcognitive model. Lancet. 2014; 383(9929):1677–1687

[60] Lehman AF, Lieberman JA, Dixon LB, et al. American Psychiatric Association, Steering Committee on Practice Guidelines. Practice guideline for the treatment of patients with schizophrenia, second edition. Am J Psychiatry. 2004;161(2) Suppl:1–56

[61] Mikell CB, Sinha S, Sheth SA. Neurosurgery for schizophrenia: an update on pathophysiology and a novel therapeutic target. J Neurosurg. 2016; 124(4):917–928

[62] Corripio I, Sarró S, McKenna PJ, et al. Clinical improvement in a treatmentresistant patient with schizophrenia treated with deep brain stimulation. Biol Psychiatry. 2016; 80(8):e69–e70

[63] Salgado L, Roldán A, Rodríguez R, et al. A Pilot Study of Deep Brain Stimulation in Treatment Resistant Schizophrenia. In: Los Angeles; 2017. https://aans.eventsential.org/Sessions/Details/265568

[64] Widge AS, Deckersbach T, Eskandar EN, Dougherty DD. Deep brain stimulation for treatment-resistant psychiatric illnesses: what has gone wrong and what should we do next? Biol Psychiatry. 2016; 79(4):e9–e10

[65] Bari AA, Mikell CB, Abosch A, et al. Charting the road forward in psychiatric neurosurgery: proceedings of the 2016 American Society for Stereotactic and Functional Neurosurgery workshop on neuromodulation for psychiatric disorders. J Neurol Neurosurg Psychiatr. 2018; 89:886–896

16 Pesquisa Intraoperatória durante Cirurgia de Estimulação Cerebral Profunda

Shane Lee ▪ Meghal Shah ▪ Peter M. Lauro ▪ Wael F. Asaad

Sumário

Neste capítulo, discutimos o processo de conduzir pesquisa intraoperatória durante a cirurgia de estimulação cerebral profunda. Os registros com microeletrodos, que são usados de rotina para mapeamento intraoperatório, apresentam oportunidade ímpar de ouvir e registrar o que vem dos neurônios no cérebro. Esses registros, com ou sem tarefa comportamental, oferecem uma janela à função dos circuitos neuronais humanos com uma granularidade que encontrada de outro modo. Este capítulo discorrerá sobre os tipos de interrogações de pesquisa passíveis de pesquisa de neurofisiologia intraoperatória, seleção de pacientes e equipamento adicional necessário. São cobertas considerações como desenvolvimento de tarefas, análise de dados e neuroimagens relacionadas. Finalmente, discutem-se as limitações e considerações éticas.

Palavras-chave: estimulação cerebral profunda, neurofisiologia, registros por microeletrodos, pesquisa intraoperatória, métodos, tarefa comportamental, atividade de *spiking*.

16.1 Introdução

A cirurgia de estimulação cerebral profunda (DBS) apresenta aos neurocirurgiões oportunidade rara de observar atividade neural no cérebro. O alvo do eletrodo de DBS geralmente depende de uma combinação de imagens e neurofisiologia. Embora as técnicas de ressonância magnética (MRI) e de tomografia computadorizada (CT) estejam se tornando mais potentes, muitas estruturas macroscópicas e especialmente sub-regiões em um alvo de interesse terapêutico ainda permanecem difíceis de visualizar.[1] Em conjunto com imagens pré-operatórias – e, cada vez mais, imagens intraoperatórias – os registros por microeletrodos (MERs) costumam ser usados para mapeamento intraoperatório para delinear as fronteiras estruturais e identificar subáreas em uma região de interesse (ROI) que possam levar, de modo geral, à melhora dos desfechos para os pacientes.[2-6]

Associadamente a ensaios comportamentais cuidadosamente elaborados, o registro e análise de dados neuronais intraoperatórios pode oferecer esclarecimento sobre as funções dessas estruturas e como sua atividade se relaciona com outras áreas do cérebro, comportamentos ou processos patológicos. Essa abordagem tem sido empregada em um número cada vez maior de estudos, ajudando a melhorar os conhecimentos sobre atividade neural básica e patológica no tremor essencial,[7,8] doença de Parkinson,[8-10] síndrome de Tourette,[11-13] transtorno obsessivo-compulsivo[14-16] e outros. Outros tipos de registros neurais estão sendo também usados cada vez mais em conjunto com o MER, incluindo eletroencefalografia (EEG) e eletrocorticografia (ECoG), adaptando técnica amplamente pioneiras no contexto da monitoração da epilepsia.[17-19]

Para a doença de Parkinson, o núcleo subtalâmico (STN) e globo pálido parte interna (GPi) são os alvos terapêuticos mais comuns. Os pacientes realizam tarefas manipulando *joysticks* ou luvas hápticas enquanto se registram neurônios isolados, multiunidades, e potenciais de campo locais (LFPs) no STN ou GPi.[5,20] Neurônios isolados nessas áreas têm demonstrado modulações na taxa de picos relacionadas com os movimentos e específicas da direção, e os neurônios do STN mostraram outras oscilações em frequências de "tremor" de 3 a 5 Hz ou em frequências "beta" de 15 a 30 Hz.[5,6,21] Outros estudos têm envolvido pacientes acordados com tarefas elaboradas especificamente para correlacionar atividade neural com aspectos precisos do comportamento. Zavala *et al.* e Zaghloul *et al.* demonstraram, em tarefas distintas de tomada de decisão, que as descargas neuronais no STN se correlacionam com conflito.[22,33] Usando EEG no couro cabeludo registrado simultaneamente, Zavala *et al.* mostraram que a atividade no STN foi impulsionada por atividade no córtex frontal.

Neste capítulo, discutem-se considerações práticas para conduzir pesquisa de neurofisiologia intraoperatória em seres humanos.

16.2 Formulando Hipóteses

No desenvolvimento de um estudo de pesquisa em neurofisiologia com sujeitos humanos, os investigadores precisam abordar as seguintes questões ao elaborarem um experimento:

1. Quais estruturas corticais ou subcorticais são de interesse?
2. Quais processos patológicos são de interesse ou proporcionariam acesso à estrutura em questão?
3. Este será um estudo observacional ou haverá tarefa ou medida comportamental?
4. Qual(is) tipo(s) de registros neurofisiológicos serão adquiridos?

A maior limitação em potencial da pesquisa intraoperatória é que, pela natureza do procedimento, apenas pacientes com doença neurológica passarão por cirurgia com DBS. Isso pode limitar a interpretação dos dados e também pode limitar as estruturas disponíveis para MER. Desse modo, os alvos mais comuns acessíveis dessa maneira são o STN e o GPi (pacientes com doença de Parkinson, o segundo também para distonia primária)[24] e o núcleo intermediário ventral (Vim) do tálamo (pacientes com tremor essencial).[8,25] O MER pode ajudar a localizar subestruturas específicas nessas áreas que sejam mais desejáveis para implantação de eletrodos.

Além desses transtornos de movimentos que agora são tratados de rotina com DBS, tem-se explorado o tratamento de algumas condições psiquiátricas com a terapia usando DBS. Por exemplo, em casos extremos de transtorno obsessivo-compulsivo e síndrome de Tourette (combinação de patologia motora e psiquiátrica), a cápsula interna ventral/estriado ventral ou córtex cingulado são alvos para DBS com benefícios potencialmente impressionantes em alguns pacientes.[14-16] Para transtorno obsessivo-compulsivo intratável, outros têm usado como alvo o STN ou a cápsula interna anterior ventral/pedúnculo talâmico inferior.[26]

Os registros podem ser feitos por meio de estruturas que não sejam alvos encontrados ao longo da trajetória da estrutura-alvo, como o córtex frontal e o estriado e, em alguns casos, pouco além da estrutura-alvo, como a substância negra, se tais regiões forem mapeadas de rotina para definir um limite distal do alvo.[27] Em alguns casos, com as aprovações apropriadas, podem-se fazer registros corticais com eletrodos subdurais, geralmente não necessários para cirurgia por DBS, introduzidos por meio de orifícios feitos por broca convencional.[10]

Muitas vezes existe um plano de ação referente a quais tipos de comportamentos possam ser mediados por estruturas particulares sob a forma de estudos por MRI funcional (fMRI) prévios em humanos ou primatas não humanos e no amplo conjunto de textos na literatura descrevendo correlatos eletrofisiológicos de comportamentos em estudos animais. Adaptar esses paradigmas comportamentais a humanos oferece a oportunidade de estender nossos conhecimentos dos correlatos neurais de comportamento, especialmente aqueles comportamentos que podem ser elaborados ou particulares de humanos.

16.3 Seleção de Pacientes e Aprovação do IRB

A aprovação do protocolo de pesquisa por um conselho de revisão institucional (IRB) é obrigatória até para estudos observacionais. Os pacientes considerados para DBS são avaliados idealmente pela primeira vez por uma equipe multidisciplinar de clínicos. A adequação e a aptidão para a cirurgia são determinadas pelo cirurgião, o neurologista, o anestesiologista e outros clínicos envolvidos na assistência ao paciente. Uma vez que os pacientes sejam considerados apropriados para a cirurgia, podem ser abordados por uma equipe clínica ou de pesquisa por seu protocolo específico da IRB para obter consentimento voluntário depois da explicação dos riscos em potencial dos procedimentos específicos da pesquisa (descritos em maior detalhe a seguir). Como os pacientes geralmente desejam agradar seus médicos, especialmente nas situações em que pensam que isso poderia melhorar a atenção que recebem, deve-se explicar claramente que a qualidade de atendimento fornecida não dependerá de sua participação. Além disso, o respeito à autonomia de tomada de decisão do paciente se estende a todo o processo, de tal modo que se deve permitir o desligamento da participação a qualquer momento, inclusive durante o procedimento.[28]

Os riscos em potencial da pesquisa intraoperatória incluem os relacionados com o tempo adicional corrido durante a cirurgia para executar procedimentos experimentais, como tarefas comportamentais, colocação de eletrodos adicionais (eletrodos subdurais) que não são tipicamente necessários para o procedimento clínico, e o desconforto do paciente ou a ansiedade relacionada com a realização das tarefas. Protocolos particulares de pesquisa podem incorrer em outros riscos. Em geral, os riscos resultam em decorrência de qualquer manobra cirúrgica não convencional ou de desvios do procedimento clínico. Por exemplo, a colocação de eletrodos de ECoG subdurais não é necessária para procedimento de rotina de DBS. Conquanto a colocação, em geral, seja relatada como segura, não obstante, há um risco não zero associado a qualquer manobra adicional e pode haver riscos não considerados imediatamente (tempo adicional exigido para introduzir um eletrodo de ECog pode resultar em aumento do pneumocéfalo, o que poderia afetar a acurácia da colocação final do eletrodo de DBS).[29] Conquanto em alguns estudos os eletrodos de ECoG sejam usados na esperança de melhorar a eficácia futura da neuromodulação (como uma fonte de sinais de controle para a DBS em alça fechada), em outros casos, o objetivo pode ser ciência básica. Pode ser mais fácil, portanto, justificar a manobra adicional do primeiro caso do que no segundo, de modo que é obrigatória a deliberação cuidadosa sobre essas questões. Simplesmente porque um IRB pode ser convencido de que um protocolo em particular seja razoável não significa que o protocolo seja necessariamente do melhor interesse do paciente.

16.4 Equipamento e Configuração

Na maioria dos registros humanos agudos, o teatro operatório também serve como laboratório. Nessa configuração peculiar, uma parte do equipamento serve a uma finalidade principalmente clínica, mas também pode servir a objetivos de pesquisa sem modificação ou com modificação mínima.

O MER na DBS permite uma avaliação de respostas somatotópicas, nas quais registros neurais filtrados em passa-banda alta em múltiplos pontos são monitorados em alto-falantes enquanto um clínico desencadeia variadas respostas neurais, manipulando a face/mandíbula e as extremidades. Geralmente, 1 a 5 microeletrodos dispostos em um arranjo *Ben-Gun* são avançados em direção a uma estrutura-alvo predefinida enquanto se realizam avaliações somatotópicas em várias localizações ao longo das trajetórias.

Em geral, o registro de dados neurais exige eletrodos, amplificadores de sinal e um sistema de aquisição. Dependendo das perguntas de pesquisa, podem ser necessários sistemas adicionais para medir o movimentou ou administrar tarefas aos pacientes acordados enquanto se faz o registro. Um exemplo de registro neural e comportamental em múltiplos canais é mostrado na ▶ Fig. 16.1.

Eletrodos distintos típicas em tungstênio ou platina-irídio com impedâncias em torno de 300 a 1.000 kΩ são tipicamente usados para registrar atividade de *spiking* única e em múltiplas unidades. Online durante um caso, os sinais medidos com esses eletrodos são tipicamente filtrados por passa-banda desde aproximadamente 300 Hz até por volta de 10 kHz, faixa apropriada para isolar potenciais de ação de neurônios em torno da tira de registro.

O teorema de Nyquist de amostragem estabelece um limite inferior na taxa de amostragem apropriada do sistema de aquisição digital. Nyquist afirma que a taxa de amostragem precisa ser duas vezes maior do que a frequência máxima da atividade de interesse. Por exemplo, em se querendo amostrar atividade em unidade única a 100 kHz, então a taxa mínima de amostragem, de acordo com o teorema de Nyquist, seria de 20 kHz. Na prática, em razão da natureza ruidosa desses dados, em geral, recomenda-se destinar "compartimento superior" espectral a esse cálculo, o que ajuda a garantir que o sinal de interesse seja registrado com fidelidade, embora taxas de amostragem mais altas exijam maior armazenamento de dados e uma interface análoga-digital capaz de manipular essas taxas. O armazenamento de dados é relativamente barato, e as capacidades dos sistemas de aquisição estão crescendo, de modo que são comumente empregadas taxas de amostragem de 30 a 50 kHz.

Em se desejando testar hipóteses sobre atividade de *spiking* em unidade isolada ou múltiplas unidades, então a banda típica de 300 Hz a 10 kHz será apropriada. Ao se testarem hipóteses envolvendo LFPs com frequência mais baixa (aproximadamente 0,5-600 Hz), os registros neurais precisam ser filtrados apropriadamente com uma parada de passa-banda alta muito baixa (~ 0,1 Hz) e uma parada de passa-banda baixa de pelo menos 1.200 Hz para capturar o sinal com frequência mais alta (2 × 600 Hz). Alternativamente, se os dados filtrados não forem necessários "*on-line*" enquanto estejam sendo adquiridos, podem ser salvos em sua forma "bruta", sendo as características do filtro de passa-banda ajustado para a filtragem *off-line* mais permissiva conforme a necessidade.

Algumas vezes, há opções para detecção de picos *on-line*. Embora possam ser úteis para análise *on-line* rápida, em princípio, não há benefícios na detecção de picos somente *on-line* se isso não for imediatamente necessário para controle ou *feedback* com alça fechada. É preferível salvar dados brutos e realizar classificação de picos *off-line* porque a classificação de picos pode ser realizada de maneira mais sistemática sem as limitações do ambiente cirúrgico muitas vezes movimentado.

Os amplificadores de sinal e sistemas de aquisição devem ser selecionados para adaptar-se à corrente e às exigências futuras antecipadas. O papel do amplificador de sinal é capturar com fidelidade sinais neurais de ruído pequenos com alta fidelidade, enquanto o sistema de aquisição precisa ser capaz de escrever

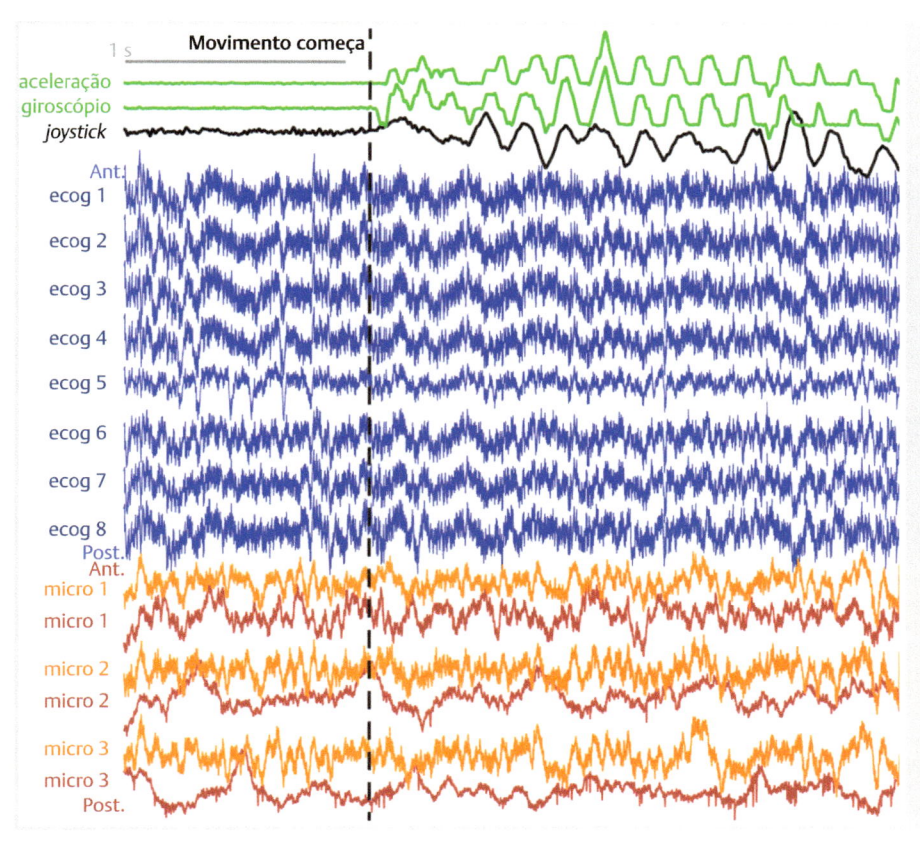

Fig. 16.1 Sincronização de dados comportamentais e neurais. Dados intraoperatórios registrados do núcleo intermediário ventral do tálamo (LFPs) e córtices somatomotores (ECoG). Exemplos de 3,5 segundos de acelerômetros composto de três eixos e giroscópio de três eixos (*verde*), joystick de tarefas (*preto*), 8 canais de ECoG (*azul*, de anterior a posterior) e 3 canais de eletrodos de profundidade (*laranja/vermelho*, de anterior a posterior). A ponta macro está 3 mm acima da ponta micro. Os eletrodos estão a 2 mm de distância entre si. LFP em ambos, também respostas de unidades isoladas em micro. O movimento começa na linha preta interrompida.

múltiplos canais de dados rapidamente sem perda. O número de canais também depende dos objetivos específicos clínicos e de pesquisa. Para um sistema mínimo, o número de canais poderia ser igual ao número de microeletrodos implantados para registro, mas é mais provável que um sistema de pesquisa exija entradas análogas e digitais adicionais. É conveniente ter um sistema clínico primário que sirva como *hub* de dados para outros fluxos de registro, pois isso sincronizará implicitamente quaisquer fluxos de dados pelos quais seja responsável (v. adiante). Esses canais adicionais costumam vir em ampla gama de tipos de conectores e se pode fazer amostras em taxas de amostragem amplamente variáveis, muitas vezes com limite superior na amplitude máxima de sinal ou um limite na resolução da amplitude.

Como exemplo, os acelerômetros podem ser colocados nas extremidades do paciente para avaliar movimentos, e esses sinais podem ser enviados ao amplificador e sistemas de aquisição. Como, porém movimentos relevantes das extremidades têm velocidade e frequência biomecanicamente limitadas, amostragem em 10 kHz ou acima é potencialmente supérflua. Portanto, essas entradas devem ser limitadas pelo *software* a uma taxa de amostragem apropriada que leve em conta trocas com o armazenamento previamente mencionado. Em nosso local, registramos, de rotina, atividade do acelerômetro em 1.000 a 3.000 Hz, o que resulta em tamanhos de dados maleavelmente pequenos, porém que capturam com fidelidade os detalhes finos do movimento.[30]

De rotina, os dados registrados para três canais com plena largura de banda dos dados dos microeletrodos, três registros de campo com taxa mais baixa e oito canais análogos em taxas de amostragem mais baixas resulta em aproximadamente 10 GB de dados por 2 a 3 horas de registro. Incluir canas adicionais com alta largura de banda, como a ECoG, pode triplicar esses tamanhos de dados para cada caso. Sistemas de neurofisiologia capazes de registrar dados com alta largura de banda devem ser capazes de transferência rápida desses dados a um dispositivo externo para análise *off-line*.

Outra consideração importante ao selecionar um sistema de monitoração de neurofisiologia é o *software*. Embora as especificações do *hardware* possam parecer apropriadas, é o *software* que oferece a interface que será crítica para providenciar a assistência de qualidade ao paciente, bem como eficiência em processar os dados registrados. O equipamento e as interfaces aprovados por comissões regulatórias de saúde e segurança de um país podem impor restrições à frequência com que o software seja atualizado, apesar das melhores intenções de uma empresa, de modo que a remessa do produto precisa estar livre de questões importantes. Bons representantes comerciais que apreciem a importância da pesquisa intraoperatória e tenham um compromisso com seu suporte trabalharão para amenizar problemas com seu *hardware* e *software* conforme forem identificados. Sempre que possível, formatos de dados de fonte aberta e plataforma cruzada e instrumentos de softwares são preferíveis a formatos fechados, pois isso garantirá longevidades do arquivo de dados e acesso futuro.

16.5 Controle de Tarefas Comportamentais

Na maioria dos casos, pesquisas envolvendo registros intracranianos humanos requerem métricas comportamentais quantitativamente rigorosas e com *timestamp* precisamente definido para correlação com sinais neurais. Um simples acelerômetro fixado ao punho de um paciente pode ser suficiente para algumas perguntas sobre a relação do movimento com a atividade neural, mas, para outra atividade comportamental, perguntas mais interessantes, abordando comportamentos motores complexos e cognição, provavelmente exigirão um sistema dedicado de controle de tarefas comportamentais. Por exemplo, nosso sistema usa uma case portátil com *hardware* montado em *rack* para abrigar um computador com *desktop* convencional, um sistema de aquisição digital usado para o comportamento que seja diferente do sistema neurofisiológico e uma montagem com múltiplos monitores. Esse sistema inclui um monitor que pode ser posicionado em frente ao paciente, bem como um *joystick* que controle as tarefas. Apresentamos tarefas visuais aos pacientes enquanto eles manipulam um *joystick* ou caixa com botões para fornecer respostas comportamentais. Para outros tipos de tarefas, luvas hápticas ou outros artefatos para manipulação podem ser empregados para interação do paciente. Independentemente do dispositivo de entrada selecionado para rastrear dados comportamentais, o conforto do paciente e a colocação reproduzível são cruciais para capturar o desempenho acurada e confiavelmente.

Em nosso laboratório, as tarefas são programadas em MonkeyLogic, uma caixa de ferramentas de *softwares* gratuita com base MATLAB[31-33] que possibilita precisão de milissegundos a nossos experimentos psicofísicos (MonkeyLogic atualmente é apoiada e mantida nos NIH: https://www.nih.gov/labs-at-nimh/research-areas/clinics-and-labs/ln/shn/monkeylogic). É importante notar que esse *software* também envia códigos de eventos digitais precisamente cronometrados para o sistema de aquisição de neurofisiologia, possibilitando a sincronização entre os dois sistemas. O objetivo da sincronização comportamental-neural em neurofisiologia é ser acurada até uma escala de tempo de ~1 milissegundo; ao contrário, a sincronização entre o comportamento e modalidades inferiores, como a fMRI, costuma ser realizada manualmente (o experimentador simultaneamente inicia ambos os sistemas pressionando uma tecla em cada sistema, um dedo de cada mão).

16.6 Análise de Dados

Criar um canal direto de processamento e análise de dados robustos é algo crítico para um fluxo de trabalho de pesquisa eficiente e confiável. Embora a maioria das análises seja realizada posteriormente, e não *on-line* na sala de cirurgia, o *hardware* do sistema de aquisição e o formato dos dados servem como ponto de partida. Ao lidar com sistemas separados que são sincronizados, costuma ser necessário um software personalizado para alinhar os dados de acordo com o sinal de sincronização.

A análise moderna de dados neurocientíficos, em geral, cai em duas categorias: processo contínuo e pontual. Dados contínuos consistem em qualquer série no tempo, como os potenciais de campo neurofisiológicos ou a entrada do acelerômetro. Dados de processo pontual consistem em eventos distintos, como atividade de *spiking* ou contagens de atividade (número de escolhas A versus B). Existem métodos específicos para cada classe de dados, embora costume ser necessário ou desejável converter entre os dois tipos de dados. Existem vários guias específicos para dados neurais que são balanceados na apresentação de implementação teórica e prática.[34,35]

Uma das etapas mais comuns e críticas pré-processamento em neurofisiologia é a classificação de picos, o que leva a um registro contínuo de séries no tempo como entrada e o converte em um conjunto de eventos rotulados em uma ou muitas "unidades" isoladas. Em geral, a classificação de picos é um procedimento para isolar os picos de um neurônio individual de picos de outros neurônios em um MER. Tipicamente, os MERs amostrados em taxa alta[3] (30 kHz) são passados em banda (aproximadamente 0,3-10 kHz), resultando em um ruído de média zero na condição basal. Calcula-se um limiar com base na distribuição de ruído, e as ondas de picos são isoladas como cruzamentos limiares. Essas ondas são então analisadas usando métodos automatizados ou semiautomatizado, como análise de componentes de princípios e algoritmos de agrupamentos (algoritmo de médias k). Comumente, usam-se métodos manuais que categorizam ondas com base nas características da onda, métodos inteiramente automatizados ou um híbrido de abordagens, mas é difícil conhecer a verdade do aterramento, de modo que a classificação acurada de picos continua a ser uma área ativa de pesquisa.[36] Existem soluções de fonte aberta e comerciais para realizar a classificação de picos.

Mesmo dentro de um tipo de dados, diferentes técnicas comumente empregadas podem levar a diferentes interpretações qualitativas e quantitativas de atividade neural. Na ▶ Fig. 16.2, 2 segundos de dados de ECoG registrados do córtex somatomotor humano de um paciente com tremor essencial são mostrados, com diferentes técnicas espectrais demonstrando diferentes resultados. A escolha de análise pode fazer uma diferença substancial na interpretação dos resultados. A ▶ Fig. 16.2a mostra a série no tempo, referenciada e com escore z. Houve clara atividade oscilatória que ocorreu em diferentes tempos na época, mas precisam ser identificadas as características precisas de frequência. A ▶ Fig. 16.2b mostra espectro de energia de transformada discreta de Fourier (DFT), em que se viram dois picos distintos em 1,5 e 22 Hz. A análise da DFT assumiu que os dados foram constantes durante a janela de análise – uma propriedade chamada estacionariedade – que pode ser um pressuposto insatisfatório aqui, considerando que diferente atividade oscilatória foi variável dentro dessa época.

Existem múltiplos métodos para investigar características espectrais variáveis com o tempo. A mais comum é a transformada de Fourier de tempo curto (STFT), que também é comumente denominada espectrograma (▶ Fig. 16.2c). Na STFT, pequenos segmentos de tempo (neste caso, 0,5 s) foram analisados, e a janela foi deslizada entre intervalos curtos (0,025 s) para oferecer uma estimativa da atividade variável com o tempo. Como o intervalo da frequência é inversamente proporcional à quantidade de tempo na janela analisada, janelas de tempo mais curtas resultam em maior intervalo de frequência ou pior resolução de frequência. A troca de resolução de frequência, da quantidade de dados e da estacionariedade dos dados deve ser considerada ao usar STFT. Aqui, foram vistas atividades com baixa frequência e frequência mais alta, mas a atividade em torno de 25 Hz foi principalmente limitada perto de 1,2 s. Além disso, a primeira estimativa de dados é centralizada em torno de 0,25 s, e a última amostra foi centralizada em torno de 0,75 s, não havendo estimativas fora dessas, significando que os dados de interesse necessitavam estar dentro dos limites estabelecidos pelos parâmetros da janela temporal. As informações de tempo vistas na STFT foram perdidas com um espectro de energia (▶ Fig. 16.2b).

Análises espectrais em tempo variável com base em ondulações também são comumente empregadas. Elas podem fornecer estimativas para uma janela curta inteira, mas também têm suas próprias desvantagens. Na ▶ Fig. 16.2d, a energia foi calculada a partir de uma família de ondulações de Morlet convoluídas com a série de tempos. Esse método mostrou um resultado condizente com o STFT para a atividade com frequência mais alta e sua sequência, mas a atividade com frequência mais baixa não foi claramente capturada.

Finalmente, na ▶ Fig. 16.2e, aplicou-se um método espectral de transformada de Hilbert de maneira semelhante ao das ondulações de Morlet. Esse método capturou bem a atividade em torno de 22 Hz, juntamente com a atividade com frequência mais baixa que pareceu estar primariamente isolada até o primeiro 0,5 s dos dados. O espectro de energia (▶ Fig. 16.2b) captou essa atividade, mas não a sequência, enquanto a STFT (▶ Fig. 16.2c) captou essa atividade em sua primeira estimativa, embora fosse difícil vê-la representada na figura, e a Morlet (▶ Fig. 16.2d), e

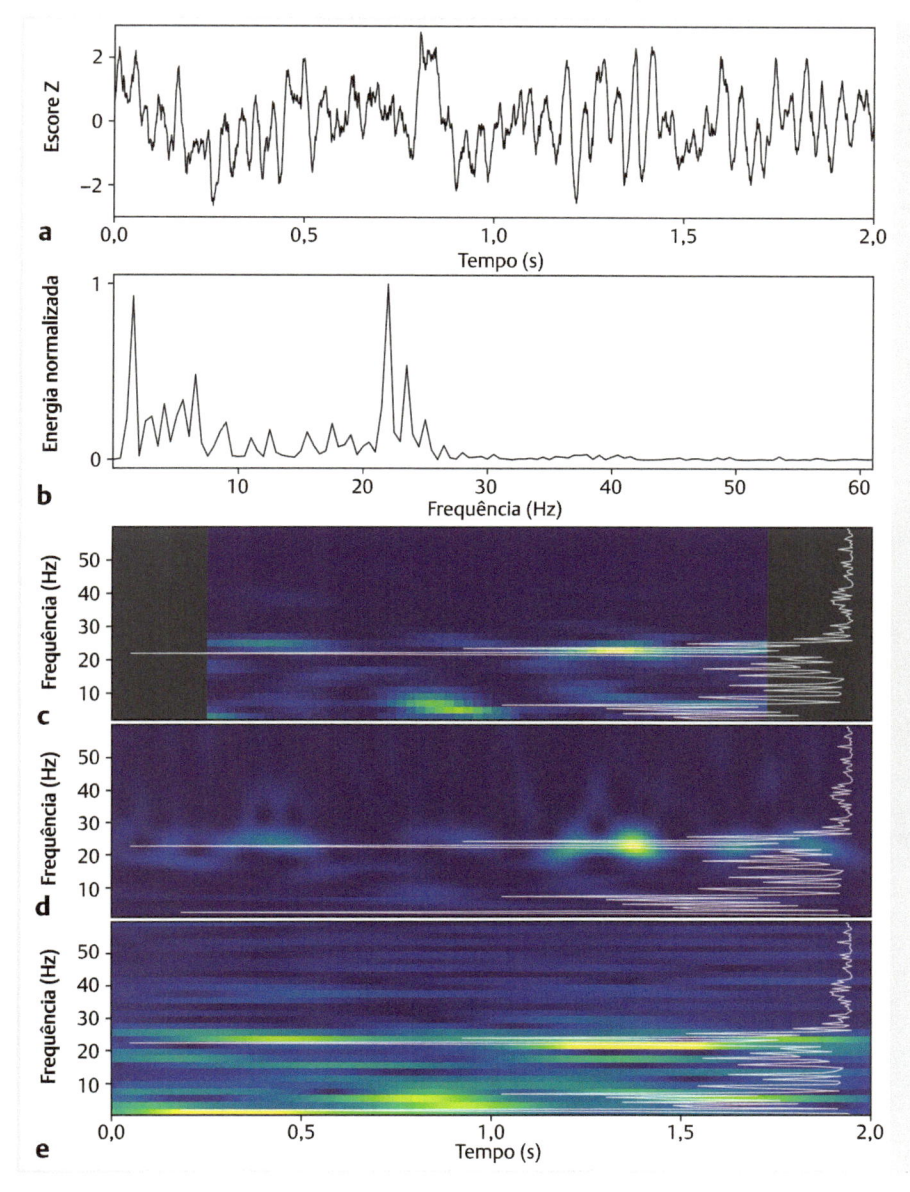

Fig. 16.2 A escolha da análise afeta a interpretação. **(a)** Dois segundos de dados de ECoG somatomotores humanos registrados de paciente com tremor essencial. Registro feito em 11 kHz. Reduzida a amostra para 1 kHz. Referenciado, normalizado. **(b)** Transformada de Fourier discreta mostra picos estacionários de altura semelhante em 1,5 e 22 Hz. O pressuposto de estacionariedade deixa de perceber alterações espectrais variáveis com o tempo. **(c)** Transformada de Fourier de Tempo Curto (STFT). Janelas de 0,5 s, sobreposição de 0,025 s para estimativas temporais. Pico de baixa frequência e picos de alta frequência são observados com informações temporais. Não há estimativas para o começo e o final de uma série curta no tempo. A resolução de frequência é limitada pela duração da janela. Em 0,75 s, aparece brevemente atividade de 5-10 Hz. Atividade de 1,5 Hz não é visível aqui. Mais condizente com Hilbert (E). **(d)** Espectrograma de ondulações de Morlet, $\sigma = 7$. Em razão do ajuste de dimensões, somente a atividade em ~ 25 Hz é visível dentro de uma janela temporal estreita. Nenhuma atividade com baixa frequência é resolvida aqui. **(e)** Espectro de energia transformada de Hilbert. A atividade de baixa frequência e de alta frequência é capturada; sofre de resolução temporal potencialmente baixa, mas faz a estimativa da amostra inteira de dados. Principalmente condizente com o STFT.

essas características espectrais foram lavadas pela atividade com energia muito mais alta em torno de 25 Hz. Em geral, a escolha da técnica espectral chega a perguntas empíricas sobre a hipótese em questão e representa uma troca de precisão temporal por precisão de frequência. Esse exemplo ilustra a necessidade de essas análises serem selecionadas com base na hipótese prévia aos dados da análise proposta.

Uma quantidade substancial de análise de dados pode ser feita agora em *hardware* de computador amplamente disponível em todas as principais plataformas de computação. Além disso, dependendo do tipo de análise necessária, podem existir múltiplas soluções em *software* comercial, embora esses frequentemente sejam limitados ao sistema operativo (OS). Muitas linguagens de programação de alto nível não gratuitas (Python: https://www.python.org/) têm menos limitações de OS e também têm grande número de extensões ou módulos que preparados especificamente para computação científica. Programas comerciais (MATLAB, de Mathworks, Inc.) costumam ter o benefício do suporte ao cliente, enquanto soluções de fonte aberta têm fornecedores com suporte pago por terceiros que podem fornecer assistência. *Software* gratuito e comercial tem grandes comunidades de usuários, das quais se pode conseguir ajuda.

16.7 Reconstrução de Pontos de Registro com Base em Imagens

A análise *off-line* de dados de MER frequentemente exige a reconstrução de registros e/ou de pontos de estimulação a fim de verificar a colocação apropriada de eletrodos e para compreender a distribuição anatômica em potencial de dados neurais e/ou comportamentais. Os dados das imagens (espessura cortical, imagens por tensores de difusão) também podem fornecer esclarecimentos adicionais sobre as características neurais ou comportamentais observadas em experimentos intraoperatórios. Podem-se usar imagens clínicas usadas para confirmação de alvos cirúrgicos e de colocação, mas são necessárias múltiplas etapas de processamento para o cálculo reprodutível das coordenadas estereotáxicas.

16.7.1 Considerações sobre Aquisição de Imagens

A MRI pré-operatória é tipicamente usada para planejar as trajetórias cirúrgicas de implantação de DBS e os alvos. As sequências relevantes para pesquisa em potencial incluem:

- Imagens ponderadas em T1 com alta resolução (MPRAGE) antes do contraste com gadolínio para visualizar estruturas anatômicas.
- Imagens ponderadas em T2 ou T2*, idealmente com supressão de gordura, para gabarito estrutural para imagens ponderadas em difusão (DWI).
- Sequência DWI para calcular tratografia para planejamento pré-operatório ou análise pós-operatória.
  - Imagens ponderadas em T1 e T2 geralmente são adquiridas como parte de fluxos de trabalho de imagens clínicas tradicionais. Essas imagens devem ser de alta resolução (os voxels devem ser de 1 mm isotrópicos). As imagens DW têm vários parâmetros de aquisição importantes adicionais. Em geral, as imagens DW são formadas por aplicação de pulsos de gradientes magnéticos pareados ao tecido, permitindo que emerjam as propriedades do tecido relacionadas com difusão. Tipicamente, a isotropia da difusão espacial de prótons na água (ou sua falta) é examinada para diferenciar substância branca e cinzenta, já que se pressupões que a difusão dos prótons é mais constrangida em bainhas de mielina gordurosas. A tratografia usa essa difusão anisotrópica, designando a orientação da difusão com mais alta anisotropia em cada voxel (a direção em que a difusão é mais constrangida – pensa-se que isso ocorra quando essa orientação da difusão seja paralela com os axônios). Essas orientações baseadas em voxels são então combinadas para formar estimativas de longo alcance de "tratos" de substância branca. Essa técnica pode ajudar a identificar estruturas de alvos por suas conexões com outras estruturas ou fornecer contexto anatômico adicional aos dados neurofisiológicos ou clínicos (estimulação a tratos específicos de substância branca associados a mais parestesias). Para fazer uma estimativa acurada da orientação dos tratos de substância branca, usam-se múltiplas direções de gradientes de difusão durante a sequência de aquisição. Para fins de pesquisa, recomenda-se um mínimo de 64 direções de gradientes.[37] As sequências DWI geralmente têm um ou mais dos chamados valores B (expressos em segundos/mm²), que descrevem o grau de ponderação de difusão aplicado ao tecido. Especificamente, o valor B é o produto da amplitude do gradiente de difusão, duração de pulsos de gradiente de difusão aplicados e duração entre o primeiro e o segundo pulsos pareados. Diferentes valores B permitem diferentes comparações de contraste tecidual baseadas em difusão.
  - Por exemplo, uma sequência DWI com concha única (b = 1.000) é usada para imagens por tensores de difusão (DTI) com o modelo tensor padrão. As sequências com aquisição por múltiplas conchas (b = 1.000, 2.850) podem ser usadas para técnicas de imagem por difusão mais avançadas (imagens de dispersão e densidade da orientação em neurite [NODDI] ou imagens no espectro de difusão [DSI]). Essas últimas técnicas são tipicamente usadas para desemaranhar a densidade dos neuritos, o índice de dispersão da orientação e a coerência axonal.

O quadro cirúrgico usado para a cirurgia de implantação de DBS também pode influenciar as sequências de imagens pré-operatórias. Quadros específicos para o paciente, como a plataforma STarFix da FHC, tipicamente exigem uma CT pré-operatória, que é registrada às imagens de MR antes do planejamento. Também se podem fazer imagens com CT pré-operatória de pacientes com um quadro Integra CRW ou Leksell. Se os pacientes estiverem usando um quadro compatível com MR, a distorção do campo magnético do quadro e do tecido deve ser considerada e explicada. Além disso, quadros estereotáxicos afixados podem ter impacto sobre a duração de tempo em que os pacientes tolerarão uma MR, o que pode limitar a resolução final das tomadas. Está à disposição uma boa revisão de quadros, registro de imagens e outras fontes de erro no planejamento cirúrgico estereotáxico.[38]

As imagens intraoperatórias oferecem dados valiosos para a localização do eletrodo profundo ou superficial e/ou o pneumocéfalo. Fluoroscopia e CT intraoperatórias são modalidades razoavelmente simples para cirurgia de DBS em pacientes acordados. A MR intraoperatória (tipicamente usada para procedimentos de DBS sob anestesia geral) pode fornecer mais detalhes anatômicos, mas é tipicamente incompatível com MER.

Imagens pós-operatórias (CT ou MR) podem ajudar a confirmar a localização final dos eletrodos. Para visualização direta dos eletrodos de DBS, a CT pós-operatória pode ser adquirida e registrada de volta a imagens de MR pré-operatórias. O desvio do cérebro relacionado com o pneumocéfalo (se for uma preocupação) é mais bem identificado com MR pós-operatória. Se for usada MR pós-operatória, precisará ser realizada em um magneto de 1,5 T, e as sequências realizadas precisam ter uma taxa de absorção específica abaixo de 0,4 W/kg na cabeça. Sequelas de fMRI pós-operatória são geralmente aprovadas em uma base caso a caso e podem exigir aprovação pelo IRB.

16.7.2 Reconstruindo as Localizações do Registro

As etapas de processamento de imagens são particulares do pacote de *software* que se decide usar. Pacotes de *software* incluem Analysis of Functional Neuroimages (AFNI; https://afni.nimh.nih.gov.)[39,40] a FMRIB Software Library (FSL; https://fsl.fmrb.ox.ac.uk/fsl/fslwiki),[41,42,43] Lead-DBS baseada em MATLAB (https://www.leaddbs.org)[44] e Statistical Parametric Mapping (SPM; http://www.fil.ion.ucl.ac.uk/spm). Muitas etapas descritas a seguir usam AFNI, pois oferecem flexibilidade na linha de comando para manipular conjuntos de dados, é compatível com outros *kits* de ferramentas de *softwares* específicos para a modalidade (TORTOISE, Freesurfer) e é recurso gratuito e aberto.

Reconstruir o contato da DBS ou as coordenadas do MER pode ser útil para revestir/compreender dados clínicos, comportamentais ou neurais no espaço anatômico. Falando de modo geral, a coordenada de localização "final" de um eletrodo de DBS é tipicamente considerada a parte inferior do contato 0 da DBS de um eletrodo Medtronic 3387 ou 3389 ou dispositivo semelhante. Existem métodos semi-automatizados que usam AFNI para reconstruir contatos de DBS pós-operatórios[45] ou localizações de MER de plataformas específicas para o paciente.[1]

Para registrar reconstruções, todas as imagens devem ser trazidas a um espaço de coordenadas estereotáxicas padrão. Imagens intra ou pós-operatórias podem ser registradas a um plano pré-operatório a fim de se compreender a localização dos eletros de registro ou de estimulação relativamente às coordenadas de implantação planejadas. No entanto, isso depende da escolha do quadro ou plataforma estereotáxica. Por exemplo, os quadros Leksell são tipicamente integrados a sistemas Medtronic StealthStation ou Brainlab, enquanto as plataformas FHC STarFix exigem *software* Waypoint. Na ocasião da redação deste texto, o primeiro *software* não exportava as matrizes de registro entre imagens nem qualquer outra informação, enquanto o Waypoint podia exportar matrizes de registro entre imagens e coordenadas da comissura anterior

(CA), comissura posterior (PC) e alvos como arquivo de texto simples que pode ser processado em pacotes de *software* externo.

Para criar um espaço de coordenadas estereotáxicas fora de um plano cirúrgico, as coordenadas da CA e da PC também podem ser manualmente determinadas nas imagens pré-operatórias. O volume pré-operatório deve então ser transformado de maneira afim para que o plano sagital médio esteja alinhado com o eixo CA- PC. A determinação de CA/ PC pode ser realizada usando *software* como AFNI, Medical Image Processing, Analysis e Visualization (MIPAV; https://mipav.cit.nih.gov) ou 3D Slicer (https://www.slicer.org). São necessários critérios consistentes para delineamento de CA/ PC; para isso, pode-se usar a determinação do neurocirurgião. A partir daí, as coordenadas dos eletrodos podem ser manualmente delineadas por navegação através do *software* de planejamento e localização da parte inferior dos eletrodos presentes nas imagens. Alternativamente, as coordenadas podem ser reconstruídas a partir dos ângulos do arco e do anel do quadro Leksell com a profundidade da sonda de registro.

Ao reportar as coordenadas, é importante diferenciar entre coordenadas específicas do paciente e o atlas. As coordenadas específicas do pacientes permitem um relatório fiel dos alvos relativamente ao plano cirúrgico individualizado de um paciente, enquanto o uso do atlas padronizado permite relatório de coordenadas do nível do grupo, levando em conta a variabilidade anatômica ou cirúrgica. Para normalizar a anatomia do paciente a um atlas, realize um registro não linear (p. ex., 3dQwarp da AFNI) entre as imagens pré-operatórias de alta resolução do paciente (tipicamente ponderadas em T1) e o volume do gabarito do atlas. Os atlas do Montreal Neurological Insstitute (MNI) são usados tipicamente, tal como o cérebro médio com 152 sujeitos de 2009 (http://www.bic.mni.mcgill.ca/ServicesAtlases/ICBM152NLin2009).[46,47,48] Também existe atlas específicos de doenças e orientados de modo mais subcortical, incluindo o atlas PD25 multicontraste, que se baseia no atlas Schaltenbrand (http://nist.mni.mcgill.ca/?p=1209).[49,50,51] O projeto Lead-DBS mantém listagens abrangentes de atlas subcorticais (http://www.lead-dbs.org/?page_id=45) e corticais (http://www.lead-dbs.org/?page_id=1004). Cada atlas tem suas próprias limitações, de modo que a validação de resultados em nível de grupo pode exigir dois ou mais atlas (▶ Fig. 16.3).

A reconstrução das localizações dos eletrodos da ECoG é tipicamente feita com imagens de CT intra ou pós-operatórias. Como os eletrodos da ECoG tomam a forma da superfície cortical, são mais suscetíveis a desvio e deformação cerebrais em decorrência de pneumocéfalo ou dos próprios eletrodos. Conquanto a posição dos eletrodos possa ser aproximada com potenciais corticais evocados sensitivos e motores, ainda resta a necessidade de pesquisa de determinar precisamente a posição dos eletrodos.

Alguns grupos têm usado fluoroscopia para localizar os eletrodos de ECoG,[52] e outros têm usado métodos baseados em imagens para reconstruir superfícies corticais e acionar funções de energia para caracterizar a deformação do tecido e dos eletrodos.[17]

16.7.3 Análises Adicionais com Base em Imagens

A investigação das propriedades topográficas de núcleos-alvo específicos (p.ex., a diferença entre o STN dorsal e ventral) pode ser realizada com segmentação anatômica específica do paciente ou com ROIs baseadas no atlas. A segmentação cortical e subcortical específica do paciente pode ser realizada usando o comando "*recon-all*" do Freesurfer (https://surfer.nmr.mgh.harvard.edu).[53] Para facilidade do uso, o volume de entrada ponderado em T1 já deve estar registrado no espaço de coordenadas preferido. Se o Freesurfer não delinear adequadamente as ROIs/estruturas de interesse, podem-se usar ROIs com base no atlas em espaço do paciente ou do atlas. Independentemente do método, pode-se delinear a distribuição topográfica de coordenadas de registro ou de estimulação comparando-as com as coordenadas de centro de massa das ROIs.

16.7.4 Análise de Imagens Ponderadas em Difusão

Para análise de DTI, deve-se registrar de maneira afim as sequências ponderadas em T2 e DW no espaço de coordenadas do plano cirúrgico. O pré-processamento dos dados de DWI pode ser realizado pela função "DIFFPREP" de TORTOISE (https://science.nichd.nih.gov/confluence/display/nihpd/TORTOISE).[54] Como as imagens DW têm a tendência a vários tipos de distorção (v. revisão[37]), é

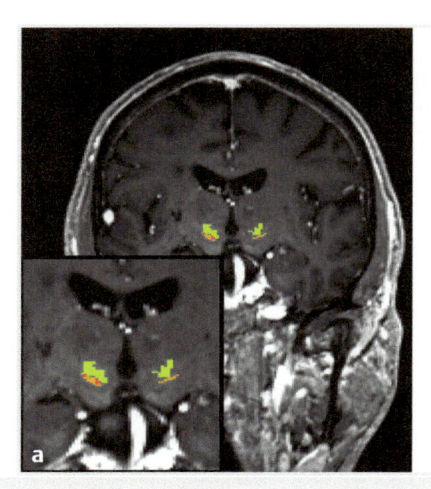

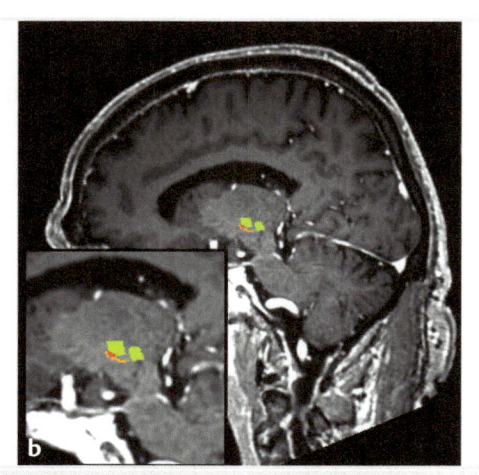

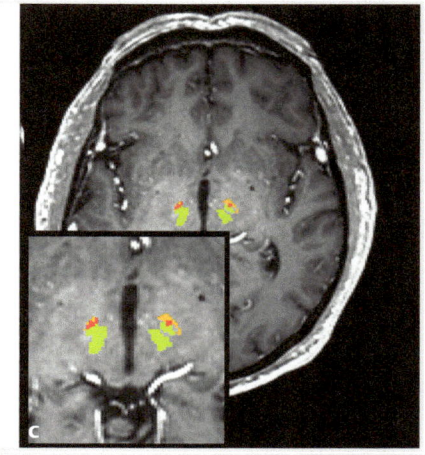

Fig. 16.3 Volumes do núcleo subtalâmico (STN) de dois atlas diferentes (TT_N27, MNI PD25) revestido em espaço nativo de volume ponderado em T1 no paciente em projeções **(a)** coronal, **(b)** sagital e **(c)** axial. Os detalhes nos cantos inferiores esquerdos representam o centro de cada painel. *Voxels* em *laranja* representam o volume do STN pelo atlas MNI PD25, *voxels verdes* representam o volume do STN pelo atlas TT_N27 e os *voxels vermelhos* indicam sobreposição entre os dois.

importante corrigir essas fontes de erro. As etapas de pré-processamento incluem (mas não se limitam a) correção de corrente de turbilhão, correção de movimento e redução do ruído. Independentemente do *software* de DTI selecionado, essas etapas de pré-processamento devem ser realizadas com funções análogas.

Com a estimativa da tratografia em AFNI, é preciso especificar uma rede de ROIs para caracterizar a que cada trato "se conecta". Novamente, pode-se usar uma segmentação específica do paciente pelo Freesurfer ou ROIs baseadas em atlas. Além disso, as ROIs podem ser geradas em torno de uma coordenada de interesse (p. ex., uma esfera com raio de 2 mm centrada em uma coordenada de registro particular) ou de voxels onde fosse observada uma característica neural/comportamental específica (p. ex., alta atividade oscilatória beta). Para fins de pesquisa, deve-se realizar a tratografia probabilística, já que a tratografia determinística pode ser suscetível a viés nas DWIs de origem e mascarar múltiplos cruzamentos de fibras.

16.8 Limitações

Embora a cirurgia para DBS apresente uma oportunidade particularmente única de observar neurônios diretamente do cérebro humano, há notáveis limitações. Talvez a maior limitação seja a capacidade de registrar apenas de pacientes com doença neurológica. Desse modo, a atividade relacionada com funções aparentemente "normais" pode ser distorcida pelo contexto patológico mesmo se a métrica comportamental parecer normal macroscopicamente. Em alguns casos, pode ser possível registrar dados da mesma estrutura no contexto de diferentes doenças (como o GPi em pacientes com doença de Parkinson ou distonia); isso pode acrescentar certa medida de generalizabilidade à interpretação dos dados, mas mesmo em tais casos, as doenças podem compartilhar mecanismos patológicos comuns (como a frequentemente observada presença de movimentos distônicos em pacientes com doença de Parkinson) que limitem nossa capacidade de generalizar os resultados além dessa população de pacientes.

Os dados coletados de MERs de neurônios únicos fornecem amostragem espacial relativamente limitada, de modo que possa não ser representativa do circuito como um todo. Isso não é particular da eletrofisiologia humana, mas sim uma troca percebida há muito tempo entre a alta resolução espacial e temporal desse método e a amostragem mais ampla de atividade neural em resolução mais baixa por outros métodos, como as imagens não invasivas. Na verdade, a combinação dessas modalidades pode ser especialmente interessante.[55]

Além disso, a natureza do ambiente intraoperatório pode apresentar desafios. Por exemplo, o posicionamento do paciente pode dificultar que se permitam confortavelmente ao paciente movimentos livres a fim de completar a tarefa e pode contribuir para aceleração da fadiga durante a realização de tarefas. Além disso, um posicionamento incômodo do paciente pode distorcer os sintomas motores. Como os pacientes não estão livres para ficarem em pé e caminharem, não é possível testar importantes subgrupos de sintomas, como aqueles que afetam a marcha. De modo semelhante, a varredura visual intraoperatória é desafiador por conta do posicionamento e das limitações de iluminação, bem como pelo ruído elétrico e mecânico no ambiente intraoperatório. Modificação das tarefas comportamentais, quando apropriada, pode ser um acordo necessário para a sala de cirurgia.

A duração de um experimento comportamental é limitada durante a cirurgia, em comparação com a duração típica de experimentos semelhantes em um ambiente não cirúrgico. Como as respostas neuronais (especialmente aquelas de unidades isoladas) são variáveis (ou "ruidosas"), muitas repetições de uma condição comportamental são tipicamente desejáveis em tais experimentos. Portanto, as tarefas ideais para experimentos intraoperatórios podem ter relativamente poucas condições e podem ser mais simples na estrutura global. Isso pode limitar a capacidade de estudar funções cognitivas mais complexas ou fenômenos cognitivos não estacionários, como a aprendizagem.

Além disso, é desafiador identificar rapidamente e manter os neurônios confiáveis porque os sinais podem flutuar em decorrência das alterações físicas no posicionamento do tecido relativamente ao eletrodo (flutuação física) ou em decorrência de alterações lentas de excitabilidade ou integridade neuronal (flutuação fisiológica). Em experimentos eletrofisiológicos não humanos, pode-se permitir que neurônios isolados se estabilizem por horas no caso de registros agudos ou por muitos dias ou semanas, no caso de registros crônicos. Registros semicrônicos extraoperatórios em pacientes submetidos à monitoração eletrofisiológica invasiva para epilepsia também permitem estabilização mais longa dos sinais neurais. Ao contrário, a neurofisiologia humana intraoperatória costuma permitir apenas alguns minutos para estabilização do registro.

Os pacientes podem apresentar alterações sutis prolongadas do alerta, da cognição ou do afeto por conta da medicação ansiolítica administrada temporariamente no começo de um caso ou podem desenvolver tais alterações durante o procedimento cirúrgico, talvez por causa de ansiedade, sonolência ou desconforto físico (como se encontra pela pressão de um quadro estereotáxico tradicional). No caso da doença de Parkinson, os pacientes tipicamente estão sem a medicação antiparkinsoniana há várias horas e costumam apresentar desconforto cada vez maior à media que aumenta o tempo desde a última dose em razão dos sintomas primários da doença (como as distonias dolorosas). Esses fatores podem resultar em dados comportamentais não confiáveis ou abandono da tarefa. A confiabilidade até do comportamento em tarefas motoras simples depende do estado do paciente, que pode ser influenciado por variáveis aparentemente ordinárias, como a posição do paciente na cama. Todos os aspectos da pesquisa intraoperatória precisam, portanto, ser elaborados para aperfeiçoar essas condições muitas vezes desafiadoras para registrar dados significativos.

16.9 Conclusão

Embora haja muitas limitações e artifícios que complicam a realização de experimentos neurofisiológicos intraoperatórios, a rara oportunidade de observar o cérebro humano em ação no nível de picos neuronais individuais é, não obstante, enormemente atraente e importante. Experimentos bem elaborados e executados podem lançar luz diretamente sobre mecanismos neurofisiopatológicos sem a necessidade de um modelo animal intermediário. De igual modo, tarefas bem elaboradas que investiguem conceitos abstratos podem elucidar funções cognitivas que são peculiares dos humanos ou elaboradas neles no nível neuronal.

Referências Bibliográficas

[1] Lauro PM, Lee S, Ahn M, Barborica A, Asaad WF. DBStar: An open-source toolkit for imaging analysis with patient-customized deep brain stimulation platforms. Stereotact Funct Neurosurg. 2018; 96(1):13–21
[2] Seifried C, Weise L, Hartmann R, et al. Intraoperative microelectrode recording for the delineation of subthalamic nucleus topography in Parkinson's disease. Brain Stimul. 2012; 5(3):378–387
[3] Reck C, Maarouf M, Wojtecki L, et al. Clinical outcome of subthalamic stimulation in Parkinson's disease is improved by intraoperative multiple trajectories microelectrode recording. J Neurol Surg A Cent Eur Neurosurg. 2012; 73:377–386

[4] Gross RE, Krack P, Rodriguez-Oroz MC, Rezai AR, Benabid AL. Electrophysiological mapping for the implantation of deep brain stimulators for Parkinson's disease and tremor. Mov Disord. 2006; 21 Suppl 14:S259–S283

[5] Williams ZM, Neimat JS, Cosgrove GR, Eskandar EN. Timing and direction selectivity of subthalamic and pallidal neurons in patients with Parkinson disease. Exp Brain Res. 2005; 162(4):407–416

[6] Moran A, Bergman H, Israel Z, Bar-Gad I. Subthalamic nucleus functional organization revealed by parkinsonian neuronal oscillations and synchrony. Brain. 2008; 131(Pt 12):3395–3409

[7] Holdefer RN, Cohen BA, Greene KA. Intraoperative local field recording for deep brain stimulation in Parkinson's disease and essential tremor. Mov Disord. 2010; 25(13):2067–2075

[8] Hubble JP, Busenbark KL, Wilkinson S, Penn RD, Lyons K, Koller WC. Deep brain stimulation for essential tremor. Neurology. 1996; 46(4):1150–1153

[9] Weinberger M, Mahant N, Hutchison WD, et al. Beta oscillatory activity in the subthalamic nucleus and its relation to dopaminergic response in Parkinson's disease. J Neurophysiol. 2006; 96(6):3248–3256

[10] Miocinovic S, de Hemptinne C, Qasim S, Ostrem JL, Starr PA. Patterns of cortical synchronization in isolated dystonia compared with Parkinson disease. JAMA Neurol. 2015; 72(11):1244–1251

[11] Israelashvili M, Loewenstern Y, Bar-Gad I. Abnormal neuronal activity in Tourette syndrome and its modulation using deep brain stimulation. J Neurophysiol. 2015; 114(1):6–20

[12] Priori A, Giannicola G, Rosa M, et al. Deep brain electrophysiological recordings provide clues to the pathophysiology of Tourette syndrome. Neurosci Biobehav Rev. 2013; 37(6):1063–1068

[13] Hampson M, Tokoglu F, King RA, Constable RT, Leckman JF. Brain areas coactivating with motor cortex during chronic motor tics and intentional movements. Biol Psychiatry. 2009; 65(7):594–599

[14] Mian MK, Campos M, Sheth SA, Eskandar EN. Deep brain stimulation for obsessive-compulsive disorder: past, present, and future. Neurosurg Focus. 2010; 29(2):E10

[15] Visser-Vandewalle V, Kuhn J. Deep brain stimulation for Tourette syndrome. Handb Clin Neurol. 2013; 116:251–258

[16] Kim W, Pouratian N. Deep brain stimulation for Tourette syndrome. Neurosurg Clin N Am. 2014; 25(1):117–135

[17] Trotta M, Cocjin J, Whitehead E, et al. Surface based electrode localization and standardized regions of interest for intracranial EEG. Hum Brain Mapp. 2018; 39:709–721

[18] Yang T, Hakimian S, Schwartz TH. Intraoperative ElectroCorticoGraphy (ECog): indications, techniques, and utility in epilepsy surgery. Epileptic Disord. 2014; 16(3):271–279

[19] Greiner HM, Horn PS, Tenney JR, et al. Preresection intraoperative electrocorticography (ECoG) abnormalities predict seizure-onset zone and outcome in pediatric epilepsy surgery. Epilepsia. 2016; 57(4):582–589

[20] Hanson TL, Fuller AM, Lebedev MA, Turner DA, Nicolelis MA. Subcortical neuronal ensembles: an analysis of motor task association, tremor, oscillations, and synchrony in human patients. J Neurosci. 2012; 32(25):8620–8632

[21] Levy R, Hutchison WD, Lozano AM, Dostrovsky JO. High-frequency synchronization of neuronal activity in the subthalamic nucleus of parkinsonian patients with limb tremor. J Neurosci. 2000; 20(20):7766–7775

[22] Zavala BA, Tan H, Little S, et al. Midline frontal cortex low-frequency activity drives subthalamic nucleus oscillations during conflict. J Neurosci. 2014; 34(21):7322–7333

[23] Zaghloul KA, Weidemann CT, Lega BC, Jaggi JL, Baltuch GH, Kahana MJ. Neuronal activity in the human subthalamic nucleus encodes decision conflict during action selection. J Neurosci. 2012; 32(7):2453–2460

[24] Vidailhet M, Vercueil L, Houeto JL, et al. French Stimulation du Pallidum Interne dans la Dystonie (SPIDY) Study Group. Bilateral deep-brain stimulation of the globus pallidus in primary generalized dystonia. N Engl J Med. 2005;352(5):459–467

[25] Kumar R, Lozano AM, Kim YJ, et al. Double-blind evaluation of subthalamic nucleus deep brain stimulation in advanced Parkinson's disease. Neurology. 1998; 51(3):850–855

[26] Tierney TS, Abd-El-Barr MM, Stanford AD, Foote KD, Okun MS. Deep brain stimulation and ablation for obsessive compulsive disorder: evolution of contemporary indications, targets and techniques. Int J Neurosci. 2014; 124(6):394–402

[27] Ramayya AG, Zaghloul KA, Weidemann CT, Baltuch GH, Kahana MJ. Electrophysiological evidence for functionally distinct neuronal populations in the human substantia nigra. Front Hum Neurosci. 2014; 8:655

[28] Patel SR, Sheth SA, Martinez-Rubio C, et al. Studying task-related activity of individual neurons in the human brain. Nat Protoc. 2013; 8(5):949–957

[29] Panov F, Levin E, de Hemptinne C, et al. Intraoperative electrocorticography for physiological research in movement disorders: principles and experience in 200 cases. J Neurosurg. 2017; 126(1):122–131

[30] Schaeffer EL, Liu DY, Guerin J, Ahn M, Lee S, Asaad WF. A low-cost solution for quantification of movement during DBS surgery. J Neurosci Methods. 2018;303:136–145

[31] Asaad WF, Eskandar EN. A flexible software tool for temporally-precise behavioral control in Matlab. J Neurosci Methods. 2008; 174(2):245–258

[32] Asaad WF, Eskandar EN. Achieving behavioral control with millisecond resolution in a high-level programming environment. J Neurosci Methods. 2008;173(2):235–240

[33] Asaad WF, Santhanam N, McClellan S, Freedman DJ. High-performance execution of psychophysical tasks with complex visual stimuli in MATLAB. J Neurophysiol. 2013; 109(1):249–260

[34] Cohen M. Analyzing Neural Time Series Data: Theory and Practice. MIT Press;2014

[35] Kass R, Eden U, Brown E. Analysis of Neural Data. In: New York, NY: Springer;2014

[36] Wood F, Black MJ, Vargas-Irwin C, Fellows M, Donoghue JP. On the variability of manual spike sorting. IEEE Trans Biomed Eng. 2004; 51(6):912–918

[37] Jones DK, Knösche TR, Turner R. White matter integrity, fiber count, and other fallacies: the do's and don'ts of diffusion MRI. Neuroimage. 2013; 73:239–254

[38] Zrinzo L. Pitfalls in precision stereotactic surgery. Surg Neurol Int. 2012; 3 Suppl 1:S53–S61

[39] Cox RW. AFNI: software for analysis and visualization of functional magnetic resonance neuroimages. Comput Biomed Res. 1996; 29(3):162–173

[40] Saad ZS, Reynolds RC. SUMA. Neuroimage. 2012; 62(2):768–773

[41] Smith SM, Jenkinson M, Woolrich MW, et al. Advances in functional and structural MR image analysis and implementation as FSL. Neuroimage. 2004;23 Suppl 1:S208–S219

[42] Woolrich MW, Jbabdi S, Patenaude B, et al. Bayesian analysis of neuroimaging data in FSL. Neuroimage. 2009; 45(1) Suppl:S173–S186

[43] Jenkinson M, Beckmann CF, Behrens TE,Woolrich MW, Smith SM. FSL. Neuroimage. 2012; 62(2):782–790

[44] Horn A, Kühn AA. Lead-DBS: a toolbox for deep brain stimulation electrode localizations and visualizations. Neuroimage. 2015; 107:127–135

[45] Lauro PM, Vanegas-Arroyave N, Huang L, et al. DBSproc: An open source process for DBS electrode localization and tractographic analysis. Hum Brain Mapp. 2016; 37(1):422–433

[46] Collins D, Zijdenbos A, Baaré W, Evans A. ANIMAL + INSECT: Improved Cortical Structure Segmentation. In: Information Processing in Medical Imaging. Berlin, Heidelberg: Springer; 1999

[47] Fonov V, Evans A, McKinstry R, Almli C, Collins D. Unbiased nonlinear average age-appropriate brain templates from birth to adulthood. Neuroimage. 2009; 47(Suppl)(1):S102

[48] Fonov V, Evans AC, Botteron K, Almli CR, McKinstry RC, Collins DL, Brain Development Cooperative Group. Unbiased average age-appropriate atlases for pediatric studies. Neuroimage. 2011; 54(1):313–327

[49] Xiao Y, Bériault S, Pike GB, Collins DL. Multicontrast multiecho FLASH MRI for targeting the subthalamic nucleus. Magn Reson Imaging. 2012; 30(5):627–640

[50] Xiao Y, Fonov V, Bériault S, et al. Multi-contrast unbiased MRI atlas of a Parkinson's disease population. Int J CARS. 2015; 10(3):329–341

[51] Xiao Y, Fonov V, Chakravarty MM, et al. A dataset of multi-contrast population-averaged brain MRI atlases of a Parkinson's disease cohort. Data Brief. 2017; 12:370–379

[52] Randazzo MJ, Kondylis ED, Alhourani A, et al. Three-dimensional localization of cortical electrodes in deep brain stimulation surgery from intraoperative fluoroscopy. Neuroimage. 2016; 125:515–521

[53] Fischl B. FreeSurfer. Neuroimage. 2012; 62(2):774–781

[54] Pierpaoli C, Walker L, Irfanoglu M, et al. TORTOISE: An Integrated Software Package for Processing of Diffusion MRI Data. Stockholm, Sweden; 2010

[55] Sheth SA, Mian MK, Patel SR, et al. Human dorsal anterior cingulate cortex neurons mediate ongoing behavioural adaptation. Nature. 2012; 488(7410):218–221

17 Estimulação Cerebral Profunda: Técnicas e Prática para Indicações Pediátricas

Travis S. Tierney ▪ *William S. Anderson* ▪ *H. Isaac Chen* ▪ *Shenandoah Robinson*

Sumário

A disfunção motora na criança geralmente se manifesta como espasticidade ou distonia. De longe, a causa mais comum de problemas motores nas crianças é a paralisia cerebral e, geralmente, estão presentes graus variáveis de espasticidade e de distonia. Examinamos as opções cirúrgicas para tratar as duas condições. A estimulação cerebral profunda (DBS) palidal é altamente efetiva para a maioria dos tipos de distonia primária, incluindo DYT1 + DYT6 e DYT11 + subtipos genéticos. A DBS palidal ou baclofeno intratecal têm efeito moderado para distonia secundária associada a distonias heredodegenerativas ou paralisia cerebral distônica. A espasticidade é comum e seu tratamento é modelado, individualmente, de acordo com idade, intensidade e distribuição nas extremidades. Abaixo da idade de 6 anos, é melhor tratar as crianças com paralisia cerebral usando toxina botulínica porque a espasticidade costuma desaparecer com a idade. Por outro lado, a maioria dos tipos de distonia infantil geralmente progride e pode ser desejável a intervenção cirúrgica precoce. A idade ideal e a seleção da modalidade cirúrgica mais efetiva não foram ainda estudadas para qualquer etiologia, mas a decisão de proceder com cirurgia geralmente é eletiva. No entanto, duas condições potencialmente letais associadas a transtornos do movimento exigem intervenção médica urgente e muitas vezes de emergência: abstinência de baclofeno e estado distônico. Os cirurgiões precisam estar cientes dos sinais iniciais e sutis das duas condições, pois elas geralmente passam despercebidas. Finalmente, condições neuropsiquiátricas pediátricas selecionadas, como a síndrome de Tourette e o transtorno obsessivo-compulsivo, agora estão sendo investigadas em crianças, uma evolução natural do campo.

Palavras-chave: ablação, baclofeno, estimulação cerebral profunda, distonia, neuromodulação, pediátrico(a), espasticidade, cirurgia.

17.1 Introdução

Os tratamentos do movimento que ocorrem durante a infância são principalmente hipercinéticos.[1] Muitos deles são transitórios (estereotipias, tiques, mioclonias), mas os poucos que progridem ou persistem algumas vezes vêm à atenção neurocirúrgica (as distonias, coreoatetose). Embora a espasticidade se caracterize por disfunção motora, não é considerada um "transtorno do movimento" por convenção.[2] Não obstante, a espasticidade associada à paralisia cerebral é, de longe, a condição mais comum encaminhada à clínica de transtornos do movimento pediátricos. Quase todos esses encaminhamentos são não urgentes e costumam envolver extensa discussão com uma equipe multidisciplinar experiente em transtornos do movimento. Por outro lado, duas condições potencialmente letais exigem rápido reconhecimento e atenção cirúrgica: *abstinência de baclofeno intratecal (ITB)* e *estado distônico*. A superdose de baclofeno, conquanto uma emergência quando não antecipada, raramente é fatal, mas frequentemente exige suporte ventilatório por alguns dias e possivelmente barbotagem do líquido cefalorraquidiano (CSF). Este capítulo discutirá essas emergências, as intervenções para distonia primária e secundária, com breve menção à síndrome de Tourette (TS), uma condição neuropsiquiátrica pediátrica das mais puras. A conduta cirúrgica para condições relacionadas, como o transtorno obsessivo-compulsivo (OCD) e vários outros transtornos psiquiátricos que podem ocorrer na infância, mas que não têm sido bem estudados na população pediátrica e, portanto, ficam para futura investigação. Este capítulo enfatiza a terapia com estimulação cerebral profunda (DBS) para algumas indicações pediátricas e as diferenças, em comparação com pacientes adultos.

17.2 Transtornos do Movimento Pediátricos – Emergências Neurocirúrgicas

Alguns transtornos do movimento em crianças podem-se apresentar dramaticamente e, ocasionalmente, fazem-se encaminhamentos cirúrgicos urgentes à clínica ou vêm do serviço de emergência com preocupações sobre uma condição subjacente séria. Os exemplos incluem torcicolo paroxístico benigno simulando subluxação rotatória ou a síndrome de Sandifer simulando crise convulsiva ou tempestade distônica. Muitas vezes, a história e o exame físico, juntamente com estudos básicos por imagens e eletrodiagnóstico, são tranquilizadores, e uma posterior conduta neurocirúrgica urgente pode ser adiada.

A superdose de baclofeno é tipicamente iatrogênica e ocorre nos intervalos de recarga/reprogramação ou depois de reparo cirúrgico de um sistema de ITB sem ajuste de dose adequado. A superdose pode levar rapidamente a hipoventilação, paralisia flácida e coma. No entanto, o baclofeno, até mesmo em doses altas, não é neurotóxico e se deve esperar recuperação completa em alguns dias com cuidados de suporte. Frequentemente, é necessário suporte ventilatório com monitoração em unidade de terapia intensiva (ICU). Não há antídoto farmacológico específico para uma superdose de baclofeno, embora alguns recomendem o inibidor da acetilcolinesterase fisostigmina ou o antagonista dos receptores de benzodiazepínicos flumazenil para alívio sintomático.[3,4] Nenhum desses agentes se mostrou efetivo,[5-7] e uma recente declaração de consenso sugere que não devem ser usados para superdose de ITB.[8] A terapia mais efetiva parece ser para a bomba e aspirar 20 a 30 mL de CSF da porta de acesso.

Por outro lado, a demora do diagnóstico de estado distônico[9,10] ou de abstinência de baclofeno[8,11] pode ser letal. A suspeita dessas duas condições potencialmente letais deve levar a uma consulta cirúrgica urgente e à rápida mobilização de assistência clínica e cirúrgica. A conduta inicial geral de qualquer das duas condições geralmente envolve baixo limiar para intubação ou inserção de uma cânula oral, seguida pela admissão à ICU pediátrica, hidratação agressiva para prevenir comprometimento renal por mioglobinúria, correção rápida dos eletrólitos e administração de benzodiazepínico intravenoso. ▶ A Tabela 17.1 apresenta um algoritmo simples para orientar o diagnóstico e conduta iniciais dessas duas condições estreitamente relacionadas.

Para evitar a progressão da abstinência do baclofeno, é necessária pronta intervenção para restabelecer a terapia com ITB. Até mesmo o baclofeno oral/enteral em alta dose não pode ser usado confiavelmente para temporizar o cuidado definitivo porque vias orais não alcançam níveis suficientemente altos no CSF.[12,13] Somente 1 a 2% do baclofeno enteral atravessam a barreira hematoencefálica e não pode prevenir sinais de abstinência no sistema

Tabela 17.1 Etapas inicias de conduta para tratar estado distônico e abstinência de ITB

	Estado distônico	Abstinência de ITB
1. Observe o estado mental	Geralmente inalterado	Agitação, delírio e crises convulsivas já no início
2. Reconheça o quadro clínico essencial	Espasmos dolorosos de evolução rápida, muitas vezes com opistótono e *retrocollis* Hipertermia sem sintomas autônomos proeminentes Espasmo bulbar precoce, levando à insuficiência respiratória	Prurido, piloereção (arrepios), intensa espasticidade de rebote Hipertermia com instabilidade autônoma (taquicardia, taquipneia, BP lábil) DIC precoce, levando à rápida falência múltipla de órgãos
3. Inicie o controle agudo (manutenção das vias aéreas, da respiração e da circulação)	Baixo limiar para intubação Líquidos de manutenção 1,5 X Acesso, oximetria de pulso, monitor cardíaco	Diazepam IV (ou midazolam) Pode ser necessário intubar Hidratação IV agressiva (mantendo diurese > 0,5 mL/kg/hora) Acesso, oximetria de pulso, monitor cardíaco (com ECG inicial em 12 derivações) Baclofeno e ciproeptadina por via enteral
4. Peça estudos preliminares	Gasometria arterial, CXR, hemograma, CMP, CK, mioglobina na urina, hemocultura e urocultura	Gasometria arterial, CXR e RX-Abd, hemograma, CMP, CK, mioglobina na urina, hemocultura e urocultura, LFTs, coagulograma, incluindo fibrinogênio e dímeros D
5. Dê medicação inicial	Diazepam ou midazolam IV, titulado até o relaxamento muscular (pode ser necessário suporte ventilatório) Infusão de clonidina (0,25-2 μg/kg/hora) se não intubado Antipiréticos Dantroleno e alcalinização da urina em se desenvolvendo rabdomiólise Antibióticos de amplo espectro se houver suspeita de infecção	Diazepam ou midazolam IV, titulado até o relaxamento muscular (pode ser necessário suporte ventilatório) *Bolus* IT via punção lombar ou infusão via cateter lombar em taxa pré-abstinência se quadro grave Antipiréticos Dantroleno e alcalinização da urina em se desenvolvendo rabdomiólise Antibióticos de amplo espectro se houver suspeita de infecção
6. Pesquisa de desencadeantes corrigíveis	Gastroenterite Diarreia Infecção oculta Ajuste de medicação recente	Descontinuidade do cateter (40%) Mau funcionamento da bomba (verificar registros) Reservatório vazio (verificar último reabastecimento e recolocar o medicamento para excluir enchimento de bolsa) Infecção, meningite
7. Determine o destino	Admissão em ICU	ICU ou sala de cirurgia para revisão da bomba
8. Objetivo terapêutico imediato	Evitar rabdomiólise	Restabelecer ITB, assim que possível

Abreviações: BP, pressão arterial; CK, creatina fosfoquinase; CMP, painel metabólico completo; CSF, líquido cefalorraquidiano; CXR, radiografia de tórax; DIC, coagulopatia intravascular disseminada (também conhecida como o óbito está próximo); ICU, unidade de terapia intensiva; ITB, baclofeno intratecal; LFTs, provas de função hepática.

nervoso central (CNS), como as crises convulsivas. Podem-se usar o baclofeno e a ciproeptadina enterais para reduzir sintomas fora do CNS, como o prurido. A modulação dos receptores GABA$_B$ com benzodiazepínico intravenoso (v. doses na ▶ Tabela 17.1) ou propofol[14] se mostra altamente efetiva contra progressão sintomática, e ambos os agentes protegem contra as crises por abstinência. O uso sustentado de propofol traz um risco de síndrome da infusão do propofol em crianças, de modo que não é recomendado. Assim como a superdose de baclofeno, a abstinência também tende a ocorrer por volta dos horários de recarga. Muitas vezes, a interrogação da bomba para confirmação das concentrações e taxas corretas do medicamento, juntamente com a posologia em *bolus*, pode ser tudo de que se precisa para resolver a subdose. Os diários da bomba devem ser verificados para excluir parada de funcionamento da bomba, o que é raro, mas ocorre e pode ser rapidamente excluído. Não há teste para uma recarga de bolsa; para excluir uma bomba vazia, pode-se realizar uma recarga pronta da bomba com fármaco novo. Pode-se programar um *bolus* para oferecer alívio mais rápido. Depois de fatores humanos, os problemas do cateter são a causa mais comum de abstinência. A desconexão e acotovelamento podem ser detectados em radiografias simples. Nem sempre se pode detectar oclusão por meio de um teste com *bolus* ou aspiração. Se houver suspeita de um problema de cateter, a exploração cirúrgica costuma ser a via mais ágil para retorno da oferta do medicamento. Conquanto estudos com corante fossem realizados no passado, não costumavam dar o diagnóstico e simplesmente adiavam a exploração cirúrgica. Nos casos desafortunados de meningite ou infecção de implante, provavelmente será necessário o explante do dispositivo com antibióticos de amplo espectro. Para pacientes complexos em uso de altas doses de ITB com infecção da bomba, a diminuição gradual, mas rápida, do ITB ao longo de alguns dias, embora em uso de antibioticoterapia de amplo espectro, pode reduzir a sobreposição de infecção grave e abstinência e melhorar a segurança global. Aqui, os relatos de casos têm sugerido que é exequível o restabelecimento da terapia com ITB externa por meio de infusão lombar.[15,16] Tem sido observada a formação de granuloma inflamatório em pacientes recebendo terapia intratecal com opiáceos, o que não é relatado com a infusão de ITB.

Semelhantemente à abstinência do baclofeno, o estado distônico (também chamado tempestade ou crise distônica) rapidamente pode escalar para uma condição potencialmente letal em crianças e pode exigir intervenção cirúrgica urgente se for refratária ao coma induzido clinicamente.[17] O objetivo do escalonamento terapêutico rápido é evitar o desenvolvimento de rabdomiólise e colapso respiratório. Na maioria dos casos, o diagnóstico de distonia é conhecido previamente, mas na rara síndrome de acidúria glutárica tipo I, o estado distônico pode ser a condição de apresentação, sendo tomado por estado de maligno epiléptico.[18] As distonias adquiridas (denominadas secundárias) têm mais probabilidade de desenvolver uma tempestade distônica,[19,20] embora qualquer tipo de distonia tenha o potencial de escalada. Fatores que desencadeiam uma crise incluem infecção, febre, desidratação e falha da DBS ou do ITB.[21,22] Nesses últimos desencadeantes, muitas vezes ocorrem falhas terapêuticas depois de depleção do gerador de pulsos implantado (IPG) ou do reservatório de baclofeno. A interrogação do sistema e o restabelecimento da terapia novamente são urgentemente indicados. A intervenção cirúrgica para colocar eletrodos palidais bilaterais deve se considerada quando terapia clínica específica e coma paralítico deixam de controlar o estado distônico.[21,23-27] O paciente mais jovem da literatura até aqui a receber DBS para tempestade tinha 4 anos de idade.[28] Também foram feitas tentativas de controlar o estado distônico refratário com ITB.[22,29-31] Alguns centros têm relatado sucesso significativamente menor com o ITB do que com a DBS,[32,33] especialmente em casos originados em distonia secundária. No entanto, a terapia com ITB tem tido sucesso na experiência do autor. Palidotomia unilateral[10,34] ou até procedimentos bilaterais em etapas[35,36] são tratamentos efetivos, embora históricos,[37,38] para estado distônico que poderiam ainda ser considerados em casos nos quais infecção ativa ou outras complicações técnicas impossibilitem a implantação dos itens metálicos.[39,40]

17.3 Distonia

As distonias são um grupo heterogêneo de condições que compartilham uma definição formal comum:[1] "transtorno do movimento em que contrações musculares involuntárias sustentadas ou intermitentes causam torção e movimentos repetitivos, posturas anormais ou ambas." Clinicamente, a distonia se manifesta como contração involuntária de grupos musculares oponentes, o que frequentemente causa uma rigidez do tipo cano de chumbo liso, cuja qualidade difere substancialmente da chamada rigidez em canivete da espasticidade (v. adiante). A progressão da deficiência, da dor progressiva e do isolamento social relacionados com a idade que costuma acompanhar a doença em crianças representa indicações importantes para a intervenção cirúrgica precoce. Diferentemente da distonia de início na idade adulta, que tende a permanecer relativamente focal,[41] a distonia na infância geralmente generaliza logo depois de ser diagnosticada, especialmente nos casos de distonia primária.[42] O termo clássico, mas agora antiquado, *distonia muscular deformante* é sinônimo do termo atualmente usado, *distonia primária*, em que análises genéticas têm produzido algumas anormalidades que levam a vários subtipos de distonia primária.[43,44] Em geral, esses são transtornos raros, com taxas de prevalência que variam de 1 em 10.000 a 1 em 30.000 crianças. Essa prevalência, muitas vezes, é mais alta nos judeus Ashkenazi.

As *distonias secundárias* são diferenciadas da distonia primária quando uma lesão estrutural no cérebro (geralmente envolvendo o segmento interno do pálido) fica evidente na MRI[20] (▶ Fig. 17.1). Também têm amplo espectro de causas, incluindo etiologias genética e adquirida, mas, de longe, a mais comum é a distonia associada à paralisia cerebral, com uma prevalência de 2 a 3 por 1.000 ou aproximadamente 15 a 25% de todas as crianças com paralisia cerebral.[45] Em geral, acredita-se que as distonias secundárias sejam menos responsivas à DBS, em comparação com a distonia primária; entretanto, estudos abertos e relatos de casos indicam que a distonia tardia,[46-48] casos bem selecionados de paralisia cerebral distônica[49,50] e certas doenças heredodegenerativas, incluindo a neurodegeneração associada à pantotenato quinase (PKAN)[51,52] possam responder à estimulação palidal bilateral. O ITB pode melhorar o conforto e a função de muitos pacientes com distonia secundária, mas não de todos eles.

A apresentação clínica inicial de distonia em crianças geralmente é sutil, mas, em casos raros mencionados anteriormente, a tempestade distônica é a primeira indicação de doença em que a rápida intervenção cirúrgica pode ser necessária. Muitas vezes, a forma frustra da condição está intermitentemente presente e geralmente envolve a torção de uma extremidade. Nesse caso, alguns vídeos são úteis. Um especialista experiente em transtornos do movimento na infância é ainda mais útil. Desde a orientação dos diagnósticos genéticos iniciais das distonias primárias e heredodegenerativas até a coordenação da conduta médica contínua, as equipes multidisciplinares são essenciais. Para seguir esses pacientes no longo prazo e garantir uma transição suave para os profissionais para adultos, um equipe pediátrica multidisciplinar exclusiva que inclua neurologia, fisiatria e/ou pediatria do

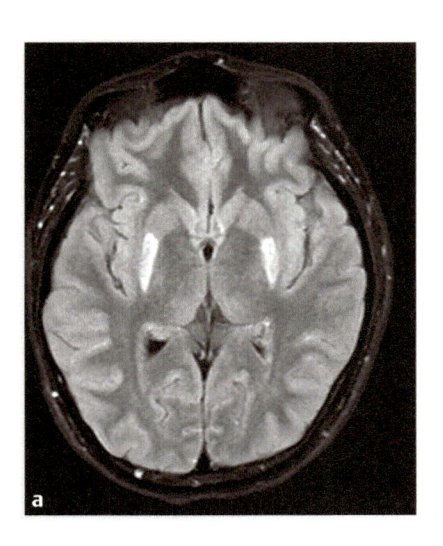

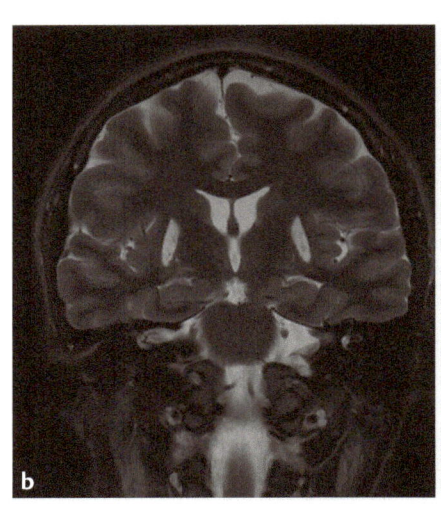

Fig. 17.1 (a, b) Imagens axiais de recuperação de inversão com atenuação do líquido livre (FLAIR) e coronais ponderadas em T2 de mulher de 19 anos com paralisia cerebral secundária a uma lesão cerebral anóxica mostrando sinal hiperintenso no putâmen e no pálido, característica de pacientes apresentando distonia secundária generalizada.

desenvolvimento é essencial para o sucesso no atendimento a esses pacientes complexos.

Embora a consideração plena do diagnóstico de distonia esteja fora do âmbito deste capítulo, o neurocirurgião deve estar ciente de alguns imprevistos no diagnóstico de distonia, reconhecer os subtipos genéticos que parecem responder melhor à DBS ou a terapia com ITB e estar familiarizado com as escalas básicas de classificação. Estas escalas de classificação para distonia primária (Escala Burke-Fahn-Marsden de Classificação de Distonia, BFMDRS) e para distonia secundária (Escala Distônica de Barry-Albright, BAD) foram validadas em crianças.[53-56] Essas escalas podem servir como pontos de referência para dimensionar os efeitos do tratamento e comparar os resultados entre centros.

A síndrome de Segawa,[57] também chamada *distonia responsiva à dopa* (DYT5+) tem características de espasticidade e parkinsonismo com início na infância e ocasionalmente é equivocadamente diagnosticada como paralisia cerebral distônica.[58,59] A maioria dos especialistas recomenda experimentar levodopa em toda as crianças que desenvolvem posturas distônicas, pois a síndrome de Segawa, bem como algumas outras distonias, responde dramaticamente a uma baixa dose de levodopa.[43] Nos casos em que o diagnóstico de paralisia cerebral distônica não é inequivocamente respaldado pelos dados de história e de radiografias, justifica-se adiar as intervenções cirúrgicas para uma experiência com levodopa durante várias semanas para evitar um erro diagnóstico e cirurgia desnecessária.

Em geral, acredita-se que as distonias primárias sejam mais responsivas à DBS do que as secundárias.[47] Agora existem algumas etiologias geneticamente identificadas das distonias primárias, tornando agora o termo que já foi sinônimo *distonia generalizada idiopática* um tanto equivocado. Existe triagem genética para mais ou menos 20 subtipos de distonia de torção (DTY), assim como testes genéticos para as distonias secundárias heredodegenerativas.[60] Uma vez que se suspeite do diagnóstico de distonia e que imagens em alta resolução tenham excluído vários tipos de distonia secundária paralisia cerebral distônica, síndrome de Rett, doença de Leigh, doenças por acúmulo de metais, trauma, tumores e acidente vascular encefálico), esses testes geralmente são realizados em conjunto com um geneticista médico. Felizmente, o tipo mais comum de distonia primário de início precoce também está entre as distonias mais responsivas à estimulação palidal bilateral. A distonia com mutação do gene DYT1, causada por deleção de CAG no gene *TOR1A* no cromossomo 9q, é responsável por 40 a 60% dos casos de distonia primária na infância.[61] Também se tem observado, em estudos abertos, que a distonia autossômica dominante com predileção craniocervical (DYT6+) e distonia mioclônica (DYT11+) é semelhantemente responsiva à DBS.[62,63] Vários estudos também mostram que causas não determinadas geneticamente de distonia primária, os chamados casos não DYT, também podem responder bem à estimulação palidal.[64]

A consideração de alvos não palidais, por exemplo, o tálamo ventrolateral e o núcleo subtalâmico, tem sido sugerida na distonia da infância,[65] mas esses núcleos, em geral, ficam reservados para casos em que eletrodos palidais colocados de maneira ideal não tenham efeito ou causem efeitos colaterais hipocinéticos.[66] Embora a Isenção de Dispositivos Humanitários da Food and Drug Administration (FDA) do Estados Unidos de fato permita colocação de eletrodos no núcleo subtalâmico (STN), o pálido posteroventral continua a ser, de longe, o alvo mais comumente selecionado para distonia pediátrica primária[67] e secundária.[68] Observe que a distonia secundária é uso não autorizado e não exige submissões à FDA ou aprovação por um conselho de revisão institucional se conduzida em uma base caso a caso. Não existem estudos comparativos em crianças para guiar a seleção de um alvo ótimo na distonia infantil, mas parece intuitivo que o STN fosse um local favorável em crianças com a lesão do pálido que comumente acompanha as distonias secundárias.[20] No entanto, para as distonias primárias, o pálido posteroventral deve continuar sendo o local favorito. As distonias secundárias muitas vezes são responsivas no tratamento com ITB.[69] em alguns pacientes, a terapia com ITB pode melhorar significativamente a função e o conforto. Aqueles com distonia grave podem se beneficiar da terapia com ITB suplementada por BDS.

17.4 Espasticidade

Em comparação com a distonia, a espasticidade é muito mais comum, afetando cerca de 300.000 pessoas com menos de 18 anos de idade nos Estados Unidos apenas. Paradoxalmente talvez, os avanços nos cuidados perinatais parecem estar aumentando a incidência de espasticidade cerebral, já que aumenta a sobrevida de bebês com baixo peso ao nascimento e de alto risco que evoluem desenvolvendo paralisia cerebral.[70,71] Definida como o aumento da resistência muscular ao alongamento passivo de modo dependente da velocidade, a espasticidade de extremidades podem ser clinicamente classificada em quatro grupo úteis com base na localização: tetraparesia (também chamada tetraplegia), paraparesia (também chamada diplegia), hemiparesia e monoparesia. O grau de ruptura da função das extremidades orienta, em grande parte, a seleção da terapia. Por exemplo, a monoparesia pode responder bem a injeções de toxina botulínica, enquanto que a tetraparesia pode receber melhor tratamento por meio de ITB. Em casos bem selecionados de diplegia espástica, a rizotomia dorsal seletiva costuma ser ideal. É importante observar que a espasticidade nem sempre é prejudicial. Muitos pacientes usam sua espasticidade para manter a sustentação do tronco e suplementar os músculos fracos do membro inferior. Conquanto a agressão inicial que precipita a espasticidade provavelmente tenha sido uma lesão estática, o impacto da espasticidade sobre a função e o conforto pode mudar com o tempo.[72] Por um lado, a "piora da espasticidade" pode ser um sinal de alerta para um diagnóstico não percebido de hipertonicidade associada à distonia ou à paraparesia espástica hereditária (também chamada paraplegia espástica familiar ou doença de Strumpell-Lorrain).[73] O padrão de gravidade da paralisia cerebral tem mudado nos Estados Unidos ao longo do tempo,[74] provavelmente refletindo as melhoras do atendimento obstétrico e neonatal. Com tais avanços do atendimento, alguns lactentes ficam com menos déficits, enquanto outros, que antes poderiam não ter sobrevivido, agora apresentam déficits significativos.

A espasticidade pode ser graduada clinicamente, e os efeitos do tratamento podem ser seguidos usando-se uma entre duas escalas de classificação: a mais simples e validada Escala de Ashworth Modificada[75,76] ou a mais abrangente, porém menos estudada Escala Tardieu[77] (▶ Tabela 17.2). Ambas oferecem um método para avaliar o grau de espasticidade nas articulações das extremidades e são importante critério na seleção dos pacientes.

A criança geralmente é testada enquanto deitada, e cada articulação é avaliada metodicamente, prestando-se particular atenção aos flexores e rotadores internos das extremidades inferiores. Também é importante testar a força muscular nos membros inferiores e tronco, pois algumas crianças podem suplementar os músculos fracos com contrações espásticas involuntárias para melhorar a marcha e as transferência com movimentos giratórios. Nesses casos, intervenções para melhorar a espasticidade, na realidade, podem reduzir a mobilidade funcional total. Quando uma articulação é sujeita à espasticidade severa por muitos meses, o músculo e o tendão tendem a encurtar progressivamente, assumindo uma contratura fixa que não melhora com o tratamento da espasticidade. Comumente, isso ocorre nos flexores plantares, flexores do joelho e adutores do quadril, esta última muitas vezes levando à subluxação progressiva do quadril e à deformidade acetabular. O objetivo de tratar a diplegia espástica, em particular, é evitar o desenvolvimento dessa condição dolorosa. O tratamento ortopédico das contraturas fixas não é discutido em detalhe neste capítulo, mas consiste em várias cirurgias para liberação musculoesquelética, seguidas por extensa terapia de reabilitação para manter a mobilidade melhorada.[78,79]

Antes de qualquer terapia cirúrgica, uma discussão franca com a criança, os pais e os cuidadores associados deve claramente estabelecer as expectativas pós-operatórias e objetivos comuns. Em geral, o objetivo terapêutico deve incluir: (1) redução de dor, (2) facilitação dos cuidados de rotina, como banho e alimentação, (3) prevenção de contraturas e (4) certo grau de melhora funcional. Muitas vezes, altas expectativas por parte do paciente com referência à melhora funcional precisam ser moderadas a fim de oferecer esperança realista. Em geral, esse último objetivo engloba maior facilidade nas atividades da vida diária, como vestir-se, transferências e deambulação. Nenhum estudo produziu preditores de melhora mais específicos para o controle motor fino ou o controle da linha média necessário para melhora da escrita ou

Tabela 17.2 Duas escalas de classificação comuns para distonia pediátrica: Burke-Fahn-Marsden Dystonia Raging Scale, subescala motora (BFMDRS-M) para distonia primária e a escala Barry-Albright Dystonia (BAD) para distonia secundária

Região e descrição	BFMDRS-M (pontuação de 0 a 120[a])	BADS (pontuação de 0 a 32[b])
Olhos—sinais de distonia nos olhos incluem: espasmos prolongados das pálpebras e/ou desvios forçados dos olhos	0 Ausência de distonia 1 Discreta: piscamento ocasional 2 Leve: piscamento frequente sem espasmos prolongados de fechamento ocular 3 Moderada: espasmos prolongados de fechamento das pálpebras, mas olhos abertos a maior parte do tempo 4 Grave: espasmos prolongados de fechamento das pálpebras, ficando os olhos fechados pelo menos 30% do tempo	0 Ausente 1 Discreta: distonia abaixo de 10% do tempo e não interfere com o rastreamento ocular 2 Leve: piscamento frequente sem espasmos prolongados do fechamento pálpebras e/ou movimentos oculares abaixo de 50% do tempo 3 Moderada: espasmos prolongados do fechamento palpebral, mas os olhos ficam abertos na maior parte do tempo e/ou movimentos oculares acima de 50% do tempo, interferindo com o rastreamento, mas é possível retomar o rastreamento 4 Grave: espasmos prolongados de fechamento palpebral, ficando s pálpebra fechadas pelo menos em 30% do tempo e/ou movimentos oculares acima de 50% do tempo, impedindo o rastreamento
Boca—sinais de distonia da boca incluem caretas, mandíbula cerrada ou desviada, abertura forçada da boca e/ou protrusão forçada da língua	0 Ausência de distonia 1 Discreta: caretas ou outros movimentos da boca ocasionalmente (mandíbula aberta ou cerrada, movimento da língua) 2 Leve: movimento presente em menos de 50% do tempo 3 Moderada: movimentos ou contrações distônicas moderadas presentes na maior parte do tempo 4 Grave: movimentos ou contrações distônicas graves presentes na maior parte do tempo	0 Ausente 1 Discreta: distonia abaixo de 10% do tempo e não interfere com a fala e/ou a alimentação 2 Leve: distonia abaixo de 50% do tempo e não interfere com a fala e/ou a alimentação 3 Moderada: distonia acima de 50% do tempo e/ou distonia que interfira com a fala e/ou a alimentação 4 Grave: distonia acima de 50% do tempo e/ou distonia que impeça a fala e/ou a alimentação
Fala e deglutição	0 Normais 1 Discretamente envolvida: fala facilmente compreendida ou engasgamento ocasional 2 Certa dificuldade para compreender a fala ou engasgamento frequente 3 Dificuldade acentuada para compreender a fala ou incapacidade de deglutir alimentos sólidos 4 Anartria completa ou quase completa ou acentuada dificuldade para deglutir alimentos pastosos ou líquidos	
Pescoço—sinais de distonia do pescoço incluem movimentos súbitos do pescoço para qualquer plano de movimento: extensão, flexão, flexão lateral ou rotação	0 Ausência de distonia 1 Discreta: movimentos súbitos ocasionais 2 Torcicolo óbvio, porém, leve 3 Movimentos súbitos moderados 4 Movimentos súbitos extremos	0 Ausente 1 Discreta: movimentos súbitos abaixo de 10% do tempo e não interferem com a posição deitada, sentada, em pé e/ou a deambulação 2 Leve: movimentos súbitos abaixo de 50% do tempo e não interferem com a posição deitada, sentada, em pé e/ou a deambulação 3 Moderada: movimentos súbitos mais do que 50% do tempo e/ou distonia que interfira com a posição deitada, sentada, em pé e/ou a deambulação 4 Grave: movimentos súbitos acima de 50% do tempo e distonia que impeça a posição sentada em uma cadeira de rodas convencional (exige descanso especial para a cabeça), ficar em pé e/ou deambulação

Tabela 17.2 *(Cont.)* Duas escalas de classificação comuns para distonia pediátrica: Burke-Fahn-Marsden Dystonia Raging Scale, subescala motora (BFMDRS-M) para distonia primária e a escala Barry-Albright Dystonia (BAD) para distonia secundária

Região e descrição	BFMDRS-M (pontuação de 0 a 120[a])	BADS (pontuação de 0 a 32[b])
Membro superior— sinais de distonia das extremidades superiores incluem contrações musculares sustentadas que causem posturas anormais, pontuando cada extremidade em separado	0 Ausência de distonia 1 Discreta: insignificante clinicamente 2 Leve: distonia óbvia, mas não incapacitante 3 Moderada: preensão manual pressente, tendo certa função manual 4 Grave: ausência de preensão útil	0 Ausente 1 Discreta: distonia abaixo de 10% do tempo e não interfere com o posicionamento normal e/ou as atividades funcionais 2 Leve: distonia abaixo de 50% do tempo e não interfere com o posicionamento normal e/ou as atividades funcionais 3 Moderada: distonia acima de 50% do tempo e/ou distonia que interfira com o posicionamento normal e/ou a função das extremidades superiores 4 Grave: distonia acima de 50% do tempo e/ou distonia que impeça o posicionamento normal e/ou a função das extremidades superiores (membros superiores contidos para impedir trauma)
Tronco—sinais de distonia do tronco incluem movimentos súbitos do tronco em qualquer plano de movimento: extensão, flexão, flexão lateral ou rotação	0 Ausência de distonia 1 Discreta curvatura: insignificante clinicamente 2 Curvatura definida, mas não interfere com a posição em pé ou a deambulação 3 Curvatura moderada: interfere com a posição em pé ou a deambulação 4 Curvatura extrema do tronco, impedindo o posicionamento em pé ou a deambulação	0 Ausente 1 Discreta: movimentos súbitos abaixo de 10% do tempo e não interferem com o posicionamento deitado, sentado, em pé e/ou a deambulação 2 Leve: movimentos súbitos abaixo de 50% do tempo e não interferem com o posicionamento deitado, sentado, em pé e/ou a deambulação 3 Moderada: movimentos súbitos acima de 50% do tempo e/ou distonia que interfira com o posicionamento deitado, sentado, em pé e/ou a deambulação 4 Grave: movimentos súbitos acima de 50% do tempo e distonia que impeça o posicionamento sentado em uma cadeira de rodas (exige sistema de adaptação para a posição sentada), em pé e/ou a deambulação
Membros inferiores— sinais de distonia das extremidades inferiores incluem contrações musculares sustentadas causadoras de posturas anormais. Pontuação de cada extremidade em separado	0 Ausência de distonia 1 Discreta: distonia, mas não causadora de comprometimento clinicamente significativo 2 Leve: caminha desembaraçadamente sem auxílio 3 Moderada: compromete intensamente a deambulação ou exige assistência 4 Grave: incapacidade para ficar em pé ou deambular sobre o membro inferior envolvido	0 Ausente 1 Discreta: distonia abaixo de 10% do tempo e não interfere com o posicionamento normal e/ou as atividades funcionais 2 Leve: distonia abaixo de 50% do tempo e não interfere com o posicionamento normal e/ou as atividades funcionais 3 Moderada: distonia acima de 50% do tempo que interfere com o posicionamento normal e/ou sustentação do peso sobre as extremidades inferiores e/ou sua função 4 Grave: distonia acima de 50% do tempo e/ou distonia que impeça o posicionamento normal e/ou sustentação de peso sobre as extremidades inferiores e/ou sua função

[a] A pontuação de intensidade descrita em cada região da BFMDRS é multiplicada por um escore de fator de provocação da seguinte maneira: 0, Ausência de distonia em repouso ou com a ação, 1: distonia em uma ação em particular, 2: distonia em muitas ações, 3: distonia em ação de parte distante do corpo ou intermitentemente em repouso, 4: distonia em repouso. Para fala e deglutição, o escore do fator de provocação é 0: ausente, 1: dificuldade ocasional de fala e/ou da deglutição, 2: dificuldade frequente da fala ou deglutição, 3: dificuldade frequente da fala ou a deglutição e ocasional dificuldade da fala e/ou deglutição, 4: dificuldade frequente da fala e da deglutição. Adicionalmente, dá-se um peso de ½ para a intensidade e os produtos de provocação do olho, boca e pescoço. A pontuação máxima ajustada somada total é de 120.
[b] A pontuação BADS é simplesmente a soma das pontuações de intensidade em cada uma das 8 regiões do corpo para um máximo de 32.

aumento da inteligibilidade da fala melhora da capacidade de deglutição. Não foi desenvolvido ensaio clínico de triagem para predizer de maneira acurada a melhora funcional depois de rizotomia posterior seletiva ou terapia com ITB. Os atuais critérios clínicos de seleção para intervenção cirúrgica dependem muito da gravidade e da distribuição da espasticidade, bem como da idade da criança (▶ Tabela 17.3).

17.5 Síndrome de Tourette

A TS é condição neuropsiquiátrica pediátrica fundamental no sentido de que os tiques e impulsos ligam fenomenologicamente a neurologia e a psiquiatria infantil. Caracterizada por início pré-puberal de tiques motores e vocais, a TS costuma associar-se ao transtorno do déficit da atenção e hiperatividade e ao OCD, mas sua relação com essas condições comórbidas continua controversa.[24,80,81] Como a espasticidade, a intensidade dos tiques tende a diminuir durante a adolescência e, por volta do início da idade adulta, até um terço das crianças com TS ficam livres dos tiques.[82,83] Apesar dessa história natural regressiva, alguns centros agora têm tratado com cirurgia os pacientes pediátricos com tiques motores/vocais intensamente incapacitantes.[84-87] Os procedimentos mais comuns envolvem colocação bilateral de condutores de DBS no tálamo (complexo centromediano-parafascicular e ventral oral) ou no globo pálido (parte interna). Em geral, os resultados da DBS nesses estudos para o tratamento de TS em crianças parecem ser equivalentes aos resultados da coorte adulta. Alguns têm oferecido importantes razões éticas, bem como biológicas, para que se continuem tendo cautela no tratamento cirúrgico de doença neuropsiquiátrica pediátrica.[88] Por outro lado, crianças com TS intratável podem ser consideradas

Tabela 17.3 Comparação de duas escalas comuns para avaliar espasticidade em crianças

Grau na Escala Ashworth Modificada	Descrição	Grau na Escala Tardieu[a]	Descrição
0	Não há aumento do tônus muscular	0	Não há resistência ao movimento passivo
1	Discreto aumento do tônus muscular	1	Resistência discreta ao movimento passivo, mas sem "parada"
1+	Discreto aumento do tônus muscular com uma "parada" seguida por resistência mínima	2	Clara "parada" em um ângulo preciso, seguida por liberação
2	Aumento acentuado do tônus muscular, mas as articulações se movimentam facilmente	3	Clono fatigável inferior a 10 segundos
3	Tônus muscular considerável com movimento articular passivo difícil	4	Clono infatigável
4	Crista articular (fixa) em flexão ou extensão	5	Articulação imóvel

[a] As escalas Tardieu avaliam espasticidade em três velocidades (V1: o mais lenta possível; V2: velocidade sob queda com a gravidade; V3: o mais rápida possível) e observa o ângulo em que aparecem as paradas articulares. A "parada" é um súbito aumento da resistência muscular sentida quando se movimenta a articulação pela amplitude passiva de movimento.

grupo extremamente vulnerável, no qual as intervenções cirúrgicas que se mostraram seguras e efetivas em adultos devam ser estudadas em ensaios clínicos de pequena escala em centros de pesquisa pediátrica exclusivos. Uma abordagem cautelosa, mas oportuna, das condições psiquiátricas infantis naturalmente resulta de muitos sucessos históricos de DBS no tratamento de transtornos do movimento pediátricos.[89,90] Ainda assim, nenhuma agência regulatória governamental aprova a DBS para o tratamento de tiques associados à TS em crianças ou adultos. Algumas possíveis explicações incluem a pobreza de casos encaminhados para DBS mesmo em centros médicos acadêmicos maiores, a falta de ensaio clínico randomizado grande feito em múltiplos locais e a diversidade de alvos cirúrgicos e resultados observados em vários estudos (Cap. 14, Estimulação Cerebral Profunda na Síndrome de Tourette). Para esse fim, foi recentemente estabelecido um registro internacional sob a égide da America Association of Tourette na esperança de captar sistematicamente todos os eventos adversos e os dados de eficácia de um grande número de casos no mundo todo.[91] Foram usados dados semelhantes para obter uma Isenção de Dispositivo Humanitário da FDA dos EUA em 2009 para o tratamento de OCD em adultos, outra condição psiquiátrica decorrente do desenvolvimento que tem origens pediátricas.[80]

17.6 Considerações Cirúrgicas

Embora as crianças se beneficiem enormemente dos avanços técnicos em neurocirurgia funcional propostos, testados e aperfeiçoados em adultos, elas precisam de considerações adicionais.[92-97] Em decorrência de suas complexas condições clínicas, muitas crianças que podem se beneficiar de intervenção cirúrgica também têm risco mais alto de complicações, má cicatrização de feridas por nutrição inadequada e infecção.[98] Os pré-escolares também não chegaram à maturidade esquelética, o que pode ter impacto sobre as opções cirúrgicas.

Para minimizar o risco da má cicatrização de feridas, muitos programas de transtornos do movimento pediátricos interdisciplinares incluem especialistas em gastroenterologia e nutrição pediátricas. Alguns meses de esforços em conjunto podem elevar o índice de massa corporal e reduzir o risco de complicações. O uso transitório ou permanente de nutrição suplementar é muitas vezes necessário para aperfeiçoar o fechamento de feridas. O conceito de nutrição adequada para sustentar o crescimento cerebral, bem como garantir cicatrização cirúrgica, deve ser enfatizado desde idade baixa, assim que o diagnóstico de distonia e espasticidade for feito e a provável necessidade de cirurgia aparecer no horizonte distante. Isso ajudará a evitar demoras das intervenções cirúrgicas de maneira oportuna enquanto a nutrição é abordada de maneira urgente na preparação para a cirurgia.

Os protocolos de redução de infecção agora são de uso generalizado na maioria dos centros neurocirúrgicos pediátricos. Conquanto existam pequenas variações nos detalhes dos protocolos entre instituições, o uso recente de tais protocolos tem mostrado que infecções relacionadas com o dispositivo podem ser drasticamente reduzidas em crianças, sendo que muitos centros obtiveram taxas de infecção durante 1 ano abaixo de 3%. A redução da taxa de infecções pode mudar acentuadamente a relação risco-benefício para aquelas crianças em quem o benefício não seja bem conhecido antes da implantação.

Como a finalidade da intervenção cirúrgica é melhorar o conforto, a função e a independência, a intervenção em crianças pequenas pode ser particularmente benéfica. Para a DBS sustentar o quadro estereotáxico, o crânio precisa estar fundido e ter espessura adequada. Por conta do impacto dos transtornos neurogenéticos sobre o crescimento esquelético, nenhum peso ou idade, especificamente pode ser considerado adequado, e as crianças precisam ser avaliadas de forma individualizada. De modo semelhante, para inserção de uma bomba de ITB, deve-se considerar o biotipo específico e o estado nutricional de cada criança. Em geral, um peso estável acima de 15 kg é útil, mas não é um limite fixo. Para rizotomia dorsal seletiva, em razão da importância da motivação e da cooperação para o protocolo intenso de reabilitação pós-operatória, cada criança deve ser idealmente madura o suficiente para estar automotivada para melhorar a marcha.

Na ocasião da cirurgia, deve-se considerar o crescimento e o ganho de peso em potencial ao longo dos anos quando da colocação do dispositivo. Apesar de ser uma preocupação esperada, o crescimento raramente se torna problema.

17.7 Caso Ilustrativo de Inserção de DBS

O paciente e discutido na conferência multidisciplinar de transtornos do movimento. Depois que a equipe e o paciente e a família concordam em prosseguir, o paciente é preparado para a cirurgia nas instalações de MR intraoperatória. Sob anestesia geral, a cabeça é colocada em um suporte com contatos para quatro pinos. Depois de se prenderem os cabelos, de fazer o preparo e de colocar os campos, colocam-se as grades fiduciais da MR no couro cabeludo que fica sobre o local proposto para os orifícios perfurados frontais bilateralmente (▶ Fig. 17.2). O paciente é colocado no scanner de MR e se realiza exame em T1 volumétrica 3D (▶ Fig. 17.2a). Usando o sistema de orientação estereotáxica, verifica-se a trajetória em cada lado, a qual é então feita com estilete com lâmina de cerâmica (▶ Fig. 17.2b). Outra MR é feita para confirmar a localização dos estiletes de cerâmica (▶ Fig. 17.2c) e depois os condutores são passados para o interior do cérebro e presos ao crânio. Faz-se um exame final dos condutores na conclusão da cirurgia. Realiza-se uma CT pós-operatória na noite da cirurgia para avaliar complicações em potencial. Os condutores são delicadamente no espaço subgaleal e a ferida é fechada (▶ Fig. 17.2e). O paciente retorna, em outra cirurgia, para que os condutores sejam conectados ao gerador.

17.8 Rumos Futuros

Em geral, de um ponto de vista técnico, parece que as intervenções neurocirúrgicas funcionais em crianças têm sido impulsionadas quase exclusivamente pela experiência clínica adquirida no tratamento de condições similares às dos adultos. É provável que continue essa progressão natural da inovação cirúrgica em nosso campo. Dos aperfeiçoamentos técnicos, como a colocação de condutores guiada por imagens sem microeletrodos às novas indicações no campo da doença psiquiátrica infantil, a inovação em neurocirurgia funcional pediátrica tem sido amplamente impulsionada por desafios e interesses de neurocirurgiões funcionais em centros para adultos. Mais recentemente, tornou-se evidente uma apreciação maior das vantagens de trazer a experiência focalizada a partir de centros neurocirúrgicos pediátricos especializados. Os aperfeiçoamentos técnicos continuam a ocorrer nas principais modalidades de tratamento (rizotomia posterior seletiva, DBS e terapia com ITB), tornando mais seguras as intervenções cirúrgicas para transtornos do movimento em crianças.

Os avanços genéticos, de imagens e técnicos expandirão os tipos de doenças e transtornos que podem ser tratados em crianças com a neurocirurgia funcional. Certas condições, como os transtornos do espectro do autismo, estão começando a ser sugeridos como candidatos cirúrgicos.[99-101] Esses tipos de direcionamentos provocativos em condições que são tão obviamente transtornos do desenvolvimento provavelmente são, mas bem explorados primeiramente em hospitais infantis especializados, onde existe substancial expertise subespecializada. O campo da neurocirurgia pediátrica funcional agora está emergindo com alguns subespecialistas treinados duplamente em neurocirurgia pediátrica e funcional. O recente estabelecimento do Pediatric International

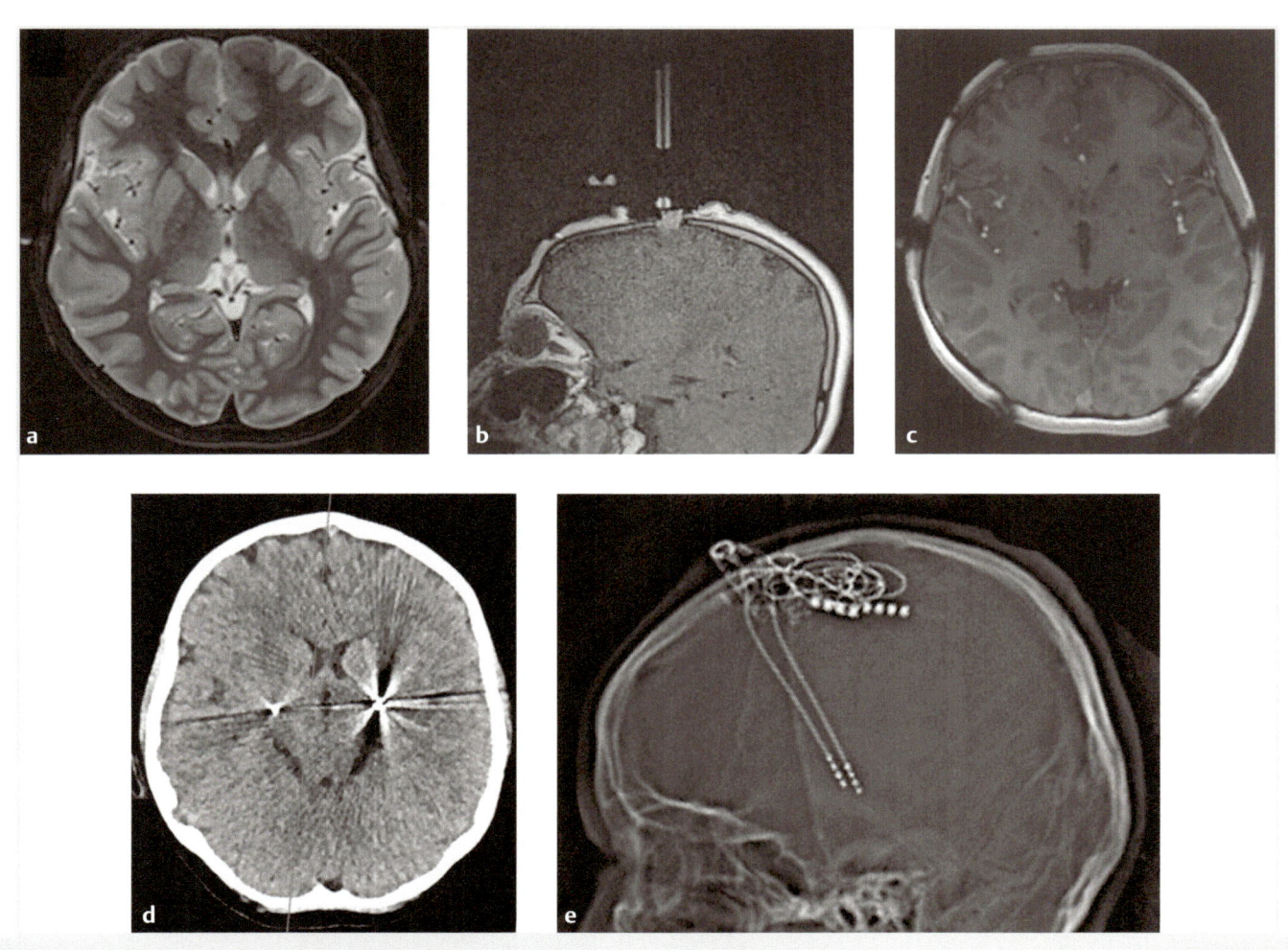

Fig. 17.2 (a-e) Inserção de estimulação cerebral profunda em ressonância magnética guiada por imagens em paciente pediátrico com mutação DYT6.

DBS (PEDiDBS) Registry Project[102] é forte evidência de esforços colaborativos nascentes que estão sendo organizados no campo da neurocirurgia funcional pediátrica.

17.9 Algumas Dicas em Neurocirurgia Funcional Pediátrica

- A DBS palidal é altamente eficaz para a maioria dos tipos de distonias primárias clinicamente intratáveis, incluindo os subtipos genéticos DYT1+, DYT6+ e DYT11+.
- Justificam-se os ensaios clínicos de levodopa em casos de imagens não lesionais de distonia de início na infância para excluir distonias responsivas à dopa.
- A DBS palidal ou a terapia com ITB é moderadamente a muito efetiva para distonia secundária associada a distonias heredodegenerativas e à paralisia cerebral distônica.
- A espasticidade é comum em crianças, e seu tratamento deve ser individualmente modelado de acordo com a idade, a gravidade e a distribuição nas extremidades.
- A terapia com ITB trata efetivamente espasticidade das extremidades superiores e inferiores.
- Rizotomias dorsais seletivas para diplegia espástica podem melhorar permanentemente a marcha em crianças bem selecionadas com diplegia espástica e evita a implantação de dispositivos.

Referências Bibliográficas

[1] Sanger TD, Delgado MR, Gaebler-Spira D, Hallett M, Mink JW, Task Force on Childhood Motor Disorders. Classification and definition of disorders causing hypertonia in childhood. Pediatrics. 2003; 111(1):e89–e97
[2] Singer. Movement Disorders in Childhood. 2010
[3] Greenberg MS. Handbook of neurosurgery. New York: Thieme; 2016
[4] Müller-Schwefe G, Penn RD. Physostigmine in the treatment of intrathecal baclofen overdose. Report of three cases. J Neurosurg. 1989; 71(2):273–275
[5] Byrnes SM, Watson GW, Hardy PA. Flumazenil: an unreliable antagonist in baclofen overdose. Anaesthesia. 1996; 51(5):481–482
[6] Delhaas EM, Brouwers JR. Intrathecal baclofen overdose: report of 7 events in 5 patients and review of the literature. Int J Clin Pharmacol Ther Toxicol. 1991; 29(7):274–280
[7] Rushman S, McLaren I. Management of intra-thecal baclofen overdose. Intensive Care Med. 1999; 25(2):239
[8] Saulino M, Anderson DJ, Doble J, et al. Best practices for intrathecal baclofentherapy: troubleshooting. Neuromodulation. 2016; 19(6):632–641
[9] Allen NM, Lin JP, Lynch T, King MD. Status dystonicus: a practice guide. Dev Med Child Neurol. 2014; 56(2):105–112
[10] Manji H, Howard RS, Miller DH, et al. Status dystonicus: the syndrome and its management. Brain. 1998; 121(Pt 2):243–252
[11] Watve SV, Sivan M, Raza WA, Jamil FF. Management of acute overdose or withdrawal state in intrathecal baclofen therapy. Spinal Cord. 2012; 50(2):107–111
[12] Fernandes P, Dolan L, Weinstein SL. Intrathecal baclofen withdrawal syndrome following posterior spinal fusion for neuromuscular scoliosis: a case report. Iowa Orthop J. 2008; 28:77–80
[13] Ross JC, Cook AM, Stewart GL, Fahy BG. Acute intrathecal baclofen withdrawal: a brief review of treatment options. Neurocrit Care. 2011; 14(1):103–108
[14] Ackland GL, Fox R. Low-dose propofol infusion for controlling acute hyperspasticity after withdrawal of intrathecal baclofen therapy. Anesthesiology. 2005; 103(3):663–665
[15] Bellinger A, Siriwetchadarak R, Rosenquist R, Greenlee JD. Prevention of intrathecal baclofen withdrawal syndrome: successful use of a temporary intrathecal catheter. Reg Anesth Pain Med. 2009; 34(6):600–602
[16] Duhon BS, MacDonald JD. Infusion of intrathecal baclofen for acute withdrawal. Technical note. J Neurosurg. 2007; 107(4):878–880
[17] Lumsden DE, King MD, Allen NM. Status dystonicus in childhood. Curr Opin Pediatr. 2017; 29(6):674–682
[18] Boy N, Mühlhausen C, Maier EM, et al. additional individual contributors. Proposed recommendations for diagnosing and managing individuals with glutaric aciduria type I: second revision. J Inherit Metab Dis. 2017; 40(1):75–101
[19] Fasano A, Ricciardi L, Bentivoglio AR, et al. Status dystonicus: predictors of outcome and progression patterns of underlying disease. Mov Disord. 2012;27(6):783
[20] Tierney TS, Lozano AM. Surgical treatment for secondary dystonia. Mov Disord. 2012; 27(13):1598–1605
[21] Apetauerova D, Schirmer CM, Shils JL, Zani J, Arle JE. Successful bilateral deep brain stimulation of the globus pallidus internus for persistent status dystonicus and generalized chorea. J Neurosurg. 2010; 113(3):634–638
[22] Muirhead W, Jalloh I, Vloeberghs M. Status dystonicus resembling the intrathecal baclofen withdrawal syndrome: a case report and review of the literature. J Med Case Reports. 2010; 4:294
[23] Coubes P, Echenne B, Roubertie A, et al. Treatment of early-onset generalized dystonia by chronic bilateral stimulation of the internal globus pallidus. Apropos of a case. Neurochirurgie. 1999; 45(2):139–144
[24] Jankovic J, Kurlan R. Tourette syndrome: evolving concepts. Mov Disord. 2011; 26(6):1149–1156
[25] Jech R, Bares M, Urgosík D, et al. Deep brain stimulation in acute management of status dystonicus. Mov Disord. 2009; 24(15):2291–2292
[26] Walcott BP, Nahed BV, Kahle KT, Duhaime AC, Sharma N, Eskandar EN. Deep brain stimulation for medically refractory life-threatening status dystonicus in children. J Neurosurg Pediatr. 2012; 9(1):99–102
[27] Zorzi G, Marras C, Nardocci N, et al. Stimulation of the globus pallidus internus for childhood-onset dystonia. Mov Disord. 2005; 20(9):1194–1200
[28] Chakraborti S, Hasegawa H, Lumsden DE, et al. Bilateral subthalamic nucleus deep brain stimulation for refractory total body dystonia secondary to metabolic autopallidotomy in a 4-year-old boy with infantile methylmalnicacidemia: case report. J Neurosurg Pediatr. 2013; 12(4):374–379
[29] Grosso S, Verrotti A, Messina M, Sacchini M, Balestri P. Management of status dystonicus in children. Cases report and review. Eur J Paediatr Neurol. 2012; 16(4):390–395
[30] Mariotti P, Fasano A, Contarino MF, et al. Management of status dystonicus: our experience and review of the literature. Mov Disord. 2007; 22(7):963–968
[31] Narayan RK, Loubser PG, Jankovic J, Donovan WH, Bontke CF. Intrathecal baclofen for intractable axial dystonia. Neurology. 1991; 41(7):1141–1142
[32] Dalvi A, Fahn S, Ford B. Intrathecal baclofen in the treatment of dystonic storm. Mov Disord. 1998; 13(3):611–612
[33] Elkay M, Silver K, Penn RD, Dalvi A. Dystonic storm due to Batten's disease treated with pallidotomy and deep brain stimulation. Mov Disord. 2009; 24(7):1048–1053
[34] Justesen CR, Penn RD, Kroin JS, Egel RT. Stereotactic pallidotomy in a child with Hallervorden-Spatz disease. Case report. J Neurosurg. 1999; 90(3):551–554
[35] Balas I, Kovacs N, Hollody K. Staged bilateral stereotactic pallidothalamotomy for life-threatening dystonia in a child with Hallervorden-Spatz disease. Mov Disord. 2006; 21(1):82–85
[36] Kyriagis M, Grattan-Smith P, Scheinberg A, Teo C, Nakaji N, Waugh M. Status dystonicus and Hallervorden-Spatz disease: treatment with intrathecal baclofen and pallidotomy. J Paediatr Child Health. 2004; 40(5–6):322–325
[37] Cif L, Hariz M. Seventy years of pallidotomy for movement disorders. Mov Disord. 2017; 32(7):972–982
[38] Gross RE. What happened to posteroventral pallidotomy for Parkinson's disease and dystonia? Neurotherapeutics. 2008; 5(2):281–293
[39] Blomstedt P, Taira T, Hariz M. Rescue pallidotomy for dystonia through implanted deep brain stimulation electrode. Surg Neurol Int. 2016; 7 Suppl 35:S815–S817
[40] Marras CE, Rizzi M, Cantonetti L, et al. Pallidotomy for medically refractory status dystonicus in childhood. Dev Med Child Neurol. 2014; 56(7):649–656
[41] Weiss EM, Hershey T, Karimi M, et al. Relative risk of spread of symptoms among the focal onset primary dystonias. Mov Disord. 2006; 21(8):1175–1181
[42] Tabbal SD. Childhood dystonias. Curr Treat Options Neurol. 2015; 17(3):339
[43] Albanese A, Bhatia K, Bressman SB, et al. Phenomenology and classification of dystonia: a consensus update. Mov Disord. 2013; 28(7):863–873
[44] Fahn S. Concept and classification of dystonia. Adv Neurol. 1988; 50:1–8
[45] Winter S, Autry A, Boyle C, Yeargin-Allsopp M. Trends in the prevalence of cerebral palsy in a population-based study. Pediatrics. 2002; 110(6):1220–1225
[46] Damier P, Thobois S, Witjas T, et al. French Stimulation for Tardive Dyskinesia (STARDYS) Study Group. Bilateral deep brain stimulation of the globus pallidus to treat tardive dyskinesia. Arch Gen Psychiatry. 2007; 64(2):170–176
[47] Eltahawy HA, Saint-Cyr J, Giladi N, Lang AE, Lozano AM. Primary dystonia is more responsive than secondary dystonia to pallidal interventions:

outcome after pallidotomy or pallidal deep brain stimulation. Neurosurgery. 2004; 54 (3):613–619, discussion 619–621

[48] Macerollo A, Deuschl G. Deep brain stimulation for tardive syndromes: systematic review and meta-analysis. J Neurol Sci. 2018; 389:55–60

[49] Koy A, Timmermann L. Deep brain stimulation in cerebral palsy: challenges and opportunities. Eur J Paediatr Neurol. 2017; 21(1):118–121

[50] Vidailhet M, Yelnik J, Lagrange C, et al. French SPIDY-2 Study Group. Bilateral pallidal deep brain stimulation for the treatment of patients with dystoniachoreoathetosis cerebral palsy: a prospective pilot study. Lancet Neurol. 2009; 8(8):709–717

[51] Castelnau P, Cif L, Valente EM, et al. Pallidal stimulation improves pantothenate kinase-associated neurodegeneration. Ann Neurol. 2005; 57(5):738–741

[52] Timmermann L, Pauls KA, Wieland K, et al. Dystonia in neurodegeneration with brain iron accumulation: outcome of bilateral pallidal stimulation. Brain. 2010; 133(Pt 3):701–712

[53] Barry MJ, VanSwearingen JM, Albright AL. Reliability and responsiveness of the Barry-Albright Dystonia Scale. Dev Med Child Neurol. 1999; 41(6):404–411

[54] Burke RE, Fahn S, Marsden CD, Bressman SB, Moskowitz C, Friedman J. Validity and reliability of a rating scale for the primary torsion dystonias. Neurology. 1985; 35(1):73–77

[55] Johanna KM, Loïs V, et al. The Burke-Fahn-Marsden Dystonia Rating Scale is age-dependent in healthy children. Mov Disord Clin Pract (Hoboken). 2016;3(6):580–586

[56] Mink JW. Special concerns in defining, studying, and treating dystonia in children. Mov Disord. 2013; 28(7):921–925

[57] Segawa M. Dopa-responsive dystonia. Handb Clin Neurol. 2011; 100:539–557

[58] Boyd K, Patterson V. Dopa responsive dystonia: a treatable condition misdiagnosed as cerebral palsy. BMJ. 1989; 298(6679):1019–1020

[59] Fletcher NA, Thompson PD, Scadding JW, Marsden CD. Successful treatment of childhood onset symptomatic dystonia with levodopa. J Neurol Neurosurg Psychiatry. 1993; 56(8):865–867

[60] Jinnah HA, Alterman R, Klein C, et al. Deep brain stimulation for dystonia: a novel perspective on the value of genetic testing. J Neural Transm (Vienna). 2017; 124(4):417–430

[61] Uc EY, Rodnitzky RL. Childhood dystonia. Semin Pediatr Neurol. 2003; 10(1):52–61

[62] Brüggemann N, Kühn A, Schneider SA, et al. Short- and long-term outcome of chronic pallidal neurostimulation in monogenic isolated dystonia. Neurology. 2015; 84(9):895–903

[63] Rughani AI, Lozano AM. Surgical treatment of myoclonus dystonia syndrome. Mov Disord. 2013; 28(3):282–287

[64] Zorzi G, Carecchio M, Zibordi F, Garavaglia B, Nardocci N. Diagnosis and treatment of pediatric onset isolated dystonia. Eur J Paediatr Neurol. 2018;22(2):238–244

[65] Lumsden DE, Kaminska M, Ashkan K, Selway R, Lin JP. Deep brain stimulation for childhood dystonia: is 'where' as important as in 'whom'? Eur J Paediatr Neurol. 2017; 21(1):176–184

[66] Berman BD, Starr PA, Marks WJ, Jr, Ostrem JL. Induction of bradykinesia with pallidal deep brain stimulation in patients with cranial-cervical dystonia. Stereotact Funct Neurosurg. 2009; 87(1):37–44

[67] DiFrancesco MF, Halpern CH, Hurtig HH, Baltuch GH, Heuer GG. Pediatric indications for deep brain stimulation. Childs Nerv Syst. 2012; 28(10):1701–1714

[68] Koy A, Hellmich M, Pauls KA, et al. Effects of deep brain stimulation in dyskinetic cerebral palsy: a meta-analysis. Mov Disord. 2013; 28(5):647–654

[69] Albright AL, Ferson SS. Intraventricular baclofen for dystonia: techniques and outcomes. Clinical article. J Neurosurg Pediatr. 2009; 3(1):11–14

[70] Odding E, Roebroeck ME, Stam HJ. The epidemiology of cerebral palsy: incidence, impairments and risk factors. Disabil Rehabil. 2006; 28(4):183–191

[71] Reid SM, Meehan E, McIntyre S, Goldsmith S, Badawi N, Reddihough DS, Australian Cerebral Palsy Register Group. Temporal trends in cerebral palsy by impairment severity and birth gestation. Dev Med Child Neurol. 2016; 58 Suppl 2:25–35

[72] Nelson KB, Ellenberg JH. Children who 'outgrew' cerebral palsy. Pediatrics. 1982; 69(5):529–536

[73] Fink JK. Hereditary spastic paraplegia. Curr Neurol Neurosci Rep. 2006; 6(1):65–76

[74] Durkin MS, Benedict RE, Christensen D, et al. Prevalence of cerebral palsy among 8-year-old children in 2010 and preliminary evidence of trends in its relationship to low birthweight. Paediatr Perinat Epidemiol. 2016; 30(5):496–510

[75] Delgado MR, Albright AL. Movement disorders in children: definitions, classifications, and grading systems. J Child Neurol. 2003; 18 Suppl 1:S1–S8

[76] Platz T, Eickhof C, Nuyens G, Vuadens P. Clinical scales for the assessment of spasticity, associated phenomena, and function: a systematic review of the literature. Disabil Rehabil. 2005; 27(1–2):7–18

[77] Haugh AB, Pandyan AD, Johnson GR. A systematic review of the Tardieu Scale for the measurement of spasticity. Disabil Rehabil. 2006; 28(15):899–907

[78] Karol LA. Surgical management of the lower extremity in ambulatory children with cerebral palsy. J Am Acad Orthop Surg. 2004; 12(3):196–203

[79] Spiegel DA, Flynn JM. Evaluation and treatment of hip dysplasia in cerebral palsy. Orthop Clin North Am. 2006; 37(2):185–196, vi

[80] Tierney TS, Abd-El-Barr MM, Stanford AD, Foote KD, Okun MS. Deep brain stimulation and ablation for obsessive compulsive disorder: evolution of contemporary indications, targets and techniques. Int J Neurosci. 2014; 124(6):394–402

[81] Worbe Y, Mallet L, Golmard JL, et al. Repetitive behaviours in patients with Gilles de la Tourette syndrome: tics, compulsions, or both? PLoS One. 2010;5(9):e12959

[82] Bloch MH, Leckman JF. Clinical course of Tourette syndrome. J Psychosom Res. 2009; 67(6):497–501

[83] Freeman RD, Fast DK, Burd L, Kerbeshian J, Robertson MM, Sandor P. An international perspective on Tourette syndrome: selected findings from 3,500 individuals in 22 countries. Dev Med Child Neurol. 2000; 42(7):436–447

[84] Motlagh MG, Smith ME, Landeros-Weisenberger A, et al. Lessons learned from open-label deep brain stimulation for Tourette syndrome: eight cases over 7 years. Tremor Other Hyperkinet Mov (N Y). 2013; 3:3

[85] Porta M, Brambilla A, Cavanna AE, et al. Thalamic deep brain stimulation fortreatment-refractory Tourette syndrome: two-year outcome. Neurology. 2009; 73(17):1375–1380

[86] Servello D, Porta M, Sassi M, Brambilla A, Robertson MM. Deep brain stimulation in 18 patients with severe Gilles de la Tourette syndrome refractory to treatment: the surgery and stimulation. J Neurol Neurosurg Psychiatry. 2008; 79(2):136–142

[87] Zhang JG, Ge Y, Stead M, et al. Long-term outcome of globus pallidus internus deep brain stimulation in patients with Tourette syndrome. Mayo Clin Proc. 2014; 89(11):1506–1514

[88] Focquaert F. Pediatric deep brain stimulation: a cautionary approach. Front Integr Nuerosci. 2011; 5:9

[89] Cif L, Coubes P. Historical developments in children's deep brain stimulation. Eur J Paediatr Neurol. 2017; 21(1):109–117

[90] Leckman JF. Deep brain stimulation for Tourette syndrome: lessons learned and future directions. Biol Psychiatry. 2016; 79(5):343–344

[91] Deeb W, Rossi PJ, Porta M, et al. The International Deep Brain Stimulation Registry and Database for Gilles de la Tourette Syndrome: how does it work? Front Neurosci. 2016; 10:170

[92] Air EL, Ostrem JL, Sanger TD, Starr PA. Deep brain stimulation in children: experience and technical pearls. J Neurosurg Pediatr. 2011; 8(6):566–574

[93] Ghosh PS, Machado AG, Deogaonkar M, Ghosh D. Deep brain stimulation in children with dystonia: experience from a tertiary care center. Pediatr Neurosurg. 2012; 48(3):146–151

[94] Haridas A, Tagliati M, Osborn I, et al. Pallidal deep brain stimulation for primary dystonia in children. Neurosurgery. 2011; 68(3):738–743, discussion 743

[95] Keen JR, Przekop A, Olaya JE, Zouros A, Hsu FP. Deep brain stimulation for the treatment of childhood dystonic cerebral palsy. J Neurosurg Pediatr. 2014; 14(6):585–593

[96] Koy A, Lin JP, Sanger TD, Marks WA, Mink JW, Timmermann L. Advances in management of movement disorders in children. Lancet Neurol. 2016; 15(7):719–735

[97] Marks WA, Honeycutt J, Acosta F, Reed M. Deep brain stimulation for pediatric movement disorders. Semin Pediatr Neurol. 2009; 16(2):90–98

[98] Johans SJ, Swong KN, Hofler RC, Anderson DE. A stepwise approach: decreasing infection in deep brain stimulation for childhood dystonic cerebral palsy. J Child Neurol. 2017; 32(10):871–875

[99] Park HR, Kim IH, Kang H, et al. Nucleus accumbens deep brain stimulation for a patient with self-injurious behavior and autism spectrum disorder: functional and structural changes of the brain: report of a case and review of literature. Acta Neurochir (Wien). 2017; 159(1):137–143

[100] Sinha S, McGovern RA, Sheth SA. Deep brain stimulation for severe autism: from pathophysiology to procedure. Neurosurg Focus. 2015; 38(6):E3

[101] Sturm V, Fricke O, Bührle CP, et al. DBS in the basolateral amygdala improves symptoms of autism and related self-injurious behavior: a case report and hypothesis on the pathogenesis of the disorder. Front Hum Neurosci. 2013;6:341

[102] Marks W, Bailey L, Sanger TD. PEDiDBS: The pediatric international deep brain stimulation registry project. Eur J Paediatr Neurol. 2017; 21(1):218–222

18 Estabelecimento de um Serviço de Estimulação Cerebral Profunda

Charles B. Mikell ▪ Joseph Adachi ▪ Jennifer Cheng ▪ Joseph S. Neimat

Sumário

Este capítulo é dedicado aos neurocirurgiões funcionais recentemente treinados e descreve elementos-chave e considerações para os primeiros anos depois do treinamento visando a estabelecer um serviço bem-sucedido de neurocirurgia funcional. Este capítulo dispõe o que um neurocirurgião recentemente formado pode esperar do campo da neurocirurgia funcional e ajuda a definir a abrangência dos objetivos pessoais e profissionais que serão alcançáveis nos vários ambientes de prática. Serão discutidos os prós e contras da prática privada, hospitalar e dos serviços acadêmicos. Além disso, o capítulo dispensa recomendações relevantes para os detalhes mais finos da negociação de um contrato, da montagem de um laboratório de pesquisa, da equipe clínica, da rede de encaminhamento e da reputação profissional. Embora o capítulo tenha como foco a etapa inicial de uma carreira neurocirúrgica, os elementos certamente serão aplicáveis àqueles que já estão na prática há mais tempo ou àqueles que desejam começar uma nova faceta em sua carreira.

Palavras-chave: montagem de serviço, neurocirurgia funcional, DBS, administração do serviço, desenvolvimento profissional, 2018, redes de encaminhamento, residência em neurocirurgia, neurocirurgia.

18.1 Introdução

Entre as primeiras coisas que um neurocirurgião recentemente contratado tem de fazer é montar um serviço. Esse é invariavelmente um processo mais complexo do que em alguns serviços mais tradicionais porque necessariamente envolve a organização e motivação de um grupo grande e multidisciplinar. Não obstante esses grandes desafios, acreditamos que a criação de tal esforço possa ser um dos aspectos mais gratificantes de uma carreira de neurocirurgia funcional.

Apesar da importância definitiva dessa atividade, recém-graduados muitas vezes receberam pouco treinamento ou orientação sobre como serviços são montados. Embora cada ambiente tenha desafios e oportunidades particulares, sentimos que haja alguns temas comuns que merecem discussão e incorporação no início do processo de montagem de serviço individual. Este capítulo é uma tentativa de resumir aquelas estratégias comuns e de pensar construtivamente nos objetivos aos quais tais elementos de prática servem.

Sugerimos três elementos principais para montar com sucesso um serviço. Em primeiro lugar, é importante saber *o que você quer*. Pergunte a você mesmo como é, na realidade, o "trabalho de seus sonhos". O segundo elemento de um serviço bem-sucedido é o *ambiente correto*: o departamento correto, os parceiros corretos, os neurologistas corretos e a chefia certa. O elemento final é a *abordagem correta* de seus pacientes, seus colaboradores, sua instituição e o ambiente do seu serviço.

18.2 O que Realmente Quero?

γνωθι σεαυτόν – "Conhece a ti mesmo"

– Máxima délfica inscrita na parede do Templo de Apolo.

Os neurocirurgiões, não sendo exceção à população em geral, são bem capazes de resistir ao autoexame. O começo da carreira de alguém é um tempo especialmente importante para fazer uma pausa e refletir sobre os aspectos específicos da carreira de um cirurgião que serão mais importantes para cada um. A falha em fazer a introspecção e deliberar sobre como uma carreira é construída convida o caos inevitável de um serviço cirúrgico fazer suas próprias determinações.

A maioria das pessoas interessadas em neurocirurgia funcional fica fascinada com a ciência do sistema nervoso e com a oportunidade de manipular e investigar suas funções. Todavia, os próprios casos podem ser cansativos e não compensam tanto como outros procedimentos em neurocirurgia. Portanto, é importante saber *quais casos* você quer fazer e *com que frequência*. Se você não tiver objetivos claros, inevitavelmente terá dificuldade em ordenar suas prioridades e finalmente pode perceber que sua agenda ficou estrangulada por obrigações que não foram sua escolha.

A pergunta a seguir a fazer a si mesmo é *quanto dinheiro será suficiente para você*. Em neurocirurgia funcional, "são eletrodos, não parafusos. Ninguém fica rico," como refletiu recentemente um colega. Portanto, quase todos os neurocirurgiões funcionais incorporam outros elementos de prática neurocirúrgica à sua carreira. O estabelecimento desses elementos subsidiários está fora da esfera deste livro, mas não deve ser desprezado ao se ajudar um indivíduo a chegar a um equilíbrio financeiro e intelectual. Finalmente, a neurocirurgia funcional não é tão pouco recompensadora quanto se acredita amplamente – embora a cirurgia da coluna certamente dê maior retorno financeiro. Uma recente pesquisa entre neurocirurgiões funcionais verificou que seus salários tendem a ser proporcional ao 50º percentil dos neurocirurgiões acadêmicos. A zona de Goldilocks que equilibra misto de casos, tempo de pesquisa e compensação "justa" para você é a chave para a felicidade no longo prazo. Também será importante que você tenha discussão franca e honesta com sua chefia sobre esses objetivos antes de assinar o contrato. Quando você acreditar que respondeu a essas perguntas, estará pronto para começar a tomar decisões mais específicas sobre montar seu serviço futuro.

18.2.1 O que Quero: Associar-me a um Programa ou Iniciar um Programa?

As oportunidades de trabalho podem ser divididas em duas categorias: um departamento está procurando parceiro júnior para acrescentar a um serviço de neurocirurgia funcional existente ou um departamento está planejando montar seu próprio programa de neurocirurgia funcional do zero. Há prós e contras a cada situação (▶ Tabela 18.1). No primeiro cenário, juntar-se ao serviço de um neurocirurgião funcional sênior experiente tem algumas vantagens. Um programa estabelecido permitirá que um novo parceiro inicie rapidamente e sem muitos dos desafios iniciais de montar um serviço. Seus sócios seniores já terão feito o trabalho árduo de estabelecer redes de encaminhamento, equipes multidisciplinares clínicas já terão sido montadas, e o hospital tem todo o equipamento relevante e necessário para apoio da equipe. Por outro lado, se você estiver montando um novo programa, somente você será responsável por estabelecer relações com os neurologistas que farão os encaminhamentos, por comprar equipamento e treinar a equipe de apoio, como os técnicos em eletroencefalografia (EEG). Não obstante, você pode montar a programa da maneira que quiser, significando que poderá os brinquedos que quiser, definir a cultura do local de trabalho que quiser e tomar decisões sobre o pessoal essencial usando seus próprios critérios. Se estiver iniciando um programa, é impor-

Tabela 18.1 Prós e contras de iniciar um novo serviço

	Vantagens	Desvantagens
Unir-se a um serviço estabelecido	1. Permite que um novo parceiro inicie rapidamente 2. Evita os desafios iniciais de montar um serviço 3. Os parceiros *seniors* já estabeleceram redes de encaminhamento 4. O hospital tem todo o equipamento e equipe de apoio necessários	1. Menor controle sobre as decisões no serviço 2. Cultura organizacional estabelecida e imutável 3. Serviços entrincheirados e ineficientes que podem ser resistentes a mudanças
Iniciar um novo serviço	1. Capacidade de construir o serviço como lhe pareça melhor 2. Controle sobre as decisões de compras: equipamento, equipe, programação etc.	1. Necessário estabelecer rede de encaminhamentos e relacionamentos com neurologistas que encaminhem 2. Falta de equipamento e instalações no início 3. Responsabilidade por contratar, administrar e treinar a equipe de apoio

tante que sua chefia e o hospital estejam comprometidos com o empreendimento. Os custos do início para um programa de neurocirurgia funcional são significativos (incluindo equipamento para registros com microeletrodos, fixador de crânio, laser etc.), e a chefia terá de estar disposta a fazer esses investimentos iniciais a fim de que o programa tenha sucesso.

18.2.2 O que Quero: Ensino, Pesquisa, Cirurgia?

Para muitos de nós em carreira acadêmica na medicina, o sucesso é afirmado não apenas na excelência na clínica e na sala de cirurgia (SC), mas na conquista dos domínios da pesquisa e do ensino também. Esse clássico banquinho com três pernas – feito raro, há muito tem servido de metáfora precária para a realização na medicina acadêmica. Inevitavelmente, à medida que a carreira avança, os papéis administrativos se tornam uma quarta perna importante dos esforços da pessoa. Na prática privada, os papéis formais em educação e pesquisa são menos comuns, mas, todavia, podem ser buscados e integrados com sucesso ao serviço.

Se tais empenhos forem importantes para sua satisfação no trabalho, reconheça que consumirão considerável tempo e compromisso. Ensinar pode ser uma atividade satisfatória; observar seu estagiário realizar um procedimento simples ou complexo pela primeira vez de maneira independente pode dar um tremendo senso de realização. A maioria dos recém-graduados teve alguma experiência de ensino de residentes juniores e terá consciência se tem atração pela educação. Na medicina acadêmica, a maioria dos departamentos terá certa expectativa de que você dê aula algumas vezes por ano, mas se você quiser fazer mais, isso certamente será acomodado. No início de sua carreira, pode ser desafiador compartilhar a responsabilidade com residentes, já que você mesmo está consolidando confiança operatória. Atingir esse equilíbrio é definitivamente gratificante e se torna mais fácil com alguns anos de experiência. A maioria dos cirurgiões se torna melhores professores com o passar do tempo se estiver disposta a ouvir e atender ao feedback que recebe de seus estagiários desde o começo. Há algumas desvantagens em um papel principal de ensino. Elas incluem o tempo necessário para preparar o material educacional, bem como as exigências constantes e onerosas de fornecer documentação como o progresso de seus estagiários. Em 2013, em resposta à crítica de anos anteriores de que as exigências educacionais em neurocirurgia eram "confusas", o American College of Gradurate Medical Education (ACGME), em consulta à Society of Neurological Surgeons (SNS), desenvolveu um currículo de marcos necessários para cada residente alcançar. Esses marcos têm, na verdade, melhorado a padronização do treinamento, mas também são intensivos como preenchimento de papelada. Em resumo, não há dúvida de que um papel comprometido com a educação exigirá dedicação de um tempo significativo. Além disso, para aqueles que desejam ser professor ou mentor, poucos investimentos de tempo serão pessoalmente gratificantes.

De igual modo, uma carreira de pesquisa séria pode ser satisfatória e frustrante simultaneamente. Você deve decidir logo se vai iniciar sua própria pesquisa ou colaborar com outros cientistas. Se quiser ser você mesmo um investigador principal, precisará ter uma conversa explícita com sua chefia sobre o tempo e recursos à disposição. A competição pelo seu tempo será grande e você precisará proteger vigilantemente seu tempo de pesquisa dedicado. O apoio mais crítico virá sob a forma de pessoal. Um funcionário em tempo integral provavelmente é um requisito mínimo. Você também precisará de espaço em laboratório e de dinheiro para recursos (animais, computadores e outros). No início, a maioria das chefias poderá fornecer alguns recursos... *com a expectativa de que você logo estabeleça seu próprio sistema de captação de verbas*. Os recursos nos centros acadêmicos são cada vez mais escassos; haverá um período definido para o qual um pacote para *startup* estará disponível e, depois desse ponto, você precisará garantir seu próprio dinheiro para manter as coisas funcionando. Além de trabalhar publicações, seus primeiros tempos devem ser passados obtendo dados-piloto para concessão de verbas. Até que você tenha sua própria verba, deverá esperar passar uma quantidade igual de tempo escrevendo subvenções-piloto para que possa permanecer no jogo. Você também deve esperar muita papelada associada às submissões ao Conselho de Revisão Institucional, cuidados de animais e outras atividades relacionadas. À medida que os recursos financeiros se estabeleçam, seja por parte dos National Institutes of Health (NIH) ou de fundações privadas, a pressão sobre você começará a ficar mais fácil; entretanto, o desafio de obter recursos financeiros durará o tempo todo em que você trabalhar no laboratório.

Uma alternativa a dirigir um laboratório independentemente é buscar colaboradores que compartilharão a liderança em seus projetos e verbas. Embora você possa ter de compartilhar seu poder ditatorial, você pode adquirir a nova expertise de pesquisadores capazes com experiência que complemente a sua própria. A capacidade de compartilhar as responsabilidades de administrar o laboratório reduzirá o compromisso de tempo de sua parte e pode ser mais proporcional a manter um serviço cirúrgico movimentado. Os colaboradores de valor não precisam necessariamente estar em sua instituição. O moderno compartilhamento ode dados tornou a colaboração entre centros mais alcançável do que era antes. Se essas colaborações tiverem sucesso e você estiver obtendo verbas e publicando trabalhos, você pode levar à sua chefia ser o caso de recrutar os colaboradores para seu departamento. Ter colaboradores perto, à mão, pode acrescentar-se a uma relação já produtiva. Delegar autoridade a esses colaboradores adicionalmente lhe deixará mais tempo livre para cirurgia e atendimento a pacientes.

Apesar do compromisso de tempo e dos desafios associados a fazer pesquisa, a oportunidade que um neurocirurgião funcional tem de aprender sobre o sistema nervoso é ímpar. Sua posição lhe concederá acesso direto e diário à atividade neural humana o que, até o recente nascimento de nossa disciplina, nenhum ser humano na história jamais teve. Você também terá a capacidade singular de integrar os mais recentes avanços em eletrônica e neurociência para manipular patologia cerebral com estimulação elétrica. Estamos em um tempo auspicioso para pesquisadores clínicos nesse pequeno campo que mostra grande promessa de revolucionar a paisagem das doenças neurológicas e psiquiátricas.

18.2.3 O que Quero: Minha Programação?

Uma vez que você tenha decidido quanto ensino e quanta pesquisa você quer fazer, deve em breve pensar em como programar sua semana. A maioria dos neurocirurgiões inicia com 1 a 2 dias de clínica, 1 a 2 dias de sala de cirurgia, deixando um ou dois dias abertos para atividades acadêmicas. Talvez você queira ter dois dias de pesquisa e está disposto a ganhar menos. Ou talvez você queira ser aquele que faça 300 casos por ano. Você deve avaliar todas as possibilidades cuidadosamente e discutir isso com sua chefia. Na prática privada, a flexibilidade é menor porque seu trabalho é principalmente fazer os casos. Mas até no ambiente privado, sua agenda deve refletir suas prioridades.

18.3 Tipos de Serviços

18.3.1 Tipos de Serviços: Prática Privada

A maioria dos neurocirurgiões nos Estados Unidos está na prática privada. No entanto, apenas grupos privados maiores subespecializados de 10 ou mais cirurgiões conseguem dar suporte a um neurocirurgião funcional exclusivo. É bem pouco habitual que pequenos grupos privados empreguem um neurocirurgião funcional em tempo integral, mas não é incomum que um cirurgião em um serviço menor tenha interesse e ofereça estimulação cerebral profunda (DBS) e cirurgias para epilepsia como subproduto em seu serviço geral.

Seja qual for o ambiente, a incorporação de neurocirurgia funcional permitirá que um serviço se ofereça a fontes pagadoras e hospitais como prestadores de serviço "abrangentes" de atendimento neurocirúrgico, e isso pode se traduzir em melhor alavancagem ao negociar o reembolso. Se o grupo for grande o suficiente, você terá pares com quem discutir os casos complexos. Esses grandes grupos também podem empregar equipe administrativa exclusiva para auxiliar na montagem do serviço. Como você verá, muitas dessas vantagens são compartilhadas com postos de emprego hospitalar.

18.3.2 Tipos de Serviços: Emprego Hospitalar

Durante a década passada, grandes grupos acadêmicos que fornecem equipes para grandes hospitais enfrentaram a pressão do hospital para se unirem à equipe de funcionários. De igual modo, os hospitais também têm buscado contratar sua própria equipe neurocirúrgica para garantir vantagens financeiras sobre os grupos privados. Provavelmente, não haverá como reverter essa tendência; a cada ano, uma proporção cada vez maior de neurocirurgiões nos Estados Unidos está trabalhando para hospitais. O modelo de emprego hospitalar de fato tem alguns benefícios, mas tem também algumas desvantagens. Como com um grande grupo privado, entrega muito trabalho administrativo para você; mas isso, naturalmente, é uma espada de dois gumes. Um administrador profissional pode assumir essas responsabilidades para você, mas essa mudança pode ser sentida agudamente como perda de autonomia. Você pode ter pequeno controle sobre quem o está ajudando na sala de cirurgia ou se tem extensores médicos para o andar. Finalmente, os hospitais, em geral, são capazes de oferecer salários iniciais mais altos do que seus correlatos acadêmicos em vista de seu tamanho e recursos; entretanto, tipicamente farão demandas significativas sobre a produtividade clínica e, se metas altas não forem cumpridas, poderão usar de "jogo duro" nas renegociações de contrato. Em última análise, o sucesso de uma posição, seja de prática privada, de funcionário de hospital ou de acadêmico, dependerá dos objetivos compartilhados entre você e seu empregador. Se aspectos como ensino ou pesquisa forem importantes para você, tenha certeza de que a administração do hospital compreenda o valor que isso traz ao seu programa e que esteja comprometida em dar apoio aos seus objetivos extraclínicos. É crítico que as expectativas de seu empregador sejam compatíveis com seus objetivos identificados.

18.3.3 Tipos de Serviços: Acadêmico

Departamentos acadêmicos tipicamente empregam um ou mais neurocirurgiões funcionais, já que os casos funcionais agora fazem parte dos requisitos da ACGME para programas de treinamento de residência. Os departamentos acadêmicos são os centros tradicionais para ensino e pesquisa, e você pode descobrir que há aumento de prestígio em estar ligado a um centro acadêmico. Os casos que vêm às instituições acadêmicas são tipicamente mais complexos e podem incluir aqueles que são passados por médicos da comunidade. Outras vantagens sobre os serviços da comunidade incluem melhores serviços complementares em grandes estabelecimentos acadêmicos e acesso mais direto a colaboradores em neurologia e outras especialidades. A parceria com colaboradores em neurologia, em particular, é crítica para montar equipes efetivas em um serviço de neurocirurgia funcional.

Embora os salários acadêmicos sejam um pouco menores do que os salários privados, essas posições tipicamente enfatizam a pesquisa e a educação como parte importante de suas atividades. Embora a maioria dos departamentos acadêmicos ainda incentive a produtividade clínica, as melhores posições atingem um equilíbrio entre deveres clínicos e oportunidades acadêmicas para conseguir um salário justo. Novamente, é crítico estabelecer quais padrões sua chefia usará para avaliar sua produtividade quando chegar o tempo das negociações de contrato e/ou de promoção.

18.4 Como Iniciar?

18.4.1 Como Iniciar: Montagem da Equipe

Uma vez iniciado seu trabalho, a montagem de um serviço começa. Se houver um neurocirurgião já existente e seu trabalho for uma válvula de escape para o acúmulo dos pacientes dele(a), muito da montagem da equipe á terá sido feito. Nesse caso, será crítico ter uma boa comunicação com seu parceiro ou parceiros. Tenha certeza de que compreende como os casos e responsabilidades serão repartidos e de que todos os parceiros estejam à vontade com as disposições.

Se você estiver iniciando um novo programa, enfrentará o desafio de montá-lo a partir do zero. O alicerce de um bom programa funcional começa com o estabelecimento de colaboração entre neurologia e neurocirurgia. No começo, você deve ter conversas com os neurologistas que fazem os encaminhamentos. Os programas são montados mais facilmente se houver um subgrupo especializado de neurologistas no Departamento de Neurologia de sua instituição. A maioria dos departamentos de neurologia terá divisões de "Transtornos do Movimento" e "Epilepsia". Em uma situação ideal, essas divisões já existem e podem ter um acúmulo significativo de pacientes cirúrgicos em potencial. Você deve abordar essas pessoas primeiramente e começar a trabalhar com elas para estruturar seus programas. Na maioria dos casos, esses médicos ficarão animados em ter um cirurgião que ofereça serviços que potencializem seus próprios programas. Você deve falar em suas reuniões de divisões e fazer um esforço para estabelecer uma data para uma *conferência cirúrgica* (por exemplo, a primeira terça-feira do mês) para discutir opções de tratamento para pacientes em cada departamento. Desse modo, você consegue sua entrada e define sua relação com os parceiros com um compromisso compartilhado em relação ao esforço. Essas abordagens podem ser modeladas especialmente para serviços de transtornos do movimento, de dor ou de epilepsia.

Os neurologistas de transtornos do movimento tradicionalmente são vistos como os mais ávidos por abraçar o tratamento cirúrgico para seus pacientes. A DBS pode ter efeito tão dramático para a doença de Parkinson e pacientes com tremor, que eles geralmente se entusiasmam com um novo programa cirúrgico. No entanto, a montagem do programa exigirá compromisso de tempo significativo com seus parceiros de neurologia e é importante reconhecer isso. Se seus colegas neurologistas tiverem interesse acadêmico na cirurgia de DBS, esse relacionamento pode ser tremendamente sinérgico. Como bônus seu gasto de tempo clínico geralmente é compensado, até certo grau, pela capacidade de cobrar por consultas de alta complexidade quando programadas, além da cobrança dos códigos da programação. Finalmente, a colaboração com os neurologistas de transtornos do movimento é natural e o retorno é mútuo e substancial.

Os médicos especialistas em dor têm considerações relacionadas, porém distintas, daquelas dos neurologistas de transtornos do movimento, mas devem ficar igualmente entusiasmados sobre sua presença. Os especialistas em dor tipicamente realizam tentativas de estimulação da medula espinal (SCS) percutânea inicialmente e, subsequentemente, encaminham os pacientes para implantação permanente. Se estiverem enviando os pacientes para fora a fim de fazerem o tratamento, ficarão tipicamente felizes por terem alguém na instituição em que já trabalham. Uma distinção importante dos neurologistas de transtornos do movimento é que os estimuladores da medula espinal percutâneos simplesmente não possuem a eficácia da DBS, e a população de pacientes tem níveis de satisfação mais baixos em geral. As SCSs também têm taxas significativas de migração, exigindo revisão; portanto, é importante que os especialistas em dor compreendam que nem todos os pacientes serão um "gol de placa". Bons parceiros para tratamento de dor compreendem isso e estabelecem concessões para resultados subótimos no aconselhamento pré-operatório. Em geral, os especialistas em dor têm uma conscientização aguda da falta de opções terapêuticas seguras para dor intratável e ficam satisfeitos em ter disponíveis a si os serviços de DBS.

A epilepsia tradicionalmente tem sido a área mais desafiadora para se fazerem avanços. A cirurgia de ressecção para epilepsia não possui a gratificação imediata da implantação de DBS e se percebe que traz significativamente mais risco. Por essa razão, alguns epileptologistas têm hesitado em recomendar cirurgia para seus pacientes. Recentemente, contudo, tornaram-se disponíveis opções cirúrgicas atraentes substancialmente menos invasivas em um tempo no qual cada vez se aceita mais que tentativas sequenciais com medicação têm pouca probabilidade de melhora significativa. Por essa razão, esperamos ver um crescimento substancial da prática cirúrgica em epilepsia nos anos futuros. Em um programa em crescimento, os encaminhamentos tipicamente aumentarão à medida que seus neurologistas adquirirem familiaridade com a novas opções à disposição para tratamento (particularmente para epilepsia negativa à MR), tais como ablação com laser e neuroestimulação responsiva (RNS). Você deve logo se reunir com o chefe da divisão de cirurgia para epilepsia e ir preparado com evidências de ensaios clínicos recentes demonstrando o benefício da cirurgia sobre o tratamento clínico continuado. Você deve tentar chegar a um acordo sobre quais pacientes devem receber cirurgia e estabelecer uma data de conferência recorrente para discutir casos novos. À medida que você tiver sucesso no tratamento de um número cada vez maior de pacientes com terapia cirúrgica, seus encaminhamentos provavelmente crescerão.

18.4.2 Como Iniciar: Outros Membros na Equipe?

Para ter sucesso na triagem dos pacientes cirúrgicos, você precisará de membros adicionais na equipe além dos colegas neurologistas. Para programas de DBS, a equipe multidisciplinar tipicamente inclui um ou mais neuropsicólogos. Essa equipe muitas vezes se divide conceitualmente em papéis pré-operatórios e pós-operatórios. No pré-operatório, esses indivíduos interpretam testes funcionais e oferecem orientação aos pacientes com referência aos riscos específicos da intervenção cirúrgica, como déficits funcionais e incapacidade. A avaliação pré-operatória costuma fazer parte da investigação para localização do foco da epilepsia e pode revelar déficits cognitivos adicionais e transtornos do humor latentes antes da cirurgia. Essas revelações podem ser críticas para a seleção criteriosa dos pacientes e o tratamento bem-sucedido. No pós-operatório, neurofisiologistas monitoram os resultados clínico, preparam o seguimento e auxiliam com a transição suave do atendimento para os especialistas em reabilitação.

Também são cruciais um coordenador de pacientes cirúrgicos, unidade de monitoração de epilepsia exclusiva e equipe de técnicos experientes em EEG. Em vista das complexidades do tratamento de pacientes com DBS, muitos grupos têm incorporado enfermagem de prática avançada treinada especificamente para avaliar e programar os pacientes de DBS, bem como navegadores para os pacientes que coordenam o acesso do paciente a muitos especialistas na equipe de DBS. É lugar comum que os programas utilizem um psiquiatra, como membro permanente da comissão ou como consultor frequente chamado em uma base *ad hoc*. Seus esclarecimentos são inestimáveis quando, como frequentemente ocorre, estiverem presentes comorbidades psiquiátricas. Além disso, as neuroimagens, como aquelas fornecidas por neurorradiologistas experientes, são essenciais na identificação de anormalidades sutis, como a esclerose temporal mesial, displasias corticais, anormalidades da migração e encefaloceles. Finalmente, um neurofisiologista exclusivo ou parceiro científico pode auxiliar na sala de cirurgia se você preferir nem sempre realizar você mesmo a neurofisiologia.

18.4.3 Como Iniciar: Parceria com Hospital?

O apoio de seu hospital será crítico para o sucesso de seu programa funcional. Desde o início, o hospital precisará dar suporte ao seu programa, comprando equipamento cirúrgico especializado, como o halo estereotáxico, um sistema de neurofisiologia, sistemas de imagens especializados etc. Também precisarão trabalhar com você a agenda de cirurgias em múltiplas etapas e fornecer recursos proporcionais às complexidades de cirurgias com o paciente acordado e de mapeamento intraoperatório complexo. É importante compreender e prestar atenção ao lado do hospital nessa equação. Conquanto o cálculo da margem de contribuição para qualquer caso varie entre as instituições (com base no modo em que a cirurgia é feita, a mistura de pagadores, os métodos de contabilidade etc.), os casos de DBS tipicamente produzem, de modo geral, margem de contribuição positiva. Pode ser menos remunerativa do que outros tipos de neurocirurgia (como a cirurgia na coluna), mas a realização de cirurgia tão especializada pode beneficiar o hospital ao contratá-la ou pode oferecer um efeito halo ao instituto como um todo. Como com todas as coisas, a comunicações sobre esses pontos com a administração do hospital será importante desde o início.

18.4.4 Como Iniciar: Papel da Indústria?

A cirurgia de DBS, além da estimulação do nervo vago, RNS e SCS, apresenta um dispositivo implantado; por isso, as empresas que produzem tais dispositivos têm importante interesse sinérgico na promoção de nossas cirurgias. Quer você escolha envolvê-las ou não, há representantes de quase todas as empresas em seu mercado, trabalhando para promover as cirurgias que você realiza. Entre os médicos, tem havido falta de confiança geral para com os interesses corporativos e os profissionais de vendas. Fundamentalmente, contudo, cremos que seu conflito de interesses não seja maior do que nosso próprio conflito como médicos que, em última análise, são pagos para realizar a cirurgia. Portanto, sentimos que trabalhar com esses agentes é mutuamente produtivo, uma vez que os incentivemos a aplicarem a mesma integridade que exigimos de nós na seleção dos pacientes apropriados, suspendendo a cirurgia para aqueles que sentimos não serão ajudados.

Tendo isso em mente, os parceiros corporativos podem ser aliados inestimáveis na educação do paciente e crescimento do serviço. Eles podem auxiliar você com apresentações a médicos que potencialmente farão encaminhamentos (tipicamente têm acesso a dados sobre encaminhadores de alto volume); acesso a grupos de pacientes; e têm a possibilidade de levar seu nome a esses grupos. Como agora há competição entre vários fabricantes de dispositivos (e tem havido no espaço da SCS há algum tempo), é importante ser franco em suas interações com cada representante. Em nossos serviços, temos trabalhado para selecionar dispositivos com base em seus méritos clínicos e permitir que nossos pacientes decidam independentemente qual implante farão depois de apresentadas desapegadamente as vantagens de cada um.

18.4.5 Como Iniciar: Extensão à Comunidade?

Como, nos últimos 20 anos, tem-se desenvolvido um modelo mais centralizado de oferta de atendimento à saúde, os centros têm brigado com o melhor modo de mover os pacientes entre centros e, ao final, retorná-los para atendimento no contexto da comunidade. A cirurgia de DBS tem sido exemplo excelente desse tipo de modelo de atendimento terciário. Houve um tempo, há 20 anos, em que se assumiu que cada hospital comunitário realizaria um número limitado de cirurgias de DBS, levando ao desenvolvimento de sistemas para neurofisiologia intraoperatória portátil e monitoramento remoto (Medtronic Inc., comunicações não publicadas). Embora atualmente haja muitos hospitais comunitários destacados que realizem DBS, o consenso geral, por várias razões, inclusive um estudo do Centro de Transtornos do Movimento da Universidade da Flórida,[1] têm migrado para o polo oposto, afirmando que os centros maiores conseguem oferecer a técnica cirúrgica com mais nuances e especializada necessária para uma DBS mais eficiente. Alguns centros têm até insistido em abordar e comercializar sua capacidade de abordar falhas de DBS. Isso tem levado à adoção de um modelo "radial" por muitos centros, em que os hospitais comunitários encaminham casos de DBS a um centro regional designado de excelência para a cirurgia.

A cirurgia de DBS não é a única nem foi a primeira a oferecer esse modelo de atendimento especializado. O modelo radial é comumente creditado ao desenvolvimento da oferta de tratamento especializado para hepatite C, no qual o "Project Echo"[2] foi pioneiro na Universidade do Novo México, subsequentemente espalhando-se pelo país e internacionalmente. Esse modelo tem comprovado ser substancialmente benéfico para o serviço centralizado de DBS. O modelo ajuda os profissionais investidos na comunidade a oferecerem a seus pacientes terapia especializada de DBS (ou dor, epilepsia etc.) por parceria com um centro acadêmico maior para a parte mais especializada dessa oferta. Encaminham então os pacientes para cirurgia, mas assumem o atendimento subsequente de monitoramento e programação do paciente. Essa abordagem combina os pontos fortes peculiares e complementares dos médicos da comunidade e seus correlatos acadêmicos superespecializados. O neurologista da comunidade se torna parte integrante de uma rede conceitual maior de prestadores de atendimento e pode (formal ou informalmente) reivindicar uma ligação com um centro acadêmico de perfil superior. Em um de nossos próprios centros, desenvolvemos tal programa para incluir mais de 10 centros dedicados associados a nosso programa. Isso resultou em um dos mais movimentados centros de DBS no país. O modelo utilizado para encaminhamento, revisão e tratamento cirúrgico dos pacientes é apresentado na ▶ Figura 18.1.

18.4.6 Como Iniciar: Construindo Sua Reputação

Todos sabem sobre os três AAA (em Inglês): afabilidade, disponibilidade (*availability*) e habilidade (*ability*) (nessa ordem). No entanto, você deve pensar cuidadosamente no que essas palavras realmente significam para você. Todos querem encaminhar para uma pessoa simpática. Afabilidade significa ser simpático para com outros prestadores de atendimento e manter uma atitude educada e profissional em todo o tempo. Quando você inicia um trabalho, deve fazer todos os esforços para entrar em contato com os prestadores de atendimento que fazem encaminhamentos quando lhe enviarem um caso cirúrgico. Se você proporcionar uma experiência positiva aos que encaminham para cirurgias, mais de tais encaminhamentos chegarão a você. Se você for tranquilo e educado para com todos, isso será lembrado e procurarão sua ajuda na próxima vez. Diferentemente, se você adquirir uma reputação de pessoa difícil de contatar pelo telefone, as pessoas não vão querer encaminhar para você. É claro que isso é mais fácil falar do que fazer, especialmente quando o atendimento do serviço de emergência liga para você às 3 da madrugada para internar um paciente não operatório em seu serviço. Mas sempre vale tentar. Isso também tem a ver com disponibilidade.

Disponibilidade é um conceito mais evasivo. Você quer estar disponível, mas não tanto que comprometa sua subsistência pessoal. No início, você deve conversar com quem quer que administre sua agenda ambulatorial com o objetivo de priorizar os encaminhamentos operatórios. Em nosso grupo, os tumores cerebrais são vistos assim que possível, por exemplo. Você deve fazer concessões semelhantes para pacientes com epilepsia e DBS. Você também deve se esforçar para priorizar encaminhamentos pessoais para seu neurocirurgião "primeiro em disponibilidade". Novamente, quando alguém lhe enviar um caso operatório, telefone a ele ou ela. Se alguém lhe telefonar pedindo que atenda a um paciente, faça-o assim que possível. Você pode até se oferecer

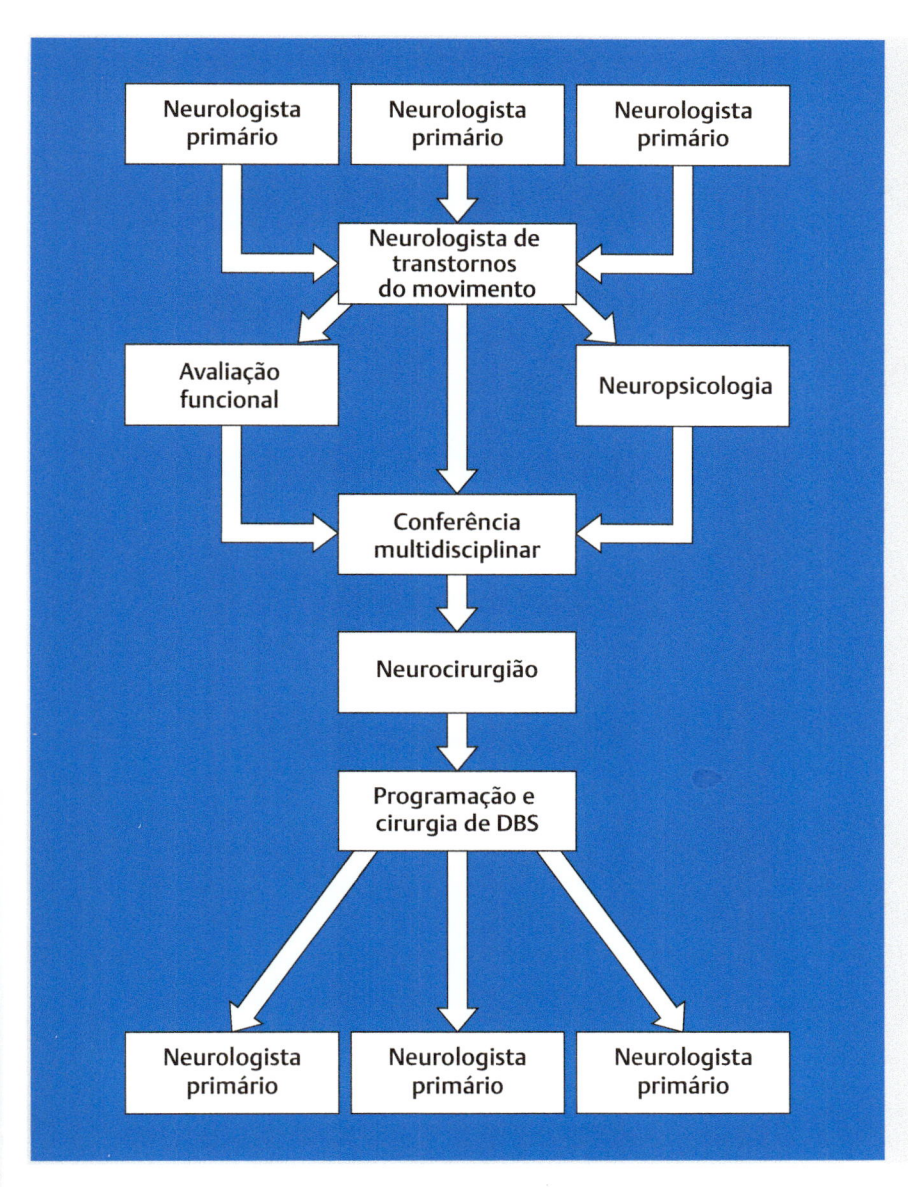

Fig. 18.1 Diagrama de fluxo de encaminhamentos, ilustrando a transferência apropriada do atendimento de um neurologista da comunidade para o neurocirurgião funcional e de volta.

para ver o paciente no consultório do médico que faz o encaminhamento se as circunstâncias permitirem. Alguns serviços têm compartilhados clínicas em que pacientes com transtornos do movimento passam por seu neurologista e neurocirurgião no mesmo dia, facilitando muito o fluxo de pacientes. Aqueles que experimentam um percurso mais suave no transcorrer do pré-operatório e do pós-operatório tipicamente ficam mais felizes e podem transmitir isso ao seu médico de atenção primária ou outros pacientes em potencial.

À medida que seu serviço cresce e você continua a fornecer resultados bem-sucedidos, é importante "fechar a corrente" com os médicos que fazem encaminhamentos. Avise-os, depois da cirurgia, que tudo correu bem e que o paciente está feliz. Se o paciente estiver feliz, também voltará ao médico que fez o encaminhamento e reforçará sua mensagem. Os pacientes, em geral, são seu melhor modo de fazer propagada. Os pacientes de DBS dirão a outros pacientes com doença de Parkinson quanto a terapia mudou sua vida, resultando em mais encaminhamentos. Desse modo, bons resultados levam a mais encaminhamentos, o que, por sua vez, leva a mais resultados bons, continuando um "círculo virtuoso".

18.5 Resumo e Conclusão

Saber o que você quer de seu trabalho é o começo de um serviço de sucesso. Codificar esses objetivos e torná-los consonantes com as expectativas da sua chefia é o segundo passo. À media que você embarca em seu serviço, ser simpático para com os médicos que encaminham e os pacientes levará a mais encaminhamentos e manterão resultados excelentes e fará que os encaminhamentos se multipliquem, juntamente com sua reputação. Depois de algum tempo, você verificará que o crescimento do serviço é consequência natural de fazer seu trabalho e é a parte gratificante e mais fácil da sua prática.

Referências Bibliográficas

[1] Arora S, Thornton K, Murata G, et al. Outcomes of treatment for hepatitis C virus infection by primary care providers. N Engl J Med. 2011; 364(23):2199–2207
[2] Okun MS, Tagliati M, Pourfar M, et al. Management of referred deep brain stimulation failures: a retrospective analysis from 2 movement disorders centers.Arch Neurol. 2005; 62(8):1250–1255

Índice Remissivo

A

A-TAC (*Autism-Tics, AD/HD and Other Comorbidities Inventory*), 130
AANS (*American Association of Neurological Surgeons*), 144
Abordagem(ns)
  com halo, 4
  de CRW, 4
  sem halo, 4
AC (Comissura Anterior), 5
ACC (Córtex Cingulado Anterior), 94
Aceleração
  de aperfeiçoamentos, 50
    em algoritmos de controle, 50
      técnica de *machine-learning*, 50
ACGME (*American College of Graduate Medical Education*), 167
AC-PC (Comissura Anterior e Posterior)
  linha, 19
Activa PC + S
  dispositivos, 47
  parâmetros dos, 47
aDBS (Estimulação Adaptativa Profunda do Cérebro), 47
  dados clínicos, 48
ADHD (Transtorno do Déficit da Atenção e Hiperatividade), 130
Adição
  transtornos por, 141
  DBS nos, 141
ADL (Atividades da Vida Diária), 63, 79
ALIC (Membro Anterior da Cápsula Interna), 93, 114
Alvo
  desenvolvimento de, 94
    para DBS, 94
      no OCD, 94
  feixe prosencefálico medial como, 119
  NAcc como, 118
  planejamento do, 69
    no ET, 69
  refinando o, 58
    na segmentação estereotática, 58
  seleção de, 55
    na PD, 55
  VC/VS como, 119
AMs (Manobras de Alívio), 80
AN (Anorexia Nervosa)
  DBS na, 140
Anestesia
  geral, 27
    DBS com, 27
      seleção de pacientes para, 27
ANT (Núcleo Anterior Talâmico), 106
Antagonista(s)
  na distonia, 81
Anticolinérgico(s)
  na distonia, 81
Anticonvulsivante(s)
  na distonia, 81
Aplicação
  da PD, 54-61
    após a cirurgia, 60
    DBS, 56, 57
      benefícios da, 56
      riscos da, 57
  metas do tratamento, 55
  resumo, 61
  seleção, 54, 55
    de alvos, 55
    de pacientes, 54
  técnicas, 57
em ET, 63-77
  apresentação, 63
    classificação, 63
    gravidade, 63
  circuitos, 64
  direções futuras, 76
    DBS orientada por imagem, 76
  exames diagnósticos, 64
    escalas de classificação, 64
    testes, 64
  fisiopatologia, 64
  genética, 64
  intervenções cirúrgicas, 69
    complicações, 73, 74
    conduta pós-operatória, 73
    DBS, 69, 75
    mapeamento intraoperatório, 71
    planejamento, 69
      da trajetória, 69
      do alvo, 69
    registros intraoperatório, 71
  técnicas minimamente invasivas, 75
    talamotomia com *gamma knife*, 75
    ultrassonografia focal de alta frequência, 76
  tratamento, 65, 68
    cirúrgico, 68
    clínico, 65
Área
  subtalâmica, 56
  posterior, 56
ASD (Transtorno do Espectro do Autismo), 130

B

BFMDRS (Escala de Classificação de Distonia de Burke-Fahn–Marsden), 80, 159
BG (Núcleos da Base), 130
BLA (Tonsila Bilateral), 143
BNST (Núcleo da Estria Terminal), 95

C

Caso Ilustrativo
  de inserção de DBS, 162
CBIT (Intervenções Comportamentais Abrangentes), 130
CBT (Terapia Cognitivo-Comportamental), 130
CBTC (Regiões Corticais-Gânglios da Base-Talamocorticais), 93
CCMD-3 (Classificação Chinesa de Transtornos Mentais-3), 129
CD (Distúrbio de Conduta), 130
Cerebelo
  DBS no, 103
    do córtex cerebelar, 103
    núcleos cerebelares profundos, 104
Cérebro
  rede de trabalho de, 38
    total, 38
      modelos de, 38
Circuito Fechado
  estimulação em, 43-51
    de nervo vago, 49
    efeitos da, 49
    métodos de, 43-51
      dados clínicos existentes, 47
      neuromodulação, 44
      novos horizontes, 49
      perguntas pendentes, 49
      plataformas de tecnologia, 47
      prática corrente, 43-51
      promessa futura, 43-51
    para epilepsia, 48
  SCS em, 49
Cirurgia
  de DBS, 147-154
    pesquisa
      intraoperatória na, 147-154
      análise de dados, 150
      aprovação do IRB, 148
      configuração, 148
      controle de tarefas comportamentais, 149
      equipamento, 148
      formulando hipóteses, 147
      limitações, 154
      reconstrução de pontos de registro, 151
        com base em imagens, 151
      seleção de pacientes, 148
CMT (Núcleo Centro-Mediano do Tálamo), 105
CN (Núcleo Caudado), 108
CNS (Sistema Nervoso Central), 157
Colocação
  de lesão, 31-35
    para transtornos de movimento, 31-35
    métodos de, 31-35
Comportamento
  DBS no, 143
    agressivo, 143
    autoprejudicial, 143
CoRaStiR (Estudo de Controle Randomizado de Estimulação *versus* Ressecção), 109
Córtex
  cerebelar, 103
    estimulação do, 103
CRST (Escala de Classificação Clínica do Tremor), 63
CRW (Cosman-Roberts-Wells)
  abordagem de, 4
CSC (Sulco do Cíngulo Subcaloso), 140
CSF (Líquido Cefalorraquidiano), 156
CT (Tomografia Computadorizada), 11

D

DBS (Estimulação Profunda do Cérebro), 17, 24, 43
  cirurgia de, 147-154
    pesquisa
      intraoperatória na, 147-154
      análise de dados, 150
      aprovação do IRB, 148
      configuração, 148
      controle de tarefas comportamentais, 149
      equipamento, 148
      formulando hipóteses, 147
      limitações, 154
      reconstrução de pontos de registro, 151
        com base em imagens, 151
      seleção de pacientes, 148
  com halo, 82
    estereotáxico, 82
      na distonia 82
  em depressão, 114
    aplicação inicial de, 114
    no SCC, 114
  estabelecimento
    de serviço de, 166-171
      como iniciar, 168
        construindo sua reputação, 170
        extensão à comunidade, 170
        membros na equipe, 169
        montagem da equipe, 168
        papel da indústria, 170
        parceria com hospital, 169
        resumo, 171
      o que realmente quero, 166
        associar-me a um programa, 166
        cirurgia, 167
        ensino, 167
        iniciar um programa, 166
        minha programação, 168
        pesquisa, 167
      tipos de serviços, 168
        acadêmico, 168
        emprego hospitalar, 168
        prática privada, 168
  implante de, 57
    baseado em estrutura, 57
    sem estrutura, 57
  inserção de eletrodo de, 11-15
    técnica estereotáctica de, 11-15
      em plataforma personalizada, 11-15
        STarFix - FHC, 11-15
        Nexframe, 11-15
        Medtronic, 11-15
        sistema robótico, 11-15
  intraoperatória, 24
    verificada por CT, 24
  introdução à, 1-8
    comitês multidisciplinares, 7
    ética, 7
    procedimentos, 3, 4
      ablativo, 3
      cirúrgico, 4
    história, 1-8
    técnicas, 1-8
      cirúrgicas, 4
      considerações técnicas, 1-8
  mecanismo subjacente da, 49
    efeitos da estimulação no, 49
    em circuito fechado, 49
  na epilepsia, 103-110
    cerebelo, 103
      do córtex cerebelar, 103
      núcleos cerebelares profundos, 104
    gânglios da base, 107
      CN, 108
      STN, 108

Índice Remissivo

hipocampo, 108
RNS, 109
tálamo, 104
  ANT, 106
  CMT, 105
na PD, 56
  benefício da, 56
  riscos da, 57
na TS, 129-137
  características da, 129
    comorbidades, 129
    escalas de medidas dos tiques, 130
  colocação do eletrodo, 135
  epidemiologia da, 129
  fisiopatologia da, 130
  fluxo cirúrgico, 135
  IPG, 136
    programação pós-operatória do, 136
  rumos futuros, 137
  tratamento para, 130
    critérios de seleção, 134
    GPe, 134
    GPi, 134
    história do uso de lesões, 132
    STN, 134
    tálamo, 133
    VC/VS, 134
neuroética da, 126
  para TRD, 126
no transtorno depressivo, 113-126
  maior, 113-126
    atual posição da, 113
    ensaios clínicos com, 120
    futuro da, 120
orientada, 25, 83
  por iMRI, 25
  por MR, 83
    na distonia, 83
  por MRI intervencional, 25
para depressão bipolar, 120
para distonia, 79-88
  classificação, 79
    escala, 80
  complicações, 83
    pós-operatórias, 83
  considerações, 79-88
    cirúrgicas, 79-88
    clínicas, 79
    etiológicas, 80
    farmacológicas, 81
  exame, 79
  programação da, 85
  resultados da, 85
  revisão clínica, 79-88
  tratamento, 80
    cirúrgico, 81
    clínico, 80
para indicações, 140-145, 156-164
  pediátricas, 156-164
    caso ilustrativo de inserção de, 162
    considerações cirúrgicas, 162
    dicas em neurocirurgia funcional, 164
    distonia, 158
    emergências neurocirúrgicas, 156
    espasticidade, 159
    prática, 156-164
    rumos futuros, 163
    técnicas, 156-164
    transtornos do movimento pediátrico, 156
    TS, 161

psiquiátricas emergentes, 140-145
  AN, 140
  transtornos, 141
    por adição, 141
    por uso de substâncias psicoativas, 141
    comportamento, 143
      agressivo, 143
      autoprejudicial, 143
    PTSD, 143
    esquizofrenia, 144
para OCD, 93-101
  critérios para candidatos, 95
  desenvolvimento de alvos para, 94
  direções futuras, 100
  eficácia, 95
  estudo, 99
    considerações para desenho de, 99
    resumo, 99
  eventos adversos, 99
  fisiopatologia, 94
  neurocirurgia estereotática, 93
    desenvolvimento da, 93
  parâmetros na, 87
    de estimulação, 87
    de programação, 87
  segmentação de, 37-41
    modelação computacional para, 37-41
    aplicações futuras, 41
    técnicas, 37
  tractografia para, 37-41
    técnicas avançadas, 39
  seleção de pacientes, 27
    mediante anestesia geral, 27
Depletor(es)
  de dopamina, 81
    na distonia, 81
Depressão
  aplicação inicial em, 114
    de DBS, 114
    no SCC, 114
  bipolar, 120
    DBS para, 120
Derivação
  implante de, 24
    evolução do, 24
    no paciente adormecido, 24
Dispositivo(s)
  parâmetros dos, 47
    Activa PC + S, 47
    RNS, 48
Distonia
  cervical, 86
  DBS para, 79-88, 158
    classificação, 79
      escala de, 80
    com halo estereotáxico, 83
    complicações, 83
      pós-operatórias, 83
    considerações, 79-88
      cirúrgicas, 79-88
      clínicas, 79
      etiológicas, 80
      farmacológicas, 81
    exame, 79
    orientada por MR, 83
    programação da, 85
    resultados da, 85
    revisão clínica, 79-88
    tratamento, 80
      cirúrgico, 81
      clínico, 80

  focal, 86
  generalizada, 85
    primária, 85
    secundária, 86
dlPFC (Córtex Pré-Frontal Dorsolateral), 94
DMAZ (Zona Anticonvulsivante Dorsal do Mesencéfalo), 107
Doença
  de Segawa, 80
Dopamina
  depletores de, 81
    na distonia, 81
Dopaminérgico(s)
  tratamentos, 81
    na distonia, 81
DRD (Distonia Sensível a Dopa), 80
DRT (Trato Dentatorrubrotalâmico), 39
DSM-5 (*The Diagnostic and Statistical Manual of Mental Disorders-5*), 129
DTI (Imagens de Tensor de Difusão), 39
DTY (Distonia de Torção), 159
DWI (Imagens Ponderadas em Difusão), 39
DYT6+ (Distonia Autossômica Dominante com Predileção Craniocervical), 159
DYT11+ (Distonia Mioclônica), 159
DYTS+ (Distonia Responsiva à Dopa), 159

E

ECT (Eletroconvulsoterapia), 113
Eletrodo(s)
  colocação de, 7
Eletrodo(s)
  de DBS, 11-15
    técnica estereotáctica de inserção de, 11-15
    em plataforma personalizada, 11-15
      STarFix - FHC, 11-15
      Nexframe, 11-15
      Medtronic, 11-15
      sistema robótico, 11-15
  implante de, 24-29
    por investigação intraoperatória por imagens, 24-29
    direções futuras, 28
    evolução do, 24
    iCT-DBS, 24
    iMRI-DBS, 25
    seleção de pacientes, 27
Eletromiografia
  periférica, 46
Emergência(s)
  neurocirúrgicas, 156
    transtornos, 156
    do movimento pediátricos, 156
Epilepsia
  DBS na, 103-110
    cerebelo, 103
      do córtex cerebelar, 103
      núcleos cerebelares profundos, 104
    gânglios da base, 107
      CN, 108
      STN, 108
    hipocampo, 108
    RNS, 109
    tálamo, 104
      ANT, 106
      CMT, 105
  estimulação para, 48
    em circuito fechado, 48

ERP (Terapia de Exposição/Prevenção de Resposta), 95
Espasticidade
  DBS na, 159
Esquizofrenia
  DBS na, 144
Estabelecimento
  de serviço de DBS, 166-171
    como iniciar, 168
      construindo sua reputação, 170
      extensão à comunidade, 170
      membros na equipe, 169
      montagem da equipe, 168
      papel da indústria, 170
      parceria com hospital, 169
      resumo, 171
    o que realmente quero, 166
      associar-me a um programa, 166
      cirurgia, 167
      ensino, 167
      iniciar um programa, 166
      minha programação, 168
      pesquisa, 167
    tipos de serviços, 168
      acadêmico, 168
      emprego hospitalar, 168
      prática privada, 168
Estimulação
  convencional, 39
    além da, 39
  do córtex cerebelar, 103
  em circuito fechado, 43-51
    de nervo vago, 49
    efeitos da, 49
    métodos de, 43-51
      dados clínicos existentes, 47
      neuromodulação, 44
      novos horizontes, 49
      perguntas pendentes, 49
      plataformas de tecnologia, 47
      prática corrente, 43-51
      promessa futura, 43-51
    para epilepsia, 48
    paradigmas de, 47
ET (Tremor Essencial), 32, 37, 43
  aplicação em, 63-77
    apresentação, 63
      classificação, 63
      gravidade, 63
    circuitos, 64
    direções futuras, 76
      DBS orientada por imagem, 76
    exames diagnósticos, 64
      escalas de classificação, 64
      testes, 64
    fisiopatologia, 64
    genética, 64
    intervenções cirúrgicas, 69
      complicações, 73, 74
      conduta pós-operatória, 73
      DBS, 69, 75
      mapeamento intraoperatório, 71
      planejamento, 69
        da trajetória, 69
        do alvo, 69
      registros, 71
    técnicas minimamente invasivas, 75
      talamotomia com *gamma knife*, 75
      ultrassonografia focal de alta frequência, 76
    tratamento, 65, 68
      cirúrgico, 68
      clínico, 65

F

FDA (*Food and Drug Administration*), 1
Feixe
  prosencefálico, 119
    medial, 119
      como alvo, 119
FEM (Modelagem de Elemento Finito), 37
Fisioterapia
  na distonia, 81
Fixação
  plataforma de, 11
  de segmentação cirúrgica, 11
FMDRS (Escala de Classificação de Distonia de Fahn–Marsden), 80
fMRI (Ressonância Magnética Funcionnal), 64
Fonte(s)
  de sinais de respostas, 45
    atividade de unidade, 45
      múltipla, 45
      única, 45
    eletromiografia periférica, 46
    gravações inerciais, 46
    LFPs, 45
    outros sinais, 46
FTM (Tremor de Fahn-Tolosa-Marin), 63
  escala de classificação de 65
FUS (Ultrassom Focalizado) orientado por MR, 33

G

GAER (Epilepsia por Ausência Genética de Strasbourg), 109
Gânglio(s)
  da base, 107
    DBS nos, 107
    CN, 108
    STN, 108
Gerador
  de pulso, 7
    implante de, 7
Globo Pálido, 19
  mapeamento de, 20
    com microelétrodos, 20
GPe (Globo Pálido Parte Externa)
  DBS no, 134
  na TS, 134
GPi (Globo Pálido Interno), 3, 31, 38, 143
  DBS no, 130, 134
    na TS, 130, 134
  mapeamento de, 20
    com microelétrodos, 20
  MER em, 59
  segmentação estereotática, 58
    direta, 58
    por coordenadas, 58
Gravação(ões)
  inerciais, 46
GWAS (Estudos de Associação Genômica Ampla), 64, 130

H

Halo
  abordagens com, 4
  abordagens sem, 4
  estereotáxico, 82
    DBS com, 82
      na distonia, 82
  inserção do, 5
  sistemas de coordenadas
    com base em, 11
    versus em imagens, 11
    plataforma de fixação, 11
HDE (Isenção para Dispositivo Humanitário/*Humanitarian Device Exemption*), 98, 140
HDRS (Escala Hamilton de Classificação de Depressão), 119
Hipocampo
  DBS no, 108
HRT (Treinamento de Reversão de Hábitos), 130

I

ICH (Hemorragia Intracerebral), 99
iCT-DBS (Estimulação Profunda do Cérebro verificada por Tomografia Computadorizada Intraoperatória), 24
ICU (Unidade de Terapia Intensiva), 156
Implante
  de DBS, 57
    baseado em estrutura, 57
    sem estrutura, 57
  de eletrodo, 24-29
    por investigação intraoperatória por imagens, 24-29
    direções futuras, 28
    evolução do, 24
    iCT-DBS, 24
    iMRI-DBS, 25
    seleção de pacientes, 27
  de gerador de pulso, 7
iMRI (Imagem de Ressonância Magnética Intraoperatória), 24
  DBS orientada por, 25
    cenário de, 25
    fluxo de trabalho, 26
      do sistema ClearPoint, 26
    sequência de, 26
    para segmentação anatômica, 26
Injeção(ões)
  de toxina botulínica, 81
  na distonia, 81
Inserção
  de eletrodo de DBS, 11-15
    assistida por robótica, 14
    em plataforma personalizada, 11-15
    técnica estereotáctica de, 11-15
      STarFix - FHC, 11-15
      Nexframe, 11-15
      Medtronic, 11-15
      sistema robótico, 11-15
Investigação Intraoperatória
  por imagens, 24-29
    implante de eletrodo orientado por, 24-29
    direções futuras, 28
    evolução do, 24
    iCT-DBS, 24
    iMRI-DBS, 25
    seleção de pacientes, 27
Investigação por Imagem(ns)
  técnicas avançadas de, 39
    avanços em, 40
    DWI, 39
    modelagem computacional, 41
      aplicações futuras de, 41
    tractografia, 39
ION (Núcleo Olivar Inferior), 64
IPG (Gerador de Pulso Implantável), 7, 135
  para sistema DBS, 136
  programação pós-operatória do, 136
ITB (Abstinência de Baclofeno Intratecal), 156
ITP (Pedúnculo Talâmico Inferior), 97

L

Lesão
  colocação de, 31-35
    métodos para transtornos de movimento de 31-35
    LITT com termografia por MR, 33
    palidotomia, 31
    procedimentos radiocirúrgicos, 32
    talamotomia ventral, 32
    técnica cirúrgica estereotática, 32
    ultrassom focado orientado por MR, 33
LFPs (Potenciais de Campo Local), 45, 135
LG (Síndrome de Lennox-Gastaut), 105
LITT (Terapia Térmica Intersticial a *Laser*), 31
  com termografia por MR, 33
Localização
  fisiológica, 6
    MERs, 6
  preparação para, 6

M

Machine-Learning
  técnica de, 50
    algoritmos de controle, 50
    aceleração de aperfeiçoamentos em, 50
MADRS (Escala Montgomery-Åsberg de Classificação de Depressão), 120
Mapeamento
  base lógica, 17
  por microeletrodos, 19
    de GPi, 20
    de STN, 20
    de Vc, 19
    de Vim, 19
    de Voa, 19
    de Vop, 19
Medtronic, 11-15
MERs (Registro de Microeletrodos), 4, 17-21, 32, 135
  em GPi, 59
  em STN, 58
  localização fisiológica, 6
  mapeamento, 17
    base lógica para, 17
  microelétrodos, 18
    complicações, 21
    controvérsias, 21
    técnica de, 18
      globo pálido, 19
      STN, 20
      tálamo ventral, 19
    tecnologia de, 18
METTLE (Estudo de Terapia Médica *versus* Elétrica para Epilepsia do Lobo Temporal), 109
Meynert
  núcleo basal de, 56
Microelétrodo(s)
  gravação de, 58
  em STN, 58
  técnica de, 18
    globo pálido, 19
    STN, 20
    tálamo ventral, 19
  tecnologia de, 18
Modelação Computacional
  para segmentação de DBS, 37-41
    aplicações futuras, 41
    técnicas, 37
      além da estimulação convencional, 39
      de rede de trabalho, 38
      de cérebro total, 38
      VTA, 37
Monitoramento
  intraoperatório,
MOVES (*Tourette Disorder Scale, Motor tic, Obsessions and compulsions, Vocal tic Evaluation Survey*), 130
Movimento
  pediátrico, 156
    transtornos do, 156
  transtornos de, 31-35
    métodos de colocação de lesão para, 31-35
    palidotomia, 31
    talamotomia ventral, 32
    técnica cirúrgica estereotática, 32
    procedimentos radiocirúrgicos, 32
    ultrassom focado orientado por MR, 33
    LITT com termografia por MR, 33
MR (Ressonância Magnética), 11
  termografia por, 33
    LITT com, 33
  ultrassom orientado por, 33
    focado, 33
MRI (Imagem de Ressonância Magnética), 17, 24
  intervencional, 25
    DBS orientada por, 25
MTLE (Epilepsia do Lobo Temporal Mesial), 109
MTLE-DBS (Estimulação Elétrica de Baixa Frequência do Fórnice em MTLE Não Tratável), 109
MTP (Plataforma Personalizada de Microssegmentação), 11

N

NAcc (Núcleo *Accumbens*), 94, 142
  como alvo, 118
Neurocirurgia
  estereotática, 93
    para OCD, 93
      desenvolvimento da, 93
  funcional, 164
    pediátrica, 164
      dicas em, 164
Neuroética
  da DBS, 126
  para TRD, 126
Neuromodulação
  em circuito fechado, 44
    abordagens à, 44
      fontes de sinais de resposta, 45
      paradigmas de estimulação, 47
      sistema, 44, 47
        de controle, 47
        ideal, 44
Nexframe, 11-15
  sistema, 13

Índice Remissivo

NIH (*National Institutes of Health*), 167
NIMH (*National Institute of Mental Health*), 113
Núcleo(s)
  basal, 56
    de Meynert, 56
  centromediano, 56
  cerebelares, 104
    profundos, 104
  parafascicular, 56
  pedúnculo-pontino, 56

O

OCB (Comportamento Obsessivo-Compulsivo), 130
OCD (Transtorno Obsessivo-Compulsivo), 130, 140, 156
  DBS para, 93-101
    critérios para candidatos, 95
    desenvolvimento de alvos, 94
    direções futuras, 100
    eficácia, 95
    estudos, 99
      considerações para desenho de, 99
      resumo dos, 99
    eventos adversos, 99
    fisiopatologia do, 94
    neurologia estereotática, 93
      desenvolvimento da, 93
ODD (Transtorno Desafiador e de Oposição), 130
OFC (Córtex Orbitofrontal), 94

P

Palidotomia, 31
Paradigma(s)
  de estimulação, 47
PC (Comissura Posterior), 5
PD (Doença de Parkinson), 18, 24, 31, 43
  aplicação da, 54-61
    após a cirurgia, 60
    DBS, 56, 57
      benefícios da, 56
      riscos da, 57
    metas do tratamento, 55
    resumo, 61
    seleção, 54, 55
      de alvos, 55
      de pacientes, 54
    técnicas, 57
Pesquisa Intraoperatória
  na cirurgia de DBS, 147-154
    análise de dados, 150
    aprovação do IRB, 148
    configuração, 148
    controle de tarefas comportamentais, 149
    equipamento, 148
    formulando hipóteses, 147
    limitações, 154
    reconstrução de pontos de registro, 151
      com base em imagens, 151
    seleção de pacientes, 148
Pf (Núcleo Parafascicular), 104
PFC (Região do Córtex Pré-Frontal), 93
PHR (Região Posterior do Hipotálamo), 143
Plataforma(s)
  de fixação, 11
    de segmentação cirúrgica, 11
  existentes, 47
    de dados clínicos, 47
  de tecnologia, 47
  aDBS, 47
  de nervo vago, 49
  para epilepsia, 48
  SCS, 49
  personalizada, 11-15
  inserção de eletrodo de DBS com, 11-15
    técnica estereotáctica de, 11-15
      STarFix - FHC, 11-15
      Nexframe, 11-15
      Medtronic, 11-15
      sistema robótico, 11-15
Po (Complexo Nuclear Talâmico Posterior), 104
Procedimento(s)
  radiocirúrgicos, 32
  de colocação de lesão, 32
PTSD (Transtorno do Estresse Pós-Traumático), 140
  DBS no, 143
Pulso
  gerador de, 7
  implante de, 7
PUTS (*Premonitory Urges for Tics Scale*), 130

Q

QUEST (Qualidade de Vida em Tremor Essencial), 63

R

Rede de Trabalho
  de cérebro total, 38
  modelos de, 38
RN (Núcleo Rubro)
  segmentação de, 58
RNS (Neuroestimulação Responsiva), 103, 109
RNS (*Responsive Neurostimulation System*)
  dispositivo, 48
    parâmetros do, 48
  sistema, 49
    eficácia clínica do, 49
ROIs (Regiões de Interesse), 39
ROSA (The Robotic Stereotactic Assistance), 14
RVBTRS (*Rush Video-Based Tic Rating Scale*), 130

S

SANTE (Estimulação do Núcleo Anterior do Tálamo para Epilepsia), 107
SCC (Córtex Cingulado Subcaloso)
  DBS no, 114
  na depressão, 114
SCC (Giro Cingulado Subcaloso), 40
SCP (Pedúnculo Cerebelar Superior), 104
SCS (Estimulação de Medula Espinal)
  em circuito fechado, 49
SDR (Densidade do Crânio), 33
SEEG (Estimulação de Eletrodos Estereoeletroencefalográficos), 12, 15, 108
Segawa
  doença de, 80
Segmentação
  de DBS, 37-41
    modelação computacional para, 37-41
    aplicações futuras, 41
    técnicas, 37
  tractografia para, 37-41
    técnicas avançadas, 39
  estereotática, 57
    GPi, 58
      direta, 58
      por coordenadas, 58
    STN, 57
      de RN, 58
      direta, 57
      por coordenadas AC-PC, 58
      refinando o alvo, 58
Sinal(is) de Resposta(s)
  fontes de, 45
  múltiplos, 50
Sistema(s)
  comparação entre, 14
  de coordenadas, 11
    com base em halo, 11
    versus em imagens, 11
  na neuromodulação, 44
    em circuito fechado, 44
    ideal, 44
  de controle, 47
  RNS, 49
    eficácia clínica do, 49
  robótico, 11-15
    inserção de, 11-15
slMFB (Ramo Superolateral do Feixe Prosencefálico Medial), 119
SMA (Área Motora Suplementar), 64
SNpr (Parte Reticular da Substância Negra), 107
SNr (Substância Negra), 20, 130
SNS (*Society of Neurological Surgeons*), 167
STAR*D (*Sequenced Treatment Alternatives to Relieve Depression*), 113
STarFix
  FHC, 11-15
  sistema, 11
  plataforma de fixação, 11
  de segmentação cirúrgica, 11
STN (Núcleo Subtalâmico), 3, 17, 38, 93, 107, 108, 130
  DBS no, 134
  na TS, 134
  mapeamento de, 20
    por microelétrodos, 20
  MER em, 58
  segmentação estereotática, 57
    de RN, 58
    direta, 57
    macroestimulação, 59
    por coordenadas AC-PC, 58
    refinando o alvo, 58
Substância(s)
  psicoativas, 141
    transtornos por uso de, 141
      DBS nos, 141
SWI (Imagem Ponderada em Susceptibilidade), 40

T

Tálamo
  DBS no, 104, 133
  ANT, 106
  CMT, 105
  na TS, 133
  VIM do, 56
Tálamo Ventral
  mapeamento, 19
    por microeletrodo, 19
  Vc, 19
  Vim, 19
  Voa, 19
  Vop, 19
Talamotomia
  ventral, 32
TBI (Lesão Cerebral Traumática), 32
Técnica Cirúrgica
  estereotática, 32
    na colocação de lesão, 32
    para transtornos de movimento, 32
Técnica
  de *machine-learning*, 50
    algoritmos de controle, 50
    aceleração de aperfeiçoamentos em, 50
Tecnologia(s)
  de microelétrodos, 18
Termografia
  por MR, 33
    LITT com, 33
TETRAS (Escala de Avaliação para Classificação do Tremor Essencial), 63
TLE (Epilepsia do Lobo Temporal), 106
TOC (Transtorno Obsessivo-Compulsivo), 114
Toxina Botulínica
  injeções de, 81
  na distonia, 81
Tractografia
  para segmentação de DBS, 37-41
  técnicas avançadas, 39
Transtorno(s)
  DBS nos, 141
  do movimento pediátrico, 156
    emergências neurocirúrgicas, 156
  por adição, 141
  por uso de substâncias psicoativas, 141
  de movimento, 31-35
    métodos de colocação de lesão para, 31-35
    LITT com termografia por MR, 33
    palidotomia, 31
    procedimentos radiocirúrgicos, 32
    talamotomia ventral, 32
    técnica cirúrgica estereotática, 32
    ultrassom focado orientado por MR, 33
Transtorno Depressivo
  maior, 113-126
  DBS no, 113-126
    atual posição da, 113
    futuro da, 120
TRD (Depressão Resistente ao Tratamento), 113
  DBS para, 126
  neuroética da, 126
TRN (Núcleo Reticular Talâmico Murino), 105
TS (Síndrome de Tourette), 156
  DBS na, 129-137, 161
    características da, 129
    comorbidades, 129
    escalas de medidas dos tiques, 130
    colocação do eletrodo, 135
    epidemiologia da, 129
    fisiopatologia da, 130
    fluxo cirúrgico, 135

IPG, 136
    programação pós-operatória do, 136
    rumos futuros, 137
    tratamento, 130
        critérios de seleção, 134
        GPe, 134
        GPi, 134
        história do uso de lesões, 132
        STN, 134
        tálamo, 133
        VC/VS, 134
TSA (*Tourette Syndrome Association*), 134
TWSTRS (Escala de Classificação de Torcicolo Espasmódico Toronto Western), 80

V

vALIC (Ramo Anterior da Cápsula Interna Ventral), 119
Vc (Núcleo Sensorial Ventral Caudal)
    mapeamento de, 19
        por microelétrodos, 19
VC/VS (Região da Cápsula Ventral/Estriado Ventral), 93
    como alvos, 119
    DBS na, 134
    na TS, 134
Vim (Núcleo de Retransmissão Ventral Intermediário), 39
    do tálamo, 56
    mapeamento de, 19
        por microelétrodos, 19
VL (Ventral Lateral do Tálamo), 104, 133
VM (Tálamo Ventral Medial), 104, 133
VNS (Estimulação de Nervo Vago), 103
    em circuito fechado, 49
Vo (Núcleo de Retransmissão Ventral Oral), 19
Voa (Núcleo de Retransmissão Ventral Oral Anterior)
    mapeamento de, 19
        por microelétrodos, 19, 19
Vop (Núcleo de Retransmissão Ventral Oral Posterior)
    mapeamento de, 19
        por microelétrodos, 19, 19
VPM (Núcleo Ventral Posteromedial) do tálamo, 109
VTA (Área Tegmentar Ventral), 119, 142
VTA (Volume de Tecido Ativado), 37

W

WM (Substância Branca), 37

Y

YBOCS (Escala de Sintomas Obsessivos-Compulsivos de Yale Brown), 93, 95
YGTSS (*Yale Global Tic Severity Scale*), 130

Z

Zona
    incerta, 56
        posterior, 56